当代专科专病临床诊疗丛书

实用肿瘤病临床手册

主　编　林天东　宋振民
　　　　关雪峰　刘　宏

中国中医药出版社
·北　京·

图书在版编目（CIP）数据

实用肿瘤病临床手册/林天东等主编．—北京：中国中医药出版社，2016.6
（当代专科专病临床诊疗丛书）
ISBN 978－7－5132－2100－9

Ⅰ.①实…　Ⅱ.①林…　Ⅲ.①肿瘤－诊疗－手册　Ⅳ.①R73-62

中国版本图书馆CIP数据核字（2014）第247130号

中国中医药出版社出版
北京市朝阳区北三环东路28号易亨大厦16层
邮政编码　100013
传真　010 64405750
三河市鑫金马印装有限公司印刷
各地新华书店经销
*
开本710×1000　1/16　印张44.5　字数747千字
2016年6月第1版　2016年6月第1次印刷
书　号　ISBN 978－7－5132－2100－9
*
定价　108.00元
网址　www.cptcm.com

社长热线　010 64405720
购书热线　010 64065415　010 64065413
微信服务号　zgzyycbs
书店网址　csln.net/qksd/
官方微博　http://e.weibo.com tcm
淘宝天猫网址　http://zgzyycbs.tmall.com

《当代专科专病临床诊疗丛书》编委会

	张喜云	张彦秋	陈大勇	陈中良
	陈丹丹	陈志强	陈廷生	陈国胜
	陈荣月	武卫东	范　宇	卓　睿
	罗　云	罗　俊	岳　进	周　菲
	周志伟	周明萍	庞　敏	庞　鑫
	庞国胜	庞勇杰	赵　旋	赵　辉
	赵　锋	赵忠辉	赵和平	赵俊峰
	赵海滨	胡世平	柳越冬	段　萍
	段砚方	侯俊明	侯婷婷	娄　静
	桂雄斌	顾　健	顾伟民	徐学功
	徐厚平	徐鸿涛	徐寒松	徐黎明
	高文军	高怀林	高祥福	郭芫沅
	唐春林	黄春元	黄建平	曹生有
	崔志勇	阎喜英	梁振平	梁雪峰
	董保真	蒋建春	蒋慕文	韩素萍
	程　志	程福德	童安荣	童嘉龙
	曾庆明	谢　宁	谢　刚	谢正兰
	谢兴文	詹　强	解德成	翟玉民
	熊冠宇	颜景峰	颜鹏飞	戴晓霞
策划顾问	高　武			
总 策 划	庞国明	王国辰		

注：①广东省中医院珠海医院；②广西融水苗族自治县中医医院。

《当代专科专病临床诊疗丛书》参编单位

（按拼音排序）

主编单位

重庆市中医院

广东省中医院

黑龙江中医药大学

开封市中医院

陕西省中医医院

云南省中医医院

中国中医药研究促进会

副主编单位

安徽省六安市中医院

安徽省太和县中医院

安徽中医药大学第二附属医院

安阳职业技术学院医药卫生学院

北京北亚医院

北京市中西医结合医院

长春中医药大学第一附属医院

成都中医药大学附属医院

重庆市九龙坡区中医院

福建省第二人民医院

甘肃省中医院

广西中医药大学附属瑞康医院

桂林市中医院

贵州省毕节市中医院

贵阳中医学院第二附属医院

海南省三亚市中医院

海南省中医院

河北省沧州中西医结合医院

河南省温县中医院

河南省长垣县浦西医院

河南省中医药研究院

黑龙江省中医药科学院

湖北省襄阳市中医医院

湖南省湘潭市中医医院

吉林省白城中心医院

吉林省辽源市中医院

江西省南昌市洪都中医医院

开封市第五人民医院

开封市中医院
辽宁中医药大学附属第四医院
辽宁中医药大学附属医院
南阳市中心医院
内蒙古自治区中医医院
平顶山市第二人民医院
青海省藏医院
山东省青岛市海慈医疗集团
山东省曲阜市中医院
山西省中医药研究院
上海市中西医结合医院
深圳市中医院
四川省第二中医医院
四川省泸州医学院附属中医医院
四川省中医院
四川新绿色药业科技发展股份有限公司
天津市武清中医院
天水市中医医院
新疆昌吉州中医医院
银川市中医院
浙江省杭州市中医院
郑州市中医院
中国中医科学院广安门医院

编委单位

安徽省太和县中医院
安徽省铜陵市中医院
安阳职业技术学院医药卫生学院
北京市中西医结合医院
北京中医药大学第三医院
承德市中医院
重庆市九龙坡区中医院
定安县中医院
福建省龙岩市中医院
福建中医药大学附属第二人民医院
甘肃省定西市通渭县人民医院
甘肃省天水市中医医院
甘肃省武威市凉州区中医院
甘肃省中医药研究院
广东省第二中医院
广东省江门市中医院
广东省深圳妇幼保健院
广东省中山市中医院
广西南宁市中医院
广西中医药大学第一附属医院
广西中医药大学瑶医药学院
广州市中西医结合医院
广州中医药大学附属粤海医院
桂林市永福县中医院
桂林市中西医结合医院
桂林市中医院
贵阳中医学院第二附属医院
海口市第三人民医院
海口市人民医院
河北省沧州中西医结合医院
河北省磁县中医院
河南省长垣县卫生局
河南省长垣县中医院
河南省洛阳市第一中医院
河南省南阳市第二人民医院
河南省南阳市中医院
河南省平乐郭氏正骨正元堂
河南省睢县中医院
河南省武陟县中医院
河南省新野县中医院

河南省许昌市第三人民医院
河南省中西医结合医院
河南省中医院
河南省周口市中医院
吉林省白城中心医院
吉林省辽源市中医院
吉林省梅河口市中医院
吉林省中医药科学院
济宁市中医院
开封市高压阀门有限公司职工医院
开封市中医院
来宾市中医医院
辽宁中医药大学附属第二医院
辽宁中医药大学附属第三医院
辽宁中医药大学附属第四医院
辽宁中医药大学附属医院
临颍县中医院
融水苗族自治县中医医院
山东省菏泽市中医院
陕西省中医院
陕西中医学院
上海中医药大学附属曙光医院
沈阳市骨科医院
深圳市宝安区中医院
深圳市福田区中医院
深圳市罗湖区中医院
深圳市中医院
四川省乐山市中医院
天津市武清区中医医院
文昌市中医院
西安市中医院
新疆自治区中医医院
肇庆市职业技术学院
郑州市中医院

《实用肿瘤病临床手册》编委会

主　审　庞国明

主　编　林天东　宋振民　关雪峰　刘　宏

副主编　黄礼明　李　慧　何光明　强亚杰

　　　　张艳超　李东方　强瑞耀　程福德

编　委（按姓氏笔画排序）

　　　　王　强　王凯锋　王金宝　孔丽丽

　　　　左建国　刘宏军　刘宗敏　孙　扶

　　　　李　慧　李正斌　李军武　杨勇峰

　　　　张云端　陈丹丹　庞　鑫　庞国胜

　　　　庞勇杰　侯婷婷　秦丽娟　秦孟甲

　　　　秦爱娟　高言歌　黄　飚　韩建涛

前　言

进入21世纪以来，现代科学技术飞速发展。现代医学随着科学技术的发展而日新月异，中医学也因现代科学技术的创新显示出特有的生命力，中西医结合医学更加彰显了中国特有医学模式的精彩。诸多成果、经验、技术、新观点需要汇聚和推广。于是，《当代专科专病临床诊疗丛书》（以下简称《丛书》）应运问世。

《丛书》集中体现了当今医疗、教学、科研、临床、管理专家的智慧，分为《实用肾病临床手册》《实用肿瘤病临床手册》《实用男科临床手册》等10个分册，是当代中医、西医、中西医结合界理论与实践相结合的结晶体，耀眼夺目，启人心智。

编著本《丛书》的宗旨是：立足临床，突出实用，中西合璧，指导实践，力推特色新疗法，助力科研教学。每分册按上、中、下三篇布章，均以开启思路、指导提升临床疗效为第一要义。上篇包括诊断的基本思路与方法、提高临床疗效的思路与方法、把握基本治则与用药规律，是本《丛书》的点睛之笔。中篇为临床各论，着重阐述各病证诊治要领。在每个病证的概述之后，设临床诊断（辨病诊断、辨证诊断）、鉴别诊断、治疗（提高临床疗效的思路提示、中医治疗、西医治疗、中医专方选介）等栏目，从理论到技术，从疗法到药物，详尽载述，使读者采舍有据。下篇为诊疗参考，汇集了专科建设管理的基本思路，卫生和计划生育委员会颁发的常见病证中药新药临床研究指导原则，国家中医药管理局颁发的常见病证中医诊疗方案与临床路径，便于专科专病建设管理者和医疗、教学、研究者有规可循，借灯航行。

综观本《丛书》，它吸收了许多现代科技成果、中医药研究成果，内容丰富，内涵深邃；尤其具体临床诊疗方法备陈详尽，非常适合中医、西医、中西医临床专家及科研工作者参考使用。

目前，专科专病建设和临床诊疗尚在探索之中，希冀本《丛书》的出版能对专科专病建设管理者、临床专家和科研工作者有所裨益。由于编者水平所限，不当之处，在所难免，敬希广大读者提出宝贵意见，以便再版时修订提高。

编者

2015年10月

目　　录

上篇　诊疗思路与方法

中篇　临床各论

下篇　诊疗参考

上　篇

诊疗思路与方法

- 肿瘤病诊疗思路与方法
- 提高肿瘤病临床疗效的思路与方法
- 把握肿瘤病基本治则与用药规律

第一章 肿瘤病诊疗思路与方法

一、诊断必备常识

（一）辨病诊断

肿瘤病是一种全身各个系统均可发病的多种局部占位病变为主的全身性疾病。据不完全统计，肿瘤病达百余种之多，常见肿瘤也有50余种。由于每种肿瘤的病因、病理不同，各个脏器的生理病理有异，故而作为一个肿瘤专科医生，要有较全面、系统的知识，特别是要有较为扎实的解剖学、生理学、病理学、药理学、免疫学、内科学等全面的基础知识。并要对各种肿瘤的早期症状、病变演变规律、各期的症状特点，以及体征、物理检查等有一个较全面的了解。肿瘤病的诊断应从以下几方面着手。

1. 熟悉各种肿瘤的早期症状

癌症的预后和“三早”（即早期发现、早期诊断、早期治疗）密切相关，即发现得越早，治疗效果越好，其预后就会越好。通过大量的临床资料总结并得到公认的早期恶性肿瘤的症状大致有以下10条：

（1）在乳腺、皮肤、舌体或身体任何部位可扪及的肿块，经一般对症治疗不消退。如乳腺内的肿块迅速增大，与月经无关，乳腺皮肤、乳头、乳晕发生变化。舌及口腔的肿物，质硬，不平，抗感染治疗无效。全身多处淋巴结肿大，发展迅速，无红肿疼痛，并伴有低热等。

（2）痣或疣近期内发生明显变化。如短期内明显增大，颜色加深，刺痒或疼痛，或糜烂、出血、发炎、突然脱毛等。

（3）持续性消化不良，经内科治疗效果不佳。

（4）吞咽时胸骨后不适，食管内感觉异常，轻微哽噎感觉。

（5）耳鸣、听力减退、鼻塞、流鼻血，有时伴头痛或颈部肿块。

（6）月经以外的或者绝经期以后的阴道出血，特别是性交后阴道出血。

（7）持续性干咳，痰中带血丝，声音嘶哑。

（8）大便习惯的改变，便秘、腹泻相交替，大便带血；原因不明的血尿。

（9）久治不愈的溃疡，如皮肤、口腔、舌等的溃疡。

（10）不明原因的消瘦。

2. 注意体征的检查

大多数肿瘤疾病是占位性病变，导致肿瘤占据或浸润脏器组织而引起相应器官和组织的变化。通过视、触、叩、听的检查可发现一些体征，如表浅淋巴结的肿大多为血液系肿瘤、恶性淋巴瘤、其他肿瘤的淋巴结转移，这一类的淋巴结肿大多为质地较硬、无明显压痛。肝脏肿大、质地坚硬、表面凹凸不平多为肝癌的体征；胸、腹、心包积液多为肿瘤转移所致；肺部肿瘤压迫支气管可导致肺叶或肺段的肺不张；腹部肿物的部位可显示病变的脏器等。

3. 熟悉人体解剖学、生理学、病理学

正常细胞演变为肿瘤细胞的过程是极其复杂的，但它有一个原始的发病部位，特别是常见肿瘤，一般都有好发部位，如食管癌好发于食管的 3 个狭窄处，胃癌好发于胃体小弯侧和胃窦部，鼻咽癌好发于鼻咽部的顶部，口腔癌好发于舌等。再者，肿瘤具有浸润和转移的特性，因此，必须熟悉肿瘤的毗邻器官、淋巴及血管的循行情况。如脑肿瘤常压迫、侵犯颅脑的神经区域而表现为相应的症状；食管癌常侵犯食管周围的淋巴及纵隔，或可通过淋巴及血管转移至他处。肺癌常通过血道转移至脑或肝等。另外，现代肿瘤诊断技术对解剖学的要求也相当高，运用内窥镜、CT、MRI、SPECT 等先进诊断手段都要有较扎实的解剖学知识。在对肿瘤病进程、转归的把握和预后判断上，无疑也要有较高水平的解剖学知识。

另外，熟悉各个系统的生理学、病理学也至关重要。肿瘤常常压迫、侵犯脏器和组织，从而导致一系列的变化；肿瘤的代谢产物也会影响脏器和组织的功能而产生相应的变化；肿瘤在生长过程中的浸润和转移，常导致局部组织的炎症、水肿以及其他病理变化。所以，只有熟知了人体生理学和病理学知识，才能更好地分析肿瘤的发病及转归，为正确诊断、正确治疗奠定基础。如内分泌系统的肿瘤初期阶段常表现为某种激素分泌过多或不足的症状，某些肿瘤常分泌类激素物质和毒素。如肺性骨关节病、异位激素综合征等。某些肿瘤压迫邻近器官导致水肿、炎症、血管、神经受压所致的症状，如胸上综合征、霍纳综合征、上腔静脉压迫综合征、中叶综合征等。

4. 熟悉病因及流行病学

肿瘤的病因学大体可分为化学致癌因素、生物致癌因素、物理致癌因素3个方面。细分起来，每种肿瘤都有一些较重要的致癌因素，如鼻咽癌的发病与EB病毒密切相关；肺癌、喉癌与吸烟、大气污染密切相关；食管癌与食物中的霉菌与亚硝胺有密切关系；肝癌与乙肝病毒有关系等。在流行病学的调查中发现，一些肿瘤与地理环境和生活方式有密切关系，如食管癌在太行山区多发，尤以河南林县发病率最高，肝癌以江苏启东县发病率为最高，鼻咽癌在广东沿海地区多发。有些肿瘤与年龄有密切关系，如乳腺癌多发于女性，年龄在30~50岁多发，25岁以下极少见，50岁以后发病率逐渐减小；食管癌好发于55~74岁，且男女比例接近等。根据病因及流行病学的资料，对于帮助我们进行诊断和鉴别诊断有一定意义，特别是对癌前期病变的治疗和肿瘤预防更有意义。如云南省的食管癌发病率比河南省的低很多，因此，作为食管癌的癌前病变之一的食管上皮增生在河南显得尤其重要，在早期食管癌的诊断上更应提高警惕。

5. 熟悉肿瘤的病理及组织学分类

肿瘤的病理及组织学分类作为定性诊断，在肿瘤的诊断上显得尤其重要。尽管肿瘤的诊断技术日新月异，新的仪器设备，新的诊断手段，新的诊疗方法不断问世，但是，只有在病理组织学上获得证据，肿瘤的定性诊断才算完善，因此，必须重视肿瘤的病理和组织学。

从大体上分，肿瘤可分为良性和恶性两大类：良性肿瘤一般由组织来源加一“瘤”字来命名，如纤维瘤、甲状腺瘤等。恶性肿瘤则包括：来自上皮组织的恶性肿瘤称为癌，如鳞状细胞癌、腺癌等；来自间叶组织的恶性肿瘤称为肉瘤，如纤维肉瘤、骨肉瘤等；来自胚胎及神经组织的恶性肿瘤称为“母细胞瘤”，如神经母细胞瘤、肾母细胞瘤等；较少数恶性肿瘤沿用习惯名称，如白血病、精原细胞瘤、霍奇金病等。良性肿瘤往往呈膨胀性或外生性生长，且速度缓慢，肿瘤边界清晰，常有包膜，质地与色泽接近正常组织，一般不侵袭，无转移，术后一般不复发。其组织学特征分化良好，无明显异型性，细胞排列规则，极性保持良好，细胞分布稀疏且数量较少，细胞核膜较厚，染色质细腻，较少，核仁不增多，不变大，核分裂象不易见到。在功能代谢方面，除分泌性肿瘤外，一般代谢正常，除了生长在要害部位以外，一般对机体无太大的影响。恶性肿瘤则为侵袭性生长，且速度快，常无止境，边界不清，常无包膜，其质地和色泽与正常组织差别较大，一般有侵袭和蔓延现象，多有转移，且易复发。组织学特征分化不良，常有异型性，排列不规则，极性紊乱，细胞多而密集。细胞核膜增厚，染色质深染，增多，核仁粗大，数量增多，核分裂象增多或出现不典型核分裂。核酸代谢旺盛，酶谱改变，常发生异常代谢，对机体影响较大，甚至可导致人死亡。

为了表明恶性肿瘤的恶性程度，为临床治疗及预后提供依据，根据肿瘤细胞和组织结构的分化程度，异形程度，核分裂象的多寡，肿瘤的类型等来进行病理分级。由于分级问题极为复杂，目前尚无统一的标准，有的分为2级，有的分为3级。最常用的分级法是3级分类法。以皮肤鳞状细胞癌为例，Ⅰ级：癌细胞排列仍显示各层细胞的相似形态，可见到基底细胞、棘细胞、角化细胞，并有细胞间桥及角化珠，Ⅰ级分化为“高度分化”；Ⅱ级：细胞分化比较差，各层细胞的区别不明显，仍可见到角化不良的细胞，Ⅱ级分化为“中度分化”；Ⅲ级：无棘细胞，无细胞间桥，无角化珠，少数细胞具有鳞形细胞的形态，Ⅲ级分化为“低度分化”。在3级细胞分类法中，高度分化者恶性程度低，低度分化者恶性程度高。各种腺癌根据其腺管结构，腺细胞形态粗略地分为3级。其他恶性肿瘤大多仿照此进行分级。但霍奇金病和非霍奇金淋巴瘤的分级较特别，其中，霍奇金病按恶性程度由低到高依次分为：

①淋巴细胞为主型。

②结节硬化型。

③混合细胞型。

④淋巴细胞减少型。

非霍奇金淋巴瘤则分为：

①低度恶性。

②中度恶性。

③高度恶性。

6. 熟悉肿瘤的物理诊断学

肿瘤的物理诊断学包括普通X线诊断、CT诊断、MRI诊断、B超诊断、脏器的放射性核素显像、血管造影、内窥镜诊断、肿瘤标识物检测、血液及生化学诊断等，将在后面章节阐述，此不赘述。

7. 注重临床分期与 TNM 分期

肿瘤的临床分期及 TNM 分期极为重要，对于病情的估计、治疗方法的选择、预后的估计，都具有重要意义。临床分期因病不同，将在各论中叙述，TNM 分期见附表。

（二）辨证诊断

在肿瘤病的中医诊断、治疗过程中，辨证贯穿始终。和其他疾病一样，肿瘤病的辨证也是通过四诊所收集到的疾病信息来进行的。为此，四诊在肿瘤的辨证诊断中显得尤为重要，另外，八纲辨证、气血津液辨证、脏腑辨证也不可或缺。

1. 四诊合参

（1）望诊：肿瘤病的望诊包括望神、望色、望形、望态、望头面、望五官、望躯体、望皮肤、望舌质、望舌苔、望舌底脉络、望排泄物等。望神主要是通过望目光、神态、面色、形态等角度来了解神的有无，从而进一步分清得神、失神、假神和神乱。得神即有神，是神旺的表现，说明病轻且易愈。失神则为病重表现，预后不良。神乱即神志错乱，有虚、实之分。假神是阴阳格拒，虚阳外越，阴阳即将离决的征象。望色是通过观察皮肤的颜色和光泽及其色泽变化以了解病情，判断预后的诊法。肿瘤病的望色主要是望面部的五色，即赤、青、黄、白、黑，根据五色配五脏、五时、五气、五季、五行的关系以及生克制化的关系来进行诊断和判断疾病的变化规律；望五官是根据五脏配五官的原理，通过望目、鼻、耳、唇、口、齿龈、咽喉、舌等器官来判断五脏的气血盛衰。望目是根据中医五色病和眼的五轮学说来观察全目的颜色形态，以及通过望白睛脉络的形、色变化以判断疾病。望耳是通过观察耳郭色泽形态和分泌物的变化及耳部穴位的色形变化来辨病辨位。望耳诊病多有报道，如癌症病人耳郭相应部位多表现为皮下结节，成不规则的片状隆起，推之不移且拒按。有人据此进行验证，发现符合率达 73.8%。近年来，对耳穴的电探测、染色等的研究日趋深入，并且在肿瘤的普查初筛、早期发现、早期防治中发挥了显著的作用，正日益受到人们的关注。望鼻是根据鼻为肺窍，且由于经络的联系与脾、胃、大小肠关系密切，并根据五色主病原理来进行诊断。如肝癌晚期合并腹水时，鼻部常出现蟹爪纹。血液及淋巴系统肿瘤晚期，常出现鼻燥鼻衄的症状，多为阴虚阳亢所导致。望口唇是根据口唇与脾胃的关系来判断疾病的盛衰。如女性生殖系统肿瘤患者，下唇内侧常出现紫色斑点，并随着病情的进退而出现颜色的深浅变化。此外，口腔两侧黏膜齿痕与肿瘤患者的寒湿深浅有关，可通过辨腮印来判断寒湿的深浅并据此辨证施治，可取得较好的效果。望头面是通过望头部的形态以及头发的稀稠及光泽来判断阴阳虚实、气血多寡的。望颈项是指望气管、食管、颈动脉、颈静脉、颈部的“瘿瘤”“瘰疬”等。如一侧肺不张，可使气管发生移位而偏离中心线。“瘰疬”“瘿瘤”大者，在颈项可见，“瘰疬”多为转移征象或淋巴瘤的表现，瘿瘤则多为甲状腺疾病的表现。望躯干包括望胸部和望腹部，若一侧或两侧肋间饱满并伴有气短、喘促、咳嗽、引痛，为悬饮证，为胸腔积液的表现；腹部胀大，随体位移动为腹水的征象。乳头内陷或歪斜、乳房皮肤呈橘皮样改变等是乳腺癌的外候。望指（趾）甲在肿瘤的诊断中也有重要意义，如手指甲出现黑纹或紫纹者，在消化系统肿瘤和女性生殖器肿瘤多见。指甲色青而有瘀斑者，常为中毒或早期癌症的征兆。

望舌是中医诊断中的重要内容。通过对舌象变化情况的观察，可对某些恶性肿瘤进行早期诊断、辨证分型及判断预后、评估治疗效果等。在恶性肿瘤的早期诊断方面，常根据舌象进行普查时的粗筛。如在舌的左右两侧边缘呈紫或青色或条纹状，或出现不规则形态的斑点、黑点，边缘清楚易于辨认者，则为肝癌线，经过相关性研究发现，此线与肝癌关系密切，故江苏启东等肝癌高发区已将此作为普查粗筛的重要指标。再如，青紫舌在食管癌中多见，故河南林县等食管癌高发区已将此作为普查粗筛的指标。此外，舌苔白腻或白厚在消化道肿瘤中常见。舌下脉络粗张，分支充盈者在消化道癌和肺癌中多见，也已作为肿瘤普查的粗筛指标之一。根据舌苔的性状可判断肿瘤的阴阳属性，如苔黄为有郁热；苔白腻或腐或滑为痰湿内阻；舌苔干而薄，舌质青紫或有瘀斑、瘀点多为内有瘀血等。根据舌象的变化可推断病情的变化，如舌象从正常或低度异常向重度异常发展，则说明病情恶化，反之则表明病情好转。

（2）闻诊：闻诊包括听声音和嗅气味两个方面。首先是听发音，若声嘶渐起，逐日加重，一般治疗无效者，往往是肺癌或纵隔肿瘤侵犯，压迫喉返神经，引起声带麻痹所致。其次是听呼吸，其中喘息多见于肺癌和纵隔肿瘤。咳嗽是原发或继发性肺癌的主要症状之一，对于久咳不愈者，特别是长期吸烟者尤需重视。呕吐是食管癌、贲门癌和胃窦癌的主要症状，前者表现为食入即吐，后者则为朝食暮吐，暮食朝吐。

（3）问诊：问诊是通过对病人及陪诊人进行询问，了解疾病发生、发展、治疗经过和效果、现有症状和其他与疾病有关的情况，以诊察疾病的方法。肿瘤病的问诊一般包括一般情况、生活特点、家族史、既往史和现有症状，其中现有症状是问诊的重点。肿瘤病的现有症状包括发热、疼痛、胸闷、饮食情况，脘腹部症状，二便情况及经、带、胎、产情况。发热是恶性肿瘤最常见的症状，早期发热以恶性淋巴瘤多见，中晚期发热可见于多种肿瘤，这种发热多与病灶中心坏死、阻塞性炎症、免疫功能低下等有关。因此，长期发热诊断不明，一般治疗效果不佳时，应考虑恶性肿瘤的可能。疼痛也是最常见症状之一，它可以是早期病人的首发症状，也可以是中晚期病人重要的症状，特别是早期病人的疼痛易被忽略而致延误病情，故须提高警惕。一般疼痛的部位往往与肿瘤的部位有直接关系，如头痛在脑瘤多见，胸背疼见于肺、纵隔、食管肿瘤等。这些疼痛多表现为间断性或持续性的隐痛，主要是肿瘤牵引或反射所致。由于这种疼痛一般不太严重，也易误诊，因此也应注意。胸闷或不适是胸部恶性肿瘤的常见症状，有时是唯一症状。胸部肿瘤主要有纵隔肿瘤、肺癌、食管癌，此时常伴有气喘、咳嗽、疼痛等症状。脘腹部的不适和疼痛是腹部肿瘤的主要症状，由于腹腔空间大，感觉不灵敏，不具体，往往与脏器位置不大符合。食欲不振常常是消化系统恶性肿瘤的主要症状，进食不利或有梗阻感则往往是食管癌、贲门癌的首发症状。排尿困难常是前列腺癌的首发症状，间歇性无痛血尿是膀胱癌最常见的首发症状。大便变稀或有纵向凹沟时，往往是直肠癌的症状。而黑便在胃肠道肿瘤中多见，血便在直肠、乙状结肠肿瘤中多见。经、带、胎、产与妇科肿瘤密切相关，不规则阴道出血是妇科恶性肿瘤的首发症状之一，一般绒癌多发于青年，子宫内膜癌多发于绝经前，宫颈癌多发于绝经后。子宫内膜癌和宫颈癌的常见首发症状是带下，早期为白带，晚期混有血液并伴有异臭味。宫颈癌多发于早产、多产妇女，而乳腺癌则以胎产少或无胎产、不哺乳者多见。

（4）切诊：切诊包括脉诊和按诊。脉诊是根据常见28脉结合其他诊法来指导辨证施治。但对肿瘤病的诊断没有直接意义。按诊首先是按全身表浅淋巴结，包括颌下，颈部，锁骨上、气管旁，腋下，腹股沟等部位，表浅淋巴结肿大应考虑恶性淋巴瘤和其他脏器组织肿瘤的转移。一般胸部及上腹部肿瘤多出现颈部、锁骨上下及腋下淋巴结肿大，盆腔肿瘤多出现腹股沟淋巴结转移。表浅淋巴结的肿大与否，常与肿瘤的分期、效果判断及预后评价有直接关系，须特别重视。其次是查有无压痛，对骨肿瘤而言，压痛常常是首发症状，而腹腔肿瘤常在相应部位出现压痛。再者是按压腹部，一般而言，肝脏肿大、质地较硬、边缘不整齐多为肝癌的体征，脾脏肿大多为血液系统肿瘤的体征。腹部肿瘤则常在相应部位出现肿物。另外，肛门指诊和阴道指诊在直肠癌、前列腺癌及妇科肿瘤的诊断中也有重要意义。

2. 辨证方法

（1）八纲辨证：八纲即阴、阳、表、里、虚、实、寒、热八类证候。八纲是辨证的总纲，是分析疾病共性的辨证方法。运用八纲辨证，可以把恶性肿瘤错综复杂的临床表现分为阴阳、表里、虚实、寒热四对纲领性证候，从而执简驭繁，为临床治疗提供依据。

阴阳是八纲辨证的总纲，表、热、实为阳，里、虚、寒为阴。在肿瘤病的发展过程中，初起多表现为阳证，而中、后期则以阴证为多，而且随着病情的进展，其阴证表现则渐次加重。并且，由于阴阳的消长转化，临床常见阳虚阴盛或阴虚阳盛的证候，临证当详察。表里是辨别肿瘤病位和病势的两个纲领。由于肿瘤病初起也多为里证，这里的表里是相对而言的，肿瘤病的总的发展趋势是疾病由浅入深不断进展，故临证虽见病势浅显也应极为重视，不可掉以轻心。寒热是辨别疾病性质的纲领，阳虚或阴盛则为寒，阳盛或阴虚则为热。在肿瘤临床中，寒证多表现为里寒、虚寒、实寒。热证多表现为里热、虚热和实热。寒、热证兼有外感时，多表现为表寒和表热。临床上，寒热可以互相转化，由于失治、误治或治疗过量，都可能出现热证与寒证互相转化的现象。此外，在肿瘤的临床上，较为多见的还有寒热错杂证。如上热下寒、上寒下热、表寒里热、表热里寒、真热假寒、真寒假热等，临床须详细辨别。虚实是辨别邪正盛衰的纲领，虚指正气不足，实指邪气盛实。虚证包括阴阳、气血津液以及五脏六腑等各种不同的虚损。概括起来可分为伤阴和伤阳两大类，即阴虚和阳虚。实证是对人体感受外邪，或体内病理产物蓄积而产生的各种临床表现的病理概括，主要是痰饮、水湿、瘀血在体内蓄积所致，此外还包括气机逆乱所导致的各种郁（瘀）证。在肿瘤临床上，常表现为虚实错杂证，即虚中夹实或实中夹虚，或虚实并见。如表实里虚、表虚里实、上虚下实，上实下虚等。

八纲辨证作为肿瘤辨证的总纲，在治疗原则的制订上具有极其重要的意义，应熟悉各类证候的特点，尤其要弄清其中的相兼、转化、错杂、真假等，才能准确把握肿瘤病的本质。

（2）气血津液辨证：气血津液辨证就是运用脏腑学说中有关气血津液的

理论，分析气、血、津液的生理特点和病理变化，对其进行分析、归纳、综合、辨别其所反映证候的一种辨证方法。

在肿瘤的病因中，与气有直接关系的疾病较多，如食管癌、乳腺癌、肝癌、肺癌等。临床诊断中应根据病灶部位的不同，以气病的特性详加辨别，一般来讲，气病总体上可分为气虚、气滞、气陷、气逆四种。气虚以少气懒言、神疲乏力、脉虚无力为要点；气滞以胀闷、疼痛为要点；气陷以下泻、脏器下陷为要点；气逆则表现为气机升降失常、逆而向上为主，根据脏腑不同而各有不同之表现。血病表现为血的生理功能失常，血虚证以体表肌肤黏膜组织色泽淡白及全身虚弱为特征；血瘀则以痛如针刺，痛有定处，拒按，有肿块，唇舌爪甲紫暗，脉涩为辨证要点；血热证则以出血和发热为辨证要点；血寒证则以手足局部发凉、疼痛、肤色紫暗为要点。气病和血病常兼夹出现而表现为气血同病，临床上常见气滞血瘀、气虚血瘀、气血两虚、气不摄血和气随血脱等。津液病一般可概括为津液不足和水液停聚两大类。前者以肌肤、口唇、舌咽干燥及尿少便干为特点，后者又分为水肿和痰饮两类。水肿病是由于水液泛溢肌肤而引起面目、四肢、胸腹甚至全身浮肿的一种疾病，它分为阳水和阴水，前者属实，后者属虚。痰饮是水液停聚于脏腑、经络、组织间所致病的统称。其中，水液凝结，质地稠厚者为痰，临床表现为吐痰，呕痰，喉中痰鸣等为有形之痰；肌体麻木、痰核、瘰疬等为无形之痰。水液停聚，质地清稀者为饮，根据水饮停滞胸胁、肺、胃肠不同而有悬饮、支饮、溢饮、狭义痰饮之分。痰饮既是肿瘤的主要病因之一，同时也是临床辨证的要点。

（3）脏腑辨证：脏腑辨证是根据脏腑的生理功能、病理表现对疾病证候进行分析归纳，借以推究病机，判断病变的性质、部位、正邪盛衰情况的一种辨证方法，是辨证体系中的重要组成部分，心病常见心悸、心烦、心痛、失眠多梦、健忘等症，临床多分为心气虚、心阳虚、心阳暴脱、心血虚、心阴虚、心火亢盛等证。其中心气虚在中晚期肿瘤中多见，心阴虚则多见于放、化疗后的病人，心阳暴脱在肿瘤病晚期危象时可见。小肠病则在膀胱癌及鼻咽癌放疗后多见，多表现为小肠里热炽盛。肺病常见咳嗽、气喘、胸疼、咯血等，临床多见肺气虚证、肺阴虚证、痰湿阻肺证、热邪壅肺证。大肠病则多表现为便秘和泄泻，临床多见大肠湿热证和大肠液亏证。脾病常见症状为腹胀腹疼，便溏浮肿，出血等，临床多见脾气虚证，脾阳虚证，脾不统血证，寒湿困脾证，湿热蕴脾证。胃病常见症状为脘腹疼、呕吐、嗳气、呃逆等，临床多见胃阴虚和胃热证。肝病常见症状为胸胁少腹胀痛窜痛，烦躁易怒，头晕胀痛等，胆病常见症状为口苦苔黄、惊悸失眠等，临床多见肝气郁结、肝火上炎、肝血亏虚、肝阴亏虚、胆气不足、肝胆湿热等证。肾病常见症状为腰膝酸软、耳鸣、头晕、神疲乏力等，临床多见肾阳虚证、肾阴虚证、肾气不固证、肾不纳气证等。膀胱病多为实证，常见尿频、尿急、尿痛等症状，临床多见膀胱湿热证，在膀胱癌或药物性膀胱炎与行盆腔放疗时多见。

由于疾病的演变和发展，常出现脏腑兼证。肿瘤临床常见的脏腑兼证有：心脾两虚证、心肝血虚证、心肾阳虚证、脾肾阳虚证、心肺气虚证、脾肺气虚证、肺肾阴虚证、肝肾阴虚证、肝脾不调证、肝胃不和证等。

在肿瘤的辨证诊断中，四诊是收集素材，为辨证诊断做好准备。阴阳辨证是辨证的总纲，气血津液辨证是把握脏腑物质基础和功能表现的基础，脏腑辨证则是推究病机，判断病变的性质、部位、正邪盛衰的情况。三者有机结合，构成了肿瘤临床辨证诊断的体系，临床上应掌握其特点和规律，为临床治疗提供准确无误的根据。

二、诊断思路与方法

（一）明病识证，病证结合

恶性肿瘤是一类病因病机复杂，目前治疗效果仍不理想的疾病，因此，在肿瘤病的诊断上必须做到辨证与辨病相结合，才能更好地把握全局，了解疾病的部位、组织细胞学类型、临床分期、有无转移及浸润、脏器的功能情况以及气血、阴阳、脏腑、经络等受损的情况，才能更好地指导临床治疗。首先，应根据现代医学的理论和工具，详细了解病人的病情，做出准确、翔实的诊断。如一个人患食管癌，首先要诊断清楚食管癌的部位、长度、临床分型分期、有无浸润及转移，组织细胞学类型，分化情况。如果已进行过其他治疗，则应了解其治疗的经过及恢复情况，目前有无复发和转移，以及近期的症状及体征，这些都属于辨病的范畴。接着，还要进行辨证诊断，以弄清病变的部位、病邪的性质、脏腑气血的盛衰等，以确定是何证型。如同为食管癌病人，由于体质的差异，病情的浅深等不同，可能其证候表现不尽相同，有的可能表现为痰气交阻型，有的可能表现为痰热内扰型，或者表现为瘀血阻络型。再者，即使同一个患者，在疾病的发展过程中，证候也会不断变化，因此，辨证也会不同。此外，由于手术、放疗、化疗等治疗手段的普及，很多病人在就诊时可能已进行过一种或多种治疗。因此，必须进一步了解治疗情况以及这些方法可能会给机体哪些脏腑造成危害。只有通过辨病与辨证相结合，才能更好地把握疾病的转归和预后，更好地把握机体与肿瘤的关系，更好地把握正气与邪气的消长盛衰，更好地把握脏腑功能情况，为治疗提供确切的依据。

（二）审度病势，把握演变规律

综观肿瘤的发病，不外正邪两个方面。一方面，正气亏虚，抵御外邪的能力下降，邪气乘虚而入；另一方面，脏腑功能失调或亏损，导致气血津液运行不畅，聚而成为病理产物，日久不去，成为肿瘤。因此，在肿瘤的发展演变过程中，也是正邪消长盛衰的变化过程。在肿瘤发病的初期，正气未衰，邪气尚浅，一般症状轻微而且较少。至病变中期，邪气渐盛，正邪交争，多表现为虚实夹杂的情况，临床表现虽有正气亏虚的症状，但更多的是邪气盛实。此时的邪气表现为多种多样，有气滞、血瘀、痰凝、湿聚、毒蕴等。正气亏虚则多表现为脏腑功能的失调和亏虚，从而出现阴阳、五行的偏亢偏衰。至病变晚期，正气极度虚弱，邪气仍然亢盛，元阳衰微，或阴液耗竭，各种虚劳表现日益加重，从而导致死亡。

了解肿瘤病的演变规律，应以正邪为主线，紧紧围绕正与邪的消长变化作为依据，结合脏腑功能的变化情况来详细分辨阴阳的偏盛偏衰，全面进行衡量。如肝癌病人，早期仅表现出轻微的气滞、脾虚或湿阻，肿块一般很小或不能发现，甲胎蛋白（AFP）增高是较突出的指标，此时正气未衰，邪气尚浅，积极治疗，效果很好。及至中期，邪气渐盛，正气亏虚，临床症状较为突出，或气滞血瘀，或脾虚湿阻，或毒热壅盛，症状众多，各项检查体征均较明显，物理检查及生化检查指标均呈阳性，此时治疗，效果已大打折扣。病变继续发展，到了晚期，肝肾阴虚的证候极为突出，此时症状严重，体检肿块较大且硬，多有黄疸腹水，或其他脏器的损害和转移，此时治疗，往往难以奏效，病人多出现脏器衰竭而死亡。因此，掌握肿瘤病的演变发展规律，对于了解各个时期的不同病理变化及脏腑阴阳气血的盛衰，进行正确地辨证诊断具有重要的意义。

（三）审证求因，把握病机

肿瘤病病因复杂，临床表现变化多端，病机转化也因而千变万化。因此，在肿瘤病的辨证论治中，应详细进行望、闻、问、切的诊断，并根据四诊所提供的详细材料，仔细推敲疾病的病因病位，阐明病变的本质。

首先，应根据患者临床表现的部位的经络循行及其所属脏腑的功能体征等特点确定病位，并进而辨别病情的性质是阴证还是阳证，是实证还是虚证，以及在表还是在里，在气还是在血。一般情况下，不痛不痒，坚硬且长久难消，久则溃烂翻花者属阴证；红肿疼痛者则属阳证；全身衰竭，畏寒肢冷，蜷卧不动者为阴证；高热烦躁者为阳证。病邪在体表者为在表，在内脏者为在里，气滞者为在气，血瘀者为在血。此外，还应根据脉象辨别机体正邪情况，一般脉象弦大滑数者，为邪实，多属病情进展；脉象细涩弱者，为正虚之象；体虚而脉盛者，为肿瘤迅速发展，一般愈后较差。

由于恶性肿瘤是在正气先亏虚的基础上，然后邪气居之，故多表现为正虚邪实，即便是在早期，也多有正虚的症状。正虚者，是脏腑气血阴阳的虚衰为本。邪实者，多为气滞、血瘀、痰浊、湿聚、毒火，是病之标，从而表现为本虚标实的证候。而且病标之虚邪，也多为阴阳气血失调的情况下产生的，这些病邪往往会互相搏结而表现为更为复杂的证候，如痰、湿、瘀与热相搏结而形成痰热、湿热、瘀热等证候。因此，在恶性肿瘤的辨证诊断时，要紧紧围绕脏腑阴阳气血功能失调和气滞、血瘀、痰结、湿聚、毒火等病邪的作祟这两大方面的病因病机。正确把握正邪的消长进退情况，并结合五脏六腑、气血津液及经络的生理功能，做出正确的诊断和对预后的判断，为治疗提供可靠的支持。如胃癌病人早期多表现为肝郁气滞，以实证为主，但因肝与脾胃的关系，也兼见脾失健运、胃失和降的症状。此外，由于肝郁化热灼伤胃阴，也会出现肝郁化热和胃阴灼伤的症状。此期以肝、胃功能失调为本，气滞、郁热为标。病变发展至中期，则多表现为气滞血瘀、瘀毒内蕴、瘀毒化热或痰瘀互结的证候。病情继续发展，会出现因瘀血耗气伤正而导致气虚血瘀；因痰湿伤正，中焦失养而出现脾胃虚寒；因脾阳久亏，累及肾阳而出现脾肾阳虚。病至晚期，气、血、阴、阳耗伤从而出现虚劳之象。此时，病邪日盛日深，正气严重亏虚，病情极为严重。通过对病因病机的整体把握，结合某一时期的特点和临床表现，以及患者的身体状况等，才能进行正确的辨证诊断。

（四）注重引进诊断新技术

随着病理学、免疫学、细胞生物学、肿瘤酶学、分子生物学、基因工程学，以及其他自然科学的不断进步，肿瘤诊断的新技术、新方法不断涌现，使得肿瘤的诊断、早期诊断、病情的观察、预后的判定等更确切、更完善。

肿瘤的组织病理学和细胞病理学对于肿瘤的定性诊断具有极其重要的意义，它对于判别肿瘤的性质、恶性程度、发展趋势、预后转归等都具有十分重要的作用。特别是最近几年，将免疫学、细胞生物学、分子生物学的最新研究成果应用于肿瘤病理学，开创了免疫组织化学的研究和应用，对于更详细地了解肿瘤的恶性行为、发展演变规律、治疗抵抗等都具有深远的意义。

在肿瘤的生化及免疫诊断中，最受关注的是肿瘤标记物的研究。肿瘤标记物是指肿瘤组织和相应的正常组织相比，增高特别明显而有显著意义的化学成分。对肿瘤标记物的连续动态测定，对于诊断早期肿瘤、鉴别良恶性肿瘤、协助组织细胞学分型、追踪观察治疗效果、判别预后等具有十分重要的价值。目前临床上常用的肿瘤标记物有：甲胎蛋白，癌胚抗原，CA－125，CA15－3，酸性铁蛋白，胰癌胚抗原，前列腺特异抗原，组织多肽抗原，酸性磷酸酶，碱性磷酸酶及其同工酶，α－L岩藻糖苷酶，γ－羧基凝血酶原，半乳糖转移酶Ⅱ，γ－谷氨酰转肽酶及同工酶，胎盘型谷胱甘肽S－转移酶，糖酵解酶类同工酶，5′－核苷磷酸二酯酶同工酶V，胸腺嘧啶核苷激酶，激素类肿瘤标志等。

肿瘤的影像学诊断一直是肿瘤诊断的重要支柱，具体包括：普通X线诊断，X线计算机断层摄像（CT），核磁共振成像（MRI），超声诊断学等，将在后续章节中详述。

脏器放射性核素显像是临床核医学的一个组成部分，它是利用脏器内、外或脏器与病变之间的放射性浓度差别为基础的脏器或病变显像方法。一般分为静态与动态显像，局部与全身显像，平面与断层显像。所用仪器包括扫描机、γ－照相机、单光子发射计算机断层照相机（SPECT）等。放射性核素显像不仅能显示病变的形态，而且能反映病变的功能性动态变化，因此，对于了解病变的性质极为有用。

内腔镜诊断经过了硬式、软式、光导纤维内镜3个阶段后，目前已发展到电子内镜，它们对于外通式管道器官（如消化道、呼吸道、泌尿生殖道、胸腹腔、关节腔等）进行观察，并可进行采取细胞及组织、摄像、录像、放大、图像处理等功能，对于这些外通式管道器官的肿瘤的诊断是必备设备。

此外，还可通过内镜进行诸如肿瘤摘除、梗阻的疏通、胆囊摘除、Oddi 括约肌切开、前列腺切除等手术，利用激光、微波等开展介入治疗等。

随着科学技术的不断进步，新的诊断技术和方法会越来越多，将会使肿瘤的诊断，特别是早期诊断取得更大的进展。

第二章 提高肿瘤病临床疗效的思路与方法

一、辨病与辨证相结合

恶性肿瘤是一种病因病机极其复杂的疾病，且病种繁多，病情发展变化快，而且治疗困难，分析病情时首先要运用中医的辨证来认识疾病，以了解病变部位是在肺、肝，或在脾、胃；是正虚为主，或是邪实为主，还是虚实夹杂，是热毒，或是血瘀，还是痰湿。此外，还要熟悉病变器官组织的解剖位置、毗邻器官、生理功能、病变的具体部位、病理细胞学类型及分化程度，浸润范围，是否有转移及转移的部位及范围。这样将辨证与辨病很好地结合起来，才能从宏观和微观层面整体把握疾病的程度及发展变化趋势。如食管癌病人，病变有颈段、胸段、腹段之分，病理有鳞癌、腺癌、鳞腺癌、小细胞未分化癌等之分，浸润范围有黏膜层、黏膜下层、肌层、浆膜层、纵隔局部淋巴结之别，转移有纵隔、肺、表浅淋巴结、其他脏器和组织等，X线检查有髓质型、蕈伞型、溃疡型、缩窄型之不同，临床分型有痰气交阻、津亏热结、痰瘀互结、气虚阳微之异。因此，必须全面详细地了解疾病的具体情况。此外，由于患者个体差异和病机不同，即使同一临床分期的病人证型可能也会不同。由于疾病发展变化的缘故，各种证型特别是兼夹症在疾病的演变过程中会因人而异。因此，将辨病与辨证结合起来，可以综观全局，既能了解病的情况，又能了解证的情形，以便更好地指导治疗。

在拟方用药时，应特别注意辨病与辨证相结合。首先应注意灵活运用“异病同治”与“同病异治”的原则，即不同的肿瘤，由于所表现的证相同，就要应用同一治疗方法。即使是同一种肿瘤，由于发病时间、个体差异、病程阶段的不同，也会有不同的证型，治疗时应采用不同的治疗法则。譬如，同为原发性肝癌，可能是肝郁脾虚型，可能是气滞血瘀型，也可能是热毒蕴结型，其治法迥然不同。而两种不同的肿瘤，如肺癌和恶性淋巴瘤，却可能会出现相同的证型，如痰湿蕴结型，对其都应采用化痰祛湿法则进行治疗，这正是所谓“证同治亦同，证异治亦异”的法则。再者，在选方用药时，应在辨证的基础上，结合肿瘤的发病部位和肿瘤细胞的特性，选择一些对肿瘤治疗作用比较强的药物。如很多肿瘤在其发展过程中，都会出现“毒热蕴结”的证候，那么治疗时理应“清热解毒散结”，但清热解毒药物很多，临床用药时需针对不同部位、不同类型的肿瘤进行选用。如治疗恶性淋巴瘤可选用夏枯草、天葵子、石上柏、漏芦等；治疗乳腺癌可选用蒲公英、威灵仙、蚤休、半枝莲等；治疗肝癌可选用八月札、垂盆草、山慈菇、黄药子等；治疗食管癌可选用冬凌草、山豆根、威灵仙、黄药子、菝葜、猕猴桃根等。再者，可根据现代医学的研究，按药物作用的不同类型选用，如农吉利、喜树、斑蝥、水蛭、独角莲、壁虎、蟾蜍等主要作用为细胞毒性，可直接杀伤癌细胞。而人参、补骨脂、灵芝、麦冬、猪苓等主要调节瘤细胞的异常代谢，使其趋向正常。而赤芍、丹参、川芎、红花、桃仁等主要具有抗凝促纤溶和改善机体微循环的作用，可抑制肿瘤细胞的生长，增强其他药物的作用强度。扶正培本方药则能促进细胞因子及其他免疫调节物质的产生，以调节机体的免疫。组方时，可以把不同作用途径、不同作用方式、不同作用环节的药物，结合辨病与辨证，使其发挥协同作用，以增强抗癌效果。

在辨病与辨证相结合的过程中，还应充分考虑季节、地区、人的体质、年龄等的不同而采用相应的治疗方法，即所谓因时、因地、因人制宜。由于季节不同，地理环境的不同，治疗方法也各异，如同为肝癌，沿海地区和内陆及华北地区的表现不同，故治疗有异。即使同一种肿瘤，在同一地区，由于季节不同，用药也会有异，如秋冬寒凉，阳气内藏，故慎用苦寒之品；夏季湿热病常见，故清利湿热之品多用，慎用辛热之物。由于人的性别、年龄、体质的不同，治疗用药也应时时注意，如儿童肿瘤多为先天不足所致，故治疗时应重在滋补肾阴、健脾益气。老年人气血不足，脏腑亏损，肿瘤多发，故治疗时应注重调理脏腑功能。女性以肝为本，治疗时应注意调理肝气，养血柔肝。男子以精为主，多患前列腺癌和睾丸肿瘤等，治疗时应以补精益肾为主。各人体质有寒、热、湿、虚、瘀之不同，治疗时也应充分注意，才能使药物中的，效果更好。

二、治法的选择

（一）中医治法的选择

1. 标本缓急，注重治本

标与本，是病变过程中矛盾双方的主次关系，就人体抗癌能力与致癌因素来说，前者是本，后者是标。就致癌因素与症状来说，致癌因素是本，症状是标。在肿瘤的发病过程中，脏腑功能失调，正气亏虚是根本原因，因此，通过扶正提高人体的抗病能力是治本。而致癌因素作用于人体脏腑组织器官，从而破坏了人体的阴阳平衡，进而表现出了一系列的症状，只有致癌因素消除后，症状才会最终消失。在原发肿瘤和继发肿瘤的关系上，原发肿瘤是本，继发肿瘤是标。原发肿瘤消退后，继发肿瘤也会相继消退。总之，在肿瘤的治疗过程中，消除内外致癌因素，扶正、控制和消除肿瘤病变是治本，针对恶性肿瘤的各种并发症进行治疗是治标。标症不除，会加重机体的负担，导致病情的发展，病本不去，疾病难以痊愈，故治标是权宜之计，治本才是根本之图，此即“急则治标，缓则治本”。如癌性胸水出现呼吸困难、不能平卧的压迫症状时，不积极地控制胸水会导致很严重的后果。但如果不考虑控制癌性胸水的原因，一味抽水放液，病情也难以控制。只有很好地结合二者，抽水放液以治标，辨证施治控制胸水的发生以治本，才能最终控制胸水。再如肿瘤并发大出血时，止血为首务，血止后才可图本，以抗肿瘤消除致癌的原因。在肿瘤发展的初期或术后、放化疗后的间歇期，症状不重或很少，此时应看重治本，提高机体的抗病能力，抑制肿瘤的发展，防止复发和转移。在标本兼有时，应注重标本同治，以期很快控制病情的进展。

2. 扶正祛邪，权衡轻重

恶性肿瘤在发生发展的过程中，无不表现出正与邪的关系，扶正即是补法，以补气血阴阳之不足和脏腑的虚损，来调动机体内在的抗癌能力。祛邪即所谓攻法，以抑制和杀灭癌细胞来消除癌肿。在扶正与祛邪法则的具体运用时，要认真细致地观察和分析正邪双方力量对比情况，并根据肿瘤大小、病程、病期、体质强弱来决定以祛邪为主还是以扶正为主，或攻补兼施。

从癌肿发展的进程看，大体可分为以下几个阶段，初期正虚轻微，中期邪盛为主或正虚邪实，最后为正气极度虚弱，因此，辨证治疗时应根据正邪关系的变化，作出相应的治法。如《医宗必读·积聚》谓：“初者，病邪初起，正气尚强，邪气尚浅，则任受攻；中者，受病渐久，邪气较深，正气较弱，任受且攻且补；末者，病魔经久，邪侵凌，正消残，则任受补”。在肿瘤的临床上，癌症早期，肿瘤局限，癌肿较小，症状轻微或无，机体健壮，此时邪气尚浅，正气未虚，治疗宜采用攻邪为主，可选用破癥散结、剽悍有毒之品，但也应注意顾护正气，注意祛邪而不伤正，或大攻小补，或攻中有补。癌症至中期，肿瘤已进一步发展，肿块增大，或有转移，病人饮食减少，症状突出，机体正气消耗较重，此时，正邪交争，正虚邪实，宜采用攻补兼施之法，攻邪常用活血化瘀、软坚散结、清热解毒等，扶正则常用益气养血、生津润燥、滋补肝肾、健脾和胃等法。临床上常常以放、化疗作为攻邪的重要手段，以中药扶正固本作为扶正的大法，中西医结合，可相得益彰，能取得很好的疗效。至癌症晚期，癌肿生长迅速，肿块较大且坚硬如石，病人全身状况明显衰弱，大肉陷下，大骨枯槁，乏力盗汗，显出恶液质。此时正气衰败，不耐攻伐，若一味攻伐，不但不能达到目的，反而会更伤人体正气，加速疾病的发展。因此，治疗时应以扶正为主，祛邪抗癌为佐。多采用大补小攻的措施，以期迅速改善病人一般状况，增强机体抗病能力，并佐以小剂抗癌之品，控制病情发展，使邪正之间的力量对比发生逆转，待体质恢复，再采用攻补兼施之法。

3. 病证结合，协同增效

恶性肿瘤的发生和发展有其独特的规律，一方面，肿瘤的增大导致压迫、浸润、转移，另一方面，脏腑功能失调紊乱，表现出一系列的病理变化。因此，不能只看到肿瘤的一方面而忽视了脏腑功能，也不能只强调辨证施治而无视肿瘤的特性。只有相互结合，才能协同增效，取得预想的结果。现代医学的发展，使得对中药的研究也在不断深入，近十几年来，在中药药理学的研究中，发现了很多中药具有抗肿瘤和免疫调节的作用，若能正确运用中医辨证施治法则，结合现代医学和中药药理学的研究成果选方用药，确能起到很好的治疗效果。如同为清热解毒的中药，有的具有很强的抗癌活性，有的则无，有的作用于此脏器，有的作用于彼脏器，有的具有免疫增强作用，有的则有免疫抑制效应。在应用清热解毒治则时，应酌情选用适合的药物，可提高治疗效果。再者，中西医结合，以西医药祛邪，而用中医药扶正，中西结合，才能相得益彰。

4. 内服外用，表里结合

中药外治疗法是通过药物的渗透、腐蚀等作用来达到治疗肿瘤的目的，具体包括膏药贴敷法、药物腐蚀法、含漱疗法、灌肠疗法等。膏药贴敷法是通过药物的直接作用或渗透作用，多采用大毒或剧毒的药物来祛除病邪。此法可大幅度减轻药物毒性给机体带来的损害，又可直接杀灭位于体表的肿瘤，对于体表肿瘤或晚期内脏肿瘤不任攻伐者常常用之。药物腐蚀疗法是采用剧毒药物来治疗位于体表、肠道、肛门、子宫颈等部位的恶性肿瘤，见效较快。含漱疗法是通过应用清热解毒等药物含漱以治疗口腔、牙龈、咽喉部的肿瘤，以及在抗癌治疗时所导致的口咽部的炎症、糜烂、溃疡、白斑等。灌肠疗法则是通过应用中药药液或散剂经肛门进入，保留于肠道，通过肠道的吸收来治疗疾病的方法。中药外治疗法也是根据中医辨证施治的原则选方遣药进行治疗，若配合内服中药扶正祛邪可起到局部和整体、外表和内里相互兼顾的作用，从而起到更好的治疗效果。如肝癌的治疗，应用止痛消肿、活血逐水的中药外敷，祛邪而不伤正，配合内服药物，内外兼治，可望取得良好效果。此外，如应用催脱钉治疗宫颈癌，应用皮癌净治疗皮肤癌，应用消岩膏治疗乳腺癌等，都取得了较好的疗效。内外兼治法在治疗癌性胸腹水、癌性疼痛、放化疗所致的后遗症如皮肤纤维化、化疗药物外渗以及静脉炎等方面，都取得了一定的疗效。

5. 针灸气功，促进康复

大量的临床及实验研究表明，针灸具有一定的抑瘤作用，同时，还可增强机体的免疫作用及免疫监视功能，能够缓解化疗药物引起的毒副作用，能够迅速缓解癌性疼痛且无成瘾性。如有人应用电热针治疗皮肤癌、肺癌、前列腺癌等均取得了一定的疗效；通过穴位注射胎盘注射液治疗癌性疼痛也取得了较好的疗效；通过针刺或穴位药物注射治疗白细胞减少及消化道反应的临床研究资料更多，充分显示了针灸的治疗效果。气功在肿瘤的康复中也具有较好的作用，研究表明，气功可以提高人体的体液免疫和细胞免疫水平，对病人的血液循环系统、呼吸系统等都有很好的调整作用。更为重要的是，气功可以调整病人的心理，主要是消除和减轻其病态心理，助其克服焦虑、恐惧、不安、绝望等消极情绪，使其免疫功能调整到最佳状态，从而有利于康复。

（二）中西医结合治法的选择

中西医结合治疗肿瘤，是中国近40年来肿瘤防治的特色，取得了很多成绩，一般遵循四个原则：①辨病治疗与辨证治疗相结合；②祛邪（抗癌）治疗与扶正治疗相结合；③局部治疗与整体治疗相结合；④短期治疗与长期调摄相结合。

具体地说，就是中医药配合手术治疗，术前调整，术后扶正祛邪以巩固。中医药与放、化疗相结合，在放、化疗期间可以最大限度地降低毒副作用，又可增加放、化疗治疗的疗效；放、化疗以后，要主动调整治疗方案，促使病人康复，并辅以扶正抗癌，以扩大疗效。中医药与免疫治疗相结合，可以增强免疫制剂的功效，减少免疫制剂的用量，进而克服免疫制剂的副作用。此外，中医药与介入治疗、内镜治疗、电化学治疗、激光治疗、同位素治疗、内分泌治疗等治疗手段结合，都能取得较好的治疗效果。总之，对中西医结合治疗的应用与研究，将会促进肿瘤治疗和研究的深入发展，为肿瘤防治工作做出贡献。

三、注重调养与护理

饮食因素在肿瘤的病因中占有相当重要的地位，因此，饮食调养在预防肿瘤上无疑起着非常重要的作用。而饮食和药物一样，也具有四气、五味及归经等药性，故也可走行脏腑气血，调整阴阳平衡。食疗和药疗一样，通过食物的四气、五味、归经可以治疗肿瘤。现代药理学研究表明，很多食物都具有抗癌、调整机体免疫力的作用，合理选择运用，可达到较好的疗效。如海参可用治皮肤癌，鱼鳔可用治食管癌、胃癌，猴头菇可用治贲门癌、胃癌等。食疗总的原则为：①癌症术后常出现脏腑虚损、气血不足之象，此时可选择益气养血、健脾补肾之品，如燕窝、甲鱼、枸杞子、大枣、龙眼肉、莲子、乌骨鸡等；②癌症放疗中多见伤阴耗津之征，此时可选用清肺养胃、滋阴生津之品，如雪梨、荸荠、西瓜、冬瓜、柚子、罗汉果、菠萝、猕猴桃、甘蔗、枇杷、银耳、平菇等；③癌症化疗期间常见胃肠道反应，多属脾胃受损，此时可选用健脾和胃之品，如山药、扁豆、薏苡仁、芡实、马铃薯、赤小豆等；④癌症放、化疗期间出现的骨髓抑制，每呈气血亏虚之象，此时可选用补益气血之品，如大枣、龙眼肉、莲子、枸杞子、黑木耳、乌骨鸡、动物肝脏、动物骨汤等。癌症患者一般不宜吃肥腻、辛辣、燥热、刺激性食品，如肥肉、辣椒、酒、煎炸或熏制食品，公鸡、狗肉、羊肉、蚕蛹、虾、蟹、螺、蚌等。常见的抗癌食物有：大蒜、卷心菜、白萝卜、胡萝卜、山药、芦笋、荸荠、百合、魔芋、黄瓜、南瓜、苦瓜、香菇、猴头菌、银耳、黑木耳、黄豆、豆腐、扁豆、玉米、山楂、杏子、无花果、猕猴桃、大枣、沙棘、甲鱼、海参、紫菜、乌鸡、鹅血、醋、茶叶、花粉等。

恶性肿瘤的护理包括医院护理和家庭护理两大部分。医院护理要求肿瘤专科应具有完善的病房设施，安静整洁的环境，素质较高的护理队伍和完备的护理设施。对手术病人，术前应充分做好病人的心理工作，加强营养支持，做好术前各种准备，术后应严密监护生命体征的变化，保持呼吸道通畅，保持水电解质平衡，加强各种管道的护理，并鼓励病人早期下床活动。对于放射治疗的病人，放疗期间应严密观察消化道反应及血象情况和全身反应情况，注意放射野皮肤的反应并及时处理，注意放射性口腔炎、食管炎、直肠炎、膀胱炎的护理以及放射性肺炎和肺纤维化、放射性脊髓炎等的护理。对于化疗期间的病人，由于化疗药物外渗后常可引起组织坏死、剧痛，甚至经久不愈，故静脉给药时一定要注意不要使具有强刺激性的药物渗入皮下，若发现外渗时应立即采取紧急处理。此外，化疗药物还常引起栓塞性静脉炎，故静脉注药后应给予200mL空白液体滴入，以洗刷血管内壁。化疗期间，胃肠道反应给病人带来较大的痛苦，应及时应用枢复宁、恩丹西酮、康泉等治疗，对骨髓抑制的病人，应积极预防继发感染，适时给予集落细胞刺激因子，如惠尔血、升白能、格拉诺赛特等，此外，还要注意口腔黏膜的反应，皮肤反应，脱发，肾脏毒性，心、肝毒性。注意护理人员的个人防护，避免和减轻化疗药物对医护人员身体的伤害。家庭护理则要求病人亲属应经常给予病人积极引导，使其树立战胜病魔的信念。应耐心护理，不厌其烦，注意转移病人的注意力。经常留意病人的面色、肤色、精神状态、饮食喜恶、大小便质和量的改变等。加强营养，注意食疗，改善机体状况，尽可能让病人主动或被动活动，并经常按摩受压部位，以预防感染和褥疮的发生。

第三章　把握肿瘤病基本治则与用药规律

一、治疗法则

（一）常规治疗

1. 西医治疗

恶性肿瘤的治疗，目前大体上有四种程式：即手术治疗、放射治疗、化学治疗、免疫治疗。由于各种肿瘤的情况不同，因此治疗原则也不尽相同。但总的来说，早中期病人，身体状况良好、无严重并发症者可行手术治疗，中晚期病人可行放射治疗或化学治疗。术后或放、化疗后可行免疫治疗。

手术治疗包括根治性手术、姑息性手术、淋巴结清扫术，以及转移性肿瘤的手术治疗等。如食管癌病人，Ⅰ期病人首选手术治疗，Ⅱ期病人无严重并发症者是手术的适应证。Ⅲ期食管胸下段癌病人也可行手术治疗。放射治疗包括根治性放疗、姑息性放疗、减症放疗、术前放疗、术中放疗和术后放疗，应根据病人及病变情况以及肿瘤的分期分类选用。一般来说，病人全身状况良好，无远处转移，肿瘤属放射敏感或中度敏感者应行根治性放疗。其他类型的放疗应根据具体情况选择。

化学治疗是应用化学药物进行的治疗，属于全身性治疗，化学治疗所用的药物有，①烷化剂：如环磷酰胺、氮芥、马利兰等。②抗代谢药：如甲氨蝶呤、5－氟尿嘧啶、阿糖胞苷等。③抗生素药：如阿霉素、更生霉素、丝裂霉素等。④植物类药：如长春新碱、三尖杉酯碱、鬼臼乙叉苷等。⑤激素类：如强的松、雌激素类、三苯氧胺等。⑥杂类：如顺铂、卡铂、甲基苄肼等。

化学治疗提倡联合用药，即几种药物联合应用，化疗方案的设计遵循细胞动力学理论，根据病人的身体状况及心、肺、肝、肾、骨髓等的功能状态，依据肿瘤的病理分类及恶性程度，按照不同的病种所制订。因此，化疗方案的设计较为复杂，既要考虑单个药物疗效，还要考虑联合后的协同作用，同时还要注意克服多药耐药性的产生，预防多种副反应的发生等。临床常用的化疗方案有：CONP、CHOP、CAP、ABVD、DOP、MFC、FD 等，应根据经验、病种、病人情况选用。

免疫治疗是近十几年来才兴起的治疗学，是应用生物反应调节剂（BRM）来调节机体免疫应答能力。生物反应调节剂在于激活巨噬细胞或中性粒细胞，诱导 NK 细胞活化，诱导 T 细胞的分化增殖，通过产生各种细胞因子，进一步活化细胞毒性细胞。由于免疫治疗只能清除少量的、播散的肿瘤细胞（即 10^6 ~ 10^8）以下。因此，免疫治疗的法则应该是在手术、放疗、化疗后，清除了大量的肿瘤细胞后应用，效果才好。

2. 中医治疗

由于肿瘤的发生发展总离不开正与邪的关系，因此，在治疗上也不外乎扶正与祛邪两种。但肿瘤病的病因病机各不相同，故治疗上也很难一致，总的治疗法则包括以下几个方面：

（1）扶正培本法：本法是指应用扶助正气、培植本元的药物来调节人体的正气，以增强机体的抗癌能力。扶正培本法有以下几种：

①补气养血法：适用于气血两虚证。如中晚期癌症患者由于久病消耗，气血两虚而出现头晕目眩，少气懒言，乏力自汗，面色淡白或萎黄，心悸失眠，唇舌指甲色淡，毛发枯落，舌淡而嫩，脉细弱等表现，或由于手术、放疗、化疗后耗伤气血致气血亏虚见上症者。

②滋阴养血法：适用于血虚及肾阴不足证。如中晚期癌症患者出现潮热、盗汗、口燥咽干、五心烦热、头昏耳鸣、舌红少苔或无苔、大便干结、血象减少等症，以及因咯血、便血、衄血等出血后所致的阴血亏虚证。

③养阴清热法：多用于阴虚内热证。如癌肿晚期，患者体质亏虚，癌毒热盛，或放疗后灼耗阴液等而表现为形体消瘦、午后低热、手足心热、口渴咽干、便干溲赤、夜寐不安或咳痰带血、舌红苔薄、脉细弱数等。

④温肾壮阳法：用于肾阳虚证。如中晚期癌症或放化疗后，或去势术后，出现形寒肢冷、神疲乏力、腰酸冷痛、尿频而清、大便溏薄、舌淡质胖、苔薄白、脉沉细等。

⑤健脾和胃法：适用于脾胃气虚证。如中晚期癌症，或化疗后脾胃功能损害，而表现食欲减退、饭后腹胀、恶心呕吐、神疲困倦、气短懒言、大便溏薄、舌淡胖、边有齿痕、苔薄白、脉细弱等。

⑥健脾益肾法：适用于脾肾两虚之证。晚期癌肿患者可见形疲乏力、眩晕耳鸣、面色萎黄，或晄白无华、精神不振、少气懒言、纳减腹胀、四肢不温，或肢体浮肿、大便溏薄、舌淡苔腻、脉沉或沉细。

（2）祛邪抗癌法：引起肿瘤的病邪，主要有气滞、血瘀、痰凝、热毒等因素，故治疗时，当根据“实则泻之”，“留者攻之”，“结者散之”，“坚者削之”的原则以祛邪，从而达到“邪祛正复”的目的。

①疏肝理气法：用于肿瘤病人肝郁气滞之证。病见情志抑郁、悲观消极、胸闷善太息、胸胁胀满或疼痛、纳食减少、脘酸胀满、烦躁失眠、月经不调、腰骶胀痛、脉沉弦。

②活血化瘀法：凡肿瘤病见有血瘀证均可用之。病见体内或体表肿块，触之坚硬或凹凸不平、固定不移、日渐增大；痛有定处，疼痛的性质有刺痛、烧灼痛、刀割样疼痛、跳痛、绞痛、撕裂痛等；出血，其特征为反复出血、屡止屡起、血色紫黑或夹有血块；发热，多呈低热而缠绵不退，兼见面色萎黄暗黑、肌肤甲错；还可因瘀血阻滞部位不同而表现出噎嗝、黄疸、鼓胀、癃闭、痉挛等症，舌质暗紫，或有瘀点、瘀斑，或舌下静脉粗张、青紫、脉滞。血液流变学提示血液高黏、高凝状态，舌及甲皱循环改变，结缔组织纤维化改变。

③化痰祛湿法：凡有痰湿凝聚征象者皆可应用。临床上因痰湿所停留的部位不同而有不同的表现，如消化道肿瘤的胸脘痞闷、腹部痞满、胃纳不佳、呕恶痰涎、腹水、足肿、皮肤黄疸、大便溏薄，肺癌及由其他癌症引起的胸腔积液、心包积液而导致的胸胁支满、咳嗽咳痰、喘促不得平卧、心悸气短、舌苔厚腻、脉濡或滑，及许多无名肿块、不痛不痒、经久不消、逐渐增大增多的痰核等病。

④软坚散结法：凡肿瘤病人见肿瘤坚硬、不痛不痒、皮色不变及各种瘤均可用之。临床常用于治疗瘿瘤、瘰疬、乳岩、癥瘕、积聚等。

⑤清热解毒法：适用于肿瘤患者的热毒蕴结，热毒炽盛证。临床常见身热头痛、目赤面红、口干咽燥、五心烦热、尿黄便秘、肿瘤局部灼热疼痛、舌质红、苔薄黄、脉数。

⑥以毒攻毒法：适应于癌症病人“积坚气实”者。应用毒性较强，作用峻猛的药物来攻逐癌症。临床上常用于皮肤癌，阴茎癌，头面、四肢的恶性肿瘤，乳腺癌，宫颈癌。也有用于食管癌、胃癌、肝癌、直肠癌等，应用本法可达到攻坚蚀疮，破瘀散结，消除肿块之效。

3. 中西医结合治疗

中医疗法和西医疗法各有其优缺点，若二者能很好地结合，将发挥协同作用，对于提高治疗效果，减轻并发症及毒副反应，延长生存期，改善生存质量都大有裨益。因此，中西医结合疗法在肿瘤的治疗上占有重要地位。常用的中西医结合治疗方法有以下几种：

（1）手术加辨证论治：手术治疗目前仍是肿瘤治疗的首选方法，然而，基于恶性肿瘤的生物学特性，术后往往出现复发和转移，是导致手术失败的重要原因。应用中医辨证施治，可促使机体尽快恢复，预防和控制复发及转移，因此可明显减少复发转移。

术前准备：恶性肿瘤的手术范围一般比较广泛、损伤较大，而恶性肿瘤病人大多属于中老年，整体状况一般欠佳，因此，术前进行有效的中医辨证治疗，可明显提高手术完成率及成功率，减少手术并发症及后遗症，缩短手术恢复时间，对手术的预后会有较大的帮助。此阶段的中医药运用，应以调整患者的阴阳气血、脏腑功能为原则，使患者最大限度地恢复、接近“阴平阳秘”的状态。最常运用的治疗方法是扶正培本法，如补气养血法、健脾益气法、滋补肝肾法等，应根据病人具体情况辨证应用。

术后处理：对于行根治性手术的病人，术后治疗的目的是恢复机体免疫功能，消除残存的癌细胞，巩固疗效，防止复发转移。

手术后的近期应以减轻手术并发症为主，常用的治疗方法有：①调理脾胃法：适用于因麻醉、出血及手术创伤等所导致的胃肠功能紊乱而表现的食欲明显降低，纳食减少，嗳气打嗝，腹胀而痛等。②益气固表法：适用于因手术导致营卫失调而出现自汗、重则汗出、四肢乏力、不耐风寒等症。③益气养阴（血）法：适用于术后出现气阴两虚，或气血两虚的证候。④清热解毒法：适用于因术后感染所致的以发热为主并兼见肺热或胃火或肝火等。⑤养阴生津法：适用于术后胃阴大伤、津液亏乏所致的口干舌燥、舌光红无苔、大便燥结、不欲饮食、干呕等症。

术后的远期，应在辨病与辨证的基础上，扶正与祛邪相结合，来调理患者的气血阴阳、脏腑功能，在扶正的同时，最大限度地应用消癥瘕、散结肿、去痰核、治恶疮的方法，以期最大限度消灭残余的癌细胞，恢复机体的抗病能力。对于已行非根治性手术后的病人，应根据患者的具体情况选用不同的治疗方法，一般来讲，对恶性程度高的低分化、未分化，以及对放、化疗敏感的肿瘤，应选用放、化疗祛邪，对于放、化疗不敏感的肿瘤则以中医中药治疗为主。此时的治疗，应根据情况选用祛邪兼以扶正、扶正祛邪兼顾，或扶正以祛邪等方法。

（2）放疗加辨证治疗：放疗在肿瘤的治疗中占有很重要的位置，是治疗肿瘤的有力武器。但由于放射线的损伤，临床上常表现为热毒内蕴、热毒伤阴、热邪伤气耗血等火热证。因此，在放疗过程中，配合中医辨证治疗，可达到增强放疗的敏感性，减少毒副反应的目的。一般来讲，放疗初期，应以清热解毒、生津润燥、补气养血为主，以防热毒伤阴及血象下降。放疗中期，则根据情况选用清热利湿、健脾和胃之法。放疗末期则宜滋补肝肾，以纠正真阴耗伤。由于疾病不同，放疗的部位、方式、射线种类、设备等的不同，患者在放疗期间所表现的情况也不相同，故应灵活掌握，不可拘泥。放疗以后，常出现放射性炎症，消化道反应，血象下降以及放疗后遗症等，其治疗法则各不相同，放射性炎症最常见的有放射性食管炎、放射性肺炎、放射性膀胱炎、放射性直肠炎等。放射性食管炎表现为胸骨后灼痛，尤以吞咽时加剧，治疗当以清热解毒为主，辅以活血化瘀理气。放射性肺炎表现为咳嗽、气急、咳黄痰、发热等，治宜养阴清肺止咳。放射性膀胱炎表现为血尿、尿频、尿急、尿痛、腰骶疼痛等，治宜清利膀胱、凉血止血。放射性直肠炎表现为腹痛、大便泄泻或不爽，甚则便脓血、肛门灼热等，治宜清利大肠湿热。消化道反应最常见的是脾胃两虚，胃气上逆。临床表现为食欲减退、腹胀、恶心呕吐、消化不良、疲乏无力等，治宜健脾和胃，降逆止呕。血象下降时常出现气血双亏，肝肾不足，临床表现为面色㿠白、头晕目眩、气短乏力、心悸怔忡、夜寐不安等，治宜补气养血、培补肝肾。放疗后遗症最常见的有唾液分泌减少、肺纤维化、皮肤纤维化、脊髓损伤等。唾液分泌减少时常出现口干咽燥，饮水不能自制，治以生津润燥为主。肺纤维化表现为动则气喘、气急、咳嗽、咳痰、舌紫暗、苔白或黄、脉细数等，治以养阴益气、软坚散结为主，佐以清热化痰、宣肺止咳。皮肤纤维化常表现为放射区域皮肤僵硬、疼痛，并伴有发热、红肿或炎症等，治以活血化瘀、软坚散结为主，佐以益气养阴清热。脊髓损伤的后果严重，临床表现为损伤以下部位截瘫，且难以恢复。治宜补肾填精补髓。

（3）化疗加辨证治疗：化学治疗作为一种全身治疗方式，在肿瘤的治疗中发挥了较大的作用，但由于化疗药物在杀灭肿瘤细胞的同时，也破坏和损伤了人体的正常组织细胞，从而出现一系列的症状和体征。在化疗过程中配合中药，可减轻化疗药物的毒副作用，增强化疗药物的疗效，使化疗能顺利完成，从而提高化疗的疗效。

若肿瘤病人在化疗过程中出现全身反应，表现为头晕、面色㿠白、疲乏无力、精神萎靡，食欲不振、睡眠不安、多梦易惊、二便失调时，治疗当以补气养血、滋补肝肾为主。若出现消化道反应，表现为食欲减退、上腹饱胀、恶心呕吐、腹痛腹泻时，治疗当以健脾和胃、降逆止呕为主。若出现骨髓抑制时，治疗当以健脾补肾、气血双补为主。若出现神经损伤而表现为肢端麻木时，治疗当以活血通络、补肾益气为主。若出现中毒性心肌炎时，治疗当以养心益气、养血安神为主。若出现中毒性肝炎时，治疗当以清利肝胆湿热，辅以健脾益气为主。当出现肾及膀胱损伤时，治疗当以清热利湿、解毒通淋为主。

（4）免疫加辨证论治：恶性肿瘤患者在治疗过程中，因疾病本身与许多化疗药物都会引起机体免疫功能降低，致使许多患者并非死于癌症，却死于机体正常防御功能的衰竭。中药具有免疫促进、免疫抑制、免疫调节等作用，临床与免疫制剂合用时应当遵循如下原则：在对病人进行整体辨证论治的前提下准确地采用扶正与祛邪。扶正可提高或调整人体的免疫功能，扶植和增强免疫防御系统，抑制或杀灭癌细胞；祛邪则可祛除致癌性抗原、抗原抗体复合物和消除异常的免疫反应，阻止疾病的发生发展，从而调整机体阴阳平衡，调节肿瘤患者的免疫能力，达到抑制肿瘤的目的。

（二）新动态与新疗法

由于恶性肿瘤的危害性大，治疗效果差，是医学领域的一道难关，全世界各国均投入了较多的财力和物力进行攻关。为此，近几年来新疗法、新技术、新理论层出不穷，限于篇幅，本节仅就临床治疗方面的内容作一简单概括。

在外科治疗方面，首先是扩大了手术的适应证，使原来不能手术的病例也能够手术；围手术期的监护设备进步及监护技术的不断完善是其重要保证。再者，重视了肿瘤外科的无瘤技术，减少了转移和扩散，其重要保证是无瘤技术的概念及措施逐渐明晰和规范。手术过程中尽量保留正常组织和器官功能，以提高生存质量，加强了切除后器官的功能及外形的重建，防止复发或转移的再手术，如激光手术、冷冻手术、微波手术、超声手术的应用，使肿瘤外科形式多样，并明显减少了一些肿瘤的并发症，提高了总的切除率。此外，外科治疗与其他各科配合，开展了综合治疗，如术前、术中、术后的放疗，术前、术后的化疗以及免疫中医药治疗等，使得手术治疗的效果不断提高。

在放射治疗方面，开展了与手术、化疗配合，形成了手术加放疗，放疗加化疗，手术、放疗、化疗三结合的综合治疗。在放射治疗的实施上开展了超分割放疗、加速分割放疗、分段放疗、加速分割分段放疗、加温放疗、低氧放疗、高 LET 射线放疗、近距离放射治疗、立体定向放射治疗等。有关这些研究正在不断深入。

在化学治疗方面，由于新的化疗药物的不断涌现，新的联合方案也相继出现，如应用米托蒽醌、环磷酰胺、长春新碱、泼尼松联合应用治疗恶性淋巴瘤，可获得 80% 以上的疗效。应用 VDS、Vp－16、PDD 治疗非小细胞肺癌，应用异环磷酰胺与 PDD、Vp－16 合用治疗睾丸肿瘤及肺癌，应用紫杉醇类为主的联合方案治疗乳腺癌等都取得了很好的治疗效果。集落细胞刺激因子的研制成功，有效地改善了骨髓抑制的治疗效果。以昂丹司琼（枢复宁）为代表的中枢止呕药的开发成功，使得消化道反应明显减轻或消失。化疗增效的研究和应用，克服或正在克服化疗耐药性，从而提高了肿瘤化疗的疗效，如热化疗、乏氧细胞敏化、高压氧增效，以及改变肿瘤细胞的代谢途径而增效。此外，这方面研究较为深入的是多药耐药性的机制及克服方法。研究表明，肿瘤细胞表面的耐药基因是一种 P 糖蛋白（或称 P170 蛋白），它具有 ATP 依赖性主动转运泵作用，能将进入肿瘤细胞内的抗癌药物泵出细胞外，使化疗药物疗效降低。通过应用钙通道阻滞剂（如尼群地平、维拉帕米等），钙调蛋白抑制剂（如奎尼丁、酚噻嗪、局麻药等）、环孢菌素 A 及一些去垢剂、激素类（孕酮）、抗雌激素药（三苯氧胺）等来逆转多药耐药作用。此外，还可通过改变肿瘤细胞内活化及拓扑异构酶Ⅱ活化，以及降低肿瘤细胞的解毒能力和自我修复能力而达到克服耐药性的作用。恶性体腔积液的腔内化疗以及双途径化疗，腔内联合化疗等都对提高疗效、改善生存质量大有益处。

生物治疗及转基因治疗是目前肿瘤治疗的崭新课题。生物治疗即免疫学治疗，已如前述。转基因治疗是基于癌基因和抑癌基因的理论，通过应用物理方法或载体作为工具，将外源性 DNA 基因片段转入细胞内染色体上，使肿瘤细胞发生逆向分化，最终变为正常细胞。这种治疗一旦突破，将会为彻底治愈肿瘤带来希望。

另外，导向治疗、介入放射学治疗、电化学治疗、光动力学治疗、加温治疗等，都是近几年来发展很快的新兴治疗手段。

二、用药规律

（一）西医用药

1. 常用抗肿瘤药物

肿瘤的药物治疗主要是指应用化疗药物来杀灭恶性肿瘤细胞，从而达到缩小和消灭肿瘤的目的。目前临床上常用的化疗药物按化学结构、来源及作用原理分为6大类：烷化剂、抗代谢类、抗生素类、植物类、激素类和杂类。

（1）烷化剂：烷化剂均有活泼的烷化基团，能与细胞的重要生物学成分如氨基、巯基、羧基、羧酸基、磷酸基、咪唑基等发生烷化作用，使DNA链的鸟嘌呤发生电子移位，糖苷链断裂，鸟嘌呤丢失，脱氧核糖磷酸酯酶水解，DNA链断裂，进而导致DNA复制转录错误和不完全，影响RNA和蛋白质的合成，抑制细胞的分裂，最终导致瘤细胞的死亡。烷化剂的种类很多，常用的有：氮芥类（氮芥、消瘤芥、环磷酰胺、异环磷酰胺等），乙烯亚胺类（噻替哌、癌宁等），磺酸酯类（马利兰），亚硝脲类（卡氮芥、环己亚硝脲等），环氧化物类（二溴甘露醇、二溴卫矛醇），杂类（甲基苄肼、顺铂）。

①氮芥：别名甲基氮芥，能与DNA形成交叉联结，破坏DNA结构，导致细胞死亡，属细胞周期特异性药物，小剂量时对G期和M期敏感。对恶性淋巴瘤、未分化肺癌疗效较好。对卵巢癌、乳腺癌、精原细胞瘤、绒癌、鼻咽癌等有一定疗效。腔内注射可控制癌性胸水、腹水和心包积液。能迅速缓解上腔静脉压迫综合征，本品局部刺激强烈，可引起组织坏死，不能口服和肌注。主要毒性有骨髓抑制、胃肠道反应、血管硬化或血栓性静脉炎、以及乏力、脱发、头晕等。每支5mg和10mg，粉针剂。

②硝卡芥：别名邻丙氨酸硝苄芥，作用同氮芥。对癌性胸腹水疗效显著，对肺鳞癌、肺未分化癌、鼻咽癌、喉癌、淋巴肉瘤效果较好，局部注射对乳腺癌、宫颈癌、皮肤癌等疗效明显。对食管癌、肝癌、脑瘤、多发性骨髓瘤有一定疗效，毒副作用有骨髓抑制、消化道反应、脱发、倦怠等。每支20mg，40mg，粉针剂。

③环磷酰胺（CTX，CPA）：别名环磷氮芥、癌得星，为氮芥的衍生物，作用机制同氮芥。对恶性淋巴瘤、急性淋巴细胞性白血病疗效突出。对肺癌、

慢性淋巴细胞性白血病、多发性骨髓瘤疗效较好。对乳腺癌、卵巢癌以及胸腺和睾丸肿瘤有一定疗效。对头颈部癌、前列腺癌、宫颈癌、结肠癌也有一定疗效。毒副作用主要是骨髓抑制、消化道反应、药物性膀胱炎、脱发以及少数的肝损伤、睾丸及卵巢损伤。每支100mg，200mg，粉针剂。

④异环磷酰胺（IFO）：为环磷酰胺的同分异构体，作用同环磷酰胺，但毒性低。对软组织肉瘤、精原细胞瘤、恶性淋巴瘤、小细胞肺癌、乳腺癌、卵巢癌等有较好的疗效，主要毒副作用有：白细胞及血小板减少，消化道反应，脱发，出血性膀胱炎较明显，大剂量应用时，应合用美司钠，偶见肝肾功能损害及心脏毒性。

⑤环己亚硝脲（CCNU）：别名罗氮芥、洛莫司汀、氯乙环己亚硝脲。本品既可与DNA结合，也能与DNA聚合酶作用，抑制DNA和RNA合成，同时与蛋白质发生烃化作用，抑制蛋白质合成，本品属细胞周期非特异性药物，但对G_1-S边界或S早期的细胞最敏感。本品具有高度的脂溶性，能通过血脑屏障。对霍奇金病、非霍奇金淋巴瘤、脑胶质细胞瘤、坏死性肉芽肿、肺癌有较好的疗效，对多发性骨髓瘤、中枢神经系统肿瘤、白血病及骨转移等也有疗效。本品毒副作用为剂量限制性毒性，临床表现为延迟性骨髓抑制，并有潜在蓄积性抑制。服药后血小板21～35天下降并达最低点，持续1周以上。消化道反应，一般可持续24小时，其他如神经系统症状、脱发、肝功能损伤不多见。规格：硬胶囊40mg/粒，100mg/粒。

⑥达卡巴嗪（DTIC，DIC）：别名氮烯咪胺。本品本身无抗肿瘤活性，进入体内后释放出甲基碳离子，与DNA结合起烷化作用。本品能够阻止细胞由G_1期进入S期，并能使细胞的G_0期延长。主要用于治疗恶性黑色素瘤，效果优于其他化疗药。对霍奇金病、肉瘤、脑瘤、肺鳞癌、肺小细胞癌、儿童神经母细胞瘤有一定疗效。本品骨髓抑制轻微，胃肠道反应中度。部分病人可出现鼻塞、头痛、肌痛和发热等“流感”样症状。此外，尚少见一过性肝损伤、静脉炎等。粉针剂，200μg/支。

⑦丙卡巴肼（PCB，PCZ）：别名甲苄肼。本品具有细胞毒作用，进入体内后释放出甲基碳离子与DNA结合，产生烷化作用，使DNA解聚。还能抑制RNA和蛋白质的合成。对霍奇金病效果较好，对非霍奇金淋巴瘤、网状细胞肉瘤、脑瘤、多发性骨髓瘤、恶性黑色素瘤、肺癌等有一定疗效。本品消化道反应明显，骨髓抑制中度。神经系统症状如头痛、头晕、失眠、共济失调可见，偶见惊厥及昏迷，其他如溶血反应、肝功能损害、脱发、皮炎、皮

肤色素沉着等较少见。硬胶囊，50mg/粒。

⑧顺铂（DDP）：别名顺氯氨铂。本品具有双功能基烷化作用，能与DNA形成交叉联结，破坏DNA复制，并抑制细胞有丝分裂。对卵巢癌及睾丸癌疗效显著，对头颈部鳞癌、恶性淋巴瘤、软组织肉瘤疗效较好，对肺癌、前列腺癌、食管癌、宫颈癌等有效。主要毒副作用是肾脏毒性，主要损害肾小管，使细胞空泡化，出现透明管型，血中尿素氮及肌酐浓度升高。配合水化利尿，及硫代硫酸钠可降低肾毒性。胃肠道反应极严重，发生率几达100%，反应程度与剂量有关，主要是恶心、呕吐。骨髓抑制不太严重。耳毒性常见，主要为高频听力减弱或耳鸣。偶见味觉丧失、过敏样反应。粉针剂，10mg/瓶，20mg/瓶。

⑨卡铂（CBDCA）：为第二代铂类抗癌药。作用机制、抗瘤谱与顺铂相似，肾毒性和胃肠道反应较顺铂轻，但骨髓抑制较顺铂为重，无蓄积毒性。适应证与顺铂相似，粉针剂，100mg/支。

（2）抗代谢类药：本类药物由于在化学结构上与相应代谢物相似，可与代谢物在酶上竞争，阻断正常代谢过程，或直接抑制核酸生物合成中的某些酶类，阻止必需代谢物的正常生物合成，或以伪代谢物形式参加生物合成，变为异常化合物而阻断核酸的代谢过程，从而抑制细胞增殖，达到抗肿瘤的目的。抗代谢药物属细胞周期特异性药物，主要抑制DNA合成。因而对S期敏感。有些也能抑制RNA和蛋白质合成，故对G_1期和G_2期也有作用。临床常用的抗代谢药物有：叶酸拮抗剂类如甲氨蝶呤（MTX），嘧啶拮抗类如氟尿嘧啶（5－Fu），嘌呤拮抗剂如巯嘌呤（6－MP），核苷酸还原酶抑制剂如羟基脲（HU）等。

①甲氨蝶呤（MTX）：别名氨甲蝶呤、氨甲叶酸。本品的结构与人体的叶酸结构相似，且对二氢叶酸还原酶的结合力比二氢叶酸高10^6倍，这种竞争性抑制作用强而持久，使叶酸不能转变为有生理活性的四氢叶酸而发挥辅酶作用，最终导致DNA合成障碍。本品对增殖期细胞有很强的杀伤作用，属细胞周期特异性药物，主要作用于S期，对G_1期也有作用，还可延缓G_1与S边界。临床对急性白血病、绒毛膜上皮细胞癌、恶性葡萄胎疗效显著。此外，对恶性淋巴瘤、肺癌、乳腺癌、卵巢癌、头颈部肿瘤、消化道肿瘤也有一定疗效。主要毒副作用为消化道反应、骨髓抑制以及肝肾功能损害。粉针剂，5mg/支，10mg/支，25mg/支，50mg/支。

②氟尿嘧啶（5－Fu）：本品进入体内后转变为氟尿嘧啶脱氧核苷酸，与

腺苷酸合成酶的活动中心结合而抑制其活性，从而抑制 DNA 的合成导致细胞死亡，因而对 S 期细胞敏感。另外，本品进入人体后可转化为氟尿嘧啶核苷酸，以伪代谢形式掺入 RNA 中，影响 RNA 及蛋白质合成，造成细胞死亡，故对增殖细胞各期均有作用。本品对消化系统肿瘤（食管癌、胃癌、肝癌、胰腺癌、结肠癌）有效，对卵巢癌、宫颈癌、膀胱癌、乳腺癌有效。对恶性葡萄胎、头颈部肿瘤、皮肤癌等也有一定疗效，毒副作用主要是消化道反应，白细胞减少和局部刺激等。针剂：250mg/支，片剂：50mg/支，软膏：5% ~ 10% 软膏。

氟尿嘧啶的同类药物还有替加氟（FT - 207）和优福定（UFT），其作用机制和氟尿嘧啶相似，为口服剂型，服用方便。此外，还有氟尿嘧啶脱氧核苷酸。

③阿糖胞苷（Ara - C）：别名胞嘧啶阿拉伯糖苷。本品在体内先经脱氧胞苷激酶催化成为二磷酸胞苷或三磷酸胞苷，能够显著抑制 DNA 聚合酶活性，或渗入 DNA 干扰其合成，造成细胞死亡。主要作用于 S 期，对 G_1/S 期和 S/G_2 期边界有延缓作用。对急性粒细胞性白血病效果较好，对急性单核细胞白血病和急性淋巴细胞性白血病也有较好疗效。对恶性淋巴瘤、消化道肿瘤、肺癌等也有效。鞘内注射可治疗脑白血病和脑转移瘤。粉针剂 50mg/支，100mg/支。

（3）抗生素类药物：抗肿瘤抗生素是由微生物产生的具有抗肿瘤活性的物质。按其化学结构可大致分为①醌类：阿霉素，米托蒽醌、丝裂霉素等；②亚硝脲素：链脲霉素等；③糖肽类：博莱霉素、平阳霉素等；④色肽类：放线菌素 C、放线菌素 D 等；⑤糖苷类：普卡霉素（光神霉素）、色霉素 A_3 等；⑥核苷类：嘌呤霉素、桑霉素等；⑦氨基酸类：重氮丝氨酸、氧代赖氨酸；⑧蛋白质类：新制癌菌素、大分子霉素。本类药物大多属细胞周期非特异性药物，对增殖细胞和非增殖细胞有杀伤作用。

临床常用的抗癌抗生素有：

①阿霉素（ADM）：别名 14 - 羟柔红霉素。本品的蒽环可直接嵌入 DNA 碱基对之间，且非常稳定，不易解离，从而导致了 DNA 模型性质的改变，使得 DNA 的复制被阻，RNA 合成不能进行。本品为细胞周期非特异性药物，对增殖各期均有杀伤作用。对 S 期和 M 期最敏感，对 G_0 期作用差。本品抗瘤谱很广，可应用于多种肿瘤，对腺癌、小细胞肺癌、软组织肉瘤、骨肉瘤、膀胱癌、睾丸癌、甲状腺癌、神经母细胞癌、恶性淋巴瘤和急性白血病效果较

好；对肝癌、胃癌、非小细胞肺癌、卵巢癌、前列腺癌、宫颈癌、头颈部肿瘤，多发性骨髓瘤有效。对胰腺癌、食管癌、子宫内膜癌、脑瘤及慢性白血病也有一定疗效。本品的毒性主要是心脏的限制性毒性，如迟发性心肌损害，非特异性心脏损害。胃肠道反应和骨髓抑制的发生率也较高，此外，脱发、静脉炎、药物外溢可致局部组织严重坏死、溃烂，使用时尤当注意。粉针剂：10mg/瓶。

其他蒽环类抗生素还有：柔红霉素（DNR），和阿霉素作用相似，主要用于急性白血病。阿克拉霉素（ACM-A）和ADM相似，对急性粒细胞性白血病缓解率较高。表柔比星（表阿霉素）（EPI）是阿霉素的衍生物，其作用机制和适应证与阿霉素相似，但心脏毒性仅是ADM的1/2，骨髓抑制也较其为低，治疗指数比ADM高，但价格较贵。吡柔比星（吡喃阿霉素）（THP-ADM）：作用机制与ADM相似，对耐ADM的肿瘤细胞仍有杀灭作用，抗瘤谱与ADM相似，毒副作用较ADM低。

②丝裂霉素（MMC）：别名自力霉素。本品作用机制与烷化剂相似，可与DNA双螺旋交叉联结，抑制DNA复制，为细胞周期非特异性药物。作用于G_1、G_2及M期，对S/G_2边界有延缓作用。常用于治疗胃肠道肿瘤、乳腺癌、肺癌、宫颈癌、膀胱癌、肉瘤等。本品有较强的骨髓抑制，且表现为长期毒性，以用药后4~6周最为明显。胃肠道反应不甚严重，少数见肝肾毒性，偶见肺毒性，局部刺激明显。粉针剂：2mg/瓶。

③平阳霉素（PYM）：别名博来霉素A_5。本品能嵌入DNA碱基对之间，使其断裂，致使肿瘤细胞死亡。属细胞周期非特异性药物，但对G_2期细胞杀伤作用最强。对鳞癌，包括头颈部、皮肤、食管、肺、宫颈、阴茎等肿瘤及恶性淋巴瘤有效，也用于脑瘤，恶性黑色素瘤的治疗。主要毒性是肺毒性，可引起肺炎性病变和肺纤维化，发生率10%~20%。其他副作用有发热、食欲不振、脱发、皮肤色素沉着等。粉针剂：8mg/支。

（4）植物类药物：植物类药物是从植物中提取出的抗肿瘤药物，按其成分大体可分为：生物碱类，如长春碱、三尖杉酯碱、氧化苦参碱等；木脂体类，如依托泊苷等；多糖体类，如香菇多糖等；脂类，如莪术油等。

①长春新碱（VCR）：本品能干扰纺锤丝的微管蛋白，阻止纺锤丝形成，使有丝分裂停止于中期，为细胞周期特异性药物，主要作用于M期，也可抑制RNA和脂质的合成代谢。主要用于急性白血病，特别是儿童急性淋巴细胞白血病效果尤佳，对恶性淋巴瘤疗效较好，对绒癌、肾母细胞瘤、神经母细

胞瘤、宫颈癌、乳腺癌、肺癌等有一定疗效。由于本品的M期阻滞作用，可使细胞有丝分裂同步化，故可用于联合化疗以协同增效。本品主要的毒副作用是神经系统毒性，主要表现为末梢神经损伤，感觉障碍，四肢麻木，肠麻痹等。胃肠道反应中度，骨髓抑制较轻，局部刺激明显。粉针剂：1mg/支。

与长春新碱同一属的还有长春碱（长春花碱，VLB）、长春地辛（长春花碱酰胺，VDS）、长春瑞宾（去甲长春花碱，NVB）等。这些药物的抗肿瘤机理与VCR相似，都能通过与纺锤丝微管蛋白的结合，阻止纺锤体的形成，使细胞分裂停止于有丝分裂中期，属细胞周期特异性药物。其中VLB主要用于治疗恶性淋巴瘤，对绒癌疗效也很好。VDS对非小细胞肺癌，尤其腺癌疗效突出，对恶性淋巴瘤也有较好疗效。对乳腺癌、食管癌、恶性黑色素瘤也有一定疗效，NVB对非小细胞肺癌疗效最好，高于其他化疗药，对乳腺癌也有较好疗效。对卵巢癌、恶性淋巴瘤疗效也佳。毒副作用方面，按严重程度从重到轻依次为：神经毒性VLB > VDS > NVB。骨髓抑制：VLB > VDS > NVB。此外，NVB还可引起支气管痉挛和呼吸困难。

②依托泊苷（鬼臼乙叉苷VP-16）：别名足叶乙苷。本品主要干扰DNA拓扑异构酶Ⅱ，造成DNA链断裂，阻止DNA复制，使细胞分裂停止于S期，或早G_2期，为细胞周期特异性药物。本品对肺癌、睾丸癌、急性白血病、恶性淋巴瘤、神经母细胞瘤等有较好疗效，对于小细胞肺癌疗效尤为突出。毒副作用主要是骨髓抑制、胃肠道反应。其他可见脱发、皮疹等。针剂：100mg/支，硬胶囊：50mg/粒。

依托泊苷的人工半合成衍生物替尼泊苷（VM-26）具有亲脂性，抗肿瘤作用也是破坏DNA，对G_2期和M期可产生可逆性阻断，为周期特异性药物。可通过血脑屏障，对脑胶质母细胞瘤作用较强，因此对脑瘤、脑转移瘤有较好疗效，此外对急性白血病、恶性淋巴瘤、小细胞肺癌、卵巢癌、膀胱癌等均有一定疗效。骨髓抑制及消化道反应均较轻，其他副作用有发热和脱发。

③紫杉醇：别名紫素、泰素、TaXol。本品可促进微管双聚体装配成微管，并使微管稳定，阻止微管网的重组，使细胞分裂不能进行，以达到抗肿瘤的目的，本品对卵巢癌、乳腺癌疗效显著，包括耐药及已转移者。对非小细胞肺癌、恶性淋巴瘤、恶性黑色素瘤、头颈部肿瘤和其他腹腔实体瘤也有一定疗效，本品过敏反应常见，发生率约19%，表现为面部微红、皮疹，严重者见呼吸困难、低血压和胸痛。骨髓抑制和消化道反应一般较轻，神经毒性常见，此外，尚可见到低血压、心动过缓、心动过速，以及关节、肌肉疼

痛等副作用。针剂，30mg/支。

最近几年，从中药苦参或山豆根中提取的吗特灵，从莪术中提取的榄香烯乳以及含有多种中药混合成分的得力生注射液等，都具有一定的抗癌作用。这些药的优点是毒副作用轻微且可提高机体的免疫能力，但抗癌作用机制尚不完全明了。

（5）抗肿瘤激素类

①三苯氧胺（特莱芬）：可抑制雌激素和肿瘤组织相结合；肿瘤组织中催乳素受体活性降低，肿瘤退缩；抑制卵巢合成雌二醇，造成化学性去卵巢，从而抑制肿瘤生长。用于绝经前后的乳癌、转移乳癌有效，也可用于男性乳癌。和5－FU、环磷酰胺、美法仑联合用药可提高疗效。可有胃肠道反应、恶心、呕吐以及面部潮红、外阴瘙痒、阴道感觉迟钝、阴道溢液、周围神经炎、脱发、白细胞和血小板减少、头痛、液体潴留，长期大剂量使用会影响视网膜以致视力受损。孕妇禁用，血象和肝肾功能异常者慎用，骨性转移病人应注意高血钙产生。片剂：10mg×100片/瓶。

②福美司坦（兰特隆，兰他隆）：本品竞争性地抑制合成酶而使组织中的雌激素的生物合成减少，从而发挥抗癌作用。用于绝经后的乳腺癌。可见恶心、呕吐、腹泻、月经紊乱、阴道出血、停经、颜面潮红、脱发、皮疹、头痛、眩晕、体重增加、浮肿、骨痛、肿瘤处痛等，长期大剂量使用可致视力障碍，偶见白细胞和血小板减少。绝经前妇女、孕妇、哺乳期妇女禁用。注射剂：250mg/瓶。

③依西美坦（如苏美）：本品为不可逆行甾体芳香酶灭活剂。用于以他莫昔芬治疗后病情进展的绝经后晚期乳腺癌患者。可见恶心、口干、便秘、腹泻、头晕、失眠、皮疹、疲劳、发热、浮肿、疼痛、呕吐、腹痛、食欲增加、体重增加；高血压、抑郁、焦虑、呼吸困难、咳嗽；淋巴细胞下降、肝功能异常等。绝经前妇女、孕妇、哺乳期妇女禁用；中重度肝肾功能不全者慎用；强效的CYP3A4抑制剂合用，对本品的药动学无影响。胶囊剂：25mg×10粒/盒。

④来曲唑（弗隆、莱曲唑）：本品为专一性芳香化酶抑制剂。用于他莫西芬或其他抗雌激素药物治疗无效的绝经后的晚期乳腺癌患者。不良反应有恶心、呕吐、头痛、疲乏、外周水肿、潮红、皮疹、便秘，少见骨骼肌疼痛、呼吸困难、胸痛、咳嗽、病毒感染等，还有关节痛、腹泻、腹痛等。对本品成分过敏者，绝经前妇女，严重肝损害的患者，哺乳期妇女应禁用；严重肾

功能损害者慎用。片剂：2.5mg×10片/盒。

⑤氟他胺（氟硝丁酰胺、氟利坦、缓退瘤、福至尔、氟他酰胺）：本品为一种非甾醇类的雄激素拮抗药。用于非手术根治或放射治疗的晚期前列腺癌，也用于良性前列腺肥大症，改善前列腺肥大的尿溢。不良反应有男性乳腺女性化和乳腺触痛、溢乳、胃肠道反应包括恶心、呕吐、食欲增加、胃肠不适、腹泻、便秘、厌食、消化不良，心血管系统反应包括血栓形成和肺栓塞，中枢神经系统反应有失眠、乏力、头痛、头晕、焦虑、视力模糊、性欲减低，其他有瘙痒、口渴、淋巴肿大、血尿、精子减少、肝功能异常。片剂：250mg×20片/瓶。

⑥比卡鲁胺（比卡他胺、康士得、卡索地司）：本品为一种非甾醇类的雄激素拮抗药。与黄体生成素释放激素类似物或外科睾丸切除术联合应用于晚期前列腺癌的治疗。可有恶心、呕吐、腹泻、乏力、面色潮红、瘙痒、乳腺触痛、男性乳腺女性化及肝功能改变（转氨酶升高、黄疸）等。片剂：50mg×28片/盒。

⑦丙卡巴肼（甲基苄肼）：为细胞周期非特异性药物。对何杰金氏病疗效较好。对淋巴肉瘤、网状细胞肉瘤、慢性粒细胞性白血病、真性红细胞增多症、脑瘤、肺癌、卵巢癌、多发性骨髓瘤等有一定疗效。此外，因尚有很强免疫抑制作用，故可用于自身免疫性溶血性贫血、红斑狼疮及原发性巨球蛋白血症。本品骨髓抑制多在用药后4~6周出现，停药后2~3周可恢复；胃肠道反应轻；对神经系统毒性表现为眩晕、嗜睡、神经错乱、脑电图不正常等；肝功能损害、皮炎、色素沉着、外周神经炎、脱发等偶有发生；本品可引起溶血性贫血。有严重骨髓抑制患者、肝肾功能损害患者、孕妇禁用；肝肾功能不全、糖尿病、感染、用放化疗患者慎用。片剂：50mg×50片/瓶。

⑧达卡巴嗪（氮烯咪胺）：发挥烷化作用及干扰嘌呤的生物合成。用于治疗恶性黑色素瘤，也可用于软组织肉瘤和恶性淋巴瘤。也可与其他抗癌药物合用，以增强疗效。用药后3周出现骨髓抑制，还可出现流感样反应、肝肾功能损害等。粉针剂：0.1克/瓶。

⑨门冬酰胺酶：能水解血清中的门冬酰胺，使自身不能合成门冬酰胺的肿瘤细胞因缺少合成蛋白质必需的门冬酰胺而影响增殖，起到抑瘤作用。对急性白血病（尤其是粒细胞性）有效，对急性单核性细胞白血病、恶性淋巴瘤也有效。可与长春新碱、阿糖胞苷、甲氨蝶呤联合用药。

不良反应有胃肠道反应、骨髓抑制、过敏反应致热，可出现脂肪肝、尿蛋白、氮血症等肝肾功能损害，神经毒性表现为头疼、头晕、嗜睡，震颤、厌食、腹绞痛等。肝肾功能损害者、胰腺炎或有胰腺炎史患者，对本品过敏患者、孕妇、哺乳期妇女禁用；给药前作皮肤过敏试验。粉针剂：10000IU/瓶。

⑩氯曲膦酸盐（骨膦，氯甲双磷酸二钠）：具有强力的破骨细胞活性抑制作用。用于可避免或延迟由癌症引致的溶骨性骨转移；或延迟或防止骨溶性骨转移的继续恶化；对消除骨转移及高钙血症导致的剧痛，十分有效；可减少溶骨性骨转移导致的骨折恶化；防止高钙血症及保持血清钙浓度的正常水平。口服此药可能会导致腹痛、气胀和腹泻，少数者会出现眩晕和疲劳；静滴给药若剂量过大，滴注速度过快，可导致肾功能受损。儿童、对本类药品过敏者、严重肾功能不全者，禁用；肾功能不全者慎用；输注前须恢复体液平衡，应避免与牛奶等食物、抗酸剂及含二价阳离子药物合用；用药期间应监测血象和肝肾功能。胶囊剂：每盒 400mg×100 粒（骨膦）；注射剂：每支 300mg/5mL。

⑪丙氨膦酸盐（帕米膦酸钠，帕米膦酸二钠，APD）：本品为破骨细胞性骨溶解抑制剂，对高钙血症病人，能降低血清钙水平，改善肾小球滤过率，减低血清肌酐水平。用于恶性肿瘤及其骨转移引起的高钙血症及骨质破坏溶解，消除疼痛，改善运动能力，减少病理性骨折及多种原因引起的骨质疏松症，Paget’s 病的骨病。有时出现一过性感冒样症状，还可见发热、寒战、头痛、肌肉酸痛、胃肠道反应，偶可发生过敏反应、静滴部位局部反应、淋巴细胞和血小板减少、低血钙症。对本类药品过敏者、严重肾功能不全者禁用；严重肾功能不全者、血管疾病者、驾驶员、儿童、孕妇及哺乳期妇女慎用；输注前须恢复体液平衡，应避免与含二价阳离子的药物配伍；用药期间应监测血清电解质、血象和肾功能。注射剂：帕米膦酸二钠每支 15mg/5mL；阿可达 30mg/瓶。

⑫米托蒽醌：为细胞周期非特异性药物。可杀灭任何细胞周期的癌细胞，增殖和非增殖细胞均受抑制。对乳腺癌、急性白血病、恶性淋巴瘤、消化道癌及其他实体瘤有效。常见抗肿瘤药物不良反应。心脏毒性比阿霉素低，表现为充血性心衰、心律失常、心电图异常和心肌梗死等；还有肝肾功能损害、静脉炎、脱发，少见神经毒性。曾用过蒽环类药物、接受过放疗、有心脏病史患者慎用；应用本品前应检查心电图、血象等。粉针剂：5mg/支。

⑬羟基脲：为核苷酸还原酶抑制剂。对慢性粒细胞性白血病有效。对黑

色素瘤、胃肠道癌、乳腺癌、肺癌、头颈部癌、睾丸胚胎癌、肾癌、膀胱癌、甲状腺癌、原发性肝癌、急性粒细胞性白血病等有一定疗效。此外，尚可用于顽固性和脓疱性银屑病，疗效满意。主要副作用有骨髓抑制、胃肠道反应、肾小管损伤、排尿疼痛、皮疹、红斑、色素沉着等。孕妇、曾做过放化疗或骨髓抑制患者禁用；肾功能不全、消化道溃疡、男性青年患者慎用；对老年、儿童应调整剂量；应定期检查血象和肾功能。片剂：0.5g×100 片/瓶。

⑭去甲斑蝥素：对腹水型癌细胞的核酸和蛋白质合成有干扰作用。有增强机体巨噬细胞吞噬的作用。对多种肿瘤有抑制作用，直接杀伤癌细胞。用于肝癌、食管癌、胃和贲门癌等及白血球低下症，肝炎、肝硬变、乙型肝炎病毒携带者，亦可作为术前用药或用于联合化疗中。部分患者可能出现恶心、呕吐。心、肾功能不全，严重消化性溃疡、有出血倾向等患者及妇女禁用。片剂：5mg×12 片/盒。

⑮乌苯美司：对肿瘤有一定的抑制作用，与抗癌药（阿霉素、顺铂）联合应用有一定增效作用。用于急、慢性细胞性白血病、肺鳞癌、鼻咽癌等的辅助治疗。偶见肝损伤、皮疹、皮肤发红、瘙痒感、轻度脱发、恶心、呕吐、腹泻、头痛、麻木感、口腔内不适感、面部浮肿等。孕妇及哺乳期妇女禁用；小儿慎用。胶囊剂：10mg×15 粒/盒。

2. 联合化疗的理论基础及临床应用

为了减轻和克服恶性肿瘤的耐药性，提高化疗的疗效，减轻毒副作用，人们应用几种药物，依据细胞动力学、药理学及生物化学的理论，进行合理的搭配，便产生了配合化疗方案。细胞动力学理论认为：肿瘤细胞大体可分为增殖细胞群、静止细胞群和无增殖能力细胞群三大类。若肿瘤细胞的增殖速率超过丢失速率，则肿瘤体积不断增加；若二者大体相等，则肿瘤大小趋于稳定；若前者小于后者，则肿瘤不断缩小。静止细胞群的细胞仍具有潜在的增殖能力，当受到内、外因素的影响，会成为增殖细胞，进入增殖细胞群，这是肿瘤复发的主要根源。细胞动力学认为，肿瘤细胞也遵循细胞增殖周期的规律，即 G_1 期为 DNA 合成前期，此期主要合成 mRNA 和蛋白质；S 期即 DNA 合成期，是进行 DNA 大量复制的时期，DNA 成倍增加。G_2 期为 DNA 合成后期，本期为细胞的分裂作好准备，合成有关的蛋白质及微管蛋白。M 期即有丝分裂期，每个细胞分裂为两个子细胞。基于药理学基础知识，毒性不同的药物合并应用，毒性可能不变，可能降低，但相互配伍，可使疗效提高。

抗代谢物与代谢物合用，可减轻毒副反应的程度和时间。烷化剂与巯基化合物合用，后者可减轻前者的毒性。抗肿瘤药物与代谢抑制剂合用，可防止药物在体内迅速灭活而提高杀灭肿瘤的概率。抗肿瘤药物与能量抑制剂合用，可减少肿瘤的能量供给等。利用能够产生不同生物学损害的药物，分别阻断或抑制生物合成过程中的某些部位或某些阶段，达到干扰、破坏肿瘤细胞的活性，从而导致肿瘤细胞的死亡。根据以上理论设计出了联合化疗的不同模式，如序贯性抑制、同时抑制、集中抑制、互补抑制等用药方法，并据此设计出了序贯性化疗和同步化治疗的方案：

（1）序贯性化疗：序贯应用细胞周期特异性药物和细胞周期非特异性药物，以期杀灭各个时相的细胞。对于增殖较快的肿瘤，可先用细胞周期特异性药物，以杀灭大量的处于增殖周期的各个时相的细胞，然后再用细胞周期非特异性药物杀灭剩余的 G_0 期细胞及其他各期细胞。对于增殖较慢的肿瘤（G_0 期细胞较多）则先用大剂量周期非特异药物，再用周期特异性药物。

（2）同步化治疗：有的药物能延缓细胞周期时相的过程，使细胞堆积于某一时相，当该药作用解除，细胞将同时进入下一时相，这种作用称为同步化作用。利用这种作用，可使抗癌药物更多、更有效地杀灭癌细胞，从而提高化学治疗的疗效。

此外，给药的顺序也极为重要，由于肿瘤细胞和正常细胞的分裂周期不同，用药时可设法避开正常细胞分裂的高峰，可减轻对正常细胞的打击。另外，给药的先后顺序不同，也会影响疗效，如 VCR 与 CTX 同用，先给 VCR，6～12 小时后给 CTX 将增效，反之则减效。MTX 与 5－Fu 合用，给 MTX 后 0.5～6 小时后给 5－Fu 则增效等。

总之，联合化疗的设计涉及很多方面，但总的原则有以下几个方面：①选用的药物一般应为单用有效的药物。②各种药物之间的作用机制及作用于细胞周期的时相各异。③各种药物之间有或可能有增效作用。④毒性作用的靶器官不同或作用时间不同。⑤各种药物之间无交叉耐药性。

（二）中医用药

1. 扶正培本

（1）补气养血：药用人参、党参、黄芪、白术、茯苓、山药、当归、白芍、枸杞子、阿胶、熟地黄、大枣、制首乌、龙眼肉等。

（2）滋阴养血：药用熟地黄、当归、白芍、女贞子、制首乌、龙眼肉、红枣、鸡血藤、紫河车、枸杞子、龟板胶、玄参、沙参等。

（3）养阴清热：药用北沙参、天门冬、麦冬、天花粉、枸杞子、玉竹、石斛、玄参、生地黄、知母、鳖甲等。

（4）温肾壮阳：药用熟附子、仙灵脾、仙茅、巴戟天、补骨脂、肉苁蓉、杜仲、川续断等。

（5）健脾和胃：药用党参、人参、太子参、黄芪、白术、山药、炒扁豆、茯苓、陈皮、大枣、炙甘草等。

（6）健脾益肾：药用人参、党参、白术、茯苓、黄芪、山药、附子、肉桂、肉苁蓉、淫羊藿、菟丝子、补骨脂、巴戟天、枸杞子、女贞子、熟地黄、紫河车、山茱萸等。

2. 祛邪抗癌法

（1）疏肝理气：药用柴胡、青陈皮、香附、郁金、香橼、枳实、八月札、广木香、沉香、川厚朴、丁香、九香虫、延胡索、大腹皮、绿萼梅等。

（2）活血化瘀：药用桃仁、红花、穿山甲、当归、赤芍、川芎、丹参、益母草、月季花、三七、乳香、没药、三棱、莪术、五灵脂、石见穿、肿节风、水红花子、牛膝、皂角刺、土鳖虫、水蛭、虻虫、血竭、蜣螂、斑蝥、鼠妇、泽兰、苏木、刘寄奴等。

（3）化痰祛湿：药用半夏、白芥子、胆南星、山慈菇、瓜蒌、象贝母、葶苈子、前胡、马兜铃、苍术、茯苓、藿香、佩兰、生薏苡仁、车前子、金钱草、防己、木通、猪苓、木瓜、独活等。

（4）软坚散结：药用海藻、昆布、海浮石、生牡蛎、夏枯草、瓦楞子、鳖甲、藤梨根、石见穿、莪术、黄药子、生天南星等。

（5）清热解毒：药用白花蛇舌草、金银花、野菊花、半枝莲、半边莲、蚤休、蒲公英、紫花地丁、板蓝根、大青叶、黄芩、黄连、黄柏、苦参、山豆根、龙胆草、土茯苓、败酱草、白头翁、马齿苋、牛黄、熊胆、八角莲、山慈菇、白英、蛇莓等。

（6）以毒攻毒：药用雄黄、硇砂、砒石、轻粉、马钱子、巴豆、干漆、洋金花、生天南星、生半夏、生附子、独角莲、芫花、大戟、斑蝥、蜂房、壁虎、蟾蜍、蜣螂、水蛭、全蝎、蜈蚣、藤黄、狼毒、红娘子等。

（三）中西药合用

肿瘤的中西医结合治疗可有效地增强化疗药物的疗效，调整机体的免疫机制，减轻化疗药物的毒副反应，从而提高治疗效果，延长生存期限，改善生存质量。

1. 中药增强化疗药物的疗效

中药与化疗药物合用，具有增效作用，这不仅体现在中药配合化疗可使疗效进一步提高，而且包括降低化疗药物的剂量也同样有效。另外，原先对化疗药物不敏感的肿瘤，加用中药后可使化疗敏感，即增敏作用。其机制可能包括以下几个方面：

（1）增加了肿瘤组织的血流量使局部药物剂量增大。

（2）通过中药减毒作用而使化疗充分发挥抗癌效应。

（3）通过改变肿瘤细胞的代谢使其对药物的摄取增加。

（4）抑制了多药耐药基因。

（5）对肿瘤细胞的直接杀伤作用。

（6）调节了机体的神经内分泌免疫调节网络。这方面的临床研究颇多，可根据病种、病人情况灵活选用不同方药。

对于原发性肝癌，上海肿瘤医院以健脾理气方药配合联合化疗进行治疗观察，同时设非健脾理气方药组进行对照，结果治疗组 1 年生存率为 36.5%，5 年生存率为 16.7%。而非健脾理气方药组的 1 年生存率为 9.7%，5 年生存率为 0。

对于食管、贲门癌，杨崇江应用 MOFⅢ方案加服扶正抗癌药（黄芪、黄精、天花粉、陈皮、鸡内金、炙甘草）治疗 32 例，结果完全缓解 2 例，部分缓解 11 例，稳定 16 例，恶化 3 例，总有效率为 40.6%。河北省医学科学院、河北省涉县肿瘤医院应用扶正抗癌中药黄芪、党参、白术、薏苡仁、石见穿、白花蛇舌草、冬凌草、北豆根、蛇葡萄根等合并中小剂量化疗，共治疗 60 例食管癌、贲门癌，另选 33 例严格条件对照，结果，治疗组有效率分别为：早期 95.45%，中期 62.50%，晚期 50%。生存期限治疗组按早、中、晚期分别为 52.9 个月、47.5 个月、17 个月。而对照组分别为 36.6 个月、13.3 个月、8.8 个月。总平均生存时间，治疗组为 46.4 个月，对照组为 28.2 个月。刘少翔应用中药绞股蓝 30～60g，黄芪 15～30g，石见穿 30g，藤梨根 30g，白术 15g，炙甘草 10g 随证加减，结合联合化疗治疗晚期食管癌 60 例，并与单用联合化疗 30 例进行对照，结果中位生存期治疗组为 9.4 个月，对照组为 5.6 个月，差异明显。

对于中晚期肺癌，潘敏求等用中药复方与联合化疗进行对比治疗研究，两组各40例，均为肺鳞癌，中药用百合、熟地黄、生地黄、玄参、当归、麦冬、白芍、沙参、桑白皮、黄芩、臭牡丹、蚤休、白花蛇舌草，化疗采用MEV方案，结果治后1年生存率为：中药组57.5%，化疗组27.5%，中位生存期前者为420天，后者240天，$P<0.05$。刘嘉湘等以滋阴生津、益气温阳法治疗304例原发性肺癌与化疗组MOF方案进行前瞻性研究，结果前者1、3、5年生存率分别为：60.94%、31.36%、24.22%，后者为36.67%、24.56%、0。中位生存期前者为417天，后者为265天。

对于胃癌，余桂清用健脾益肾冲剂（党参、白术、枸杞子、女贞子、菟丝子、补骨脂）加MFV方案治疗晚期胃癌术后的患者303例，结果1、3、5、10年生存率分别为：99.01%、77.31%、53.40%、47.37%，效果肯定。王冠庭用扶正抗癌冲剂（党参、黄芪、白术、仙鹤草、生薏苡仁、白花蛇舌草、白英、七叶一枝花、石见穿、甘草）结合化疗治疗中、晚期胃癌患者，其中术后103例，未手术者50例。其中未手术者分为二组：中药加化疗组、单纯化疗组，结果，1、3年生存率中药组为71.43%、25.7%，中位生存期为1.12年；单纯化疗组为20%、0，中位生存期为0.16年。两组差异显著（$P<0.05$）。

此外，在鼻咽癌、大肠癌、乳腺癌、恶性淋巴瘤、白血病、妇科恶性肿瘤等的治疗研究中都有大量报道，说明中西医结合治疗的确提高了疗效，即中药确有增效的功能。

2. 中药缓解化疗副反应

恶性肿瘤病人在化疗过程中（围化疗期）常见的毒副反应有，①消化道反应：可由绝大多数化疗药物引起，如食欲减退，上腹饱胀，恶心呕吐，腹痛腹泻，甚至血性腹泻等；②骨髓抑制：主要表现为白细胞减少和血小板减少，也可见到红细胞减少和血红蛋白下降，严重时可见全血减少并发再障；③机体衰弱：主要可见全身疲乏，四肢乏力，精神不振，甚或心慌、气短、汗多等；④炎症反应：可见发烧、头晕、头痛、口干舌燥、便血、尿血、大便秘结等；⑤多种脏器及组织损伤：如心肌损害、中毒性肝炎、肾损伤、膀胱炎、末梢神经损害等。

对化疗的毒副反应，可用中药加以缓解，现简介如下：

（1）缓解消化道反应：以健脾和胃、降逆止呕为主要治法，基本方为黄芪、党参、白术、茯苓、半夏、陈皮、鸡内金、焦六曲、竹茹、藿香、佩兰、旋覆花、炒二芽等。腹痛者加木香、延胡索、白芍；腹泻加肉豆蔻、山药、芡实、莲子肉、罂粟壳等。

（2）缓解骨髓抑制：以白细胞减少为主者，治以健脾补肾、气血双补之法，药用人参、黄芪、黄精、山药、五味子、女贞子、枸杞子、山茱萸、菟丝子、紫河车等。血小板减少者，治以补气摄血、凉血止血之法，药用生黄芪、紫河车、女贞子、大枣、生地黄、玄参、鸡血藤、龟板胶、鹿角胶、花生红衣、茜草根等。红细胞减少者，治以气血双补之法，药用党参、黄芪、熟地黄、当归、鸡血藤、龟板胶、阿胶、枸杞子、大枣、龙眼肉等。

（3）缓解全身衰弱：治以补气养血、滋补肝肾之法，可选用四君子汤、补中益气汤、十全大补汤、六味地黄汤、金匮肾气丸等随证加减。

（4）缓解炎症反应：治以清热解毒、生津润燥之法。药用金银花、连翘、板蓝根、蒲公英、黄连、山豆根、射干、生地黄、玄参、石斛、天花粉、芦根等。

（5）缓解多种脏器损害或组织损伤：对心肌炎治以益气安神、活血化瘀之药，药用人参、麦冬、五味子、酸枣仁、柏子仁、丹参、菖蒲、川芎等。对肝损伤者治以清热利湿、疏肝利胆、健脾益气之法，药用茵陈、柴胡、郁金、栀子、半枝莲、太子参、白术、茯苓、薏苡仁、甘草等。对肾功能损害及膀胱炎者，治以清热利湿解毒通淋之法，药用车前子、茯苓、猪苓、桑白皮、泽泻、瞿麦、萹蓄等。对于末梢神经损伤者，治以活血通经、补肾益气之法，药用鸡血藤、怀牛膝、络石藤、乌梢蛇、白花蛇、川续断、桑寄生、党参、黄芪等。

3. 中药与生物反应调节剂合用

（1）生物反应调节剂介绍：最常用、研究得最多的是来源于高等生物的生物反应调节剂，包括胸腺素、免疫核糖核酸、细胞因子、效应细胞、单克隆抗体及偶联物、肿瘤分子瘤苗等。其中细胞因子是目前实验研究最多、临床运用最广、最有前途的BRM，其范围包括以往由淋巴细胞产生的淋巴因子和单核细胞，以及由巨噬细胞产生的单核因子。目前应用于临床的主要有以下几种。

①干扰素（IFN）：是一种具有高度生物活性的糖蛋白。可由单核细胞和淋巴细胞诱导产生，有α、β、γ三种，γ-IFN的免疫调节活性最强，干扰素

对常见肿瘤均有一定疗效。效果较好的是毛细胞白血病、慢性粒细胞性白血病，其他还有恶性淋巴瘤、骨髓瘤、卡波西肉瘤、恶性黑色素瘤、肾癌、乳腺癌等。可行瘤体注射、肌肉注射、静脉注射，主要毒副作用有发热、轻度骨髓抑制、脱发、强直、头痛、皮疹、一过性肝损伤等。

②白细胞介素 -2（IL-2）：是由活化的 T 细胞产生的一种多肽类物质，具有促进 T 和 B 细胞的增殖分化，增强 NK 细胞，单核细胞杀伤活性。对多种肿瘤有效，尤其对肾细胞癌、恶性黑色素瘤、结肠癌、直肠癌、非霍奇金恶性淋巴瘤、膀胱癌、原发性肝癌或肝转移癌有较好疗效。可行局部注射（瘤体、胸腹腔、淋巴结或其周围、膀胱内或肝动脉灌注）或静脉注射。主要副作用为轻度的发热、寒战、无力、关节疼痛、恶心、呕吐、腹泻等，个别人可见到严重的水钠潴留等。

③肿瘤坏死因子（TNF）：主要由单核巨噬细胞和活化的 T 细胞产生。对肿瘤细胞具有直接溶解和抑制增殖的作用，具有广谱抗肿瘤作用。可行静脉及皮下注射，也可行胸腹腔内或瘤体内注射，主要毒副作用有寒战、发热、疲倦、头痛、恶心、呕吐、腹泻、低血压、血小板及白细胞减少等。

④集落刺激因子（CSF）：是一组在体内、外培养系统中促进造血祖细胞增殖、分化为各种成熟细胞的低分子量糖蛋白质。CSF 大体可分为两大类：Ⅰ类因子作用于造血干细胞，主要有多功能集落刺激因子、粒细胞巨噬细胞集落刺激因子；Ⅱ类因子作用于更为成熟的造血祖细胞及其分化的特殊系列细胞，主要有巨噬细胞集落刺激因子、粒细胞集落刺激因子、促红细胞生长素。主要用于对肿瘤进行化、放疗后引起的血细胞减少症，各种疾病引起的白细胞减少症，骨髓移植后的造血恢复，先天性白细胞减少症，急性白血病的诱导治疗等。主要毒副作用有发热、胸痛、腰痛、厌食、恶心、皮疹、肌痛、头痛、一过性高血压等，大剂量应用会有严重副作用。静脉滴注或皮下注射给药。

在恶性肿瘤的免疫治疗中，效应细胞也是研究最多的课题。效应细胞包括 LAK 细胞和 TIL 细胞等。LAK 细胞是淋巴因子激活的杀伤细胞，它是外周血淋巴细胞在体外经过 IL-2 培养后诱导产生的一类新型杀伤细胞。其杀伤肿瘤细胞不需抗原致敏且无 MHC 限制性。TIL 细胞称为肿瘤来源的激活细胞，是从实体瘤组织中分离得到的，经体外 IL-2 培养后诱导产生的一类高度杀伤性细胞。

此外，临床常用的还有高聚金葡素、免疫核糖核酸、胸腺素、转移因子等。

（2）生物反应调节剂的作用：生物反应调节理论认为，在正常情况下，肿瘤与机体防御能力处于动态平衡，肿瘤的发生乃至增殖与播散，完全是这种动态平衡失调所导致，如果将这种已经失调的状态调整到正常水平，则可控制肿瘤的生长并使其完全消退。其作用包括以下几个方面：

①使机体的防御机制效应增强，或降低荷瘤宿主的免疫抑制，以达到对癌的免疫应答能力。

②用天然的或基因重组的生物活性物质，增强机体的防御机制。

③修饰肿瘤细胞，诱导强烈的宿主反应。

④促进肿瘤细胞分化，使之正常细胞化。

（3）中药与生物反应调节剂合用：实验研究表明，中药可明显提高效应细胞的活性，促进细胞因子的产生，减少细胞因子（如 IL－2）在诱导效应细胞中的用量，减轻生物反应调节剂的毒副作用。研究表明，中药党参、三七、沙棘、黄芪、香菇、当归、枸杞子、生地黄、甘草、刺五加、冬虫夏草、罗布麻叶，以及一些中药提取成分，如枸杞多糖、香菇多糖、黄芪多糖、茯苓多糖、人参皂苷、商陆多糖，以及一些成方如生脉散、十全大补汤、小柴胡汤等可促进细胞因子的产生，提高效应细胞的活性，储大同等用黄芪 F_3 在体外与低剂量的 IL－2 合用所产生的 LAK 细胞活性是单用 IL－2 的 2.3 倍。曹文广等用枸杞多糖联合 LAK/IL－2 疗法与单用 LAK/IL－2 疗法对 75 例晚期肿瘤患者进行观察，结果治疗组（前者）缓解率为 40.9%，对照组（后者）缓解率为 16.1%，治疗组明显高于对照组，且治疗组缓解持续时间也相对较长，治后外周血中的 NK、LAK 活性增高程度均显著大于对照组。赵铁华等用生脉散加黄芪协同 IL－2 诱生 LAK 细胞，发现对急性白血病细胞的杀伤作用较对照组明显为高。

（四）特殊用药方法

1. 静脉冲药

由于某些抗肿瘤药物对局部组织有强烈刺激作用，如不慎注入皮下，可引起组织坏死、剧痛，甚至经久不愈。根据抗肿瘤药物对局部组织的刺激可分为：

（1）强刺激药物：氮芥、长春碱类、丝裂霉素、阿霉素类、更生霉素等。

（3）一般刺激性药物：环磷酰胺、卡莫司汀、氟尿嘧啶、顺铂等。

(3) 无刺激药物：塞替派、甲氨蝶呤、阿糖胞苷、博来霉素等。对于强刺激性药物，一般给予静脉冲入，不能肌注或静脉滴注。

静脉冲入的具体方法是：

①先静脉输入一般液体。

②待静脉输液通畅后，再稀释化学治疗药物。

③夹住输液管上端，消毒静脉输液器小壶开口处。

④从小壶开口处缓慢注入药物。

⑤观察调整滴注速度。

2. 肿瘤（超）选择性动脉灌注

肿瘤（超）选择性动脉灌注是利用介入放射性技术，经皮经腔将导管引入靶动脉或靶组织，并进行药物灌注或栓塞的一种治疗方法。所用设备包括大功率的X线机和清晰的电视显像系统，有效的X线防护设施，高压注射器，血管穿刺针，血管导引钢丝，扩张器，各种类型的导管、血管鞘、连接导管等。具体操作步骤如下：先进行选择动脉造影，以证实肿瘤的存在、多少和分布，再进一步证实肿瘤的良恶性，观察脏器和肿瘤的血供情况，寻找瘤灶的主要供血动脉。然后将导管超选择性置入肿瘤的供血血管即靶血管内。在插管过程中边插边手推注射造影剂，观察导管进入之位置，直至造影剂自导管头流出后分布于靶区。插管完成后，维持导管位置不变，缓慢地依次将各种化疗药物灌入。或根据具体情况给予碘化油乳剂，或明胶海绵、化疗药物微胶囊等栓塞血管。超选择性动脉灌注所采用的化疗药物应根据肿瘤组织学类型而定，临床常用的药物有：阿霉素、丝裂霉素、顺铂、氟尿嘧啶、榄香烯、康莱特、吗特灵、得力生、白细胞介素-2等。

3. 胸腹腔及心包给药

对于恶性胸腹腔积液，在常规抽吸积液后给予化疗药物灌注，可有效地治疗胸腹水。常用的化疗药物有阿霉素、丝裂霉素、顺铂、氮芥、四环素、白介素-2、榄香烯、高聚金葡素等。心包恶性积液时，应在B超监视下抽液，所注化疗药物基本上同上，但不能应用如阿霉素等对心脏有损伤的药物，此外，用顺铂行腹腔灌注还是治疗晚期卵巢癌的有效治疗方法。

4. HDMTX/FH_4 疗法

MTX（甲氨蝶呤）是常用的化疗药物，小剂量时疗效很低，且易产生耐药性，大剂量或超大剂量MTX，能提高血浆及细胞内的药物浓度，并可穿透血脑屏障、血眼屏障及血睾丸屏障，从而大大提高化疗的疗效。但同时也会出现严重的骨髓抑制、消化道黏膜出血等副作用。利用正常细胞和肿瘤细胞在细胞周期和增殖状态的差异，大剂量投入化疗药物，可提高对肿瘤细胞的杀伤作用，同时，在正常细胞遭受致死性损伤之前，适时给予四氢叶酸（FH_4），以解救超大剂量MTX对正常细胞的毒性。本疗法对骨肉瘤、急性淋巴细胞性白血病和非霍奇金淋巴瘤等都具有较好的疗效。具体用法如下：

治疗前查 K^+、Na^+、Cl^-、WBC + DC、PC、SGPT、BUN、Gr 及尿 pH 值，给碳酸氢钠片 2g，每 6 小时一次，口服，别嘌醇 0.2g，日三次，口服，嘱病人多饮水，每天 1500 ~ 2000mL。

化疗第一天：

（1）继用以上口服药。

（2）NS 20mL + VCR 2mg 静注，30 分钟后，给予 MTX 1 ~ 2g（1.0g/m^2）静滴。

（3）5% GS 500mL + GNS 500mL + 5% GS 500mL 静滴。

（4）5% GS 500mL + 5% 碳酸氢钠溶液 250mL + 10% 氯化钾针 15mL，静脉点滴。

（5）注意记录出入水量，使尿量每天大于 2500mL，并每次测尿 pH 值，调整 pH > 6.5。

化疗第二天，继用以上口服药，在 MTX 滴完后 24 小时给 FH_4 9 ~ 12mg，肌注，每 6 小时一次，日二次。给予 5% GS 500mL + GNS 500mL + 10% GS 1000mL + 5% 碳酸氢钠 250mL，注意测尿 pH，并调整 pH > 6.5，测血浆 MTX 水平，查 K^+、Na^+、Cl^-、SGPT、BUN、Gr。

化疗第三天，继用以上口服药，FH_4 继用，输液同上，测血浆 MTX 水平。

化疗第四天，FH_4 继用，可根据情况停用以上口服药，继测 MTX 浓度。

注意事项：常规剂量的 MTX 用药时，由于血浆 MTX 浓度较低，癌细胞易产生耐药性，大剂量 MTX 可扩散到循环较差的实体瘤和穿透各种生理屏障（血脑屏障、血眼屏障、血睾丸屏障）而取得较好的疗效，但随着 MTX 剂量的提高，MTX 的毒性也相应增大，常出现严重的毒性反应，如骨髓抑制、肾脏损害、胃肠道反应、皮疹、发热等。骨髓抑制和肾功能损害是大剂量 MTX 治疗引起死亡的主要原因。因此，在大剂量 MTX 静滴结束后，必须用解毒药（FH_4）以及水化碱化等辅助措施，促进血液中的MTX迅速从肾脏中排出，使尿液保持在pH6.5以上，防止MTX在肾小管中沉淀。所以，必须密切观察肝肾功能等各项生化指标，详细检查和监测血浆MTX浓度，据情采取必要的措施，以防止大剂量MTX的严重毒性。此外，对体腔积液者应慎用本疗法。

5.5-FU/HDCF 疗法

氟尿嘧啶是治疗胃肠道肿瘤的标准药物之一，单用有效率为20%左右，缓解期3~6个月，以氟尿嘧啶组成的联合化疗方案对胃癌疗效较好，但对结、直肠癌的疗效却无明显改善。实验结果显示，大剂量醛氢叶酸可提高细胞内四氢叶酸的库容，加强对脱氧胸苷酸合成酶的抑制，使氟尿嘧啶的抑瘤效应增强，临床试用也取得了理想的疗效，本法对结、直肠癌效果最好，缓解率达30%~60%，胃癌为30%~50%，头颈部癌为56%，乳腺癌为26%~44%。具体用法为：先给醛氢叶酸200~300mg，滴注2小时，连用5天；再给氟尿嘧啶1000mg/d，持续静注120小时。对于头颈部癌及食管癌可合用DDP，胃癌可合用ADM或依托泊苷。

此外，经内窥镜给药治疗食管癌、肺癌、膀胱癌、瘤体内药物注射，B超介导下肝肿瘤内给药，经输液泵长期连续灌注化疗药物，加温化疗等用药方法，在肿瘤的治疗中都具有一定的作用，可结合临床选择应用。

中 篇

临床各论

- 提高诊断水平的必备常识与方法
- 提高临床疗效的思路与方法
- 把握基本治则与用药规律

第四章 脑 瘤

中枢神经系统肿瘤包括颅内肿瘤和脊髓肿瘤。发生于颅内者通称为脑瘤，包括原发性和转移性，以前者居多。原发性颅内肿瘤，可发生于脑组织、脑膜、颅神经、垂体、血管及胚胎残余组织等，身体其他部位的恶性肿瘤亦可转移至颅内形成转移瘤。此病病因至今尚不十分明了，任何年龄都可发病，因发病年龄不同而有不同表现。病人大多会产生颅内高压的症状，临床主要表现为头痛、呕吐、视力障碍，部分病人可有癫痫发作、精神症状、复视、颈项强直、角膜反射减退等症状。

一、临床诊断

（一）辨病诊断

颅内肿瘤是中枢神经系统的常见病、多发病。其病理学分类很复杂。1979 年 WHO 首次对中枢神经系统肿瘤进行了组织学分类。由于肿瘤生物学的发展，极大丰富了对脑肿瘤的认识，故 1990 年，WHO 邀请了美、英、德、日等 11 个国家的著名学者，重新对脑肿瘤进行了分类，增加了多形性黄色星形细胞瘤、神经细胞瘤、纤维形成性婴儿神经节细胞胶质瘤和胚胎发育不良性神经上皮瘤；还将胶质母细胞瘤重新划归星形细胞肿瘤的范畴，同时对儿童脑肿瘤作了详细分类，在形态学和分子生物学基础上，阐述了脑肿瘤的肿瘤生物学新进展。

1. 症状和体征

（1）一般症状和体征：头痛，呕吐，偏瘫，听力障碍，视力障碍及肢体抽搐等。

（2）定位症状和体征：由肿瘤损害局部神经结构引起，具有很强的对应性，故可用于肿瘤的定位诊断，如下所示。大脑额叶肿瘤，可见精神障碍，性格改变，进行性痴呆，眼球震颤，癫痫发作等；大脑顶叶肿瘤以感觉障碍为主，感觉定位和感觉区别能力消失；大脑颞叶肿瘤，常出现听觉中枢的异常，可见对侧同向1/4视野缺损，有的病人可有感觉性失语、癫痫，或幻视、幻听、幻味、幻嗅等；大脑枕叶肿瘤，表现为视野缺损、同侧偏盲、闪光等视幻觉和视物变形等，若海马回受累则出现味、嗅觉减退；脑干肿瘤可见同侧颅神经麻痹和对侧肢体瘫痪、双眼上下同向运动和动眼神经麻痹；中脑肿瘤，可出现脑积水、头痛、呕吐、两眼上视无力、上睑下垂、两眼下视不全及麻痹等。小脑半球肿瘤，可出现眼球震颤、语言不清、同侧上下肢肌张力减退，腱反射迟钝或消失以及运动失调等；桥小脑角肿瘤以听神经瘤最为常见，可见一侧耳鸣、进行性听力减退或眩晕；小脑蚓部肿瘤表现为走路蹒跚，如醉汉步，行走不能；垂体肿瘤可见双眼颞侧偏盲，发展下去可致失明；松果体肿瘤表现为颅压增高、性早熟、骨髓发育障碍等；胼胝体肿瘤精神症状明显，表现为淡漠、嗜睡、记忆力减退；肿瘤生长在蝶鞍部，常表现为内分泌失常和局部压迫症状，如失明或偏盲等。

（3）典型症状和体征：肿瘤若见颅内压增高、脑疝形成，常表现为：①发作性剧烈头痛或眩晕，喷射状呕吐，精神不佳，伴有明显视乳头水肿，可有眼底出血；②局部刺激征，主要为癫痫发作、幻嗅、幻听、幻视，感觉减退、肌力减弱，视野缺损；③锥体束损害，主要为对侧半身或单一肢体力弱或瘫痪，该侧腱反射亢进，肌张力增加；④共济失调，主要为运动性失语，感觉性失语，小脑性眼球震颤，舌肌麻痹、咽喉麻痹、耳鸣、耳聋、听力下降等。

2. 实验室检查

（1）脑脊液检查：脑瘤患者颅压增高，蛋白正常或稍高，细胞数正常，但脑室周围、胼胝体肿瘤及颅咽管肿瘤可升高，肿瘤邻近脑膜可有单核细胞增多。

（2）脑脊液的DNA聚合酶（DNA－P）活性测定：脑脊液（CSF）的DNA－P阳性率明显高于血液阳性率，DNA－P相对活性也明显高于血液。肿瘤越靠近脑室系统或蛛网膜下腔，CSF的DNA－P相对活性就越强，阳性率越高。因此，选择CSF进行DNA－P活性测定对恶性脑肿瘤有诊断价值。

（3）脑脊液中唾液酸的测定：唾液酸（SA）是一类神经氨酸乙酰衍生物，它广泛分布于体内各组织中。研究表明，恶性脑瘤患者脑脊液中唾液酸含量最高，良性脑瘤患者次之，而非脑瘤患者则含量较低。因此，对脑脊液唾液酸含量的测定可作为脑肿瘤诊断的依据之一，也可作为脑瘤良恶性程度的鉴别诊断。

（4）脑脊液透明质酸测定：透明质酸（HA）是葡萄糖醛酸与N-乙酰葡萄糖胺的二糖重复直链大分子聚合物。存在于胸膜液、滑膜液、结缔组织及恶性肿瘤组织中，通过测定，中枢神经系统（CNS）肿瘤患者脑脊液（CSF）中HA含量显著高于正常人，但是CNS肿瘤血清透明质酸仍属正常范围。如果是经临床或经头颅CT或MRI检查后疑为脑肿瘤的病人，CSF中HA又显著升高，可能有助于脑肿瘤的诊断，特别是高度显著升高时，CSF细胞学检查有可能找到肿瘤细胞。

3. 影像学检查

（1）头颅平片：包括颅内压增高征象以及肿瘤的定位和定性征象。局限性骨质改变主要见于生长在脑外或接近脑表面的肿瘤，有些肿瘤甚至可以根据头颅平片（包括断层）确定诊断。星形细胞瘤主要表现为颅内压增高征象，包括鞍背吸收及脑回压迹加深等。脑膜瘤特征性X线表现是骨质破坏、血管压迹增粗、骨质增生、肿瘤样钙化及膨大的副鼻窦腔的过度气化等。近来随着CT、MRI、MRA及MRS等新技术引进，诊断的敏感性及特异性有明显提高。

（2）计算机X线断层扫描（CT）：可以了解肿瘤的位置、形态、大小、数目、范围，有无强化以及肿瘤是否有出血、坏死、液化、钙化等，肿瘤周围组织有无水肿及占位效应等。还可使颅内的软组织结构，如脑室和脑池系统、灰质和白质结构以及病变组织清晰显影，观察脑室、脑池有无移位变形。根据肿瘤组织形成的阴影与周围组织的密度对比，有助于脑瘤的定性诊断。注射造影剂后，阴影密度增高较明显的，包括脑膜瘤、低恶度星形细胞瘤、少枝胶质瘤、室管膜瘤等；阴影密度较低的，包括血管瘤、动脉瘤、类上皮瘤、一部分胶质瘤、转移肿瘤坏死等。

（3）核磁共振（MRI）：MRI没有X射线，对人体无损害，其成像对比分辨率高，特别是软组织对比明显优于CT，对中枢神经系统、头颈部肿瘤等诊断效果最佳。国外在MRI上测定Gd-DTPA（增强剂）增强前后肿瘤区信号强度（T）及相对应白质的信号强度（W），以计算T/W比值方法来确定星形胶质瘤的恶性程度，提出增强后T/W＞1.16提示恶性度高的肿瘤（Ⅲ～Ⅳ级），T/W＜1.16为低度肿瘤（Ⅰ～Ⅱ级）。在确诊脑转移瘤方面，

Gd－DTPA增强 MRI 薄层扫描优于增强 CT 扫描，因此，为尽可能避免遗漏微小病灶，在剂量计划时利用薄层 Gd－DTPA 增强 MRI 定位，直径仅几个毫米的病灶也可能被捕捉而得到有效的治疗。

（4）正电子发射计算机断层（PET）检查：通过 PET 可得到与 CT 相似的图形，并能观察肿瘤的生长代谢情况，鉴别良恶性肿瘤。它是一种新的核医学检查仪器，可直接反映人体的生理、病理及代谢功能，并能对其参数进行定量分析。葡萄糖是脑细胞的重要能量来源，而^{18}F－DG（氟标记去氧葡萄糖）是葡萄糖的模拟物，脑的^{18}F－DG PET 图像显示了脑葡萄糖代谢的分布图，高度恶性脑肿瘤的代谢高于低度恶性脑肿瘤的代谢，后者病灶内^{18}F－DG 聚集量仅为前者的10%，因此，^{18}F－DG PET 在脑肿瘤恶性程度的判断、治疗效果等方面显示了极大的优越性。Delbeke 等定量分析了 58 例脑肿瘤患者的脑^{18}F－DG PET 图像，发现：肿瘤同白质（T/WM）的葡萄糖代谢率平均比值为1.5，T/WM＞1.5 者为高度恶性肿瘤，T/WM＜1.5 者为低度恶性肿瘤，这一标准的敏感性是94%，特异性是77%。

（5）磁共振血管成像（MRA）扫描：MRA 是一项无须穿刺血管造影而利用血液自然流动特性的完全无创性的血管成像技术，其图像反映了血流及血管内腔情况。可采用二维（2D）或三维（3D）飞时法和相位对比法扫描获得血管原始图像，然后用最大信号强度投影等后处理技术重建和旋转血管图像。脑肿瘤的 MRA 检查目的与脑血管造影一样，主要在于显示肿瘤血供和肿瘤对邻近血管的影响，如压迫、包埋侵蚀及瘤栓栓塞等，为进一步诊疗，特别是为手术计划的制订提供决策信息和依据。MRA 对评价脑肿瘤所致血管移位、硬膜窦侵犯的一致度极好，对肿瘤富血管度、肿瘤血管、供血动脉和动脉包埋狭窄的一致度较好，MRA 是无创性评价脑肿瘤的有效方法，尤其是 Gd－DTPA 增强 MRA 更为显著，但对显示肿瘤内异常血管的血供和直径小于0.9mm 的血管则较为困难。

4. 其他辅助检查

（1）放射性核素检查：对颅内肿瘤定位诊断的阳性率常在 70%～90%，放射性核素脑扫描诊断是利用某些放射性核素能够浓集于肿瘤部位的特点，通过颅外扫描计数描绘出病变的图形，以确定肿瘤的部位和大小，主要对定位诊断有价值，对定性诊断价值较小。不过，肿瘤的病理性质与放射性核素在局部密集的程度还是有一定联系，如颅内肿瘤恶性程度越高或病理血管越丰富，则扫描阳性率越高，如胶质细胞瘤、转移瘤、脑膜瘤等阳性率最高；肿瘤恶性程度较低者，如星形细胞瘤、室管膜肿瘤、垂体瘤、颅咽管瘤等阳性率较低。

（2）脑电图检查：脑电图一般有生理波的病理改变和异常波的出现。生理波的病理改变主要指正常应出现的波如 α 波、快波及睡眠波，在脑瘤的一侧或肿瘤部位出现数目的减少或波幅的降低，统称为懒波。脑瘤时脑电图中 δ 波是最常见的异常波，恶性肿瘤常以 δ 波为主，良性肿瘤以 θ 波为主。低幅 δ 波多见于大脑表浅的恶性胶质瘤，其次是大脑凸面的脑膜瘤。多形性 δ 波多见于肿瘤细胞和神经元相混合的浸润性胶质瘤。混合性 δ 波多见于深部肿瘤如蝶骨嵴脑膜瘤等。局限性 δ 波多出现于界线清楚、生长较慢的肿瘤，如脑膜瘤、结核瘤。单一节律性慢波多出现在深部肿瘤及中线、第三脑室、第四脑室、后颅窝及中脑等。肿瘤性棘波比非肿瘤性棘波的周期长，棘波往往重叠在 θ 波或 δ 波上面。脑膜瘤棘波多出现在肿瘤附近。胶质瘤棘波往往出现在远隔部位，棘波多出现在脑膜瘤、星形细胞瘤、结核瘤、少枝胶质细胞瘤。

（二）辨证诊断

脑瘤的临床症状因部位、性质的不同而各异，其中，临床分型以肝风内动者居多，其次是痰毒凝聚，其中以脑胶质瘤、脑膜瘤、听神经瘤为主，脑转移瘤亦多见。

1. 痰湿内阻型

（1）临床表现：头痛如裹，眩晕呕恶，胸脘痞闷，纳呆食少，身重肢沉，舌体胖大，有齿痕，舌苔厚腻，脉弦滑。

（2）辨证要点：头痛如裹，呕恶痞闷，苔腻脉滑。

2. 气滞血瘀型

（1）临床表现：头痛或胀痛或痛如针刺，固定不移，夜间痛甚，头晕眼花，胸胁胀满，面色萎黄或晦暗，唇色紫暗，舌质暗红，边有瘀斑，舌下脉络迂曲、增宽，脉沉细涩或弦涩。

（2）辨证要点：头痛、头胀或痛如针刺，固定不移，入夜痛甚，面色晦暗，舌有瘀斑，脉涩。

3. 热毒蕴结型

（1）临床表现：头痛如劈，面红目赤，胸中烦热，渴喜凉饮，便秘溲黄，舌质红，苔黄，脉弦数。

（2）辨证要点：头剧痛，面红目赤，便秘溲黄，舌红苔黄，脉弦。

4. 肝风内动型

（1）临床表现：头痛头晕，耳鸣目眩，烦躁易怒，肢体麻木，伴抽搐震颤，语言不利，舌强失语，眼吊复视，舌红，苔薄黄或少苔，脉弦细数。

（2）辨证要点：抽搐震颤，语言謇涩，半身不遂。

5. 肝肾阴虚型

（1）临床表现：耳鸣耳聋，头痛绵绵，眩晕虚烦，失眠多梦，腰膝酸软，手足心热，口干不欲饮，舌红少苔或无苔，脉弦细数。

（2）辨证要点：头晕头昏，耳鸣耳聋，手足心热，舌红少苔，脉弦细。

二、鉴别诊断

（一）脑结核瘤

此病很难与脑肿瘤鉴别，结核瘤病人发病年龄较低，幕上多见于额叶及顶叶皮层或皮层下较表浅的部位，幕下多见于小脑半球，单发性居多，CT可显示为高密度病变而中心为低密度区。

（二）脑脓肿

此病常有原发性感染灶，如耳源性、血源性或外伤性。血源性感染初起常有急性炎症的全身症状，如发热、畏寒、呕吐、白细胞增多、血沉快、脑脊液白细胞增多以及脑膜刺激征等，容易鉴别。对已愈或隐匿之原发感染灶引起的慢性脑脓肿有时不易鉴别，唯脑脓肿病程一般较短，病人精神迟钝较严重，可供鉴别时参考。CT扫描有典型所见，显示圆形或卵圆形密度减低阴影，注射造影剂后边缘影像明显增强，此外脓肿周围的低密度脑水肿带较显著。

（三）假性脑瘤

此病又称为良性颅内压增高，是指患者仅有颅内压增高症状和体征，但无占位性病变存在。可能与蛛网膜炎、静脉窦血栓、脑血管栓塞等有关，必须通过其他检查排除颅内占位病变后方可诊断为假性脑瘤。

（四）脑寄生虫病

此病以脑猪囊虫病为多见，临床表现为颅内压增高及癫痫发作，很少出现局灶体征，体检可发现皮下有囊虫结节。血液和脑脊液囊虫补体结合试验或酶联免疫测定阳性可以确诊。

（五）脑积水

此病常见于婴儿和儿童，以大头为特征，多为先天性，也可为炎症性或外伤性。根据孕期情况（营养、感染、外伤等）、产程中的情况（难产、产钳、负压吸引等），以及产后生活中外伤、感染史的有无可协助诊断，必要时做CT予以鉴别。

（六）慢性硬膜下血肿

这种病人皆有头部外伤史，且多伤后不久即可出现脑部症状，以亚急性或慢性颅内压增高为主要特征，有头痛、呕吐、双侧视乳头水肿等症，晚期亦可导致小脑幕孔疝，而出现意识障碍、瞳孔不等大。诊断除有外伤史可供参考外，往往需要借助CT扫描确诊。

（七）癫痫

此病病人多有反复发作病史，多在20岁以前发病。特发性癫痫通常缺少局灶性脑症状，发作过后多无明显症状。颅内肿瘤所引起的症状性癫痫，常伴有颅内压增高和其他局灶性症状持续存在。必要时做脑电图、CT以资鉴别。

（八）脑血管意外

此病多见于老年人，常有高血压和动脉硬化病史，发病急，可出现突然偏瘫。显著高血压、脑出血者，有剧烈头痛，伴呕吐，严重时出现昏迷，且一侧瞳孔首先散大，应与多形性胶质母细胞瘤出血相鉴别。根据病史，前者有高血压病史，常有诱因，如情绪波动等，好发部位主要在丘脑－底节区，脑肿瘤则见于脑叶各部；后者不一定有明显诱因，眼底检查可发现双侧视乳头水肿。

三、临床治疗

（一）治疗思路提示

1. 病机着眼肝肾亏虚、风痰瘀阻

各种恶性肿瘤的发病，尽管病因病机错综复杂，但不外乎气血郁结、痰凝湿滞、经络瘀阻、热毒内蕴、脏腑失调，导致气阴亏虚，热毒痰瘀凝聚，日久成为癌肿。而颅内肿瘤又有其自身的特点，按其临床特征，还涉及中医

学“头痛”“眩晕”等病证。根据肿瘤患者的整体情况和局部病变，多属正气不足，邪常有余。因肾主骨，生髓，脑为髓海，且肝肾同源，故颅内肿瘤患者主要表现为肝肾亏虚，尤以气虚、阴虚、精血不足为著。内因是发病的基础，复加情志不和、外感六淫、饮食不调及劳逸失度，则诸邪乘虚而入，致使脑部的清阳之气失用，则瘀血凝聚，络脉受阻，津液输布不利，壅结成痰，恶血与顽痰互结酿毒，积于脑部，日久更伤肝肾精血。肾阴不足，水不涵木，则肝阳又可化风，袭扰清空，走窜经络，引动痰瘀。一旦风痰瘀阻脑络，则清阳不得上升，浊阴不能下降，故出现头痛、头晕、耳鸣眼花、呕恶、视物模糊、视歧、言语不利、肢麻，甚则出现舌强、失语、抽搐、震颤、昏厥等症。因此肝肾亏虚、风痰瘀阻是本病的基本病机。

2. 治疗重在补益肝肾、化痰祛瘀

颅内肿瘤的病机特点为正虚邪实，且多以邪实为主，故在治疗上当补益肝肾、化痰祛瘀，同时佐以息风和络、解毒抗癌。用药可选鳖甲、生地黄、天门冬、枸杞子以滋养肝肾；用水蛭、穿山甲、川芎以活血通络；用白附子、僵蚕、蜈蚣、牡蛎以化痰息风、软坚散结；用黄芪、葛根以益气升清。扶正、祛邪是治疗本病的根本大法，二者可相辅相成，以起到提高免疫功能、遏制肿瘤的作用，但应权衡其主次配药。在辨证治疗的同时，尚需注意辨病用药，可选制马钱子、漏芦、山慈菇、泽漆、白花蛇舌草以解毒抗癌，亦可配用虫类药物如蜂房、炙蟾皮、炙蜈蚣、炙全蝎等走窜搜剔之品以加强抗癌之力。鉴于本病的病位在头，故用药宜轻清向上直达病所；风为百病之长，风性上浮，头为人身至高之处，故对本病头痛眩晕的治疗，常用质轻的祛风之药，以达到清上蠲痛之目的，如防风、羌活、葛根等。此外，临证时还应审度痰瘀互结的主次轻重及不同病理性质，选择相应的化痰祛瘀药，以达到最佳治疗效果。

（二）中医治疗

1. 内治法

（1）痰湿内阻

治法：祛痰除湿，涤痰开窍。

方药：涤痰汤加减。

茯苓、土茯苓、生薏苡仁各30g，半夏、郁金各15g，陈皮12g，姜竹茹、石菖蒲各20g，制天南星、枳实各10g。

（2）气滞血瘀

治法：理气活血，通窍止痛。

方药：血府逐瘀汤加减。

当归尾、生地黄各 20g，川芎、赤芍、桃仁、石菖蒲各 15g，藏红花 1.5g，桔梗、柴胡各 6g，全蝎、枳壳各 10g，地龙 30g，琥珀 1.5g（冲），蜈蚣 5 条，甘草 3g。

（3）热毒蕴结

治法：清热解毒，凉血醒脑。

方药：凉血清脑汤。

土茯苓、生石膏、生地黄、白茅根各 30g，板蓝根、寒水石、金银花各 20g，黄连、牡丹皮各 10g，僵蚕 15g，川贝母 6g，犀角、羚羊角粉各 1.5g（冲）。

（4）肝风内动

治法：平肝息风，通络清脑。

方药：平肝清脑汤。

土茯苓、生石膏各 30g，石决明、地龙各 24g，怀牛膝、夏枯草、僵蚕、钩藤各 20g，天麻 15g，全蝎 10g，菊花 15g。

（5）肝肾阴虚

治法：滋养肝肾，软坚消瘤。

方药：一贯煎合杞菊地黄丸加减。

生地黄 20g，沙参、山药、茯苓、浙贝母、土茯苓各 30g，当归、枸杞子、山茱萸各 20g，麦冬、菊花、泽泻各 15g，川楝子、牡丹皮各 10g。

2. 外治法

（1）针刺治疗

①常规多选百会、头维、内关、合谷、风府、足三里、三阴交、太冲、阳陵泉等，每次选主穴 2～3 个，配穴 3～4 个，多采用平补平泻手法。每日针治 1 次，10 天为一疗程。

②用三棱针点刺手十二井穴，可达通调十二经脉的目的，对防止病情恶化、加重，有一定的治疗作用。还可取两侧太阳穴，用消毒过的三棱针对准太阳穴，迅速刺入半分或一分，然后迅速退出，以出血为度，出血后不要按闭针孔，待片刻后用干棉球擦净并轻按针孔，对颅压增高引起的头痛有较好

疗效。

（2）敷贴法

取鲜金剪刀30g，用清水洗净，加少量食盐，用木棒捣烂成泥，敷于头部相应部位，药厚2cm，在24～36h后取下，可使头痛、呕吐等症缓解。若局部皮肤灼痛发泡，用针挑破后，做一般消毒换药处理。

（三）西医治疗

1. 手术治疗

手术切除目前仍然是治疗脑瘤最主要和最常用的方法，特别是显微外科和超声吸引技术的发展，大大提高了肿瘤的全切除率，使术后致残率有所下降。行颅内肿瘤手术的原则是诊断明确后尽早施治。手术指征应该至少具备颅内压增高和局部脑（神经）受压二者之一。颅内肿瘤手术疗法，包括肿瘤切除、内减压、外减压和捷径手术。根据切除的程度又可分为近全（90%以上）切除、大部（60%以上）切除、部分切除和活检。内减压手术应该注意几点：切除范围必须严格限制在“非功能区”内；内减压的部位应当在肿瘤周围；减压造成的空间应足够大。外减压手术有颞肌下减压、枕肌下减压和大骨片减压，除非术前病人已形成严重的脑疝，否则骨片手术应尽量少做。捷径手术即脑脊液分流手术，是为解除脑脊液梗阻而设计的一组手术。由于脑瘤多呈浸润性生长，手术不易完全切除，术后易于复发，所以术后辅以放疗、化疗、生物治疗以及中医中药治疗等方法仍是必要的。

2. 放射治疗

目前脑瘤的治疗仍以手术切除为主，但手术往往难以完全切净，故术后辅以放射治疗是至关重要的。对采用手术方法不能完全切除的肿瘤，术后辅以放射治疗可推迟肿瘤复发，对一些不宜手术的病人，可首选放射治疗，如：肿瘤部位深在而手术操作困难者；肿瘤浸润重要功能区，手术会引起严重的神经系统功能障碍者；病人全身状况不允许手术者；肿瘤对放射线敏感者。近年来，颅内肿瘤放疗效果不断提高，且对正常脑组织的放射损害大大降低，因而越来越受到重视。颅内肿瘤放射治疗，分体外照射法和体内照射法。前者已普遍采用高能辐射，如^{60}Co、γ射线、高能电子束、快中子等，高能辐射比普通X线穿透力强，皮肤吸收剂量低，骨吸收剂量小，旁向散射少。高能电子束和快中子更适合于治疗颅内肿瘤，后者是将放射性核素植入肿瘤内进行照射，这样可以减少对正常脑组织的放射损伤。内照射源应该是产生纯β

射线，不溶于水，半衰期以两周左右为宜，化学稳定性好，便于消毒，没有毒性作用。通常采用磷酸铬悬胶液作为放射性核素直接注入肿瘤囊腔。放疗应在手术切口愈合拆线、颅内压增高症状控制后尽早进行，一般在术后2～4周内开始。一般认为全脑照射35～40Gy/（4～5）周是安全剂量，每日一次，每周5次。若总剂量不超过50～55Gy，每次分割少于2Gy，则脑放射损伤发生率低于50%。脑干和后颅窝放射量不宜超过55Gy，2Gy/次。正常脑组织对放射线的反应，主要表现为血管扩张、充血、脑水肿及脑实质的急性炎性反应，可加重颅内压增高症状，甚至可形成脑疝而危及生命。放射反应主要表现在延迟性中晚期反应，急性期主要表现为脑水肿。有些专家认为：增加剂量分割和在放疗过程中使用激素可以避免放射性脑水肿。已知有些药物可以提高放射治疗效果，如卡莫司汀、5－氟尿嘧啶、丙卡巴肼等，应用化学药物应在照射前一定时间开始给药，持续到照射即将结束。放射治疗＋BCNU（卡莫司汀）疗效较单用放疗好。

3. 化学治疗

近年来对恶性肿瘤的综合治疗，除采用手术和放疗外，抗肿瘤药物也逐渐应用于临床上。目前临床能用于颅内肿瘤的化疗药物很少，难以根据肿瘤细胞的病理类型来选择药物，再加上血脑屏障、化学药物的理化性质、肿瘤细胞动力学等因素，选择余地更小。为使化疗药物通过血脑屏障，并在肿瘤组织中达到有效浓度，选择化疗药物时应掌握以下原则：

①选择脂溶性高、分子量小、非离子化，对正常脑组织毒性较小的药物。

②对不能通过血脑屏障的药物，可选择供局部、鞘内或动脉内应用的抗癌药，以提高药物局部浓度，延长作用时间。

③按肿瘤细胞动力学原理，选择作用不同的药物联合应用，先选用对增殖细胞群和非增殖细胞群均有作用的细胞周期非特异性药物，先用大剂量短期突击疗法，然后再改用细胞周期特异性药物，给予重复使用，以提高和巩固疗效。

④脑转移癌，一般可根据原发肿瘤的病理类型来选择药物。目前最受重视的抗肿瘤药物仍然是亚硝基脲类，此类药能和肿瘤细胞的去氧核糖核酸聚合酶起作用，抑制DNA或RNA的合成，对增殖细胞的各期都有作用。此类药物呈高脂溶性、无电离作用，故能通过血脑屏障进入脑组织及脑脊液中，从而能更好地发挥疗效。

由于单药化疗有时并不比联合化疗效果差，所以临床使用时选单药还是联合，需慎重。

（1）单药化疗

①卡莫司汀（BCNU）：静脉给药，成人每次125mg或按80～120mg/m^{2}的标准，溶于5%～25%的葡萄糖或生理盐水250～500mL中，30～60分钟内滴完，应遮光。每日或隔日1次。连用3次为1疗程。

②洛莫司汀（CCNU）：口服给药，120～160mg/m^2，一般一次服药，间歇6～8周再服第2次，一般可服药5次。CCNU与BCNU有交叉耐药性，应用时只能选择一种。用药宜晚间睡前给药，并配合镇静止呕剂为佳。

③司莫司汀（Me－CCNU）：口服给药，每次170～225mg/m^2，每4～6周服1次，4～6次为1疗程。静脉给药，每次130～170mg/m^2，每隔6～8周静脉注射1次。临床上常作为治疗脑瘤或脑转移瘤的药物，同时又作为防止脑转移的预防性药物。

④丙卡巴肼（PCB）：口服给药，每日剂量100～150mg/m^2，分1～2次口服，连续服用20天。此药能通过血脑屏障，对恶性胶质瘤有效，缺点是毒性较大。可与司莫司汀等药联合应用。

⑤替尼泊苷（VM－26）：静脉给药，每天100～120mg/m^2，静脉滴注，2小时内滴完，连用2～6天为1个周期，每周期间隔4～6周，连续4个周期为1疗程。有高颅压症状者，化疗前常规快速静滴20%甘露醇250mL，1～2次。替尼泊苷是一种新的广谱抗肿瘤药，为鬼臼毒的半合成衍生物，具有高度脂溶性，分子量小，易通过血脑屏障，具有毒性小，无蓄积作用的特点。

（2）联合化疗

①CPV方案：

洛莫司汀（CCNU）110mg/m^2，口服，第1日。

丙卡巴肼（PCB）60mg/m^2，口服，第8～21日。

长春新碱（VCR）1.4mg/m^2，静注，第8～29日。

上述药量用完为1疗程，每6周重复1次，可连续应用3～4个疗程。

②CVM方案：

洛莫司汀（CCNU）100mg/m^2，口服，每6周1次，连用4～5次。

长春新碱（VCR）2mg/m^2，静注，每周1次，连用4周。

甲氨蝶呤（MTX）25mg/m^2，静注，每周1次，连用4周，以后每4周1次。

（3）局部用药：为提高化疗药物的局部浓度，减少毒性，延长药物作用时间，提高疗效，可分颈动脉、鞘内及肿瘤内部给药。

1）颈内动脉灌注：恶性胶质瘤和脑转移瘤预后极差，手术切除后辅以放疗和化疗可适当延长病人的存活时间。常规的全身化疗因有严重的毒副作用，以及血脑屏障阻碍药物向瘤体渗透，使化疗对大多数脑瘤作用有限，临床不太主张应用。为此近年来，不少学者对新的给药途径进行了大量研究，其中颈内动脉灌注受到人们的重视，并获得了可喜疗效。20 世纪 50 年代国外学者首先报道动脉灌注氮芥于动物并应用于临床。70 年代又提出了渗透性开放血脑屏障的方法，即用高渗液经一侧供血大动脉输注 30 秒，能使灌注侧血脑屏障可逆性开放 1～4 小时。在研究中，不仅成功地进行了幕上、幕下渗透性血脑屏障开放的动物实验，而且使 MTX 在开放侧比对照侧浓度高出几倍，并且发现，血脑屏障开放时瘤内药物浓度比对照侧高出 4 倍，而在瘤周组织则高出 10～20 倍。

灌注方法有：①经颈总动脉穿刺插管：常规颈动脉穿刺，用一可通过脑血管穿刺针的细塑料导管，插入一细钢丝作管芯，在电视监护下插入颈内动脉，拔出管芯进行灌注。②胶囊导管技术：用带囊导管超选择插入颈内动脉分支，充盈胶囊，减慢血流，然后经导管远端开口灌注药物。

灌注方式有：①高浓度快速注射：虽可使药物易通过血脑屏障且能减少层流发生，但因血流速度过快，短暂高浓度不足以对肿瘤起治疗作用。②持续性灌注：将药物稀释后用自动灌注泵按一定速度（4～6mL/min）灌注 30 分钟左右，使药物维持较长时间与肿瘤接触。

常用药物有：①卡莫司汀（BCNU）：常用剂量 100～200mg/m^2，4～6 周重复。②尼莫司汀（ACNU）：常用剂量 2～3mg/kg，6～8 周 1 次。③铂类抗癌药：常用有第一代的顺铂（DDP）和第二代的卡铂（CBDCA）。常用剂量顺铂 70～100mg/m^2，卡铂 200～400mg/m^2。如果肿瘤稳定或缩小，4～6 周重复。④榄香烯乳剂：常用剂量 40～60mL，每周 2～3 次，一个月为 1 疗程，一般用药 2～3 个疗程。

2）鞘内给药：一般经腰椎穿刺注射，亦有经特制橡皮囊向脑室内注入药物，或把一端插入脑室，另一端根据需要分别插入瘤床、脑池、脊髓腔或对侧脑室进行连续灌注。鞘内注射抗癌药每次剂量不宜过大，一般以生理盐水或脑脊液稀释 5mL，缓慢注入，切忌过浓过速地注入，5～7 天注射一次即可。必要时应用地塞米松 5～10mg，用以防止或减少化学性脑膜炎或蛛网膜炎。常用药物为甲氨蝶呤 0.15～3mg/m²，阿糖胞苷 50～70mg/m²，噻替派 10mg/次，博莱霉素 0.05mg/kg。1992 年，喻森明等报道了通过鞘内化疗治疗转移性颅内肿瘤的方法：用 MTX（甲氨蝶呤）10mg＋（阿糖胞苷）50mg，地塞米松 5mg 溶于生理盐水 2～3mL 后作鞘内直接注射，每周 1 次者 10 例，2 次者 2 例，每次鞘内注射前先放出 2～3mL 脑脊液。3 个月为 1 疗程，必要时休息 2～3 周后可重复。其特点是对颅内肿瘤疗效快、作用强、用药量少、副作用少、操作简便。

3）肿瘤内给药：将药物直接注入瘤体内或手术时留置于肿瘤窝内，可使肿瘤组织直接接触高浓度的抗癌药物。国外有人在实验室行室管膜瘤内注入洛莫司汀 15～40mg，认为具有明显疗效，可减少对全身的毒性反应。

4. 免疫治疗

（1）干扰素（IFN）：是一种蛋白质，为机体非特异性防御的一种有调节免疫功能的重要因子。是由单核细胞和淋巴细胞被诱导下产生的。近年来发现它有抗肿瘤作用，可使某些癌细胞的分裂速度减慢及通过调节机体的免疫功能而增强抗癌的免疫力。干扰素的类型目前有 α、β、γ 三型，各型干扰素都有一定抗肿瘤作用，α 型和 β 型已被临床应用。据相关文献报道，大田龟三（1987 年）汇总了 18 个日本医疗机构的试验结果，说明干扰素全身用药治疗脑瘤平均有效率为 10%，局部用药平均有效率为 15%。上田圣等采用干扰素 5 万 U/周 1 次，治疗 6 例颅脑肿瘤患者，结果 2 例 CT 检查可见肿瘤体积缩小 80%。

（2）白细胞介素 2（IL－2）：IL－2 是 T 细胞分泌的一种多肽，可刺激产生淋巴因子活化的杀伤细胞（LAK 细胞），为肿瘤的过继免疫治疗提供了新途径。IL－2 尚能增强 NK 细胞活性，诱导 K 细胞，促进活化的 B 细胞增殖、分化，提高巨噬细胞杀伤功能等。业已证实，给癌患者以 LAK 细胞和 IL－2，可使肿瘤转移灶缩小。但 IL－2 制剂价格昂贵且有毒副反应，其主要副作用有：全身倦怠、发热、恶心、呕吐、腹泻、浮肿、皮疹、瘙痒，以及血清肌酸、肌酐及胆红素升高，贫血，血小板减少，嗜酸性粒细胞增多。国内有人采用局部免疫，使用 IL－2 治疗 16 例行肿瘤切除的脑胶质瘤患者，对全部病例，均在肿瘤切除后手术中直接向瘤床四壁浸润注射 IL－2，剂量 2 万～4 万 U，深度2～3cm。并于瘤床留置导管引出颅外夹闭，术后 3 天每天再经导管向瘤床注入 IL－2，剂量 2 万 U，3 天后拔除导管，患者术后均常规继续接受放射治疗与口服洛莫司汀（CCNU）化疗，这些病人均获不同程度好转。

（3）单克隆抗体：单克隆抗体是利用淋巴细胞杂交瘤技术而获得的抗体。它能够识别脑瘤组织的相关抗原，在癌症治疗中，被誉为“生物导弹”疗法的，就是以针对肿瘤特异性抗原的单克隆抗体作为“导向系统”（即载体），以抗癌物质为“弹头”。它只杀伤肿瘤细胞，而不杀伤机体的正常组织细胞，这给脑瘤的诊断与治疗提供了有效的方法。单克隆抗体已被临床试用治疗浸润性强、手术难以完全切除的胶质瘤，即使肿瘤能够完全切除，单克隆抗体对消除小的转移灶和防止肿瘤复发也很有效。有人发现在病人体内灌注 75mg 单克隆抗体后，可见循环中的瘤细胞数呈暂时降低，并出现坏死的肿瘤细胞。实验和临床均已显示单克隆抗体是治疗肿瘤的一项有希望的技术。

5. 温热疗法

国外有人把加热治疗癌瘤视为继手术、放疗、化疗及免疫治疗之后的第五种治疗方法。加热治癌的理论是肿瘤细胞对热的敏感性较正常细胞高，而肿瘤组织内的血液循环较差，血流缓慢甚至瘀滞，散热功能较差，如果瘤组织较长时间处于高温状态，细胞膜会被破坏，细胞核可以凝成团块导致细胞坏死。破坏肿瘤细胞的有效温度为 41℃ ~43℃，若超过 43℃对正常细胞也有影响，若低于 41℃则不足以引起肿瘤细胞的严重损害。据大多数文献资料报道，肿瘤热疗的有效温度在 42℃ ~45℃，所用时间 20 ~60 分钟，温度与时间两者在一定程度上有互补关系，但当超过 45℃时将造成正常组织不可逆性损害。热疗联合化疗、放疗将取得更好的效果。因热疗主要针对乏氧、缺营养、濒死状态以及静止的肿瘤细胞，而化、放疗则主要针对正在增殖活跃的肿瘤细胞。此外，热疗还可破坏血脑屏障，强化许多化疗药的细胞毒性，故利于化疗，并可激发机体免疫反应。常用的加热方法有全身加热和局部加热两类。全身加热往往使病人感到不适而难以耐受。局部加热的方法有局部灌注温热药液、射频透热、超声波透热和微波加热等。射频透热因其有效穿透力较弱，故只能用于在术中直接照射。而超声波透热的穿透力比射频强，还可以聚焦，因此可用于治疗深部肿瘤。微波是一种电磁波，当辐射到生物组织时，会使组织凝固坏死、变性、水肿，且凝固范围内血管结构不清。微波加温时间、输出功率、次数应根据情况进行调整，照射一般肿瘤中部时用 60 ~80W 的微波，时间 20 ~30 秒，照射肿瘤边缘时用 30 ~50W 的微波，时间 10 ~20 秒。

6. 对颅内压增高的诊治

颅内压增高是由于脑瘤病人颅内有肿物，致使血循环发生障碍而发生不同程度的脑水肿引起的。临床表现为头痛，或突然出现的剧烈头痛，喷射状呕吐，视物昏花，脑膜刺激征等，严重者可见言语不利，反应迟钝，偏瘫或肢体无力，甚至出现昏迷，有时危及生命，腰椎穿刺术、CT 及 MRI 检查对进一步明确脑水肿、颅内压增高的诊断有重要意义。

（1）治疗颅内高压要掌握的要点

①减轻脑水肿：采用高渗性脱水剂（甘露醇或甘油）与利尿性脱水剂（呋塞米）、肾上腺皮质激素（地塞米松）、浓缩血清白蛋白等。

②减少脑脊液：行闭式或持续控制性脑室、脑脊液引流或分流术。

③减少颅内血流量：用冬眠低温疗法，过度换气、高压氧及巴比妥药物治疗，以提高血氧分压，使脑阻力血管收缩，降低脑血流量与减少脑耗氧。

④病因治疗：对颅内占位性病变，尽早手术切除或采取去骨瓣减压。

（2）治疗颅内高压常用的脱水剂

①高渗性脱水剂：如甘露醇，其作用机制在于快速静脉注入后，迅速使血浆渗透压增高，在血脑屏障正常情况下，通过血－脑、血－脑脊液间的渗透压差，使脑组织中的水分移向血液中，经肾排出，从而减少脑容积，降低颅内压。

②利尿性脱水剂：如速尿，因其利尿脱水作用，能使血液浓缩，渗透压增高，从而使脑组织脱水，降低颅内压。其利尿作用比甘露醇强，二者合用可增强其作用，另外呋塞米尚有抑制脑脊液生成的作用。

注意：保持水与电解质的平衡，调整、限制入水量及钠盐；有心、肾功能障碍者，不用或慎用甘露醇而用速尿；给药时，应于 15 分钟内将一次剂量从静脉快速滴入；注意颅高压的反跳现象。因为数小时后可形成相反的渗透压差，故常需重复使用。

（四）中西医结合治疗

全达芳报道 A 组 23 例，B 组 18 例。痰浊内阻型用半夏、白芍各 10g，天麻 12g，泽泻、茯苓各 30g，钩藤、牛膝各 15g，干姜、全蝎、胆南星、菖蒲各 6g，太子参 20g，蜈蚣 2 条。瘀毒内结型用龙胆草、栀子、黄芩、桃仁、赤芍、川芎、胆南星各 10g，泽泻 30g，钩藤、山慈菇各 15g，夏枯草 20g，全蝎 6g。肝肾阴虚型用枸杞子、山茱萸、白芍各 10g，菊花 12g，生地黄 15g，白花蛇舌草、女贞子各 20g，黄芪 30g。日 1 剂水煎服，30 日为 1 疗程。A 组与 C 组 16 例，均用环已（或甲环）亚硝脲 200～300mg/6 周 1 次口服；甲氨蝶吟10mg，地塞米松5mg，鞘内注射，每周1次，4~6周为1疗程；用脱水剂；酌情化疗，4周1次。B组与D组10例，均用^{60}Co行双侧野全脑照射，总量40~50Gy；对症治疗。结果：四组分别完全缓解2、3、0、1例，部分缓解6、9、2、2例，无变化11、5、7、5例，进展4、1、7、2例；中位生存9、10.6、4.2、5.8个月；A、B组均优于C、D组（$P<0.05$）。OKT8、OKT4，A、B组均明显上升（$P<0.01$或0.05）。

四、中医专方选介

1. 脑瘤一、二号方

刘永戢等报道应用脑瘤一号方（以蛇六谷、蛇果草各30g，半边莲、半枝莲、夏枯草、天葵子、七叶一枝花、贯仲、菝葜各15g组成）和脑瘤二号方（以白花蛇舌草、半边莲、半枝莲、贯仲、石见穿、七叶一枝花、菝葜、茶树根、柳树叶各30g组成）治疗脑瘤100例，治愈15例，显效23例，有效26例，总有效率为64%。一般在患者手术后待病情稳定即可开始服用。颅内压偏高者服用二号方，因其利尿脱水作用较强，每天1剂煎服。服用1~2年后，病情稳定者可改为间隔服药。两方可持续单独服用，亦可交替服用。两方无显著差异。[刘永戢，等.中枢神经系统恶性肿瘤手术后的中草药治疗.上海中医杂志，1981（3）：8]

2. 消瘤丸

王明义等报道以自拟消瘤丸（僵蚕、生牡蛎、地龙、土鳖虫、蟾酥、壁虎、蜈蚣等）为主并根据其临床表现进行辨证论治，临床观察118例脑肿瘤病人，包括脑干肿瘤、胶质瘤、垂体瘤、颅咽管瘤、脑膜瘤、听神经瘤等，其中气阴两虚型19例，给予补气养阴汤加减；痰湿内阻型52例，给予昆藻二陈汤加减；气滞血瘀型25例，给予补阳还五汤加减；肾阳亏虚型21例，给予二仙汤或昆藻二陈汤加减。以上药物与消瘤丸配方药物共研细末，以蜜为丸，每丸重3g，每次2丸，日服3次。治疗结果，痊愈12例，显效26例，有效57例，无效23例，总有效率为80.51%。[王明义，等.118例脑肿瘤中医辨治临床观察.新中医，1993（5）：41]

3. 脑瘤康平胶囊

唐由君报道用脑瘤康平胶囊（由炒枣仁、百合、土贝母、白花蛇舌草、丹参、赤芍、延胡索、川芎、细辛、蔓荆子、水蛭、生龙骨、生牡蛎、泽泻、甘草等组成）治疗42例脑胶质细胞瘤，每次7粒（含生药3~5g），每日3次。其主要作用：解毒化痰、软坚散结、降逆止呕、镇静止痛。结果治愈5例（11.9%），显效10例（23.81%），有效21例（50%），无效6例（14.29%），总有效率85.71%。[张新华，唐由君．脑瘤康平胶囊治疗脑胶质细胞瘤42例临床研究．湖南中医药导报，2003，9（8）：16－17]

4. 脑得灵片

孙维刚等报道用脑得灵片（由僵蚕、野菊花、何首乌、天麻、全蝎、防风、夜明砂、当归、白蒺藜、海浮石、半夏、川芎、山慈菇等13味药粉碎成细粉，加胆南星、天竺黄、蜈蚣、壁虎、地龙、昆布、土茯苓等7味药水煎3次制成）治疗原发性脑肿瘤35例，每次8片，每日3次，3个月为一疗程。其主要作用为豁痰通络，软坚散结。脑得灵片可明显缓解患者头痛、抽搐等临床症状，治愈率为11.4%，总有效率为80.0%，无明显毒副反应发生。[孙维刚，等．脑得灵片治疗原发性脑肿瘤的临床与实验研究．中医杂志，1998（4）：217]

第五章 鼻咽癌

鼻咽癌为我国常见恶性肿瘤，其发病率位于耳鼻咽喉部恶性肿瘤之首，在全身性肿瘤中占有重要地位。

鼻咽癌位置较隐蔽，且恶性程度较高，大多数为低分化或未分化癌，据估计，世界上80%的鼻咽癌病人发生在我国南方各省。鼻咽癌的发病年龄由30岁开始迅速上升，50~59岁达最高峰，男女之比为（2.5~4）:1，据报道亦有儿童及青少年鼻咽癌患者。鼻咽癌的病因目前尚未完全明确，其病理形态可分为结节型、菜花型、黏膜下浸润型、溃疡型。其临床表现主要为回缩性血涕、耳闷、听力下降、耳鸣、鼻塞、头痛等，其治疗方式主要是放射治疗。

在中医文献中没有鼻咽癌之病名，但此病类似于中医的“鼻渊”“瘰疬”“失荣”“上石疽”及“控脑痧”等病。

一、临床诊断

（一）辨病诊断

目前国际上关于鼻咽癌的组织学类型尚未完全统一，争论的焦点主要是对淋巴上皮癌和移行上皮癌的归属问题。1978年，WHO建议将鼻咽癌分为三种组织学类型：①鳞状细胞癌（SCC）；②非角化型（NKC）；③未分化癌（UC）。

鼻咽癌的病理形态大致可分为四型：①结节型；②菜花型；③黏膜下浸润型；④溃疡型。

我国于1978年5月在福州召开的全国鼻咽癌病理组织学分型座谈会上，基本统一了分类标准，将鼻咽癌分为三类大型：①未分化癌；②低分化癌（低分化鳞癌、大圆细胞癌、低分化腺癌）；③高分化癌（高分化鳞癌、高分化腺癌）。目前各地专家均同意推荐使用《鼻咽癌诊治规范》中的分类方法。

1. 症状

涕血或鼻衄，耳鸣，听力减退，鼻塞，头痛。

2. 体征

颈部肿块、颈部淋巴转移、颅神经损害、局部扩展所致的综合征、眼眶综合征、Trotter 氏三联征、腮腺后间隙综合征、Jackson 综合征、颈静脉孔综合征，常有视野缺损、突眼、眼睑下垂、伸舌偏斜、舌肌萎缩、麻痹性失明、面部麻木、吞咽困难、张口困难，还可发生胸腔、腹腔、纵隔淋巴结、腹股沟淋巴结等部位转移。

3. 实验室检查

（1）鼻咽部脱落细胞学检查：有直接涂片法和负压吸引法。此法对于病灶小、采取组织病检困难者，易获得阳性结果。

（2）鼻咽部活检和穿刺：对确诊鼻咽癌有重要意义。经鼻咽或口腔钳取病变部位活组织作病理检查，或通过细针穿刺作细胞学检查。

（3）血清学检查：人体感染 EB 病毒后，病毒进入细胞中，在病毒复制周期中，不同阶段产生不同抗原，同时产生相应抗体，由于鼻咽癌患者血清中 EB 病毒抗体水平与其他恶性肿瘤患者和健康人体之间存在明显差异，因而可作为鼻咽癌的辅助诊断方法之一，EBVCA - IgA 免疫酶标检测抗体滴度 >1∶40或滴度渐进性增高，应高度怀疑鼻咽癌。

4. 影像学检查

（1）鼻咽镜检查：是诊断鼻咽癌极为重要的常用方法，有间接鼻咽镜和纤维鼻咽镜两种。鼻咽镜检查可见鼻黏膜充血，轻度糜烂、溃疡，黏膜粗糙、灰白、水肿，或见结节样肿块、斑块状隆起，鼻咽壁塌陷，双侧不对称等异常情况。如咽后壁与软腭背面间距狭小，说明鼻咽癌侵入咽后壁黏膜下组织；如有两侧隐窝狭窄、消失，左右侧隐窝不对称，提示肿瘤侵入咽旁间隙或动脉鞘区；若原发灶很小时，则肉眼不易见到。

（2）X 线检查

①X 线平片。包括鼻咽侧位片和颅底平片，可凭此观察鼻咽顶壁的软组织阴影、黏膜下浸润、扩张和颅底骨质的破坏情况。

②X 线钡胶浆造影。用钡胶浆滴入鼻腔内，对黏膜下病变，造影比鼻咽镜更清楚，可发现鼻咽镜下不能发现的较小原发灶和黏膜下浸润。

（3）CT 检查：能够了解肿瘤的部位，管腔是否变形，咽隐窝是否变浅或闭塞，还可以显示鼻咽腔外侵犯，如鼻腔、咽、咽旁间隙、颞下窝、颈动脉鞘区、翼腭窝、上颌窦、筛窦、眼眶、颅内海绵窝，以及咽后、颈部淋巴结有无转移等，对早期鼻咽癌的诊断很有帮助。

鼻咽部 CT 观察内容：①鼻咽腔内变形、狭窄；咽隐窝变浅、消失，顶壁、顶后壁、侧壁增厚或肿瘤向腔内突出。②鼻咽腔外发展，咽旁间隙狭窄、消失，颈动脉鞘区模糊或占位，颞下窝占位，翼腭窝受侵或间隙增宽，口咽增厚或咽旁间隙狭窄、消失，鼻腔后、中、前1/3受侵，上颌窦、筛窦、蝶窦、眼眶有无骨质破坏或眶内有无肿瘤侵犯。③颅底的卵圆孔、棘孔、破裂孔有无扩大或骨破坏，蝶骨大翼、翼内外骨板、翼板基底部骨质和斜坡骨质有无缺损，颈静脉孔是否扩大或边缘不规则，第一、二颈椎骨质有无破坏。④颅内的鞍旁海绵窦有无突出扩大，后颅窝桥脑小脑角有无致密度改变，颞叶有无指状分布低密度区，蝶鞍前、后床突骨质、鞍背、鞍底骨质有无缺损。⑤颈部淋巴结肿大情况，淋巴结如有转移时可以表现为实质均匀、囊性或造影增强的改变。

（4）MRI 检查：磁共振显像在鼻咽癌的诊断中优于 CT，并能显示肿瘤与周围组织的关系，防止伪迹出现。

（5）B 超检查：B 型超声检查已在鼻咽癌诊断和治疗中广泛应用，方法简便，无损伤性，病人乐意接受，主要用于颈部检查，了解有无转移及淋巴结的情况。

（6）放射性核素骨显像诊断：是一种无损伤性和灵敏度高的诊断方法。一般认为骨扫描诊断骨转移阳性符合率比 X 线拍片高出 30% 左右，并可早3～6 个月检出病灶，骨转移瘤在骨显像中的特征有单发点状病灶、单发片状浓聚区、多发的浓聚灶、冷区骨转移灶。

（二）辨证诊断

鼻咽癌中医辨证分型论治各家报告不一，根据病理变化和临床特点，本病多属本虚标实之证，本虚以阴血虚和肺脾气虚为主，标实以痰浊、毒热、瘀血为主。

1. 痰热壅肺型

（1）临床表现：鼻塞涕稠，可有脓血，鼻出热气，鼻中干燥，头痛咳嗽，颈部肿块，耳鸣耳聋，口臭口渴，舌质红，苔黄，脉滑数。

（2）辨证要点：鼻塞涕稠，鼻腔干燥，头痛咳嗽，颈部肿块，舌红苔黄，脉滑数。

2. 痰浊内蕴型

（1）临床表现：头重涕多，涕中带血或血丝，头晕头痛，胸腹满闷，颈部肿块，舌体胖大或有齿痕，苔白腻，脉滑。

（2）辨证要点：头晕头痛，头重涕多，胸脘满闷，舌体胖大，脉滑。

3. 气血凝结型

（1）临床表现：头痛耳鸣，精神抑郁，烦躁易怒，口苦咽干，大便干结，舌边尖红，黄白苔，脉弦滑。

（2）辨证要点：头痛耳鸣，烦躁易怒，口苦咽干，舌边尖红，苔黄，脉弦滑。

4. 气阴两虚型

（1）临床表现：口鼻干燥，咽干痛，神疲乏力，纳少气短，溲赤便干，舌质嫩红或边尖红，苔少，脉细数。

（2）辨证要点：口鼻干燥，咽痛，神疲乏力，舌质嫩红，苔少，脉细数。

5. 肺脾气虚型

（1）临床表现：精神萎靡，面色㿠白，形体消瘦，倦怠乏力，气短声低，纳少便溏，舌质淡胖有齿痕，苔白，脉细或弱。

（2）辨证要点：面色㿠白，倦怠乏力，纳少便溏，舌质淡胖有齿印，脉细或弱。

二、鉴别诊断

（一）鼻咽部炎症

此病常见黏膜粗糙，分泌物多，可见表面高低不平，多数滤泡增殖为0.2～0.33cm大小的结节，呈紫红色，有时橙黄色，常伴鼻腔黏膜炎症、喉炎、副鼻窦炎及咽后壁淋巴组织增生呈小结节状。

（二）腺样体增殖

此病常见于幼儿、青少年腺样体质者，鼻咽顶部、咽扁桃体肿大，黏膜正常，当高度增殖、表面溃烂，或有肉芽肿样形成时，须注意癌变，应予活检。

（三）鼻咽部梅毒

鼻咽部梅毒患者多有梅毒接触史，头痛较剧，伴有涕血、鼻堵。鼻咽部检查可见：黏膜溃疡，且溃疡表面有伪膜，涂片有时易找到梅毒螺旋体；血清学检查，康华氏反应阳性，对青霉素治疗有效。

（四）鼻咽增生性结节

此病为鼻咽顶前壁孤立性结节，亦可为多个结节。结节直径一般为0.5～1cm，表面覆盖一层淡红色黏膜组织，与周围的黏膜色泽相似，好发年龄为20～40岁。活检病理提示鼻咽淋巴组织增生，有时可发生癌变。

（五）鼻咽腔内黏膜结核

此病好发年龄为20～40岁，鼻咽检查可见鼻咽顶部黏膜糜烂，伴有肉芽样隆起，与癌很难区分，鼻咽活检可明确诊断。

（六）鼻咽纤维血管瘤

此病好发年龄为10～20岁，男性青少年多见，主要症状为鼻塞和反复鼻出血。病变主要在鼻咽顶部和鼻后孔，肿块呈圆形或椭圆形，表面光滑，淡红色或深红色。此瘤可向鼻窦或颅内发展，破坏颅底，累及海绵窦，影响第Ⅲ、Ⅳ、Ⅴ、Ⅵ对脑神经，亦可向鼻咽侧壁侵及颞下窝、颊部，与鼻咽癌难以区别，可用VCA－IgA检测、动脉造影、鼻咽活检作鉴别。鼻咽活检时须慎重，以免大出血，并要作好止血准备。本病无颈淋巴结转移。

（七）鼻咽恶性淋巴瘤

此病好发年龄为20～50岁，鼻咽部肿瘤区大，可侵及口咽，或有颈淋巴结转移，与鼻咽癌难以区别，必须作鼻咽活检才能鉴别。

（八）鼻咽囊肿

此病好发于鼻咽顶壁，大小如半粒黄豆样隆起，表面光滑、半透明。用活检钳压迫时可有波动感，活检时可有乳白色液体流出。

（九）腮腺癌

此病症状主要为耳下出现坚硬、固定、无痛性肿块，通过腮腺造影或针吸组织涂片检查可以诊断。

（十）鼻咽混合瘤

本病少见，好发在鼻咽顶后壁或侧壁，表面光滑，可恶变为恶性混合瘤，对放疗不敏感，如活检证实后应做手术切除。

（十一）脊索瘤

此病好发于颅底，亦可发生在鼻咽顶部，是起源于残余脊索组织的一种肿瘤，具有生长缓慢、转移少的特点。脊索瘤发生在鼻咽部者较少见，症状有头痛、鼻塞、听力减退、耳鸣、回吸性血涕、伸舌偏斜、面部麻木和复视。鼻咽腔内肿瘤较大时可侵入鼻腔和口咽及前后组脑神经，颅底骨质破坏较常见，CT 检查有助于诊断。

（十二）颅内肿瘤

本病主要有垂体瘤、听神经瘤等，可因头痛、停经、复视、面麻、突眼、视力减退等症状与鼻咽癌混淆，鼻咽癌亦常因有上述症状而被误诊为颅内肿瘤。鼻咽腔内检查和 CT 检查可明确诊断。

（十三）慢性颈淋巴结炎

急性颈淋巴结炎因发热，颈淋巴结红、肿、热、痛等感染症状与转移性癌极易区别，而慢性淋巴结炎肿大的淋巴结易与鼻咽癌颈淋巴结转移混淆，通过病史、淋巴结部位、VCA - IgA 检测、鼻咽腔内检查、淋巴结穿刺等可助区别。

（十四）颈淋巴结结核

此病好发于青壮年，常有营养不良、低热、盗汗等症状。颈淋巴结结核时肿大淋巴结 1 ~ 2cm 大小，或者双侧颈上部同时有肿大淋巴结。鼻咽检查、VCA - IgA 检测、淋巴结穿刺有助区别。

（十五）颈部恶性淋巴瘤

本病可发生于任何年龄，可为一侧颈部或双侧颈部多个淋巴结肿大。肿块质地较软，不相融合，有时有其他部位淋巴结肿大。通过淋巴结活检可明确诊断，淋巴结穿刺亦有助诊断，但不易区别病理分型。

（十六）原因不明的颈淋巴结转移癌

本病为已被证实为转移性癌的颈部淋巴结，但用现有检查方法还不能找到原发肿瘤者。国内颈部转移性癌随访结果其原发灶以鼻咽癌最多。

三、临床治疗

（一）治疗思路提示

1. 癌毒与正虚是关键所在

鼻咽癌的发病是一个渐进过程，中医认为正气虚弱为癌变的内因，而癌毒内盛是肿瘤的始动之因。也有人认为“热毒内蕴”是癌肿的一大病因。癌毒致病具有以下特点：耗损正气、酿生痰瘀、广泛侵袭、毒恋难清。事实上，正气不足贯穿在恶性肿瘤的始终，是恶性肿瘤发生发展的内在条件。诚如前贤所云：“积之成者，正气不足而后邪踞之。”癌毒和正虚起主导作用，它们之间互为因果，癌毒侵袭，消亡正气，正气亏虚，癌毒益猖。因而，从某种意义上来说，恶性肿瘤的本质就是癌毒肆虐和正气日亏的过程。鼻咽癌早期，多属上焦实热，中期以痰热壅肺，气滞血瘀或痰瘀互结为多见，晚期以正气虚衰，气阴两虚多见。患者进行放疗时，或放疗后，机体多表现出热毒过盛、津液受损、灼津灼血、伤阴耗气等，所以，患者临床证候常多兼夹，如热毒并阴伤，痰浊夹瘀血，瘀血伴正虚等。因此，临床用药，当以辨证为主，不可拘泥。

2. 中西医结合，相得益彰

目前治疗鼻咽癌仍以放射治疗为首选，但放疗对肿瘤细胞及正常组织细胞均同时产生生物效应和破坏作用，产生全身和局部反应。主要有消化功能紊乱、骨髓抑制、免疫功能减退，及口腔、鼻咽黏膜充血水肿、糜烂、溃疡、口干舌燥和唇裂咽痛等局部毒副反应。中医认为，放射线作为热毒之邪，可以耗气伤阴，损阴灼津，以至瘀毒化热而出现一系列见症。至于急慢性咽喉炎，中医认为喉连气管，为肺之门户，咽连食道，与胃腑相通，故急性咽喉炎多为肺胃痰热、火毒郁结所致，慢性咽炎常因肺胃阴虚、热毒伤阴为患。中药能有效地防止这类毒副反应。中药对放疗的协同作用可归纳为：恢复肾上腺皮质和骨髓功能，减轻消化道反应，缓解局部因照射而出现的不适，以及放疗增敏作用等。从临床疗效来看，中西医结合治疗明显优于单纯西医或中医的疗效。在中西医结合治疗本病过程中，应特别重视全身情况，一般均用清热解毒药物，以消除肿瘤之毒素作用，坚持以扶正培本为主，兼用活血化瘀祛邪，攻补兼施，以尽量保证脾胃运化功能，要避免使用伤脾胃的治癌中药。

（二）中医治疗

1. 内治法

（1）痰热壅肺

治法：清热解毒，宣肺散结。

方药：清肺抑火丸加减。

黄芩12g，栀子、桔梗、黄柏、知母、大黄各9g，苦参、前胡各15g，浙贝母10g，天花粉、夏枯草、僵蚕各30g。

（2）痰浊内蕴

治法：燥湿健脾，消痰散结。

方药：涤痰汤加减。

陈皮、枳实、天麻、白术、白芷各12g，姜半夏、茯苓、山慈菇、石菖蒲各15g，葵树子30g。

（3）气血凝结

治法：疏肝解郁，清热泻火。

方药：龙胆泻肝汤加减。

龙胆草、柴胡各15g，当归、山豆根、山慈菇、生地黄各15g，木通、栀子各12g，黄芩9g，石上柏、野菊花各30g，甘草6g。

（4）气阴两虚

治法：益气生津，养阴清热。

方药：益气养阴汤加减。

西洋参、麦冬、石斛、天花粉、生地黄、知母、山豆根各15g，沙参、金银花、白花蛇舌草各30g，牛蒡子10g，半枝莲20g，甘草6g。

（5）肺脾气虚

治法：益气健脾。

方药：四君子汤加味。

党参、白术、茯苓各20g，半夏、砂仁、豆蔻各15g，炙甘草9g。

2. 外治法

（1）针刺治疗：主穴取风门、肺俞、心俞、翳风、迎香、耳门、听宫、听会，以及背部压痛点，配穴取列缺、内关、合谷、足三里。补泻兼施，每日1次，每次留针20～30分钟，适用于鼻咽癌各期。

（2）穴位注射：取百会、内关、风门、肺俞、丰隆等穴，用紫河车注射液14～16mL，注射上述诸穴，也可选用足三里和大椎穴注射。每日或间日1次，注射15次为1疗程，休息3～5日，开始下一疗程。

（3）推拿治疗：取风池、大椎、肩井、命门、曲池、合谷等穴，采用擦、拿、抹、摇、拍击等手法。能扶正固本，宽胸理气。

（4）敷贴法：在黑膏药上撒麝香散，敷贴局部，适用于颈淋巴结转移，颈部包块皮肤未溃烂者。麝香散配方为麝香15g，冰片30g，黄连20g。

（5）吹鼻或塞鼻法

①硼脑膏：金银花9g，鱼脑石6g，黄柏6g，硼砂6g，冰片0.6g。共研细粉，用香油、凡士林调成软膏，用棉球蘸药膏塞鼻孔内，或用药粉吸入鼻孔内，一日3次。

②辛石散：白芷3g，鹅不食草3g，细辛3g，辛夷6g，鱼脑石4g，冰片4.5g。各研为细粉，合在一起，研极细粉，吸入鼻孔内，一日2～3次。

（三）西医治疗

鼻咽癌的治疗方法包括放射治疗、外科手术治疗、化学药物治疗、免疫治疗和中医药治疗。鼻咽癌对放射线有一定的敏感性，鼻咽癌原发病灶和颈淋巴结引流区可以包括在照射野内，各期鼻咽癌放射治疗的5年生存率为50%左右。化学抗癌药物治疗鼻咽癌有一定的近期疗效，大剂量顺铂及5－氟尿嘧啶可取得90%的缓解率，但应用化疗后还需要与放疗综合使用。

1. 放射治疗

鼻咽癌对放射线敏感，是首选疗法，近20年来放射治疗设备不断更新，高能射线广泛采用，使深部剂量提高，皮肤反应减少，提高了鼻咽癌的治愈率。目前单纯放疗是早期（Ⅰ/Ⅱ期）患者的标准治疗方法，而对于局部进展期（Ⅲ/ⅣA/ⅣB期）的患者则通常需要联合化疗。鼻咽癌的放射治疗可分为根治性放射治疗和姑息性放射治疗。

（1）适应证

①根治性放疗：一般情况好，无明显颅神经麻痹或/和颅底骨破坏，颈转移灶未达锁骨上区且大小在6cm以下，无远处转移。

②姑息性放疗：有颅底骨质破坏，颈淋巴结直径大于8cm或双侧颈淋巴结转移，有局限性远处转移。个别病情好转者，可由姑息性放疗转为根治性放疗。

（2）禁忌证

①全身情况很差、恶病质、有广泛远处转移者。

②放疗后复发，并出现放射性脑脊髓病者。

③其他如传染病或精神病尚未控制者。

（3）照射范围

鼻咽癌原发肿瘤照射范围包括整个鼻咽腔，鼻腔后部 1/3，口咽上 1/2 部分，第一、二颈椎；两侧咽旁间隙、颞下窝、茎突联线前区、翼板、上颌窦后壁；颅底筋膜、蝶窦、蝶骨大翼、岩骨尖、枕骨斜坡、鞍旁海绵窦、颞叶底部等部分。如病灶局限在鼻咽腔内没有外侵，可适当缩小照射范围，如肿瘤向外后方侵及斜坡、岩骨、颈动脉鞘区、腮腺后间隙等处，照射范围应向后扩大。

颈淋巴结照射范围：肿瘤颈上部淋巴结转移时，照射野应包括颌下淋巴结和锁骨上区，上颈部没有转移淋巴结时可只照射两上颈区。颈部切线照射时，照射野上界自下颌骨下缘上 1cm，乳突处平外耳孔下缘水平，下界为锁骨下缘，中间用 3cm 宽 6cm 厚铅块保护喉、食管、气管、脊髓。X 线侧野照射时应包括颈内静脉上下群淋巴结、颈后链淋巴结和下颌骨中线处后淋巴结。

（4）常用照射野

①双侧耳前野：是鼻咽癌的常规照野，适用于鼻咽腔内的病灶。

②双侧耳前野加鼻前野：适用于肿瘤位于鼻咽中部，或累及后鼻孔、鼻腔者。

③双侧耳前野加双侧眶下野：用于病变局限于鼻咽腔者，并可补充对茎突前间隙和后鼻孔的剂量不足。

④双侧耳前野加患侧耳后野：适用于肿瘤位于鼻咽侧壁、后组颅神经损害、同侧颅底骨质破坏（岩骨、枕骨斜坡、颈静脉孔、舌下神经孔和枕骨大孔），或 CT 显示颈动脉鞘区有浸润者。

⑤双侧耳前野加鼻前野加患侧颅底野：适用于颅底骨质破坏（蝶骨大翼、岩骨、斜坡、海绵窦、蝶窦和筛窦），前组颅神经损害者。

⑥双侧耳前野加双侧眶下野加患侧耳后野：用于颅底破坏广泛及后组颅神经损害，CT 显示颈动脉鞘区浸润者。

⑦颈部切线分隔野：是照射颈部和锁骨上淋巴结的主要射野，多数情况下，常采用颈部分隔野加垂直侧野照射，即可使病变区域达到足够剂量，而皮肤又不致出现严重并发症。

颈部分隔野：可分为前颈上段分隔野、前颈前分隔野、后颈上段分隔野和后颈全分隔野。

颈部垂直侧野：可分为上颈垂直侧野和下颈锁上垂直侧野，照射范围可包括各组淋巴结及口咽、舌根与喉咽的病变。

（5）放疗剂量：鼻咽腔根治剂量60～70Gy/（6～7周），姑息量为40～50Gy/5周左右。颈部转移灶根治量为60～65Gy/（6～7）周，预防量40Gy左右，若行根治剂量后仍有淋巴结残存，可缩野对准残存灶用β射线补充10～15Gy。

（6）后装腔内的放疗：是一种短距离放射治疗，其深度剂量随着深度增加而以平方反比定律递减，因而只适合治疗鼻咽腔内表浅肿瘤、放疗后鼻咽腔内残余肿瘤，及放疗后鼻咽局部复发病例，而不适合于鼻咽肿瘤已超出腔外，如已侵犯颅内鞍旁海绵窦、颈动脉鞘区、颞下窝、上颌窦后壁、翼腭窝等处病例。

（7）超分割和加速超分割放射治疗：适用于头颈部肿瘤，能提高局部控制率。超分割治疗的总疗程和常规放射治疗相仿或略长，每次剂量低于常规量，每日照射1次以上，总剂量略高于常规放疗，两次放射应间隔4～6小时以上，其目的是提高肿瘤控制，减少正常组织的后期损伤。

（8）放疗注意事项

1）放疗前准备：①放疗前必须明确病理诊断，有条件的最好做鼻咽部、颅底CT或MRI检查，以确定肿瘤侵犯范围、临床分期，从而指导治疗；②洁齿，拔除残根龋齿，拆除金属牙冠，待拔牙创面愈合后再开始放疗；③育龄妇女合并妊娠应先中止妊娠，再开始放疗。

2）放疗中注意事项：①注意休息，加强营养，每日用温盐水冲洗鼻咽腔1～2次；②忌食辛辣刺激食物，注意口腔卫生。有口腔黏膜反应时给予含漱药物漱口，并给大量维生素B族、C族药物等；③保护射野皮肤勿受理化刺激，防日晒、烫伤，射野内皮肤勿贴胶布等。

3）放疗后注意事项：①定期复查，观察有无复发、转移和放疗后遗症，并给予适当处理；②防止感染；③注意口腔卫生，放疗后2～3年内勿拔牙，但可补牙。以后需拔牙时亦应向牙医提供放疗病史，常规在拔牙前后抗炎3～7天，以免诱发放射性颌骨骨髓炎、骨坏死；④保护射野处皮肤，特别是皮肤纤维化后，切勿外伤，以免诱发放射性皮肤溃疡、坏死；⑤育龄妇女应避孕2～3年，待病情稳定3年后再考虑婚育问题；⑥加强营养，提高机体免疫力。

2. 手术治疗

（1）鼻咽癌原发灶切除

适应证：①放疗后局部复发，病灶局限于顶后壁或顶前壁（或仅累及咽隐窝边缘）无其他部位浸润，全身无手术禁忌证者，可考虑经腭部进路行原发灶切除术；②对放疗不敏感的肿瘤分化程度较高的腺癌、鳞癌；③放疗后颈部有残留或复发淋巴结时，如范围局限、活动者可考虑作颈淋巴结廓清术。

禁忌证：①有颅底骨质破坏或鼻咽旁浸润，颅神经损害或远处转移者；②全身情况欠佳或肝肾功能不良者；③有其他手术禁忌证者。

（2）颈淋巴结清扫术

适应证：鼻咽原发癌病灶经过放疗或化疗后已被控制，全身状况良好，仅遗留颈部残余灶或复发灶，范围局限、活动（或活动度稍差但经过努力可切除者），可考虑行颈淋巴结廓清术。

禁忌证：①颈部的残余病灶或复发病灶与颈部深组织粘连、固定者；②皮肤广泛浸润者；③出现远处转移者；④年老体弱，心肺肝肾功能不全，未能矫正者。

3. 化学药物治疗

鼻咽癌的病理组织类型中的95%以上为低分化癌和未分化癌，对化疗较敏感。

（1）适应证：鼻咽癌患者属于以下情况之一，且全身情况允许者，可选用化疗。①晚期患者；②经大剂量放疗后病灶未能完全控制者；③肿瘤在放疗后仅消散一段时间又出现局部复发或远处转移者；④颈部区域淋巴结巨大块状转移，作放射前诱导性化疗；⑤Ⅳ期患者以及Ⅲ期有明显的淋巴结转移者；⑥作为放疗前增敏作用的化疗；⑦作为放疗或手术治疗后辅助性化疗。

（2）禁忌证：①鼻咽癌患者合并有严重感染者；②患者体质衰弱呈恶病质；③周围血白细胞小于 3.5×10^9/L，血小板计数小于 7.0×10^9/L 的患者。

（3）全身化疗

1）CBF 方案

CTX　0.6～1.0g 静脉注射，周1和周4。

BLM 10mg 静脉推注，周1～周5。

5－Fu　500mg 静脉滴注，周2和周5。

隔周进行，两个周期为一疗程。

2）PFB 方案

PDD　$20mg/m^2$ 静脉滴注，周 1～周 5。

或 Carboplatin $400mg/m^2$ 静脉滴注，周 1。

5－Fu　$500mg/m^2$ 静脉滴注，周 1～周 5。

BIM　$10mg/m^2$ 静脉注射，周 1 和周 5。

休息 10～14 天后进行第二疗程，药量同上。

3）CO 方案

CTX　1.0g 静脉注射，周 1 和周 4。

VCR　1mg 静脉注射，周 2 和周 5。

隔周进行，两个周期为一疗程。

4）CF 方案

CTX　1.0g 静脉注射，周 1 和周 4。

5－Fu　0.5g 静脉滴注，周 1～周 5。

隔周进行，两个周期为一疗程。

5）PF 方案

PDD　20mg 静脉滴注，周 1～周 5。

5－Fu　500mg 静脉滴注，周 1～周 5。

隔周进行，两个周期为一疗程，此方案可用于放疗前使肿瘤缩小或用于单纯化疗的病例。

6）MOP＋三七方案

HN_2　5mg 溶于 NS 后经已滴注好的莫菲氏管中快速注入，周 1。

VCR　1mg 静脉注射，周 1。

Prednisone　10mg 一日 3 次，连用 3 天。

三七口服液，10～30mL，口服，每日 3 次。

7）多种抗癌药物冲击化疗

鼻咽癌晚期病例，尤其是颈淋巴结巨大肿块者，使用常规化疗药物很难奏效，常需联合用药，选择身体情况良好的晚期病例进行冲击化疗，可取得一定的近期效果。方法是，用药当日晨禁食，口服冬眠灵 50mg，并依次静脉内注入下列药物：

①CytoXan 0.6g

NS　30mL　　　/静脉注射

②Ara - C 100mg

5% GS 500mL /静脉滴注

③Hydrocortisone 100mg

5% GS 500mL /静脉滴注

④Bleomycin 30mg

NS 20mL /静脉注射

⑤5 - Fu 500mg

5% GS 500mL /静脉滴注

⑥25% GS 250mL

VitC 1.0g /静脉滴注

$VitB_6$ 100mg

⑦MTX 10mg

NS 20mL /静脉滴注

⑧5% GS 500mL

VitC 1.0g /静脉滴注

⑨VCR 1mg

NS 10mL /静脉滴注

以上药物在15小时左右依次给完，连续3天为一疗程。如果病人不能忍受化疗反应，可改为每周一次，3周为一疗程。

（4）半身化疗：为提高上半身局部药物浓度，故用阻断下半身血液循环的方法进行化疗，以保护下半身骨髓造血功能。具体方法是压迫腹主动脉，暂时阻断下半身血液循环，从上肢静脉快速注射氮芥，当氮芥被注入体内2～3分钟后便发生作用，15分钟后药力可减少一半。

适应证：一般Ⅲ、Ⅳ期患者，全身情况尚可，无骨髓抑制及压腹禁忌。

禁忌证：有心、肺功能不全、动脉硬化、高血压、肝脾肿大、腹部肿块、肝肾功能不良、妊娠、腹水、肥胖、年老体弱者。

方法：

①化疗当日晨禁食，排空大小便。

②Wintermine 25mg 肌肉注射。

③5% GS 500mL 静脉滴注。

④腹部裹以双层腹带，腰下垫板及箔枕，腹面置棉棒及血压计气囊充气压迫腹主动脉，以双侧股动脉搏动消失为标准，持续10～15分钟。

⑤HN_2 10mg 经莫菲氏管快速注入静脉内，每周1次，连续4~6周为一疗程。

4. 免疫治疗

对鼻咽癌患者，在放疗后、手术后或化疗间歇期，可予免疫制剂，以提高其机体的免疫能力，增强治疗效果，常用的免疫疗法有：

（1）干扰素（IFN）疗法

①肌肉注射：每次 3×10^6U，1~3 日 1 次，剂量可逐渐增至 10^8U。

②瘤体内注射：一般每次 3×10^6U，每日或隔日 1 次，注射于肿瘤内或周围。

（2）多抗甲素疗法

①肌肉注射：5mg，每日 1 次，30 日为一疗程。

②静脉滴注：10mg 加入 5% GS 250mL，每日一次，15 日为一疗程。

③口服：每次 10mg，每日 2 次，30 日为一疗程。

（3）白细胞介素－Ⅱ（IL－2）疗法

①肌肉注射：每次 10^6~10^8U，每日或隔日 1 次，15 次为一疗程。

②瘤体内注射：剂量随肿块大小而定。

5. 加温治疗

对鼻咽癌通过微波腔内加温，来达到高温抑瘤作用，同时配合放疗（即热放疗），使有些对射线不敏感的癌细胞，经高温治疗后，再经用同样剂量射线照射，可被杀死。

6. 冷冻治疗

无切口鼻咽癌放疗后仍见原发灶残留者，可作原发灶液氮冷冻治疗，或手术时行原发灶液氦冷冻治疗。

四、中医专方选介

1. 抗癌 9 号

马吉福报道应用“抗癌 9 号”，此药由八角金盘、辛夷、苍耳子各 12g，山慈菇、山豆根、白花蛇舌草、石见穿、黄芪各 30g，丹参、赤芍各 15g 组成。阴虚口干加沙参、玄参、麦冬；气血不足加党参、当归、熟地黄、鸡血藤；鼻衄加三七粉、茜草炭、血余炭；头痛、视力模糊或复视，选加僵蚕、蜈蚣、全蝎、钩藤等。每日 1 剂，30 天为一疗程，视病情服完 1~3 疗程后改隔日或3日服1剂，持续半年巩固疗效。单纯采用中药治疗6例，中药加放疗18例，放疗加化疗29例，53例患者，5年生存率为60.38%，1期5年生存率为100%，Ⅱ期为68.75%，Ⅲ期为59.26%，Ⅳ期为37.5%。其中单纯中药组5年生存率达50.00%，中药加放疗加化疗组为最好，达65.52%，说明采用中西医结合治疗，可以更好地提高临床疗效。[马吉福．中医、中西医结合治疗鼻咽癌53例．安徽中医学院学报，1989，8（2）：29～30]

2. 希力新冲剂

任华益等报道应用希力新冲剂，此药主要由鱼腥草、绞股蓝、半枝莲、黄芪、当归、何首乌、茯苓、陈皮、五味子等组成。每次1包（含生药20g），每日3次，2个月为一疗程，一般用1～3个疗程。主要作用为益气养阴，解毒祛邪，扶正培本。治疗24例鼻咽癌（Ⅱ期2例，Ⅲ期19例，Ⅳ期3例），总有效率86.1%，比对照组的贞芪扶正冲剂67.7%要高。临床研究和动物试验结果显示，希力新冲剂具有显著的抑瘤作用，并能增强放射治疗对恶性肿瘤的作用，减轻放射治疗的副反应。[任华益，等．希力新冲剂对恶性肿瘤放射治疗的临床与实验观察．中国中西医结合杂志，1996（11）：661]。

第六章　鼻腔与鼻窦恶性肿瘤

鼻腔和鼻窦的恶性肿瘤起源于黏膜上皮或腺上皮，以鳞状细胞癌最为多见，占60%～80%，好发于上颌窦。腺癌次之，好发于筛窦。此外尚有淋巴上皮癌、移行细胞癌、基底细胞癌、黏液表皮样癌。病因目前尚未明确。肿瘤早期可局限于鼻腔和鼻窦某一解剖部位，待到晚期，累及多个解剖部位后，将很难区分是鼻腔还是鼻窦的恶性肿瘤。其临床表现主要有：鼻塞、鼻衄、嗅觉减退、头痛、鼻痛等。

本病按临床表现可归属于中医的“控脑痧”和“脑漏”范畴。

一、临床诊断

（一）鼻腔恶性肿瘤辨病诊断

1. 症状

（1）鼻塞：为鼻腔恶性肿瘤的早期症状。鼻塞的轻重与肿瘤在鼻腔的部位和有无继发感染有关。原发于鼻腔下部的肿瘤，鼻塞发生最早；原发于鼻腔上部的肿瘤，只有当肿瘤较大时才发生鼻塞，且多为一侧，肿瘤晚期可压迫鼻中隔而并发对侧鼻塞。

（2）鼻衄或流血性分泌物：凡在成人，一侧鼻腔分泌物中经常带血或少量反复鼻衄，尤当同时鼻内有特殊臭味（有人称为“癌肿气味”）可闻及者，应首先想到有恶性肿瘤的可能。鼻衄在鼻腔癌中常为首发症状，早期仅为涕中带血，到晚期，可因癌肿侵蚀血管致严重大出血。

（3）疼痛：为本病主要症状之一，偶尔出现于较早期，表现为鼻内痛、上牙痛，头痛、眼或面颌部痛等。

（4）肿瘤侵犯或压迫症状：当侵犯相邻眼眶时可出现眼球移位、突眼、复视、流泪、视力减退等；侵犯上颌窦，可出现面颊部麻木、胀满感的疼痛；肿瘤向后侵犯鼻咽部，可出现耳鸣、耳闷胀、听力减退。

2. 体征

（1）鼻腔肿物：肿物表现因病理类型而异。鳞状细胞癌多呈菜花状，表现溃破及坏死、脆、易出血。恶性黑色素瘤外突，呈淡棕色或黑色，少数亦可无色，多伴有血性渗出液。恶性淋巴瘤及纤维肉瘤的瘤体较大，可堵塞鼻咽腔或两侧鼻腔，一般黏膜完好。恶性涎腺型肿瘤多呈结节状，早期黏膜正常，晚期亦可溃破。

（2）鼻外形改变及眼球移位：由于肿瘤挤压，可使鼻外形改变，即鼻背变宽、突起，晚期可穿皮肤而破溃于外。肿瘤侵入眼眶，可挤压患侧眼球向外移位、外突及结膜水肿。

3. 诊断与检查

凡出现一侧进行性鼻塞、经常有血性涕或鼻出血者，尤其为40岁以上的患者，应高度警惕，仔细检查。

（1）影像学检查：上颌窦鼻颏位片可见鼻腔软组织阴影，患侧鼻腔扩大，常见侧壁骨质破坏合并鼻窦混浊，对鼻腔上部肿瘤须注意查看筛窦骨质有无破坏。CT检查有助于了解病变扩展范围，尤其是了解有无上颌窦侵犯，应被列为常规检查。

（2）活体组织病理检查：对疑为早期癌但难以窥见肿瘤时，可行脱落细胞学检查。如有外突肿瘤则钳取病理检查。采取活组织要求准确，如误将水肿黏膜作为瘤组织或取材过浅皆不能得出正确诊断。活检后应采用加压填塞以防出血。对于反复出血、贫血体弱的患者，采取活组织时应加倍慎重。如为黏膜下肿瘤，宜行穿刺吸取病理检查。对恶性黑色素瘤临床表现较明显的，亦可不做活检，以避免因挤压肿瘤而引起转移。

（二）鼻窦恶性肿瘤辨病诊断

1. 上颌窦恶性肿瘤

（1）临床表现

①脓血性涕：常出现于早期，由于肿瘤破溃或合并上颌窦炎所致，晚期可有恶臭味。

②鼻塞：早期多不影响通气，随着肿瘤不断向内扩展，鼻塞呈进行性加重。少数由于瘤组织侵入鼻腔而阻塞。

③疼痛：多数由于肿瘤压迫上齿槽神经而引起，为上颌窦下部病变的早期症状之一。牙痛为最多，其次为患侧头痛、面颌部痛及鼻痛等。上颌窦上

部病变亦可出现眼痛或眼眶痛等。

④面部肿胀：为肿瘤累及面前软组织的表现，一般出现较晚，患者多因此而来就诊。肿胀以上颌正前方为最多，如病变在外上方，表现为颧部肿胀，可造成明显的面部变形，居内侧则表现为鼻旁肿胀，严重累及上壁可出现眶下及下眼睑肿胀，并使眼裂变小。

⑤眼球移位：肿瘤累及眼眶时，可压迫眼球向上移位，累及上后方的，则表现为眼球外突。少数患者可单独出现突眼而无明显面部肿胀。

⑥面部皮肤知觉减退：由于肿瘤压迫或累及眶下神经所致，可出现于较早期，知觉减退区为患侧面部及上唇皮肤。

⑦张口困难：为癌瘤穿破后壁向上颌窦后方扩展累及翼肌的表现，少数患者有时单独出现此症状而无明显面部肿胀。

⑧上牙松动或脱落：多为第1、2磨牙。

⑨其他：癌变晚期累及鼻咽的，可出现听力减退或耳鸣，偶见肿瘤溃破大量出血。

（2）体征

①上颌肿块：为本病主要体征，占90%以上。多出现于尖牙窝上方，为边界不清的隆起，呈橡胶样硬块、固定，可有轻度压痛，经龈颊沟触诊尤为清楚。肿块亦可出现于牙槽突或硬腭。一般表面黏膜完好，晚期可穿破黏膜或皮肤。肿块突向鼻腔时，可阻塞鼻腔，甚至推挤鼻中隔而将对侧鼻腔大部阻塞。前鼻镜检查可见脓性渗出液、黏膜水肿，少数可见到肿瘤组织，触之甚易出血。鼻咽镜检查，少数可见肿瘤经后鼻孔突入鼻咽部。晚期肿瘤侵入眼眶可压迫眼球使其移位，但大多数眼球运动不受限。有时合并球结膜水肿。

②颈部淋巴结肿大：因本病常合并感染，故多数可触及炎性肿大的颌下淋巴结，其质较软、活动、可有轻度压痛。如经过抗生素治疗无效，且进行性增大、质硬，逐渐失去活动性者为转移之征。偶见转移合并感染，使淋巴结液化变软。

（3）诊断与检查

①根据病史及临床表现分析：上颌窦恶性肿瘤局限于窦腔的，很可能缺乏阳性体征，为争取早期诊断，要特别重视量少次数多的鼻涕带血或鼻出血、面痛、麻木感、上齿列的牙痛、牙松动等，切不可忽视，因为这些均有可能为窦内肿瘤的报警信号。

②X线摄片：能显示有无肿瘤及肿瘤的性质、形态、范围和周围结构情

况，对鉴别诊断也有一定意义。以 Water 与 Caldwell 位两张平片为基础，酌情再加侧位片、颅底片、硬腭片等。平片有其局限性，体层摄片则可显示病变的深浅层次，勾划出肿瘤的立体轮廓。

③CT 与 MRI 检查：CT 扫描远比 X 线检查更加全面、精确，分层影像缩合富立体感，显示上颌窦病变非常理想，因而应用日益广泛，目前已成为诊断上颌窦恶性肿瘤的常规检查工具。近年来兴起的 MRI，在某些方面更比 CT 优越，如当肿瘤穿过颅底至前颅窝，或破出窦壁扩展至眶内、颞下窝时，MRI 显示得更为清楚，若与 CT 结合应用，将相辅相成。

④活组织病理检查：早期可行上颌窦穿刺细胞学检查，必要时行上颌窦开窗探查，以采取活组织病检。一般门诊所见上颌窦癌患者多有前壁破坏，可经龈颊沟穿刺吸取组织。晚期肿瘤破溃者，可在瘤组织表面直接钳取活检。

2. 筛窦恶性肿瘤

（1）临床表现

①鼻部：患侧鼻涕带血或有量少数多的鼻出血、鼻塞、嗅觉减退，往往由于肿瘤侵入鼻腔所致，流脓涕，往往是合并有鼻窦炎。

②眼部：筛窦与眼眶相邻，关系密切。患筛窦恶性肿瘤时眼部症状较多，如突眼、泪溢、复视及视力减退等，且这些症状出现较早，常为患部第一主诉而于眼科就诊。

③头痛：早期可有头痛症状，若肿瘤侵及筛状板、侵入颅内，头痛将持续且剧烈。

④颈部：肿瘤可转移至颈部，多转移至位于同侧颌下区的淋巴结，亦可转移至耳前淋巴结。

⑤远处转移：有肺、肝、骨、胃肠道等部位转移。

（2）体征

①眶内侧饱满隆起，眼球向外上方移位、突出、向内或向下活动受限。

②鼻内检查可见中鼻甲下移，鼻腔外上壁饱满，鼻中道或嗅裂有血性分泌物，鼻中甲可呈息肉样变或伴多发性小息肉，有时鼻内无特殊发现。

③颈部检查，常可触到同侧淋巴结肿大。

（3）诊断与检查：根据病史及临床表现，并结合如下检查。

①X 线摄片及 CT 扫描：能够显示肿瘤范围、破坏程度及邻近结构情况，为不可缺少的辅助检查。有条件者应尽可能结合 CT 做 MRI 检查，以更加全

面精确地了解病变情况，尤其是肿瘤侵及后组筛窦与颅底、颅内时。

②筛窦检查：若遇鼻内或鼻外无法活检或多次活检阴性，临床可疑肿瘤而又未能被证实的病例，可考虑作筛窦检查。对已探查病例应早作处理，以减少肿瘤扩散机会。

③颈淋巴结穿刺活检：一般限于诊断不明，实属必要的少数病例，若根据淋巴结性质可确定为转移性肿瘤时，则不必活检。

3. 额窦恶性肿瘤

（1）临床表现

①鼻部：患侧常有鼻涕带血、鼻塞、流脓涕及嗅觉减退。

②眼部：有突眼、复视、视力减退、眼痛、泪溢、上睑浮肿、眼肌麻痹等症状。

③额部：额窦区疼痛，局部肿胀隆起，并可溃破。

④肿瘤侵犯颅内（前颅窝）时出现剧烈头痛与脑膜刺激征，也可有脑神经损害的表现。

⑤颈部：晚期多转移至同侧颌下区淋巴结。

⑥远处转移：包括肺、肝、骨、胃肠道等部位转移。

（2）体征

①鼻部：检查见鼻中道出现息肉或肉芽样新生物，伴有血性分泌物。也可无特殊发现。

②眼部：检查常见眼球向外下方移位、突出，眼球向内或向上活动受限。

③额部：检查见患侧额窦区隆起，皮下或可扪及骨缺损和质硬的块状物；或皮肤与肿块粘连，癌肿溃破形成癌瘘。

（3）诊断与检查

根据病史及临床表现，并作如下检查。①X 线拍片：包括 X 线平片与体层 X 线摄片，可显示病变的范围及深浅层次。②CT 与 MRI 检查：显示肿瘤情况比 X 线检查更加全面、精确，富于立体感。③活组织病理检查：可行穿刺吸取或经鼻腔钳取病检。

4. 蝶窦恶性肿瘤

原发蝶窦恶性肿瘤极为罕见。多继发于鼻咽、筛窦恶性肿瘤。主要症状为患侧头痛、鼻阻塞及复视等。晚期常累及颅底，第Ⅱ及第Ⅲ颅神经易受累。X 线检查，可见颅中窝肿物阴影，有时破坏蝶鞍。

（三）辨证诊断

根据鼻腔鼻窦肿瘤的病机特点和临床表现，该病属本虚标实证，本虚为气血虚弱，标实为痰、热、瘀、毒互相结聚而致。

1. 痰热互结型

（1）临床表现：患侧面颊部肿胀疼痛，鼻塞，流脓浊涕，涕中带血，有恶臭味，口苦黏腻，溲黄便干，舌质红，苔黄腻，脉滑数。

（2）辨证要点：面颊部肿胀疼痛，鼻塞，流脓浊涕，有恶臭味，溲黄便干，舌红苔黄腻，脉滑数。

2. 痰瘀蕴结型

（1）临床表现：鼻塞，头刺痛，耳闷，鼻衄，面色紫暗；鼻腔内有凝血块，肿块触之出血，颜色暗红，伴胸闷、胁痛，舌暗红，有瘀斑，脉弦滑。

（2）辨证要点：鼻塞耳闷，面色紫暗，头刺痛，胸闷，舌暗红有瘀斑，脉弦滑。

3. 气血虚弱型

（1）临床表现：面色㿠白或面黄，头晕，乏力气短，鼻腔干燥萎缩，腹胀便溏，肿块可消失或肿块较大，舌质淡红，苔薄或少苔，脉细弱。

（2）辨证要点：面色㿠白或面黄，头晕，乏力气短，肿块可消失或肿块较大，苔少，脉细弱。

二、鉴别诊断

（一）鼻腔恶性肿瘤

1. 血管瘤

此病大部分属先天性，一般可分为毛细血管瘤与海绵状血管瘤。好发于鼻中隔，尤以前下区多见，瘤体呈红色或紫红色、质软、易出血。X 线检查与 CT 扫描显示团块状肿物，无明显骨破坏。

2. 内翻性乳头状瘤

此病好发于鼻腔外侧壁、中鼻甲或鼻窦，尤以筛窦多见，常为多发，弥漫、广基，外观呈颗粒状、乳头状或息肉状，病程较长，且有少数会发生癌变，因而需做活检鉴别。

3. 鼻息肉

此病无经常鼻出血或血涕史。鼻息肉外观色灰白、质软、呈荔枝肉状，表面光滑、半透明、可带蒂，触之不易出血。必要时做活检鉴别。

4. 鼻硬结症

此病多发生于30岁左右，病变在鼻中隔前部、鼻底或下鼻甲前端，在病程进展至中期的表现为多数小结节、质硬、伴感染、覆以脓痂、少见溃疡形成。鼻外部及上唇变硬、变形。镜下为肉芽肿伴浆细胞浸润及异物巨细胞，有丰富的胶原纤维。

（二）上颌窦恶性肿瘤

1. 上颌窦囊肿

此病常有周期性鼻内流出黄液，或间歇流出微量血性液。局限于窦内的小囊肿，面颊多无改变，若窦肿增大，亦可产生面颊隆起，偶有病例出现突眼等眼部症状，表面皮肤可推动，肿块呈圆形或类圆形，表面光滑，略有弹性，似乒乓球感觉，与癌肿表面质硬、不规则有别。X线检查可显示出囊肿的特有形态，不难鉴别。作上颌窦穿刺，有黄色液或黏液，为囊肿所特有。

2. 上颌窦和上颌骨良性肿瘤

此病为较常见的良性肿瘤，有造釉细胞瘤及骨化纤维瘤，含牙囊肿等。患者年龄多在40岁以下，另有较长期病史。肿瘤生长缓慢，无明显自觉不适。X线检查显示膨胀性生长的病变，病理检查可确诊。

3. 上颌窦良性出血性新生物

此病包括血管瘤、假性血管瘤、出血性息肉、坏死性上颌窦炎等。此类病患的共同特点是：病程较长，常有鼻出血，且量较多。X线检查与CT扫描，窦内常显示团块状肿物，骨破坏多限于内侧壁，上颌窦诊断性穿刺，可有血性液自针管滴出，活检可确诊。

（三）筛窦恶性肿瘤

1. 筛窦囊肿

此病在临床上远较筛窦恶性肿瘤多见，可有鼻内滴出黄液或微带血性液病史，突眼、眼移位、视力减退等均常见；眶缘、鼻侧隆起部表面光滑，扪诊可有乒乓球样略带弹性的感觉。X线检查与CT扫描有其特点，容易鉴别。

2. 筛窦乳头状瘤

此病除病程长外，在临床上往往不易与恶性肿瘤鉴别，且有10%左右乳头状瘤发生癌变，因此，需作活检鉴别。

本病与晚期鼻腔上部癌鉴别困难。唯前者鼻腔症状在先，鼻腔较筛窦病变严重，常有头痛，鼻外形改变。晚期上颌窦癌亦可累及筛窦，但多并发面部肿胀及上颌窦其他骨壁破坏。

（四）额窦恶性肿瘤

1. 额窦黏液囊肿

此病较肿瘤常见，发展缓慢，一般为数年。随着囊肿扩大，骨壁可被吸收变薄，额窦区可隆起，触之有按乒乓球之感。鼻腔检查，鼻腔顶部常有表面黏膜光滑的隆起，中鼻甲或肺泡受压移位。X线摄片与CT扫描均能显示扩大的额窦腔，密度均匀、边缘光滑的囊肿阴影，以及邻近骨质有受压吸收的现象。

2. 额窦骨瘤

当骨瘤超出窦腔，侵入鼻腔－眼眶时，亦可出现鼻塞、突眼、眼球移位、复视、视力减退、头痛等症状。检查见额窦前壁隆起，触之坚硬如骨。X线摄片及CT扫描甚有特点，易与额窦恶性肿瘤鉴别。

（五）蝶窦恶性肿瘤

本病应与蝶窦黏液囊肿相鉴别，后者较常见，病史中可有鼻内流黄色或棕色液。X线摄片与CT扫描显示圆形扩大、边缘光滑的良性占位影，不难鉴别。

三、临床治疗

（一）中医治疗

1. 内治法

（1）痰热互结

治法：清肺解毒，化痰散结。

方药：清气化痰丸加减。

黄芩、胆南星、半夏各9g，瓜蒌仁、枳实、茯苓、夏枯草各15g，石上柏、龙葵、菊花、僵蚕、石见穿各30g，生牡蛎20g，炙杏仁6g，陈皮12g。

（2）痰瘀蕴结

治法：活血化瘀，祛痰软坚。

方药：失笑散合二陈汤加减。

五灵脂、蒲黄、半夏、陈皮各20g，丹参、赤芍、山楂各30g，红花、泽兰、郁金各15g，天南星、海藻、昆布、藿香各10g。

（3）气血虚弱

治法：益气养血。

方药：八珍汤加减。

党参、白术、茯苓各20g，生地黄、白芍、川芎、当归各15g，木香、砂仁各10g。

2. 外治法

（1）针灸治疗、推拿治疗（见鼻咽癌有关章节）。

（2）敷贴法

①瓜蒂散：瓜蒂、赤小豆、丁香各50g，研粉，喷撒鼻腔内。适用于鼻衄、鼻内溃烂的患者。

②麝香散：麝香15g，冰片30g，黄连20g，研粉，鼻内喷撒。适用于肿块溃烂等。

③三黄粉：大黄、黄柏、黄芩、苦参各20g，研粉，吹布鼻腔溃烂坏死部。

④血竭膏：香油150g，血竭10g，松香10g，羊胆5具，冰片3g，麝香3g，乳香、没药各20g。将香油煎沸，加松香溶后离火，均匀撒血竭粉于液面，以深赤色为度，再下羊胆汁，加至起黄色泡沫为止，待冷却加入冰片、麝香即成。摊在胶布上贴于痛处。

（二）西医治疗

1. 鼻腔恶性肿瘤

根据肿瘤病理类型、肿瘤范围及患者全身情况，制订最佳治疗方案。目前主要治疗方法有放疗、手术与化疗三种。临床上常用放疗与手术结合的综合治疗。

（1）放射治疗：适用放疗敏感的鼻腔浅表肿瘤如未分化癌或低分化癌。

①放疗原则：放疗在鼻腔癌的治疗中占有重要地位。特别对于早期病例，效果良好，因此应为治疗的首选方法，同时应保留手术作为放疗后肿瘤未全

消退或暂时退缩后又复发时的挽救治疗手段。但对局部病灶较大的病例，一般建议使用手术结合术前放疗或术后放疗的综合疗法，究竟是术前放疗好还是术后放疗好，目前尚无统一意见，各有优缺点。当肿瘤范围广泛，累及骨、软骨、邻近鼻窦、眼眶、前颅窝、鼻咽时，单纯放疗是较好的方法。

鼻腔癌的颈部淋巴结转移率低，因此对初诊时 N_0 期（无淋巴结转移）病人不主张作颈部放疗。然而当肿瘤经治疗后复发，或肿瘤细胞分化较差，或肿瘤已侵及富于淋巴组织的结构如鼻咽、口咽时，考虑到发生颈淋巴结转移的可能性较大，因而对这些病人通常采用“预防性”两上颌照射。对初诊时已有颈淋巴结转移者，首选根治性颈清扫术。当肿瘤已穿破淋巴结包膜，并已侵及周围软组织时，则给予术后放疗。

②放疗方法：对鼻腔癌的放疗选用 ^{60}Co 或 4～6MV 直线加速器，使用缩野照射技术。开始用较大的射野照射，照射野包括鼻腔肿瘤、上颌窦内侧壁、筛窦、眼眶内侧壁、鼻咽、蝶窦和颅底，常用一鼻前野加两耳前楔形滤片侧野。术前放疗剂量为 45～50Gy/（23～25 次），5 周。放疗后 3～4 周手术。若单纯放疗，则再缩小照射野，仅包括治疗初时的临床肿瘤，加量照射到 65～70Gy/（33～35 次），7 周。术后放疗在手术伤口愈合后即可进行，亦选用较大射野，包括整个手术区域，当达到 50Gy/25 次，5 周时，缩小照射野照射手术切除不彻底或残留的部位，加照 10～15Gy/（5～8 次），1～1.5 周。

（2）手术治疗：对放疗不敏感的肿瘤如黑色素瘤可施行鼻侧切开术；肿瘤已侵犯鼻窦和眼眶时，可考虑上颌骨、筛窦截除及眶内容清除；颈部有淋巴结转移，可行颈淋巴结清扫术。

（3）放疗加手术治疗：适用于大多数病例。凡采用放疗加手术，无论是先放疗后手术或先手术后放疗，均称为综合治疗。采用先放疗后手术者，以放疗结束后 3～4 周施术为佳，因此时放射的急性损伤已消失，杀灭肿瘤的效应得以充分发挥。

（4）化学治疗：常作为辅助治疗或姑息治疗。近常用多种药物联合应用方案：如以环磷酰胺（CTX）600mg，长春新碱（VCR）2mg、5－氟尿嘧啶（5－Fu）500mg，用生理盐水稀释后静脉注射，每周 1 次。

（5）冷冻治疗：用致冷剂液氮（－196℃）作直接喷射。此法多作为辅助治疗。

（6）激光治疗：常用 CO_2 激光或 YAG 激光与手术配合使用，或治疗术后残留与复发病灶。

2. 上颌窦恶性肿瘤

治疗方法主要有放射治疗、手术治疗与化学治疗三种。临床上常用放射与手术的综合治疗。此法又分先放疗后手术与先手术后放疗两种，有学者曾比较过经此两种方式治疗的患者的预后，结果表明无明显差别。

（1）放射治疗

①放疗原则：早期的病例首选手术治疗，但当手术切缘阳性或肿瘤有残留时，应考虑术后放疗。由于多数病人在确诊时已属中晚期（如 AJCC 分期 $T_{2\sim3}$），单纯手术已难奏效，因而主张综合治疗，即先放疗后手术或先手术后放疗。对 T_4 病人，特别是当颅底、鼻咽、翼板、蝶窦等受累时，手术切除有困难，只能使用单纯放疗或联合化疗，包括动脉插管区域灌注或静脉注射化学药物。

对确诊时已有颈淋巴结转移的病人，可用颈淋巴结清扫术和/或放疗。对确诊时颈部都无淋巴结转移者，多不作预防性放疗，但也有人建议对分化差的癌，或肿瘤已侵及面部皮肤、口腔、鼻咽、翼肌的也作预防性颈部放疗。近来美国 MDAnderson 肿瘤中心对初诊时 N_0 的上颌窦癌，如果病理类型属分化差的鳞癌或未分化癌，或 $T_{2\sim4}$者，均作病侧上颌部预防性放疗。

②放疗指征

术前放疗：常作为综合治疗的一部分，一般用于肿瘤浸润范围较大、彻底手术切除有困难的病例。此法除了用于缩小肿瘤外，还能减少术中出血，给手术切除提供有利条件。对某些眼眶受累的患者，由于放疗后肿瘤的退缩，增加了保留眼球的机会。一般主张术前放疗后的手术范围仍应包括放疗前的肿瘤范围，但对眶内容清除术要持慎重的态度。

术后放疗：用于手术切缘阳性或有肿瘤残留的病例。有人建议，除下肿瘤外，对其他各期鼻窦癌，术后均应加放疗。理由是鼻窦相邻的颅底和眼眶等为重要的骨性结构，彻底的手术易受限制，术后放疗能减少局部肿瘤的复发率。

临床实践证实术前放疗和术后放疗的局部控制率和生存率基本相似。

单纯放疗：适用于较局限的对放疗较敏感的肿瘤如未分化癌等。对于肿瘤浸润范围较大，如侵及颅底，手术有困难但尚无远处转移的病例，亦可考虑作单纯放疗。放疗使肿瘤生长受抑制，病人的临床症状改善，生存期延长。

③放疗方法：放射源用^{60}Co 或 4 ~6MV 直线加速器。放射野采用鼻前和

病侧两野或角楔形滤片照射，或一鼻前两耳前侧野楔形滤片照射。在拟订放射计划时特别要注意保护健侧的眼睛以及脑与脑干。术前放疗剂量50Gy/25次，5周。术后放疗剂量55~60Gy/30次，6周，若有肿瘤残留，则缩小照射野包括残留灶加照5~10Gy。单纯放疗剂量60Gy/30次，6周，然后缩小照射野对准残留肿瘤加量照射，使肿瘤总照射量达70Gy/75次，7周。术前放疗和手术间隔时间以3~4周为宜。手术和术后放疗的间隔时间则越短越好，在手术切口愈合后即可开始。

（2）手术治疗：以上颌骨切除为主。

手术范围可分为6种：①上颌骨部分切除；②上颌骨全切除；③上颌骨部分切除加眶内容清除；④上颌骨全切除加眶内容清除；⑤上述任一手术加筛窦切除术；⑥上述任一手术加颈淋巴结清除术。

T_1 期肿瘤以上颌骨部分切除为主，T_2 期者以上颌骨全切除为主，T_3 期以上颌骨全切除加眶内容清除或筛窦切除术为主。对 T_3 期肿瘤侵及皮肤经切除的面部缺损，可行胸大肌带血管和肌皮瓣作修补术。对术前行放疗者，一般于放疗结束3~4周后施术。上颌窦后壁有肿瘤残留时，术中应特别注意。若肿瘤侵入眶内，眼球不能保留，眼症状不明显，而X线检查与CT扫描显示眶骨破坏，术中若发现眶骨膜完好，眶底即上颌窦上壁骨可去除，但眼球可保留，对眶骨壁破坏/眶骨膜受累，以行眶内容清除为宜。上颌骨切除后的术腔，除下部要装上牙托外，必要时可酌情应用各种合适的充填体，如硅胶制品、自体组织等加以填充，以使患者能经口进食，从而维护原有的面部容貌，保持术后语言清晰，以减轻患者的心理压力。

（3）化学治疗：多作为一种辅助疗法或姑息疗法。一般拟定多种药物联合应用方法，如以CTX 600mg、5－Fu 500mg、VCR 2mg，分别用生理盐水稀释后静脉注射，每周一次，另外，亦可采用颞浅动脉插管灌注疗法，药物包括博莱霉素（BLM）、甲氨蝶呤（MTX）等。绝大部分抗癌药物在使肿瘤退缩的同时，均有抑制造血系统功能的不良反应，故化疗期间需定期检查血象，若发现白细胞计数在 3.5×10^9/L以下则暂停治疗。

（4）激光治疗：通常与手术疗法配合使用，以治疗残余及复发病灶，常用 CO_2 激光或YAG激光。

（5）冷冻治疗：适应证与激光疗法基本相同。致冷剂以液氮（－196℃）为代表，多做直接喷射。

3. 筛窦恶性肿瘤

治疗方法主要包括放射治疗、手术治疗、化学治疗三种主要方法。临床常用放疗加手术的综合疗法。此外，尚有激光疗法、冷冻疗法等。

（1）放射治疗：参考上颌窦恶性肿瘤之放疗。

（2）手术治疗：单纯手术适用于对放疗不敏感的肿瘤。手术结合术前放疗或术后放疗的综合治疗，适用于大多数病例。

手术种类包括：

①鼻侧切开筛窦切除术：为切除筛窦恶性肿瘤的基本手术，切除范围包括前后组筛房、中鼻甲、筛板。术中需探查上颌窦内上角及鼻中隔上段。

②眶内容清除术：筛窦肿瘤易侵入骨质菲薄的外侧壁，累及眶内，故需作眶内容清除术者比例甚大。对术前未能完全确定的边缘病例，应待术中检查眶骨膜是否完好后再决定是否要摘除眶内容。

③颅面联合手术：对于部位较高，已侵入颅底的 T_4 肿瘤，以采用颅面联合进路为佳，否则很难彻底切除肿瘤。近年来，由于头颅 CT 扫描与 MRI 的应用，耳鼻喉科与神经外科的密切合作，此项手术开展日益广泛。对于涉及筛状板的 T_4 肿瘤，可取额部冠状切口或眉弓鼻侧切口手术。对肿瘤切除后的颅骨缺损，应使用各种材料与方法进行修复，以解决脑脊液漏的问题。修复材料包括骨板、硅瓣片、有机玻璃、自体颞肌筋膜、颅骨骨膜以及额部带蒂皮瓣等。术后需应用抗生素，以减少感染，但术后脑膜炎、缺氧性昏迷等并发症仍时有发生，也有一定死亡率。

④颈淋巴结清扫术：筛窦恶性肿瘤转移至颈部淋巴结，需行清扫术。

（3）化学治疗：临床上多作为一种辅助疗法或姑息疗法。一般拟用多种药物联合应用方法，如以 CTX 600mg、5 – Fu 500mg、VCR 2mg，分别用生理盐水稀释后静脉注射，每周一次。化疗期间要定期检查血象，若白细胞计数在 $3.5 \times 10^9/L$ 以下则暂停治疗。

（4）激光与冷冻治疗：临床上多作为手术的辅助治疗。

4. 额窦恶性肿瘤

对此病多采用放疗加手术的综合治疗。因早期诊断不易，临床所见多属晚期，故无论用手术治疗、放射治疗或化学治疗效果均不佳。

（1）放射治疗：参考上颌窦恶性肿瘤之放疗。

（2）手术治疗：对放疗不敏感的癌肿，可按上颌窦根治术途径切除额窦癌肿。若肿瘤已侵犯眼眶和筛窦，宜考虑筛窦切除、眶内容清除。若颈部淋巴结已有转移，可行颈淋巴结清扫术。

（3）综合治疗：即采用放疗加手术，包括先放疗后手术或先手术后放疗两种方法。先放疗后手术者，通常于放疗结束后 3～4 周手术。

（4）化学治疗：常作为辅助治疗或姑息治疗。一般采用多种药物联合应用，如用 CTX 600mg、5－Fu 500mg、VCR 2mg，以生理盐水稀释后静脉注射，每周一次，一般 2 个月为一疗程。

（5）激光治疗和冷冻治疗：常为手术的辅助治疗。

5. 蝶窦恶性肿瘤

蝶窦隐蔽于颅骨深部，又与诸多脑神经等重要结构相邻，对蝶窦恶性肿瘤，用手术极难彻底切除，用放疗效果亦不理想，故多采用综合疗法。近年国外有报道，采用手术切除、放射治疗后，再加放射性 ^{192}Ir 埋植可增加疗效。

第七章 口腔与涎腺癌

口腔与涎腺部肿瘤属口腔颌面部肿瘤范畴，而口腔颌面部肿瘤又为头颈部肿瘤的重要组成部分。1987 年国际抗癌联盟（UICC）正式应用于临床的分类中，将头颈部癌瘤分为七大解剖部位：唇、口腔、上颌窦、咽、涎腺、喉和甲状腺。发生在口腔颌面部的恶性肿瘤以癌为常见，在癌中又以鳞状细胞癌为多见，一般占 80% 以上；其次为腺上皮癌（黏液表皮样癌、腺癌、腺样囊性癌、恶性混合瘤等）以及未分化癌。本章将以最常见的口腔癌——舌癌以及涎腺癌为主进行讨论。

第一节 口腔癌

口腔癌主要指发生在口腔黏膜上的上皮癌。因部位不同而分别称为舌癌、颊黏膜癌、牙龈癌、口底癌和硬腭癌。口腔癌常向区域淋巴结转移，晚期可发生远处转移。早期可表现为黏膜白斑，表面粗糙。以后发展为乳头状或溃疡型，或者混合出现，其中又以溃疡型为最多见，有时呈菜花状，边缘外翻。由于口腔癌发生的部位不同，其组织结构、恶性程度、转移部位及治疗方法等方面均有所不同，其临床主要表现为：口腔有溃疡或浸润块、常有明显疼痛。

口腔癌中以舌癌最为常见，中医虽无舌癌之名，但古代医籍中有关舌岩、舌菌、舌疳之描述与之颇相似。

一、临床诊断

（一）辨病诊断

口腔癌在临床上一般表现为溃疡型、乳头状型及浸润型三种类型。这种分型一般是针对早期病例而言，若病至晚期则以上三型的特征可在同一病例中见到。口腔癌的部位一般表浅，容易早期发现，可通过视诊、触诊作出临床诊断。为明确病理性质常需进行活检，但要尽量缩短活检与进一步治疗的间隔时间。由于不同部位口腔癌的临床表现及诊疗原则大致相同，以下以口腔癌中最为常见的舌癌为例进行阐述。

1. 症状与体征

舌癌发生的部位以舌中1/3侧缘为多，占82%～90%，其次为舌根、舌腹及舌背，舌尖部最少见。其发生的早期症状不明显，多表现为局部组织增厚，黏膜小结，或溃烂，逐渐形成硬结、肿块，肿块中心可出现边缘微隆起之溃疡，微痛或无症状；病变中期，癌肿向深部及周围组织扩展，可发生溃疡及继发感染，出现剧痛、口臭、多涎、舌运动障碍；癌肿晚期可累及舌肌，影响进食、吞咽及语言，常并发舌组织坏死、出血，全身呈恶病质。舌癌可见于各年龄组，20岁以下少见，男性患者高于女性，男女之比为(1.2～1.8)：1。大多数舌癌为鳞形细胞癌，从正常舌黏膜上发生，一开始就是癌，少数是从良性病变转变而成。本病约2/3有颈部淋巴结转移。

2. 影像学检查

放射性核素检查除提供口腔癌骨转移信息外，在诊断口腔癌本身中尚少见应用。X线平片及断层摄像能检查口腔癌对上、下颌骨及鼻腔副鼻窦的侵犯情况，但对口腔癌的定位诊断、肿瘤波及周围软组织的检查情况尚不能令人们满意。CT则在相当大程度上弥补了上述要求，特别是对舌癌的检查，有着极其重要的临床意义。

3. 脱落细胞学检查

在舌部病变区刮片作脱落细胞学检查，适用于病变浅表的无症状的癌前病变或病变范围不清的早期鳞癌。此法简便易行，患者易于接受。

4. 活组织检查

最常用的活检方法是钳取或切取，取材宜在肿瘤边缘部位并包括部分正常组织。若一次检查为阴性，仍需结合临床，严密观察。若遇肿瘤转移，尤其是二腹肌下及颌下转移，应仔细检查颈部并作颈淋巴结活检，对本病的诊断分期有一定意义。

（二）辨证诊断

舌癌的辨证，初期以邪实为主，呈火毒结聚之证，继则虚实夹杂，晚期往往邪盛正衰，呈现气血两虚状态。

1. 初期

（1）临床表现：舌边或舌背突起如豆，或长大如菌，触之较硬，舌表面可见增厚斑块、溃疡，久治不愈，疼痛不适，溲赤，舌质红，苔薄黄，脉弦。

（2）辨证要点：舌边或舌背突起如豆，或长大如菌，触之较硬，舌表面可见增厚斑块、溃疡，久治不愈。

2. 中期

（1）临床表现：舌癌肿块增大，糜烂溃疡，边缘不整，烂处易出血，咀嚼吞咽困难，疼痛难忍，碍食难言，口气臭秽，舌质红，苔白厚或黄腻，脉弦滑。

（2）辨证要点：舌癌肿块增大，糜烂溃疡，烂处易出血，咀嚼吞咽困难，口气臭秽。

3. 晚期

（1）临床表现：形体消瘦，气短乏力，双侧颈部、颏下、颌下常有恶核，伸舌受限，舌体肿大满口，甚至透舌穿腮，痛不欲生，流涎腥臭，饮食困难，言语不利，面色苍白，舌淡苔腻，脉弦细而数。

（2）辨证要点：形体消瘦，面色苍白，双侧颈部、颏下、颌下常有恶核，舌体肿大满口，痛不欲生，流涎腥臭，伸舌受限。

二、鉴别诊断

（一）创伤性溃疡

此病多由假牙和牙的残根、残冠或锐利的牙齿边缘损伤或理化物质刺激等所致。好发于舌侧缘后方，若溃疡深，表面可有白色假膜，周围有炎性浸润。如去除上述因素，再给予消炎药物及维生素 B、维生素 C，多能痊愈。若仍不愈可作活检。

（二）结核性溃疡

此病多在舌背，溃疡浅，边缘软而不齐，表面不平，有黄色污秽渗出物，有自觉疼痛。全胸片检查，抗结核诊断性治疗有助于鉴别诊断。

（三）白斑

此病好发于颊、唇、舌、龈及腭部，系黏膜上皮增生和过度角化而成的略突于黏膜表面的白色斑块。可能与吸烟、牙齿残根、残冠刺激以及维生素A缺乏、营养障碍及内分泌失调有关。一般分为3度：Ⅰ度白斑为浅白色云雾状、质软，无自觉症状；Ⅱ度白斑略高于黏膜面，边缘清楚，可有浅裂或粗涩不适感；Ⅲ度白斑显著高于黏膜面，表面粗糙，为颗粒状或乳头状，局部有异物感，灼痛。对Ⅰ、Ⅱ度白斑，可去除病因后局部用药治疗，对Ⅲ度白斑则需手术切除并作病理检查。

（四）乳头状瘤

此病多发生于舌尖边缘，舌背舌后较少见，黏膜表面有细小乳头，外突或有蒂，周围组织软，基底无浸润，边界清，需手术切除。

（五）血管瘤

此病病期较长，多发生于婴幼儿，好发于唇、颊、舌等部，可呈局限性外突单发小肿物，形状不一，可深可浅，表面光滑，呈紫色，有压缩性，对瘤体局限者可手术切除，对瘤体广泛者可作硬化剂注射或用液氮冷冻治疗。

（六）纤维瘤

此病可发生在口腔各处，生长于黏膜下层，大小不等，质韧，活动、边界清，一般需手术切除并送病检。

三、临床治疗

（一）中医治疗

1. 内治法

（1）初期治疗

治法：清心泻火，解毒散结。

方药：导赤散化裁。

川黄连、木通、甘草各6g，生地黄20g，栀子、山豆根、牡丹皮各10g，淡竹叶、赤芍、重楼各15g，车前草、白茅根、蒲公英各30g。

（2）中期治疗

治法：泻火解毒，散结止痛。

方药：黄连解毒汤化裁。

黄连6g，黄芩、黄柏、桃仁、甘草各10g，栀子、山豆根、半枝莲各15g，重楼、仙鹤草、薏苡仁、蒲公英、白花蛇舌草各30g。

(3) 晚期治疗

治法：益气补血，解毒散结。

方药：八珍汤加减。

太子参、白术、茯苓、生地黄、山豆根各15g，黄芪、当归、赤芍、仙鹤草、土茯苓各30g，玄参、知母各12g，川芎9g，青黛6g。

2. 外治法

(1) 针刺治疗：取合谷、承浆、地仓、内庭、天突、翳风、内关、足三里、太冲、心俞、脾俞、颊车、下关等穴，每次3～4穴，补泻兼施，每日1次，每次留针20～30分钟。

(2) 耳针：取心、脾、肾、内分泌、舌、肾上腺、面颊等，每次取2～4穴，日针1次，每次留针30分钟，行较强刺激。或每次埋针3～5天，2～3天后再行第二次埋针。亦可用王不留行籽，以胶布固定于穴位上，并反复按压。

(3) 穴位激光治疗：选取足三里、肾俞、脾俞、心俞、痞根、痞块、癌根、再生穴等，应用氮分子激光聚焦照射穴位治疗，频率10～25次/秒，每次照射3～5穴，每穴照射4～5分钟，隔日一次或隔2日照射一次，最多可照射6个月。

(4) 敷贴法

①外敷红灵丹油膏或芙蓉膏于颌下。

②以生肌玉红膏掺九黄丹或海浮散敷之，适宜于有溃破者。

③水澄膏：水飞朱砂、白及、白蔹、五倍子、郁金、雄黄、乳香适量，共研粗末，米醋调敷于患处。

④双料喉风散：频频外敷舌溃疡面。

(二) 西医治疗

对本病强调早发现，早诊断，主要采用外科手术和放射治疗，化学治疗作为辅助或姑息治疗，中医中药治疗可以改善患者的临床症状，防止或延缓术后复发。

1. 手术治疗

手术是治疗舌癌的主要手段，对于早期或局限的舌尖部癌，可考虑舌局部切除，切口应距病灶1.5cm以上，行颌性切除，切忌挤碎瘤组织。对于晚期舌癌需作包括原发与颈淋巴结有关组织整块切除的联合根治术。由于舌癌的治疗方法不断改进，目前采用保留颌骨和选择性颈清扫的手术方式结合辅助放射治疗者日益增多。对一些较晚期的病例，宜采用术前放疗或动脉插管化疗，使肿瘤缩小后再考虑手术。舌癌手术原则上要求做切除边缘组织的连续冰冻或快速切片检查。

2. 放射治疗

放疗分组织间照射和外照射，治疗前需做好口腔卫生，预防牙源感染以及颌骨放射性骨髓炎。

（1）组织间照射：适用于舌背、舌侧缘或舌腹较小病变（直径在2cm以内者），此法疗程短，局部瘢痕少，全身反应轻。一般使用镭针、^{60}Co或^{137}Pd针，方法是根据肿瘤厚度做一个或两个平行插入，各针之间间隔1cm，放射剂量为8000～9000rad，6～8天完成。

（2）外照射：单纯的外照射法，治疗效果欠佳，故一般为先行外照射，使瘤体缩小并控制感染后，再行组织间照射。外照射一般用超高压装置，总剂量3000～4000rad（3～4周），继用组织间照射，总剂量6000～7000rad（4～6日）以完成全部照射。如已有淋巴结转移，可同时对转移灶行外照射，剂量3000～4000rad。照射时应注意避开脊髓。

3. 化学治疗

对于舌癌的治疗，化疗仅作为辅助方法，或者用于治疗有远处转移者。一般常用化疗药物有甲氨蝶呤（MTX）、博莱霉素（BLM）、顺铂（DDP）和5-氟尿嘧啶（5-Fu）。单一用药疗效差，一般多采用联合用药，方案有：

（1）MONB方案

长春新碱（VCR）1mg/d，iv，第1、2、7、10天。

消瘤芥（AT-1258）40mg/d，iv，第3～6天。

博莱霉素（BLM）15～30mg/d，im，第7、10、14、17天（VCR后六小时）。

左旋咪唑150mg/d，po，第12～14天。

甲氨蝶呤（MTX）15～20mg/d，im，第21、24（或18）天。

第4～5周一次。

(2) BMNF 方案

博莱霉素（BLM）15~30mg，im ┐同日
甲氨蝶呤（MTX）10~15mg，iv ┘

5-Fu　250mg，iv，MTX 后 0.5h。

AT-1258　20mg，iv，5-Fu 后。

每周 2 次，连用 2 周，休息 2 周后重复。

第二节　涎腺癌

涎腺又称唾液腺，是分布于口腔颌面部分泌唾液的腺体。包括腮腺、颌下腺、舌下腺及小涎腺。涎腺癌指来源于涎腺腺上皮的恶性肿瘤，有低度恶性和高度恶性之分，低度恶性包括黏液表皮样癌、腺泡细胞癌等；高度恶性包括恶性混合瘤、腺癌。腺样囊性癌属特殊类型，虽然临床及病理表现类似于低度恶性，但极难治愈，且多为致死性。涎腺癌的病因目前还不太清楚，仅知和放射线有密切关系。涎腺癌大多数有疼痛表现，呈浸润性生长，与周围组织有粘连，可形成破溃并可导致神经功能障碍。

中医文献中尚未见涎腺肿瘤之病名，但有不少类似该病的记载，与中医的“颧疽”“颊疡”“颊疽”等的描述相类似。

一、临床诊断

（一）辨病诊断

对涎腺肿瘤的诊断，首先要区别肿瘤与非肿瘤性疾病，其次要鉴别肿瘤的良性与恶性，因为两者的治疗方法不同，若诊断错误，不仅会贻误病情，而且会给患者带来不应有的损失。临床上可根据肿瘤发生部位的不同，以及不同部位肿瘤特有的症状、体征，结合组织病理及仪器检查，不难做出诊断。

1. 症状与体征

(1) 腮腺癌：一般病程较短，生长较快，面部常有疼痛、麻木感。肿瘤质地较硬，常与深层组织发生粘连，可出现开口困难，累及皮肤可产生破溃。另据报道，约 8% 的患者可发生部分或全部面神经麻痹。

(2) 颌下腺癌：常有疼痛，生长较快，肿瘤界限不清、质硬，与周围组织粘连而不能活动，若侵犯开口肌群可导致轻度开口困难；舌神经受累时患

侧舌疼或麻木，舌下神经受累可出现患侧伸舌运动受限，舌尖偏向患侧。

（3）舌下腺癌：常无自觉症状，病程较长，肿块一般质地较硬。

（4）小涎腺癌：多发生于软硬腭交界处，可侵犯牙龈、牙槽骨及腭骨。黏膜表面完整，肿块固定，大小不等。

2. 辅助检查

（1）涎腺X线造影：对腮腺或颌下腺的肿瘤，可经涎腺导管注入造影剂，行涎腺X线造影，此法对判断肿瘤的部位、范围、性质有参考价值。恶性肿瘤可见主导管或分支导管排列扭曲、不规则扩张、中断，呈残缺不全状；腺泡充盈不规则及缺损。

（2）CT扫描、MRI检查：CT扫描尤其适用于检查腮腺深叶的肿瘤，其应用不仅可以定位，而且可以观察肿瘤的范围及其与周围组织的关系。在作腮腺造影的同时，作CT扫描，对腮腺深叶肿瘤的确诊有很高价值。MRI能显示腮腺内低信号的面神经，在横断成像上了解肿瘤与面神经的深浅和上下关系，这是其他影像学检查所不能及的，在术中对面神经的处理很有帮助。

（3）放射性核素检查：涎腺肿瘤无论良恶性，用^{99m}Tc扫描均有冷结节，只有腺淋巴瘤式嗜酸性颗粒细胞瘤呈现热结节。

（4）超声波检查：对正常涎腺组织和肿瘤组织有较高的分辨率，对肿瘤的定位、大小、质地、有无包膜等，均有一定的参考价值。

（5）病原学检查：穿刺细胞学检查对涎腺肿瘤的诊断准确率高，可达90%，能用来初步鉴别肿瘤的良恶性，但临床认为：如混合瘤诊断和手术可以一次成功，最好避免做穿刺。虽然对晚期涎腺癌或非手术治疗的病灶用穿刺细胞学检查以明确病理性质是十分必要的，但穿刺细胞学检查有时未抽吸到代表性组织，故诊断要结合临床，必要时应重复进行。

（二）辨证诊断

涎腺肿瘤早期多有脏腑功能失调，多为脾虚湿滞，心火上炎，胃炎炽盛；晚期多为正气虚损，毒热伤阴，阴虚火旺，气阴两伤。临床各期证候，又每多兼夹，故临床用药，当以辨证为主。

1. 痰湿结聚型

（1）临床表现：初起微肿，耳下肿胀或疼痛，头晕身困，口黏涎多，倦怠懒言，纳呆脘闷，舌体胖，质淡或边有齿痕，苔白厚腻，脉滑。

（2）辨证要点：初起微肿，头晕身困，倦怠懒言，纳呆脘闷，舌淡胖，苔白厚腻，脉滑。

2. 热毒蕴结型

(1) 临床表现：头面蔓肿焮红，面颊红肿坚硬，表面凹凸不平，头痛身热，耳灼口苦，便秘溲赤，舌质红绛，苔黄燥，脉滑数。

(2) 辨证要点：头面及面颊部红肿，头痛身热，耳灼口苦，便秘溲赤，舌红绛，苔黄燥，脉滑数。

3. 气滞血瘀型

(1) 临床表现：单侧或双侧耳下肿胀，甚则肿块作痛，咀嚼不便，咽痛耳痛，舌紫黯或有瘀斑或瘀点，苔少，脉弦细。

(2) 辨证要点：耳下部肿胀，甚有肿块作痛，咀嚼不便，舌紫黯或有瘀斑瘀点。

4. 肝胆郁热型

(1) 临床表现：肿块渐大，烦躁易怒，口苦咽干，舌侧缘生疮、糜烂、疼痛，便秘，舌质红，苔黄，脉弦滑。

(2) 辨证要点：烦躁易怒，肿块渐大，口苦咽干便秘，舌红苔黄，脉弦滑。

二、鉴别诊断

（一）腮腺良性混合瘤

此病常在无意中被发现，肿瘤生长缓慢，病程长，为 8 ~ 10 年，肿瘤多在耳垂下方呈结节状，硬度不一、基底活动。肿瘤较小时难与黏液表皮样癌、腺样囊性癌及腺泡细胞癌鉴别，故需做术中冰冻切片检查相鉴别。

（二）腮腺结核

腮腺结核指发生在腮腺腺体内的淋巴结的病变，如侵犯腺实质，则肿块活动度差，可出现反复肿胀，抗结核治疗可使肿块缩小。除非有明确的其他结核病体征或有炎症史，一般诊断较困难。穿刺细胞学检查有助于区别。

（三）颞下凹——咽旁区肿瘤

原发于颞下凹区的肿瘤早期无明显症状。近颅底发生者持续增长时可出现耳鸣、失听等症状，在下颌后凹部出现肿块，类似腮腺深层组织发生的肿瘤。偏下部位发生者须注意和颌下腺肿瘤区别。CT 或 MRI 检查有助于区别。

三、临床治疗

（一）中医治疗

1. 内治法

（1）痰湿结聚

治法：健脾祛湿，化痰散结。

方药：山莪汤加减。

白术、半夏、天南星、山慈菇各10g，茯苓、牡丹皮各15g，山豆根、莪术各12g，夏枯草、重楼、白花蛇舌草、薏苡仁、贝母各30g，白芥子9g，生甘草3g。

（2）热毒蕴结

治法：清热解毒，消肿散结。

方药：清瘟败毒饮加减。

生地黄、黄芩、知母、赤芍、竹叶、天花粉各12g，石膏45g，黄连、栀子、桔梗各9g，玄参、连翘各30g，牡丹皮、野菊花、半枝莲、夏枯草、蒲公英、白花蛇舌草各15g，甘草6g。

（3）气滞血瘀

治法：疏肝理气，化瘀散结。

方药：柴胡疏肝散化裁。

柴胡、郁金、枳壳各10g，山豆根、赤芍各15g，八月札、猫爪草、生牡蛎、浙贝母各30g，丹参20g。

（4）肝胆郁热

治法：清泻肝胆，败毒消肿。

方药：龙胆泻肝汤加减。

柴胡、龙胆草、青皮各10g，夏枯草、野菊花、土茯苓、薏苡仁、山豆根、生地黄各15g，蒲公英、紫花地丁、白花蛇舌草、白茅根各30g，玄参、金银花各20g。

2. 外治法

（1）针刺治疗：主穴取心俞、风池、天泉，配穴取内关、足三里，补泻兼施，每日1次，每次留针20~30分钟。

（2）推拿疗法：取穴风池、大椎、命门、合谷等穴，采用推、拿、抹、摇、拍击等手法，能扶正固本，宽胸理气。

(3) 敷贴法

①局部溃烂擦膏吹口散或锡类散。

②出血不止，可用蒲黄炭、芦荟、马勃等份，研末外敷。

③颌下肿核，初起贴红灵丹油膏。

④25%或50%皮癌净油剂（砒石2份、指甲1.5份，头发1.5份、大枣1枚、碱发面30份配制），局部用药，对溃烂效果好。

（二）西医治疗

对涎腺肿瘤的治疗首先要树立综合治疗的观点，应根据肿瘤的性质及临床表现，结合病人的身体状况具体分析，确定采取相应的治疗原则与治疗方法。近十年来，国内外一些医院开展了以手术治疗为主，外加放疗和化疗、中医中药治疗等综合性治疗手段，显著提高了涎腺癌的切除率和患者的生存率。

1. 手术治疗

涎腺癌一般以手术治疗为主。

(1) 腮腺癌

①原发灶的基本手术方式：局部单纯摘除肿瘤从来是不适宜的，至少应做保留面神经的局部区域切除或腮腺浅叶全部切除。腮腺浅叶及肿瘤切除适用于位于腮腺浅叶的低度恶性肿瘤，对位于深叶的肿瘤则应将腮腺浅、深叶连同肿瘤一并切除。

②腮腺癌涉及面神经的处理：腮腺癌根据其组织病理类型及其生物学行为分低度和高度恶性两类。合并面神经麻痹者，以高度恶性组常见，手术切除肿瘤的同时牺牲面神经当无争议，但对临床上无面神经麻痹表现，而手术中发现面神经受累的情况，应否牺牲面神经，则有不同意见。术中若面神经完全被肿瘤包裹，切开肿瘤而保留面神经是不适宜的，只要面神经功能完好，术中可以和肿瘤分离而不用切开肿瘤，则可保留面神经，只需术后给予足量的放疗即可。如必须切除面神经，可考虑作神经移植。

(2) 颌下腺癌

①颌下腺及肿瘤切除：适用于肿瘤仅限于腺体并较活动的病例，但应包括此区域淋巴结一并切除。

②颌下腺肿瘤及下颌骨切除：适用于肿瘤与下颌骨有粘连或X线显示下

颌骨有骨质破坏的病例，应当在切除颌下腺肿瘤的同时切除同侧下颌骨。

（3）舌下腺癌：对局限于舌下腺内的肿瘤，可作舌下腺切除，若肿物较大或与骨膜有粘连，应作下颌骨切除，这样既能根除肿瘤，又有利于消灭死腔。对原发性舌下腺癌，单纯肿块切除预后差，应废除，目前多主张术中送冰冻切片，作口底部扩大性根治术，包括下颌骨的处理以及舌骨上清扫术，临床如明确有淋巴结转移者，则应作颈清扫术。

（4）小涎腺癌：应根据肿瘤所在部位、侵犯范围及病理类型而采取不同的手术，如局部切除，低位上颌骨切除，全上颌骨切除，下颌骨矩形切除，舌根部小涎腺肿瘤切除，唇部小涎腺肿瘤切除。

2. 放射治疗

放疗在涎腺癌治疗中占重要地位，对早期病变，行单纯放疗即可取得与手术相同的效果，而且具有手术不具备的优点，如保持面容，保持口腔正常功能，提高患者生存质量。

（1）外放疗：常采用^{60}Co或4～6MV加速器X线照射，总剂量为65～70Gy/（7～7.5周）。

（2）术前放疗：可减少手术造成远处转移的机会，使肿瘤缩小，使原本不能手术者变为可以手术，从而提高手术切除率。剂量为45Gy/（5～6周），放疗后6周手术。

（3）术后放疗：用于术后肿瘤切除不全或切缘有肿瘤残余者，以及因条件所限，切缘距瘤体距离小于0.5cm者。剂量为50～55Gy/（5～6周）。

（4）口内放疗：常用于外照射前或后，作为补充加量照射，采用X线或电子照射，直接照射肿瘤区以减少组织的损害。适用于病灶表浅，癌灶浸润深度小于0.5cm，易于暴露及固定的肿瘤。

3. 化学治疗

常用化疗药物有氟尿嘧啶（5－Fu）、喜树碱（CPT）、顺铂（DDP）、阿霉素（ADM）、博莱霉素（BLM）。

（1）手术或放疗前化疗（诱导性化疗）

FD方案：

DDP　80～120mg/m^2，静滴，第1天。

5－Fu　800～1200mg/m^2，静滴，第3～5天。

4周为1小节，连续用3小节。

（2）手术或放疗后化疗（巩固性化疗）

PPM 方案：

DDP　80mg/m^2，静滴，第 1 天。

PEP　15mg/m^2，静注，第 2～5 天。

MTX　40mg/m^2，静滴，第 2 天。

每 3 周为 1 小节，3 小节为一疗程。

（3）姑息性化疗：适用于术后或放疗后复发以及晚期有转移者。

MFBP 方案：

MTX　40mg/m^2，静滴，第 1～15 天。

5－Fu　500mg/m^2，静滴，第 1～15 天。

BLM　10mg/m^2，肌注，第 1，8，15 天。

DDP　50mg/m^2，静滴，第 4 天。

4 周为 1 小节，2～3 小节为一疗程。

第八章 喉 癌

喉癌是原发于喉部的恶性肿瘤，是耳鼻咽喉科比较常见的恶性肿瘤。喉癌确切的病因目前尚不清楚。临床上主要表现为声音嘶哑、咽喉部异物感、吞咽困难、咳嗽咯血、呼吸困难等。喉恶性肿瘤以鳞状细胞癌为主。喉癌早期诊断、早期治疗对预后极为重要。目前治疗以手术和放疗为主。

中医学对喉部肿瘤有不少描述，虽没有关于喉癌的专门记载，但根据喉癌的临床表现，与中医古籍中“喉菌”“喉百叶”“喉疳”等病相似。

一、临床诊断

（一）辨病诊断

1. 症状

（1）声门上型癌：早期症状不显著，仅觉喉部有异物感或不适感。稍晚可出现喉痛，吞咽时加剧，可放射至头部及同侧耳内，严重时妨碍进食。如癌肿发生溃烂，则常有咳嗽，伴脓血臭痰，甚至咯血。由于声门上区空间较大，气道不易被堵塞，故早期无呼吸困难，且因癌肿离声带较远，故多无声嘶，仅为发声不清晰。晚期，癌肿侵及声带，则有声嘶。声门上型癌早期易发生同侧淋巴结转移，病情发展较快。晚期则有吞咽困难、呼吸困难、出血等症状。

（2）声门型癌：声门型癌因生长在声带上，故早期即有声嘶，时轻时重，且逐渐加重。声嘶与癌肿的部位关系密切，位于声带边缘者，虽肿瘤极小，声嘶已很明显；位于声带表面而尚未侵及声带边缘者，如未影响声带闭合者，虽肿瘤较大，声嘶却不严重。继续发展，可逐渐出现喉鸣和呼吸困难，如未治疗，可致窒息。

声门型癌也可伴有咳嗽、痰中带血等症状；晚期，还可出现喉痛、咯血等。早期极少有颈淋巴结转移，癌肿如超出声带范围，转移的机会将增多。

（3）声门下型癌：因发生部位较为隐匿，早期可无任何症状。如侵及环杓关节或声带，则发生声嘶、咳嗽，有时咯血痰。晚期，由于声门下区被癌肿堵塞，常有呼吸困难。

2. 体征

（1）望诊：首先要看喉体是否膨大、对称，肿瘤增大时可将甲状软骨向前和两侧推开，此时可见到喉体增宽，患侧隆起。另外还应注意喉前和颈部淋巴结有无肿大，有无缺氧及呼吸困难，全身有无消瘦。

（2）听诊：绝大多数病人都有不同程度的声音嘶哑，晚期喉癌可能出现喉喘鸣。

（3）触诊：喉部的触诊对喉癌的检查极为重要。首先扪触两侧甲状软骨板有无膨隆或压痛。其次检查甲状舌骨膜，此膜居舌骨与甲状软骨板之间，正常时呈沟状、质软，会厌前间隙肿瘤可经此向喉外扩散，扪触有硬块。甲状软骨板下缘与环状软骨之间是环甲膜，声门下肿瘤可经此向外扩散，应注意甲状腺是否受侵犯，有无肿块。将喉体左右推动时，正常可活动并产生摩擦音，若无摩擦音，说明喉体固定，标志肿瘤已到晚期。最后要仔细触摸颈部淋巴结，沿胸锁乳突肌前缘检查颈深淋巴结，特别要注意平舌骨平面颈总动脉分叉处淋巴结情况，其次检查喉前和气管前淋巴结，最后检查颌下三角、颈后三角区和锁骨上区淋巴结。注意淋巴结的大小、硬度、活动度及粘连情况，有助于治疗和预后估计。

3. 辅助检查

（1）间接喉镜检查：此方法简便易行，病人痛苦不大，只要掌握得好，喉部病变一般都能见到，必要时给予表面麻醉剂详细检查，又可重复检查对比。

①声门上癌

会厌癌：是指会厌喉面的癌瘤，因会厌常下垂遮盖瘤体，较小肿瘤易被忽略，必要时应在表面麻醉下用会厌拉钩拉起会厌检查。肿瘤多表现为菜花样、结节样或表面糜烂、溃疡。对较大的肿瘤，尤其接近会厌边缘者，通过检查容易发现。如肿瘤已侵及会厌前间隙，则可见到舌会厌谷有凹凸不平隆起，以及向舌根侵犯的情况。

喉室带癌：在镜下见室带红肿，呈结节状、菜花样或溃疡形成，并见到肿瘤向会厌基底部或向对侧侵犯。因肿瘤肿大，往往遮盖声带。当肿瘤向深层浸润，进入声门旁间隙或累及杓状软骨时，声带运动常受限。

喉室癌：由于肿瘤增大，常使喉室变宽，喉室明显饱满，有时室带黏膜尚完整，只见到黏膜下肿块，或有菜花样乳头状肿瘤自喉室突出，或破坏室带黏膜，见到肿瘤，因此活组织标本应自喉室采取。

②声门癌：是指原发在声带游离缘者。声带表面原发肿瘤在间接喉镜下比较容易发现，早期，患侧声带充血增厚，边缘粗糙，表现为乳头状或结节样。稍大的病变，声带出现凹凸不平乳头肿物，且失去正常光泽，色粉红或灰白。早期，声带运动良好，肿瘤使声门闭合不严，声带间产生缝隙。少数肿瘤基底广，表面较光滑，向深层侵犯，可累及喉肌，使声带运动受限或声带固定。若肿瘤沿声带表面向前后发展，可越过前、后联合，侵犯对侧。

③声门下癌：是指声门下区原发瘤，部位隐蔽，早期在喉镜下不易发现，晚期在声门下比较丰满，患侧声带运动受限或固定。

（2）直接喉镜检查：可以辅助间接喉镜检查的不足，通过它可以直接观察瘤体的大小、形状、范围等，并可推开室带检查喉室，前联合喉镜可越过声门检查声门下病变，必要时可探触瘤体活动度和软硬度，但必须注意动作要轻巧，避免引起出血，否则会影响继续检查。

（3）纤维喉镜检查：已普遍应用于喉癌的术前检查，其优点如下所示。

①无视死角，通过它能窥清间接喉镜所不易看到的部位，如会厌根部、喉室、声门下区。

②有放大作用，通过它能更清楚地观察喉黏膜和微细病变。

③通过它可把喉内病变拍摄下来。但对有呼吸困难的病人，纤维喉镜检查可能加重其呼吸困难，故应慎用，必要时需在气管切开后行之。

（4）动态喉镜检查：亦称闪光喉镜检查，通过它可看清声带振动情况，对早期声带癌的诊断甚有帮助。当肿瘤甚小，通过形态尚难辨认其病变性质时，可根据声带振动情况分析判断。恶性病变时声带振动减弱或消失。

（5）活组织检查：是喉癌诊断中必不可少的步骤，一般可在间接喉镜下进行，如有困难可在直接喉镜下采取。对组织标本的采取要准确，不宜过浅或取自溃疡坏死组织。若病人已出现呼吸困难，应在气管切开术后进行。如临床可疑，但病理检查阴性，应再取活检送病理检查。

（6）X线检查：对喉癌的诊断极为重要，比喉镜检查更能深入看清癌肿部位和浸润的范围。

①喉部侧位片：常用以全面了解喉及气管的改变，有时在喉镜中只看到

声带上有一小块癌肿，但在X线片上则可发现声门下区有较广泛的浸润；对是否适于手术，或喉切除时下端应切在第几气管环，常起到指导作用。侧位片也能很好地显示会厌癌侵入会厌前间隙的情况。如发现甲状软骨中部脱钙，则可能是甲状软骨被晚期声带癌或喉室癌浸润穿破所致。

②喉部体层摄片：可通过对比左右两侧，同时避开颈椎阴影的干扰，以清晰地看出喉室带、喉室、声带癌的大小和范围，也可看出梨状窝是否被侵及。此法对声门下区癌肿的诊断亦有帮助，但所需的X线片较多，如侧位片已能确诊，即可省略此法。

（7）喉部CT检查：主要用于判定肿瘤深层浸润范围，可显示：

①肿瘤部位、大小和边界。

②会厌前间隙、声门旁间隙等喉深层结构受侵情况。

③软骨有无破坏（须和软骨钙化、骨化鉴别）。

④肿瘤向外扩展情况。

⑤对诊断颈淋巴结转移也有一定意义。但CT扫描多半是4mm或5mm一层，一些重要结构（如喉室声带、声门和体积较小的肿瘤）容易漏掉，且费用昂贵，故没必要将CT扫描作为常规检查。

（8）磁共振检查：其性能和CT扫描相似，但更优越，表现在：

①不仅可作水平成像，而且可根据需要，作各种平面成像。

②对软组织的分辨率比CT更高。

③无X线损害，但费用更加昂贵。

（二）辨证诊断

根据喉癌之临床表现，参考“喉菌”“喉百叶”“喉疳”及其诸证辨证论治。其病机特点分别为肾阴亏损、肺热痰结、湿热壅阻或腑气不通。故治疗上采用滋阴降火或清肺泄热，或急下存阴，谨守病机，辨证施药。

1. 痰浊凝聚型

（1）临床表现：声音沉闷不扬，或嘶哑，咽喉不舒，咳嗽痰多白黏，胸闷身重，口中黏腻，纳呆便溏，舌质淡红，苔白腻，脉弦滑或缓滑。

（2）辨证要点：声音嘶哑或沉闷不扬，咽喉不舒，胸闷咳痰，苔白腻，脉滑。

2. 气血瘀阻型

（1）临床表现：声音嘶哑，甚或失音，咽喉干涩，或喉间胀痛、刺痛，面色黧黑，胸胁胀痛，舌质暗红或有瘀点，或舌下青筋暴涨，脉细涩。

（2）辨证要点：声音嘶哑或失音，面色黧黑，胸胁胀痛，舌有瘀点，脉细涩。

3. 肝火壅盛型

（1）临床表现：声音嘶哑，咽喉红肿疼痛，气急，咳痰带血，心烦易怒，头晕目眩，胸胁胀痛，口苦咽干，舌红苔黄，脉弦数。

（2）辨证要点：咽喉红肿疼痛，心烦易怒，头晕目眩，口苦咽干，舌红苔黄。

4. 湿热蕴结型

（1）临床表现：声音嘶哑，渐成失音，咳嗽咳痰，痰黄黏稠，或痰中带血，喉部灼热，口臭口苦，小便黄浊，舌质红，苔薄黄而腻，脉濡数。

（2）辨证要点：声音嘶哑，喉部灼热，痰黄黏稠，口臭口苦，小便黄浊，苔薄黄而腻，脉濡数。

5. 肺肾两虚型

（1）临床表现：声哑失音，喉部溃烂作痛；咽喉干燥，少气乏力，咳痰带血或咯血，或潮热盗汗，五心烦热，痰涎壅盛，舌淡红或嫩红，少苔，脉沉细或数。

（2）辨证要点：声哑失音，咽喉干燥，少气乏力，五心烦热，舌嫩红少苔，脉沉细或数。

二、鉴别诊断

（一）喉乳头状瘤

此病可发生于任何年龄，有单发性和多发性，有带蒂和基底较广两种，喉癌均为单发，极少带蒂。喉乳头状瘤病变仅在黏膜表层，即使范围较广，也无声带运动障碍，确诊尚需进行活组织检查。

（二）喉结核

喉结核的主要症状为声嘶及咽喉部疼痛，声嘶而低弱，疼痛比较剧烈，常妨碍进食。喉镜检查可见喉黏膜苍白水肿，有浅溃疡，上覆有黏脓性分泌物。病变多发生于喉的后部，声带运动不受影响，呼吸极少发生困难，肺部X线片检查，痰内结核杆菌及喉部活检，均为鉴别时的重要依据。

（三）喉梅毒

此病多位于喉的前部，常为梅毒瘤，继而溃烂，破坏组织较多，愈合后有瘢痕粘连。病人声音嘶哑，喉痛轻，有性病史，血液华康氏反应和喉部活检可以确诊。但应注意，梅毒和喉癌可以并存，甚至和喉结核三者同时存在。

（四）喉息肉

典型喉息肉易与喉癌鉴别，但因出血性息肉失去水肿所引起的半透明特点，有时易于误诊，故应将可疑的息肉送病理检查，以免误诊。

（五）喉室脱出或喉气囊肿

此病喉室黏膜表面光滑，无溃疡，X 线见喉室消失或有含气腔。

（六）声带麻痹

此病声带色泽正常，单侧或双侧运动障碍。

（七）喉软骨瘤

此病表面黏膜光滑，触之甚硬，如发生在喉外，则局部有肿块，随吞咽上下活动，扪之坚硬。

（八）声带接触性溃疡

此病限于声带突，呈浅溃疡，多不向外扩散。

（九）其他

如喉淀粉样变、喉白斑、喉肉瘤、黑色素瘤等极少见，需根据病理检查鉴别。

三、临床治疗

（一）治疗思路提示

散、软、解、补四法在临床喉科恶性肿瘤的治疗中应用最多。所谓“散法”，是指早期发现，肿物不大，无颅内及内脏重要器官转移，病人正气尚盛，此时可采用活血化瘀，祛痰散结之法，冀图肿物消散。所谓“软法”，是指肿瘤已明显增大，生长迅速，坚硬未溃，无颅内和内脏重要器官转移，但已有颈淋巴结转移，病人正气尚可，故采用软坚散结之法，但须慎用活血化瘀药，以防肿瘤进一步扩散。所谓“解”法，是指肿瘤已开始破溃，病人邪气实而正气尚未衰败，因正邪相争，而有发热、口干、纳差、便秘、脉数、舌红等热象，或经放化疗后有全身或胃肠反应；或已有颅内及内脏重要器官之早期转移，但尚未发现恶病质，此时可采用清热解毒之法。所谓“补法”，是指恶性肿瘤晚期，原发肿瘤溃烂出血，有颅内或内脏器官转移，范围广泛，病人正气已虚，甚至气血衰败，阴精涸竭，此时需采取扶正抑癌之补法，当禁用活血化瘀之品，以防肿瘤进一步扩散转移，动血耗血。

（二）中医治疗

1. 内治法

（1）痰浊凝聚

治法：化痰利湿，解毒散结。

方药：涤痰汤加减。

制半夏、制天南星、枳实、僵蚕各9g，茯苓20g，山豆根15g，橘红12g，党参、菖蒲、竹茹、莪术、甘草各6g。

（2）气血瘀阻

治法：活血化瘀，解毒散结。

方药：会厌逐瘀汤加减。

山慈菇、当归、枳壳、半枝莲各9g，桃仁、柴胡、三棱、莪术各6g，红花、赤芍、桔梗、僵蚕、贝母各12g，生地黄、玄参各15g，甘草3g。

（3）肝火壅盛

治法：清肝泻火，利喉止痛。

方药：泻青汤加减。

龙胆草、当归、青黛、蛤壳、蝉蜕各15g，栀子、防风、川芎、牛蒡子、郁金、枳壳各12g，大黄、香附各9g。

（4）湿热蕴结

治法：清泄肺热，利湿解毒。

方药：清肺饮合苇茎汤加减。

黄芩、桃仁、三棱、莪术各9g，桑白皮、胆南星、半枝莲各12g，茯苓、麦冬、车前子、冬凌草、白花蛇舌草各20g，苇茎、薏苡仁、冬瓜仁各30g，贝母15g。

（5）肺肾两虚

治法：益气补肾，解毒散结。

方药：西洋参、黄芩各10g，麦冬、生地黄、山药、山茱萸、茯苓、连翘各20g，黄精、五味子各15g，泽泻、牡丹皮各12g，柴胡、桔梗各6g。

2. 外治法

（1）针刺疗法：主穴取肺俞、风池、天突、哑门，配穴取足三里、合谷。补泻兼施，每日1次，留针半小时。

（2）推拿疗法：取穴风池、哑门、合谷等，采用按、摩、擦、拿、摇等手法，能起到扶正固本，理气止痛的作用。

（3）敷贴法

①消瘤碧玉散：硼砂、冰片、胆矾等量，局部点之。

②八宝珍珠散：由儿茶、川黄连、川贝母、青黛、官粉、黄柏、鱼脑石、琥珀、人中白、硼砂、冰片、牛黄、珍珠、麝香等混合制成，吹散于患处，适宜于已腐溃者。

（4）吹喉法：羚羊角粉3g，人工牛黄3g，琥珀粉3g，冰片1g，研成面和匀喷吹患处。

（三）西医治疗

Ⅰ、Ⅱ期肿瘤适用手术或放疗的方法，二者效果相似。Ⅲ、Ⅳ期肿瘤需要多学科综合治疗，目前应用较多的是放疗加手术。

1. 手术治疗

近年来，喉癌外科手术发生了深刻的变化。既要彻底切除肿瘤，又要尽量保存喉功能，故对于术式选择，应根据每个病例肿瘤的原发部位、侵及范围、生长形态、分化程度以及病人周身状况来进行。

（1）喉部分切除术：喉部分切除术是一组手术的总称。是在彻底切除肿瘤的基础上，尽可能多地保存喉功能的手术。

1）喉裂开及声带切除术：适用于早期声带癌，不论分化程度如何，只要局限于一侧声带中段，前端未接近前联合，后部未侵及声带突，声带运动正常者。

2）前联合手术：又称前侧部半喉切除术。适用于一侧声带癌未侵及同侧声带突，对侧声带前端稍受侵及，两侧声带运动正常；癌肿浸润声门下区，在5mm以内，最多不能超过1cm，未侵及环甲膜。

3）上半喉切除术：适用于①癌肿局限于会厌喉面，向下未侵及前联合，与声带之间尚有安全边缘。②杓会厌皱襞未受侵犯，环杓关节活动正常，无水肿，亦未侵犯声带。③会厌前间隙可能已被侵犯，但尚未穿透甲状舌骨膜。

④会厌谷已被侵犯，但未及舌部，尚可勉强进行。⑤如同侧颈部已有淋巴结转移，可同时进行颈淋巴结廓清术。

4）垂直半喉切除术：适用于①一侧声带癌，病变范围前达前联合，或后达声带突，或两者均有之，向声门下发展不超过 5～10mm，声带运动正常或受限者（但也有人认为声带固定并非绝对禁忌证）。②一侧声带癌已超越前联合，侵及对侧声带前端，但不超过声带前 1/3，其余条件同上条。③放疗后有残余或复发者，如以上两条的条件，也可考虑行垂直半喉切除术。

（2）全喉切除术：是治疗喉癌中应用最早，疗效较高，且目前仍广泛应用的手术方式，约占喉癌外科手术治疗的 30%～50%。但这种方法也有很多缺点，主要是手术后病人将终身失去喉，造成呼吸改道和发声困难。

本法适用于：

①瘤肿占据一侧或两侧声带，并有声带固定。此种病人颈部淋巴转移机会极少，全喉切除的效果最好。

②前联合处已有严重侵犯，并可能侵及声门下区或甲状软骨。

③声门上区如喉室带或会厌部癌，体积较大，可能已有颈淋巴结转移。

④喉和喉咽边缘部癌肿，如杓会厌皱襞及环后癌等。

⑤声门下区癌，这种癌肿对放射敏感性差，也不适宜行部分喉切除。

⑥喉部其他恶性肿瘤（如肉瘤等）。

（3）喉全切除术后发音重建：重建喉全切除术后发声功能的方法很多，归纳起来有如下三大类：

1）喉全切除术后发音重建术：用手术方法重建发音，术式繁多，但其原理都一样。主要是在气管和食管或下咽之间形成一通道，使呼出的气流通过此通道进入食管或下咽腔，振动下咽腔黏膜，发出声音，再经过舌、腭、齿等器官的协同动作构成语音，恢复说话能力。现仅择其有代表性的术式，简介如下。

①Komorn 手术：用食管黏膜创造气流引导管，直接与气管侧后壁相连接。方法是在食管前壁取一块带蒂的 5cm×2.5cm 的食管全壁，用硅胶管作芯子，缝制成一根基底在下的细黏膜管，将它和气管断端下的侧后壁相连接。

②李树玲手术：其要点是在气管后壁和食管间造成一瘘道，并在此瘘道间形成一个黏膜活瓣，使气流在说话时能经此瘘道进入食管，而水和食物在进食时则受黏膜活瓣阻挡而无法流入气管。

③Singer－Blom 发音钮手术：经口插入食管镜亦相当于气管瘘孔高度，再

从气管瘘孔穿刺气管后壁和食管前壁，将 Singe - Blom 发音钮固定于穿刺口。放置后即可训练病人说话。

④喉全切除气管（环）咽吻合术：本术式的目的不仅是恢复病人的说话能力，而且还包括恢复病人经口鼻呼吸的功能。但一般拔除气管套管率不甚高，在 12% ~40%。

2）人工发音装置：应用机械或电子装置使病人获得说话能力。前者称机械人工喉，后者称电子喉。其优点是病人不需特殊的训练即可说话；缺点是声音不悦耳，使用也不方便。

3）食管发音：经过特殊训练后，无喉者能将一定量的空气吸入食管内，然后同打嗝一样，将空气从食管内逼出，振动下咽黏膜而发音。绝大多数病人经 2 周左右短期训练，都能掌握不同程度的食管发音技巧，有些人经过半年以后，能运用自如。本法优点为发音方便，音色悦耳；缺点是声时短，连贯性较差，不易持久。

2. 放射治疗

（1）根治性放疗

1）病例选择：从疗效考虑，以早期病变（T_1、T_2 期）为主要治疗对象。以下情况可供选择适应证时参考：

①声门上癌：局限于会厌、室带、喉前庭或杓会厌皱襞的病变，声带活动不受限。

②声门癌：局限于一侧声带或前联合的病变，声带活动正常。

③声门下癌：因早期难以发现，而且常为腺癌，一般不适合放疗。

④全身情况欠佳，不适于手术治疗的各期病例。

合并以下情况时，放疗效果欠佳：①溃疡型病变；②合并组织水肿；③声带固定或杓会厌皱襞水肿，活动明显受限；④病变累及深部组织或喉外。

2）放射源：多半用 ^{60}Co 或直线加速器。

3）取野及剂量

①声门癌：以病变为中心（声带前缘的体表投影大致在喉结稍下方），设 4cm ×4cm 或 5cm ×5cm 射野。照射时，患者仰卧，头仰伸，射线与头颈矢状面呈 90°，行水平两侧对穿照射。对声带前部癌照射时，一般不用楔形滤过板；对后部病变或前部病变向后部扩展者，则应考虑用 30°楔形板，使前后部剂量接近。每周剂量 10 ~12Gy，总量 60 ~80Gy，治疗 6 ~8 周。

②声门上癌：以病变为中心，设6cm×8cm射野，包括二腹肌下及颈内静脉中段淋巴结区，上界平下颌角，后界自下颌角后缘下延，与下界相交。照射进度及方法基本同声门癌。当照射剂量达到50Gy时，可缩小射野，集中照射原发灶，总量同声门癌。注意减少脊髓照射。

（2）术前放疗：为减少术后复发以提高治愈率，应有计划地进行术前放疗，然后再手术，此法主要适用于T_3或T_4期病变，照射野基本同前。如已出现颈淋巴结转移，应包括在射野内。放射量不一，一般为40～50Gy，4～5周。放射结束2～4周后手术。术前放疗与手术综合治疗是否能提高远期疗效，尚无最后定论。

（3）术后放疗：对凡已彻底切除的病变，一般不作常规术后放疗。对难以彻底切除的病变，应有计划地进行术后放疗，术后应尽早开始，一般不宜超过2周。射野须根据术者指定部位进行设计。因术后组织耐受性差，故设计要求准确，不宜盲目采用大射野。对鳞癌的照射量应达60Gy，6～7周。如包括气管造口，照射时宜换用塑料套管，并保持周围皮肤干燥，以减少组织放射反应。

目前治疗喉癌主要采用外科手术。放射治疗也是根治手段之一，须结合病变部位及扩展程度而作适当选择。原则上，对早期癌首先考虑放射治疗，其疗效并不亚于手术，而且可以保留较满意的语言功能，对晚期癌则多倾向于放疗与手术综合治疗；对颈淋巴结转移癌则以手术治疗为主。

3. 化学治疗

对喉癌的治疗与其他头颈部肿瘤一样，主要采取放射治疗和手术，但无法控制或防止远处转移。实践证明，多种化疗药物对喉癌都有效，但联合化疗更佳，并已成为喉癌综合治疗中不可缺少的组成部分。

（1）单药化疗：单用有效药物有甲氨蝶呤、环磷酰胺、博莱霉素、顺铂、卡铂、氟尿嘧啶（5－Fu）等。

①甲氨蝶呤：

静脉给药：每次20mg，静脉滴注，隔日1次，7～10次为1疗程；或30～50mg，每周1次，5～10次为1疗程。大剂量甲氨蝶呤合四氢叶酸钙比常规剂量效果好。

②顺铂：

静脉给药：小剂量应用每次20mg/m^2，连用3～5天，每3～4周重复；大剂量应用每次 80～100mg/m^2。静脉滴注，每 3～4 周 1 次，注射前要先水化和应用甘露醇利尿。

（2）联合化疗

①DF 方案：

顺铂　80～100mg/m^2（或卡铂 300～400mg/m^2）静脉滴注，第 1 日。

氟尿嘧啶　800～1000mg/m^2，静脉滴注，第 1～5 日。

②CFM 方案：

环磷酰胺　400mg，静脉注射，每周 1、5。

甲氨蝶呤　10～15mg，静脉注射，每周 2、6。

氟尿嘧啶　500mg，静脉滴注，每周 2、6，于甲氨蝶呤后 5～6 小时。

每 4 周为 1 疗程，休息 2 周，行第 2 疗程。

③DMP 方案：

顺铂 20mg/m^2，静脉滴注，第 1～5 日。

甲氨蝶呤 200mg/m^2，静脉滴注，第 14、21 日加 CF 15mg，po，tid。

平阳霉素 10mg/次，肌注，每周 3 次，隔日用，28 天为一周期。

第九章　甲状腺癌

甲状腺癌是头颈部比较常见的恶性肿瘤，占全身恶性肿瘤的1% ~2%，女性多见，男女比例为1∶2.4。甲状腺癌的病因尚未完全明了，但公认的高危因素为：放射线、缺碘、内分泌因素、遗传因素。甲状腺腺瘤偶尔可发生癌变，以颈前出现肿块为基本临床特征。

此病病理类型较多，生物学特性差异很大。低度恶性的甲状腺癌患者有时可自然生存10年以上，有的甚至有肺部转移还能带病生存5年左右，但高度恶性的甲状腺癌患者可以在短期内死亡。绝大多数的甲状腺癌都发生在青壮年，30~40岁为发病高峰年龄，50岁以后发病明显下降。

中医学早有类似甲状腺癌症状的描述。甲状腺癌归属于中医瘿病的范畴，与石瘿相似。

一、临床诊断

（一）辨病诊断

甲状腺癌的病理分类与治疗预后有密切的联系。绝大部分甲状腺癌的发生来自滤泡上皮，少数可以来自滤泡旁细胞，极少数来自甲状腺的间质。甲状腺除了有原发癌外，还可以有继发癌。常用的分类为：①乳头状癌（隐癌、腺内型、腺外型）；②滤泡状癌（包膜血管轻微式可疑浸润，包膜中度或明显浸润）；③未分化癌（包括鳞癌）；④髓样癌。乳头状癌和滤泡状癌恶性程度最低，未分化癌属高度恶性，髓样癌的恶性程度介于两者之间。

1. 症状

首发症状是颈前出现无痛性肿块（结节），在左右侧或颈前中部下方，一般生长缓慢，但近期甲状腺结节明显增大，质硬，吞咽时上下移动度减少，极少病人是因颈部淋巴结肿大到医院就诊。晚期可出现：耳、枕骨及肩部放射性疼痛，声音嘶哑；压迫症状，如呼吸困难、吞咽困难；出血、Horner综合征。

2. 体征

甲状腺组织内出现一质硬而高低不平的肿块，腺体在吞咽时上下移动度减少或固定，或颈部淋巴结肿大，或出现明显的 Horner 综合征，或呼吸时颈部有哮鸣音。

3. 辅助检查

（1）放射性核素检查：约 5% 的甲状腺冷、凉结节为甲状腺癌。4% ~ 7% 的功能自主热结节可能是甲状腺滤泡癌。以 ^{99m}Tc 作为显影剂，利用 SPECT 不仅可提高对甲状腺癌的诊断率，并能提示身体其他部位有无转移灶。

（2）X 射线颈部平片：甲状腺肿物内有絮状或泥沙样钙化提示甲状腺癌可能性较大，同时可观察到有无气管移位受压等征象。食道钡餐造影有助于了解食道与肿物的关系。

（3）CT 或 MRI：可以更详细地了解甲状腺肿瘤与周围组织、器官的关系、淋巴结有无转移。

（4）B 超检查：甲状腺癌在超声图像中表现为低回声结节，或在无回声的囊性肿物中有低回声占位，甲状腺肿瘤中有强回声钙化灶，颈部有肿大淋巴结。

（5）活检：可对甲状腺结节进行针吸活检或在颈部有肿大淋巴结的情况下，行淋巴结切除活检。手术中对甲状腺肿物性质难以判断时，需对肿物做冰冻活检。

（6）甲状腺体蛋白测定：不能作为甲状腺癌的定性诊断，但有助于监测甲状腺癌术后有无复发或转移。

（7）血清降钙素测定：血清降钙素升高是诊断甲状腺髓样癌的一个特征性指标。

（二）辨证诊断

甲状腺癌属于中医瘿病的范畴，与石瘿相似，主要有如下几种类型。

1. 痰凝血瘀型

（1）临床表现：颈前肿物，质地坚硬，逐渐增大，较为固定，有时发胀作痛，咳嗽多痰，大便干，舌质灰暗，苔厚腻，脉弦滑。

（2）辨证要点：肿块坚硬，有时发胀作痛，咳嗽多痰，大便干，舌质灰暗，苔厚腻，脉弦滑。

2. 痰郁气结型

（1）临床表现：肿块坚硬，疼痛肿胀，推之不移，压痛，胸闷气憋，心烦易怒，头痛目眩，呼吸困难，吞咽障碍，舌紫暗，脉弦数。

（2）辨证要点：肿块坚硬，疼痛肿胀，胸闷气憋，舌紫暗，脉弦数。

3. 痰火郁结型

（1）临床表现：颈前肿块凹凸不平，发展快，胀痛压痛，头痛，呼吸困难，咽下不畅，声音嘶哑，咳嗽，咯黄痰，大便干燥，小便黄，舌绛，苔黄，脉滑数。

（2）辨证要点：颈前肿块凹凸不平，胀痛压痛，咳嗽，咯黄痰，舌绛苔黄，脉滑数。

4. 气血两虚型

（1）临床表现：多见于癌肿后期或放疗及术后复发者，可出现心悸气短，全身乏力，自汗盗汗，声音嘶哑，口干欲饮，头晕目眩，纳少，二便失调，舌黯淡少苔，脉沉细无力。

（2）辨证要点：心悸气短，声音嘶哑，自汗、盗汗，舌黯淡少苔，脉沉细无力。

二、鉴别诊断

甲状腺癌应与甲状腺腺瘤或囊肿、慢性甲状腺炎等相鉴别。

（一）甲状腺腺瘤或囊肿

此病为甲状腺一侧或双侧单发性或多发性结节，表面光滑，质地较软，无压痛，吞咽时移动度大，囊肿触诊时有囊性感，如囊肿张力大，也可表现为质硬。甲状腺同位素扫描，B型超声波检查可助诊断。若仍鉴别困难时，可行穿刺细胞学检查。

（二）慢性甲状腺炎

此病以慢性淋巴结性甲状腺炎和慢性侵袭性甲状腺炎为主。慢性淋巴结性甲状腺炎，起病缓慢，甲状腺弥漫性肿大，质地坚韧有弹性，如橡皮样，表面光滑，与周围组织无粘连，可随吞咽运动活动，局部不红不痛不发热，可并发轻度甲状腺功能减退，晚期压迫症状明显。其他检查可见血沉加快，肝功能絮状反应阳性；血清蛋白电泳分析示γ球蛋白增高，甲状腺扫描常示摄入^{131}I减少且分布不匀。慢性侵袭性甲状腺炎可见甲状腺逐渐肿大，质地异常坚硬，如木石样。其特点为炎症侵袭甲状腺周围组织，甲状腺被固定，不能随吞咽活动，也可压迫气管、食管，引起轻度呼吸困难，但一般不压迫喉返神经或交感神经节。晚期多合并有甲状腺功能减退，鉴别困难时，可行穿刺细胞学检查。

三、临床治疗

（一）治疗思路提示

1. 早期发现，早诊断，早治疗

因甲状腺癌的生存率分别为：Ⅰ期95%以上，Ⅱ期为50%~95%，Ⅲ期约为5%，Ⅳ期小于15%。

2. 早期手术治疗是甲状腺癌的首选治疗措施

甲状腺癌如无明显的手术禁忌证，应及时作原发灶和颈部转移灶的彻底清除，争取根治肿瘤，这是手术的原则，但不同的病理类型和临床分期的甲状腺癌手术的范围和治疗方法有所区别。

3. 中医药治疗贯穿始终

一般应根据病人患病时间长短、身体状况，采用分型与辨病分期相结合的方法进行治疗。甲状腺癌初期，病人未经过系统治疗，正气未衰，临床表现多以“邪实”为主，治疗应以攻邪为主；在化疗期，由于化疗会引发各种反应，其中尤以胃肠道反应最为多见，故此时应注意调理脾胃，顾护胃气，当贫血严重或骨髓抑制以至不能继续化疗时，则应予益肾护髓；对癌肿后期或放疗及术后复发，以致气血双亏者，宜采用扶正培本、益气养阴、补气生血之法。

（二）中医治疗

1. 内治法

（1）痰凝血瘀

治法：理气活血，化痰消瘿。

方药：海藻玉壶汤加减。

海藻、昆布、猫爪草、黄药子各15g，青皮、陈皮、法半夏、川贝母、连翘各12g，当归、川芎、甘草各10g。

若血瘀疼痛明显，加穿山甲、延胡索、丹参15g；局部肿块作胀明显者加柴胡、川楝子各10g。

（2）痰郁气结

治法：舒肝解郁，理气止痛。

方药：四海舒郁丸化裁。

柴胡、香附、丹参、陈皮、法半夏各10g，黄药子、浙贝母各12g，昆布、海藻、海蛤壳、茯苓各15g。

若咽颈不适，加桔梗、牛蒡子、木蝴蝶、射干各10g；心烦易怒明显者加栀子、牡丹皮、夏枯草各15g。

（3）痰火郁结

治法：清肝泻火，化毒散结。

方药：清肝芦荟丸化裁。

黛蛤散、料姜石各30g，重楼、山豆根、鱼腥草、白花蛇舌草、蒲公英、瓜蒌、天花粉、野菊花各20g，芦荟、青皮、牙皂各10g。

若兼胃热内盛，多食易饥者，加生石膏30g，知母15g；若火盛伤阴，阴虚肝火旺，兼见口干，以夜间为甚，腰膝酸软，脉细数者，加玄参、沙参、麦冬、醋鳖甲、怀牛膝、女贞子各15g。

（4）气血两虚

治法：补益气血，活血消瘿。

方药：活血化瘿汤合生脉散化裁。

黄芪、料姜石各30g，菊花、白英各20g，党参、茯苓、生地黄、当归各15g，海藻、夏枯草、赤芍、白芍各12g，麦冬、五味子各10g。

若心悸汗多明显者，可加炙甘草、柏子仁各15g；形冷胃寒，面目虚浮者，可加入鹿角霜、菟丝子各15g。

2. 外治法

（1）针刺法

①毫针刺法：取甲状腺穴（位于人迎穴后，平胸锁乳突肌后缘直刺2～3分）、缺盆穴、天突穴及癌体四周，均以1.5寸毫针刺入患侧穴位后，稍捻转，以局部沉胀为度，不留针，隔日1次。

②火针法：患处皮肤常规消毒后，以左手固定肿块，右手持20号1寸毫针，放酒精上烧红针尖，对准患处皮肤迅速刺入（注意避开血管），深达肿块

中部，每次10～15刺，刺毕涂以2%红汞液，隔日1次。

③针刺止痛法：

体针法：取扶突、合谷、风池、（内关穴直上5分处）皮肤消毒后，快速进针，待有酸、麻、胀感后留针10分钟。

耳针法：取神门，皮质下、肺、咽喉、颈，用耳穴针在上述穴位上轻度刺激，5日为1疗程。

（2）推拿按摩法：选用手部反射区、甲状腺、颈项区、咽喉区、颈部、垂体，用一指禅手法推拿甲状腺、颈项区，操作缓慢、稍重。

（3）敷贴法

①独角莲外敷：鲜独角莲100g去皮，捣成糊状敷于肿瘤部位，上盖玻璃纸，包扎固定，24小时更换1次；若为干独角莲，则研细末，温水调敷。

②黄药子、生大黄各30g，全蝎、僵蚕、土鳖虫各10g，重楼15g，明矾5g，蜈蚣5条，研细末，用醋、酒各半调敷，保持湿润，每料用3日，7次为1疗程。

③生天南星大者1枚，研烂，滴好醋5～7滴，如无生者，以干者为末，醋调，贴于患部。亦可用阳和解凝膏掺阿魏粉敷贴肿瘤局部。

④肿块处疼痛灼热者，可用生商陆根或生牛蒡子根捣烂外敷。

（三）西医治疗

1. 手术治疗

（1）适应证：诊断明确之甲状腺分化型癌；无论有无远位转移，诊断尚未明确，但具有高危因素的甲状腺结节患者，无远位转移之甲状腺髓样癌。

（2）手术选择：取决于甲状腺的组织学类型、肿瘤侵犯范围（根据体征、B超、CT及术中探查所见）、肿瘤的生物学侵袭性。参考因素为年龄、肿瘤大小、微血管侵犯。若年龄>45岁或肿瘤>2cm且有血管侵犯者，都属高危组。

（3）手术范围

①原发癌切除：一侧甲状腺叶全切除术+峡部切除；一侧甲状腺叶全切除术+峡部切除+对侧叶大部切除术；甲状腺全切术。

②区域淋巴结切除：气管前及气管食管沟淋巴结清扫术；一侧FND（功能性颈淋巴结清扫术）；一侧RND（根治性颈淋巴结清扫术）；双侧FND；双侧RND保留一侧颈内静脉。

(4) 手术方式选择

①患侧一叶全切 + 峡部切除 + 气管前及气管沟淋巴结清扫术。

乳头状癌：45 岁以下，病灶限于一侧叶≤26mm。

滤泡状癌：45 岁以下，病灶限于一侧叶，有完整包膜，无血管侵犯。

②患侧一叶全切 + 对侧叶大部切除 + 气管前及气管食管沟淋巴结清扫术。

乳头癌：45 岁以下，病灶限一侧叶≤26mm 和 45 岁以上。

滤泡状癌：一侧叶病灶，有血管侵犯或双侧叶病灶。

Huythle 细胞癌：无论一侧或双侧叶病灶。

③甲状腺全切除术：

无论是散发性或家族性，无论是单侧或双侧病灶的髓样癌。

已有远位转移之滤泡状癌或乳头状癌准备作核素内放疗。

④一侧 FND：无论组织学类型，一侧颈淋巴结肿大或经活检证明为淋巴结转移，对侧无肿大淋巴结。

⑤双侧 FND：双侧颈淋巴结肿大，或经活检证明有淋巴结转移。

⑥一侧或双侧 RND：如原发癌或转移淋巴结已侵犯一侧或双侧邻接组织，应进行一侧或双侧 RND，双侧 RND 时应保留一侧颈内静脉。

2. 放射治疗

(1) 外放射治疗：各种类型的甲状腺癌对放射线的敏感性差异很大，几乎与甲状腺癌的分化程度成正比，分化越好敏感性越差，分化越差敏感性越高，所以甲状腺未分化癌的放疗效果最好。

①对未分化癌主要进行放射治疗，而手术治疗仅为辅助措施。偶尔有少数早期病例可以接受手术治疗，但为了提高疗效，减少复发机会，术后还应作颈部和上纵隔的放射治疗，如果病情许可，也可先作手术前放疗，然后再手术。

②分化性腺癌对放射线不敏感，所以不作为手术前、后的辅助治疗措施，但是如果手术时有小区域癌细胞残留，术后应局部补充放疗。

(2) 内放射治疗：很多分化性甲状腺癌具有吸碘功能，放射性碘高浓度集于肿瘤组织中，可起内放射作用，而对周围组织放射损害很小。特别是两侧的转移灶都可能吸取“碘”，从理论上讲滤泡状癌更有摄碘功能。总之，对那些复发或远处转移而又不能手术切除的病灶，只要癌肿内含有功能性的滤泡成分能显示出吸碘功能，就可以用放射性碘治疗。近年来，有人把“碘”

治疗作为对分化性甲状腺癌的一种常规辅助治疗措施，从而提高了疗效。对于转移和广泛扩散的病灶，放射性碘的肿瘤致死量为5550～7400MBq（150～200mCi），年均剂量为9250mCi就可使癌灶得到控制，最高剂量不可超出7.410Bq（2Ci）。治疗后如果病灶仍未消失，重复治疗是有指征的，但至少要等6个月，因为有时癌肿清退很慢，需要几个月才能看出治疗的最大效果，对于局限的病灶甚至要等待1年。淋巴结的转移灶，较骨和肺的转移灶容易被消灭。

3. 内分泌治疗

所有因患甲状腺癌而作全甲状腺切除的患者要终生服用甲状腺素，以防止甲状腺功能减退和抑制TSH增高。TSH是一种致癌因子，可以刺激分化性甲状腺癌生长，服用适量的甲状腺素不但是替代治疗而且有积极的防治意义。国内一般每天用干燥甲状腺80～120mg，以维持高水准的甲状腺激素水平，但要根据临床表现，按血浆T_4和TST的水平来调节用药剂量。在激素替代治疗中，应使患者的TSH一直保持在低水平，对作腺叶切除的甲状腺癌患者也要定期测定血浆T_4和TSH，必要时用甲状腺素进行调整。

4. 化学治疗

分化型甲状腺癌对化疗敏感性差，故对晚期患者，尤其对肺转移患者，当TSH抑制方法无效时，可试用ADM，用量为60～75mg/m^2，每3周为1疗程，总量不超过550mg/m^2。还可选用丝裂霉素（MMC）、环磷酰胺（CTX）、5－氟尿嘧啶（5－Fu）等。

5. 复发转移癌的外科治疗

对局部复发的肿瘤、转移淋巴结，或肺、骨的孤立转移病灶行手术切除，可取得良好的治疗效果。

四、中医专方选介

1. 软坚汤

郑斐璇等用软坚汤（夏枯草、生牡蛎、生蛤壳、黄药子、莪术、土鳖虫、风栗壳、茯苓、何首乌、浙贝母、白芍、甘草）治疗甲状腺癌12例（甲状腺乳头状癌6例，混合型腺癌3例，甲状腺瘤恶变2例，甲状腺滤泡癌1例），每日1剂，每周4～5剂，1个月为1疗程。其中颈淋巴结转移6例，双肺转移、左颈淋巴结转移1例，乳腺癌根治术后3年，再发甲状腺乳头状癌1例。

以上病例均经病理检查证实，且均为手术后长期服中药治疗，全部存活4年以上，10年以上者6例，最长1例带病生存23年8个月，且有12例患者均恢复半日或全日工作。治疗期间并辅以白茄根、烟草根各30g，煲瘦肉100g，在软坚汤停药时，间断或连续使用。［郑斐璇，等．软坚汤治疗甲状腺肿瘤106例疗效分析．新中医，1990］

2. 黄白汤

周国平等用黄白汤（夏枯草、山豆根、生牡蛎、黄药子、白药子各15g，橘核、王不留行、天葵子各12g，甲珠、苏梗、射干、马勃各9g，昆布30g），治疗甲状腺癌11例，水煎服，日1剂，近期治愈1例，显效7例，无效3例，总有效率为72.7%。［周国平．癌症秘方验方偏方大全．北京：中国医药科技出版社，1992：56］

3. 瘿癌散结汤

许芝银等用瘿癌散结汤（香附、郁金、青皮、三棱、莪术、白芥子各10g，山慈菇、全瓜蒌各15g，八月札、白花蛇舌草各20g，海蛤壳、生牡蛎各30g）并随证加减，治疗甲状腺肿块116例，以3个月为1疗程，经1个疗程后，肿块明显缩小，症状明显改善者，再继续服2个疗程，经评定疗效，结果116例中，肿块消散最短17天，最长263天，平均87天。肿块消失者50例（43.1%），肿块缩小者41例（36.2%），无效24例（20.7%），总有效率79.3%。［许芝银，等．116例甲状腺肿块临床治疗总结．上海中医药杂志，1985：726］

第十章 原发性支气管肺癌

原发性支气管肺癌（简称肺癌）是世界范围内最常见的恶性肿瘤之一，目前至少有35个国家，肺癌已居男性恶性肿瘤死亡原因之首。目前肺癌在我国上海地区的发病率和死亡率均居癌症之首位。吸烟与大气污染是肺癌的主要病因，其临床表现为：①肺部症状，如咳嗽、咯血、血痰、胸痛、发热、胸闷、气急；②纵隔受累症状；③肿瘤转移引起的症状；④副症，如黑棘皮病、自主神经功能亢进、皮肤炎等。

肺癌多属于中医学“肺积”“痞癖”“咳嗽”“咯血”“胸痛”等范畴。

一、临床诊断

（一）辨病诊断

1. 症状与体征

肺癌的症状与体征取决于其发生的部位、大小、病理类型、发展阶段和并发症。早期可无症状，仅在X线健康体检时发现，晚期主要是严重感染、转移、压迫症状，及恶病质等。中心型肺癌出现呼吸道症状较早而明显，周围型则较晚。肺癌的临床表现可概括为四个方面：肿瘤引起的肺部症状与体征；纵隔受累的症状与体征（胸内肺外症状）；肿瘤转移引起的症状与体征（胸外转移表现）及肿瘤副症。

（1）肿瘤引起的肺部症状与体征

①咳嗽：为最常见的早期症状。癌肿刺激支气管黏膜引起干咳、无痰或少量白色泡沫黏液痰。肿瘤增大引起支气管狭窄，咳嗽加重，且多为持续性，呈高音调金属音，是一种特征性的阻塞性咳嗽。支气管狭窄远端有肺部继发感染时，痰量增加，呈黏液脓痰。

②咯血和血痰：咯血也是肺癌首发症状之一，其发生率虽低于咳嗽，但诊断意义较咳嗽更为重要。其特点是间断性反复少量血痰，往往血多于痰，

色泽较鲜，有时痰中带血丝、血块，癌肿侵蚀血管时可引起大咯血。血痰常来自肿瘤区，混有大量癌细胞，痰细胞学检出率很高。

③胸痛：肿瘤位于胸膜附近时，易产生不规则的钝痛。肋骨、脊柱受侵时可有持续性胸痛及定点压痛。肿瘤压迫肋间神经则胸痛部位在该神经走行区域。纵隔淋巴结受累可出现胸骨后深部疼痛。癌肿靠近膈肌可出现心窝部疼痛。通常，胸痛在未分化癌中出现较早，而在鳞状细胞癌中较迟，这是由于未分化癌早期就可出现纵隔淋巴结、骨等部位的转移所致。

④发热：约20%的患者为首发症状。发热原因有二：一是因支气管阻塞或管壁受压后，分泌物滞留继发感染引起的炎性发热；二是由于癌组织变性坏死产生的毒素所致的癌性发热。发热一般在38℃左右，很少达到39℃以上，易为抗菌药物所控制。

⑤胸闷、气急：癌肿可造成支气管狭窄、阻塞，引起气急，多见于中心型肺癌，常呈吸气性呼吸困难，严重时可见喘鸣。弥漫型细支气管肺泡癌使呼吸面积减少，并影响弥散功能；气急进行性加重，并伴有紫绀。晚期肺癌病变时肺内出现广泛播散或转移性淋巴结压迫大气管或隆突造成气急，甚至窒息。

（2）纵隔受累的症状与体征

纵隔受累的症状与体征可因原发肿瘤直接侵犯或转移性肿瘤累及纵隔大血管、神经、食管等所产生。一般来说，出现纵隔受累征象时，往往表示病期较晚。肿瘤侵犯或纵隔转移性肿块压迫喉返神经可产生声音嘶哑，喉镜检查可见患侧声带麻痹；压迫膈神经可引起同侧横膈麻痹和上升，X线透视可见病侧横膈运动迟缓，缩鼻吸气有矛盾运动；压迫食管可致吞咽困难。侵犯食管可引起支气管食管瘘，造成肺部感染；压迫上腔静脉、奇静脉，可致上腔静脉综合征，出现头部和上肢静脉回流受阻，产生头面部和前胸部淤血、静脉曲张和水肿（常见于右上叶未分化肺癌）；侵犯迷走神经，可使心率加速；侵犯心肌或心包，可引起心包积液，出现心包填塞症状。临床上患者有心动过速或房颤，叩诊心浊音界扩大，听诊心音低远，有心包摩擦音，X线片上可见心脏扩大，超声显像可以明确心包积液。肺上沟瘤常压迫颈上第一胸交感神经节，引起同侧瞳孔缩小，上眼睑下垂，眼球内陷，额部少汗等颈交感神经麻痹综合征；若压迫臂丛神经，则引起同侧肩关节、上肢内侧剧烈疼痛、感觉异常、肌肉萎缩。

（3）肿瘤转移引起的症状与体征

①淋巴结转移：肺癌可转移到身体任何部位的淋巴结，最常见为锁骨上

淋巴结转移。右肺、左下叶及舌段的淋巴引流为气管旁淋巴结，由此再转移到锁骨上淋巴结，少数病例可通过胸壁而转移到同侧腋下淋巴结。

②腹部转移：各种细胞类型的肺癌都可转移到腹部，如肝、胰腺、胃肠道转移，从而出现相应的症状和体征，临床上以小细胞肺癌、腺癌最为常见。肾上腺和腹膜后淋巴结转移也并非少见，临床上多无症状。腹部超声显像、CT 检查等可明确诊断。

③骨转移：小细胞肺癌易有脊柱转移，大多为溶骨性病变，少数为成骨性。脊柱转移可压迫椎管，导致阻塞及压迫症状。小细胞癌、腺癌转移到肢体内骨和关节并非少见，以股骨、肱骨较为常见，当关节受累时常有临近组织受累征象，可与一般关节炎相鉴别。有关节积液时，抽吸液中有时可找到癌细胞。

④中枢神经系统转移：肺癌引起的中枢神经系统症状主要有以下几个方面。

脑、脑膜或脊髓转移：肺癌有中枢神经系统转移的以小细胞癌最多，依次为未分化大细胞癌、腺癌，鳞癌最少，2% ~5% 肺癌患者出现脑转移，常见症状为颅压增高的表现，如头痛、恶心、呕吐、精神状态改变和乏力、消瘦等，少见的症状为癫痫、脑神经受累、小脑功能障碍或失语等。肺尖及周围型肺癌发生脑转移较多，CT 检查可明确颅内转移灶及部位、大小。脑膜侵犯虽然不如脑转移常见，但在小细胞肺癌中常有发生，其症状与脑转移相似，疑有脑膜转移时腰椎穿刺宜慎重。

脑病、小脑皮质变性、外周神经病变、肌无力样病变等副瘤症候：约 16% 肺癌患者有肌肉、神经障碍。鉴别脑转移与一般肌肉、神经障碍可以应用 CT 检查。肺癌患者脑病的主要症状为痴呆、精神病或器质性病变，脑电图往往表现为缓慢改变，脑脊液中淋巴细胞增多。小脑皮质变性表现为急性或亚急性肢体功能障碍，两侧上下肢行动困难、动作震颤，发音困难，眩晕，但眼球震颤不常见。肺癌被切除后上述症状可自行消退。运动、感觉等外周神经病变可有急性或亚急性发作。感觉或感觉运动神经兼有受累主要为肢体感觉异常、疼痛、深部腱反射消失等。重症肌无力症可出现在小细胞癌患者，此种肌无力症与胸腺病变有关的重症肌无力不同，应用新斯的明等药物无缓解作用，但用胍类可能有效。肿瘤经治疗后消失或缓解时，其肌无力症状也随之缓解。

精神症状：肺癌患者出现的精神症状可能由于异位内分泌而引起。

（4）肿瘤副症：肺癌引起肿瘤副症并非少见，这些征象可随肿瘤的治疗而消退。

①黑棘皮病：其主要表现为腋窝或肢体的屈面皮肤增厚及色素沉着，手掌、足底亦可受累，有时口腔黏膜亦有上述改变。黑棘皮病可出现于肺癌发现之前或伴随肺癌同时出现。当然，黑棘皮病患者不一定伴有癌症，特别是50岁以前的中青年患者。

②自主神经功能亢进：表现为单侧胸或上肢出汗或潮红，多与肺尖部或肺上沟瘤伴发，后期可出现相应部位交感神经麻痹及Horner综合征。面部潮红及浮肿等类癌症候群多见于小细胞肺癌。

③皮肤炎：常与恶性肿瘤伴发，有14%～20%皮肤炎患者伴有内脏肿瘤，40岁以上皮肤炎患者伴发肿瘤率更高。主要表现为肌无力，骨盆带肌肉较肩胛带更严重，面部常有蝶形对称皮肤红斑。肌电图、肌活检以及血液谷草转氨酶（GOT）、谷丙转氨酶（GPT）、碱性磷酸酶、肌酐等检查有助于明确诊断。

④肺原性骨关节增生（HPO）：主要表现为杵状指及长骨骨膜炎，X线片见骨膜炎可作为诊断依据。临床上病骨区软组织有肿胀压痛，以胫、腓骨和桡、尺骨远端较为明显，严重的可累及股骨、肢骨、掌骨等，此外也可累及膝、踝、腕等大关节。此症多见于腺癌患者，鳞癌患者次之，小细胞肺癌患者很少并发此症。肺原性骨关节增生症的确切病因尚不清楚，可能与雌激素、生长激素或神经功能有关。手术切除原发灶后，骨关节病变可以缓解。迷走神经被切除后可使症状获得缓解。

⑤播散性血管内凝血（DIC）：各类细胞类型的肺癌均可出现播散性血管内凝血，这可能与肿瘤组织释放促凝血因子有关。患者常发生皮下瘀斑、血肿等现象，肺鳞癌患者有时可伴紫癜症和手掌、足底胼胝症。

⑥皮肤色素沉着：小细胞肺癌患者可能出现异位的促肾上腺皮质激素（ACTH）或促黑激素（MSH）分泌，引起皮肤色素沉着，主要表现为身体暴露部位，乳间、嘴唇、颊黏膜、外阴等部位有皮肤色素沉着。

⑦男性乳房发育：常提示有异位促性腺激素的产生。一般在未分化癌、小细胞癌患者较多见，且常与肺癌病灶同侧。

2. 痰液细胞学检查

原发性肺癌源于气管、支气管上皮，因而肿瘤细胞会脱落于管腔，随痰液排出。痰液细胞学检查（痰检）已被广泛用于肺癌的诊断。一般痰检次数越多，阳性率越高，确诊率达70%～80%。痰液标本必须新鲜，从胸部咳出后在1～2小时内取其黏液成分或带血的部分作涂片固定染色，否则细胞溶解后不易辨认，会影响检出率。咳嗽无痰者，可服祛痰剂2～3天，或用高渗盐水（3%），或用15%～20%丙二醇吸入导痰，或使用雾化引痰法。采用超声波雾化器，喷雾液为含有0.1%薄荷的15%盐水，雾粒直径小于5μm，能直接进入肺泡，在排出的过程中可冲刷支气管树，带出肿瘤细胞。脓痰可影响检出率，应控制炎症后再留痰送检。

痰检虽简便易行，无痛苦，适用范围广，但也有一定的局限性：①假阴性率一般为15%～25%，特别是周围型肺癌，远离大支气管，肿瘤细胞不易排出。②假阳性率为0.5%～2.5%，由于痰液中含有多种细胞成分，包括脱落的上皮细胞、炎性细胞，其中一些形态异常的细胞有时被误认为恶性细胞。因此，痰检必须由有经验之病理医师进行，且至少两次阳性结果才出肺癌诊断报告。临床医师基于痰检结果作诊断时，必须结合临床及影像学诊断，并排除上呼吸道肿瘤后才能确诊。③以痰检作肺癌病理类型分型不够确切。由于痰液中脱落肿瘤细胞的数量不多，且分散无肿瘤结构，因而有时分型不够确切，痰检分型符合率为70%～85%。

3. X线检查

肺部的X线检查对肺癌的诊断具有重要价值。

（1）常规X线检查类型

1）后前位和侧位胸片：为最基本而重要的检查，可初步显示病变的范围、密度、形态、边缘等，观察病变在肺内、纵隔内的前后位置和分布情况。

2）前弓位片：前后方向前弓位可用以显示肺尖部病变，后前方向前弓位可显示中叶不张和斜裂叶间胸膜病变。

3）点片：透视下选择显示病变的最佳体位，摄局部小片，以显示易被遮盖的病灶，小的空洞性病变、较小的肿块、胸膜肿块和包裹性积液等。

4）呼气相摄片：患者深呼气后摄片，可用于证实气体滞留。当疑有支气管内新生物时，可使其产生活瓣性阻塞，病侧肺透亮度相对较健侧为高，并可使纵隔向健侧移位。

5）体层摄影：利用X线球管与胶片在曝光过程中向相反方向移动的原理，使选择的体层面上的阴影显示清楚，其上下各部位的阴影均在X线片上移动而模糊或不显影，所以体层摄影能进一步显示病变细节。

它通常应用于下列情况：①显示肺部肿块结构，能更好地显示肿块的边缘（是否光滑、有无毛刺及毛刺形态）和内部结构（有无空泡、钙化、结节等）；②显示肺内病变的空洞，可排除其上下层面重叠影像，使洞壁显示清楚，观察洞壁是否光滑、有无癌结节及癌岛，有无液平；③显示在常规摄片时被心脏、横膈、肺门和主动脉所遮盖的病灶。

体层摄影可分为：病灶体层摄影、额面倾斜体层摄影、侧位后倾斜体层摄影等，应根据临床需要选择不同方法。

6）造影检查：包括支气管造影和血管造影。

支气管造影适应证为：①中央型肺癌，可显示病变支气管的充盈缺损、狭窄和中断，从而确定其诊断；②肺不张，可了解不张肺叶支气管腔的情况，鉴别炎性不张与癌性不张；③肺内占位性病变，可了解病变与支气管的关系，有助于确定病变的发生部位及与肺、纵隔和胸膜的关系；④原因不明的反复咯血。

造影时，在局麻下将导管经鼻孔插入气管下部，透视下注入造影剂，并通过改变体位，分别充盈两侧支气管后摄片，或将纤支镜插至一侧总支气管及叶支气管，注射造影剂后作选择性造影。

血管造影可以观察肺内病变区的血管改变，不仅有助于肺部疾病的诊断与鉴别诊断，而且有助于判断肿瘤手术切除的可能性。常用的有选择性支气管动脉造影、上腔静脉造影和奇静脉造影等。

（2）肺癌X线常见表现

1）直接征象

①中央型肺癌：中央型肺癌早期在支气管腔内生长，在普通X线上只表现为肺门阴影密度增高，当侵犯支气管壁并向外生长时，才出现肺门区类圆形或不规则的肿块，边缘大多毛糙，有时有分叶。通过体层摄片、支气管造影可见到支气管壁不规则增厚、狭窄、中断或腔内肿物，视支气管阻塞的不同程度可见有鼠尾状、漏斗状、杯口状或截平状中断。

②周围型肺癌：早期表现为密度较淡，轮廓模糊的结节或球形病灶，可有浅分叶和细小毛刺，随肿块生长，肿块密度增高，上述恶性征象逐渐明显，密度增高，边缘清楚，常呈分叶状，有切迹或毛刺。如癌肿向肺门淋巴结蔓延，可见其间的引流淋巴管增粗呈条索状，亦可引起肺门淋巴结肿大，较大团块状肺癌易出现坏死液化，表现为不规则偏心空洞。

③细支气管肺泡癌：可表现为一密度较低的孤立球形灶，与周围型肺癌的圆形病灶不易区别。若为弥漫型肺泡癌，在单侧或双侧肺可见到大小不等的边界不清的小结节或斑片状影，病变进一步进展，这些病灶可融合成较大团块或大片絮状影。弥漫型肺泡癌有时宜与血行播散型肺结核相混。

2）间接征象

①局限性肺气肿：这是中央型肺癌的早期征象，但在常规吸气相胸片上不易发现。

②阻塞性肺炎：是原发于段或叶支气管癌较常见的相对早期的 X 线征象。中央型肺癌 60% ~80% 发生在段支气管内，20% ~40% 涉及叶支气管。由于肿瘤发生在段叶管腔内，使之引流不畅而引起感染，表现为段性或叶性分布的浸润性病灶，阴影淡而均匀，伴肺血管纹理增深，多见于两肺上叶前段、右肺中叶和左肺舌段。

③肺不张：当肿瘤进一步增大，再加上炎性水肿或分泌物阻塞管腔时，则可出现肺不张。大多数病人先有阻塞性肺炎，而后成为肺不张。

肺不张的直接征象：叶间裂移位；密度增加；血管和支气管聚集靠拢。

肺不张的间接征象：肺门和纵隔向患侧牵拉移位；横膈上抬；相邻肺代偿性肺气肿；肋间隙狭窄；肺疝形成。

如为单纯性肺不张，一般呈扇形或尖端指向肺门的三角形。如肺不张伴肺门肿块时，则可见横“S”形边缘，此为上叶肺癌伴不张的特征性改变。

④肺门、纵隔淋巴结肿大：肿瘤沿肺门和纵隔淋巴管蔓延，一般转移到肺门、纵隔淋巴结，引起肺门、纵隔淋巴结肿大。肿大的淋巴结密度较大，故能在 X 线片上显示。平片上表现为纵隔、肺门阴影增宽和肺门肿块。肺门淋巴结转移灶多时形成环绕肺门的多个球形阴影。支气管体层摄影，尤其是侧位支气管体层摄影显示更为清晰，表现为各段叶支气管和血管分叉处淋巴结肿大。上腔静脉、肺动脉、奇静脉造影有助于明确有无纵隔淋巴结转移。X 线表现为血管管腔狭窄、充盈缺损、僵直不规则，甚至阻断，提示该处肿瘤侵犯，手术已不能彻底切除。目前增强 CT 扫描检查则更为简便有效。

⑤胸腔积液：8% ~25% 肺癌可发生胸腔积液，产生速度快，大多为血性。少量积液 X 线下仅见肋膈角变钝；更多积液显示有向外侧、向上的弧形上缘的积液影，平卧时积液散开；大量积液时整个患侧阴暗，纵隔被推向健侧。积液时常遮盖肺内原发病灶，当原发灶很小或被胸水掩盖时，临床常以胸水为其首发症状。

⑥心包积液：表现为心影对称性、进行性增大，呈烧瓶样，心脏搏动明显减弱，但有时与放射性心包炎不能区别，需要结合临床和病理检查。

⑦膈肌麻痹：患者膈神经受侵而引起患侧膈肌麻痹和上升，X 线透视可见病侧横膈运动迟缓，产生矛盾运动。

⑧骨转移：骨转移多见于海绵状骨。当病灶直径达 1～1.5cm，或骨脱钙使骨质密度降低 50%～75% 左右时，骨质密度降低区才能在 X 线片上显示出来；因此骨转移的 X 线表现往往落后于放射性核素扫描。周围型肺癌的骨转移可能性比中央型肺癌大。骨转移的好发部位与解剖特点有关，以转移到肺周围的骨骼最多，占 64.5%，其中肋骨居首，胸椎次之，这是因肺的淋巴管与肋骨后部的淋巴管有间接或直接的交通。肺癌的组织学类型与骨转移之间也有一定关系，小细胞癌有产生成骨性转移的倾向，腺癌也可伴有成骨性转移，而鳞癌则绝大多数为溶骨性转移。

（3）不同病理类型肺癌的 X 线表现

1）鳞形细胞癌：起源于支气管黏膜上皮细胞，以壁内蔓延为主，向腔内凸出明显。病灶以中央型较多，起病隐蔽，进展较慢，常有阻塞性肺气肿、肺炎、肺不张。支气管体层摄影或造影可见支气管腔内有息肉样或结节状肿瘤影，或鼠尾状狭窄与阻塞。肺门纵隔淋巴结转移较慢，一旦平片上出现肺门肿块，均已属晚期，说明肿瘤已穿破支气管壁或发生淋巴结转移。周围型肺鳞癌大于 4cm 时，其中心易发生坏死并形成空洞，发生率可达 30%。肿瘤可跨叶生长。

2）腺癌：多为周围型，常为小于 4cm 的孤立球形病变，贴近叶间胸膜者由于叶间胸膜的限制而呈半圆形。

3）小细胞癌：主要在支气管黏膜下，沿长轴方向扩展，故多为中央型，并迅速穿破支气管壁呈壁外生长。常迅速转移到淋巴结，形成肺门纵隔肿块。有时原发灶不明显，仅表现为肺门淋巴结融合的肿块影。

4）大细胞癌：周围型肺癌肿瘤体积较大，边缘光滑，可有大分叶，有时与鳞癌难以区别，空洞少见，多有肺门及纵隔淋巴结转移。如合并癌性淋巴管炎则有日光放射状阴影，但慧星征象少见。中央型肺癌由于支气管阻塞程度较轻，很少有肺不张。

5）细支气管肺泡癌

①局限型：局限于一叶（段）的肿块表现为肺野内孤立性病变，肿块内有支气管充气征象，病灶边缘模糊，有时为细小放射状毛刺，个别也有长而

平直的星芒状毛刺。有些文献中曾强调胸膜凹陷征对细支气管肺泡癌的诊断有特征性意义，但一般腺癌，甚至肉芽肿性病变也可出现此类征象。

②多发结节型：结节为粟粒或黄豆大小，以中下肺野内侧带较密集，两上肺稀少。结节密度中等，边缘模糊，有融合趋势，肺纹理呈网状结构阴影。

③肺炎浸润型：由大量结节融合而成，肺泡上皮为癌细胞所置换和填充，实质为癌性肺泡炎。X 线表现与一般肺炎难以区别，需在病灶体层上仔细分析。

4. CT 检查

CT 检查显示的横断层解剖没有重叠，有高度的密度分辨率，并能同时检查肺、纵隔，因此在很大程度上优于常规 X 线检查，其主要优势如下：

（1）常规胸片上易于重叠的解剖部位的显示，如肺门后方、胸骨后方、后肋膈角、肺尖、心后区、脊柱旁和奇静脉食管窝等。

（2）利用不同窗宽、窗位来确切区分不同的软组织（肿瘤、纵隔、胸膜），并定量测得 CT 值。对钙化的发现非常灵敏。

（3）少数痰液脱落细胞学检查阳性，而常规 X 线检查阴性，或影像显示不满意时，可借助 CT 进行诊断，CT 有时能发现支气管腔内的微小病灶。

（4）确定肿瘤在纵隔内的侵犯范围、病变与血管的关系以及远处转移情况，如脑、肝、肾上腺等。

5. 磁共振显像

磁共振（MRI）的对比度、分辨率优于 CT，尤其是反向回收的影像。此法对胸部检查的最大特点是较 CT 更易鉴别和明确实质性肿块与血管的关系，既无放射性损害又不需造影剂增强，而且能显示肿块旁的气管、支气管树以及支气管、血管受压及转移。血管内呈高信号强度提示有血管堵塞存在，80% 纵隔新生物在 MRI 图像上表现为非均质性肿块，而炎性病变仅有 40% 为非均质性。纵隔肿块的组织特定分析以肺癌 T_1、T_2 平均值最高，其次为淋巴瘤、转移瘤等；慢性炎症的 T_1、T_2 平均值皆低于新生物。对于肺实质内结节的显示，肺癌在 T_1 加权像中呈中等信号（与肌肉比较），在 T_2 加权像中呈高信号。当肿块内出现坏死液化时，MRI 信号显示为不均质性。MRI 对显示肿瘤分叶、毛刺及胸膜反应亦较好。对于 X 线平片和 CT 难于区分的肺癌与合并的肺不张，MRI 也可分辨，一般 T_1 加权图像中，肺癌信号高于肺不张，T_2 加权图像中，肺癌信号低于肺不张。MRI 的缺点是显示病变钙化能力较差。

6. 支气管镜检查

支气管镜检查是诊断肺癌的有效手段，通过支气管镜检查可观察肿瘤的部位和范围，取到组织作病理学检查，还可根据声带活动、气管是否受压和隆突是否活动而推测手术切除的可能性。

（1）支气管镜检查指征和禁忌证

指征：①中央型肺癌、痰液癌细胞阴性而欲确定诊断者；②痰液癌细胞阳性而X线胸片未见有癌灶，且已排除上呼吸道癌肿及食管癌者；③观察病变与气管、隆突和主支气管的关系，提供治疗上的参考；④对术后病例，怀疑切端支气管有复发或肉芽肿。

禁忌证：①全身情况较差；②有上腔静脉综合征，气管严重扭曲、狭窄等；③有严重的心血管疾病，尤其是主动脉瘤和冠心病；④肺癌严重感染和咯血；⑤肺功能严重减退或在支气管哮喘发作期。

（2）支气管镜下肺癌的形态特点

直接征象：

①结节样病变：是肺癌时早期病变，较为少见。癌瘤自黏膜上隆起，状如结节，呈灰白色，周围充血，单个或多个；常聚集在一起，有时呈息肉样，质较硬，且易出血，可部分或完全阻塞管腔，表面光滑完整，易与结核性肉芽肿或息肉相混淆。

②溃疡病变：溃疡边缘隆起，不规则，深浅不一，表面覆有脓性分泌物。此型亦少见，常与其他类型混合。

③浸润病变：黏膜充血、粗糙，或呈颗粒状突起、范围较大。

④菜花样病变：癌瘤呈菜花样，自黏膜向腔内突出，阻塞管腔。色褐红或灰黄，随照明度及覆盖分泌物不同而异，易出血，少数可带蒂。此型最为多见。

⑤混合型。

间接征象：

①声带麻痹：癌瘤侵犯纵隔，损及喉返神经，导致病侧声带麻痹。检查时宜注意声带活动情况。

②气管下端浸润：气管下端管壁有时为黏附的转移淋巴结所侵犯，该处黏膜可呈充血水肿，宜结合胸片做出诊断。

③隆突病变：正常隆突尖锐活泼，随呼吸而上下移动。癌瘤侵犯隆突下

淋巴结处可出现隆突受压，并有转向移位，运动限制等情况。

④主支气管及支气管病变：如有肿瘤侵犯，管壁僵直、固定或管壁局部隆起，管腔变形。检查时应注意癌瘤离隆突的距离，管腔内分泌物性质、位置和来源。如有分泌物应吸取送细胞学检查，以助诊断。

（3）纤支镜检查的并发症：纤支镜检查的并发症虽较硬支气管镜为少，但仍有出血、呼吸及心跳骤停、气胸、发热、喉头水肿、缺氧、窒息、麻药过敏等并发症，因而操作时应仔细谨慎，现择录如下。

①大出血：支气管镜检查并发大出血是比较罕见的，一旦发生，必须立即进行抢救，以免窒息死亡。大出血常由于：操作粗暴，擦伤气管黏膜下血管；肿瘤破裂；在采取活体组织时撕裂大片组织和血管。所以活体组织钳必须锐利，钳取组织亦不宜过深，见到肿瘤后不宜再伸入，以避免出血。止血方法：轻症可用棉球加压后涂10%～20%硝酸银溶液，效果良好。对严重病例应先采用对侧支气管插管，并将气囊充气以阻断血液流向对侧肺引起窒息死亡，同时再进行局部止血或急症手术切除病肺，抢救生命。

②呼吸、心跳骤停：在全身情况衰竭及呼吸、循环不全的患者，插管时可影响通气，造成缺氧和二氧化碳积聚，或因操作时器械刺激发生迷走神经反射，皆可导致呼吸、心跳骤停。一旦发生，必须立即抢救，争取在最短时间内复苏。

（4）纤支镜检查在肺癌诊疗上的应用

①常规纤支镜在肺癌诊疗中的评估：常规纤支镜检查阳性率以中央型较周围型高，90%～100%的中央型肺癌可经常规纤支镜检查取得组织而确诊。钳取癌瘤组织时应注意取其边缘或黏膜异常部分，如从坏死部分或溃疡中心取得组织，则细胞多呈坏死，常不能做组织学诊断。若未见到肿瘤而不能做活检时，可在疑点处吸出或刷取少量痰液立即送脱落细胞学检查。

②纤支镜检查对肺癌手术方式的选择有十分重要的指导意义：一般肿瘤在段口以上者，支气管切端的处理可按传统方式作平切缝合或结扎；肿瘤累及叶支气管者，应考虑作主支气管楔形切除或主支气管段切除的袖形肺叶除术；病灶接近隆突黏膜者，可考虑术前放疗，待肿瘤缩小后行肺叶切除。右上叶肺癌应尽量避免右全肺或隆突切除。RoaX认为纤支镜检查发现以下情况应作为剖胸手术的禁忌证：隆突侵犯，即在气管镜中见到隆突增宽、溃疡形成；右上叶肺癌侵犯气管（受侵部仅为小区气管外侧壁者例外）；气管外压性狭窄，使气管腔变成剑鞘样。

③经气管肺活检：应用纤支镜通过气管、支气管到达肺部，取肺组织行病理检查，这是对肺周围型病变和弥散性的肺部病变获得组织学诊断的较简便可靠的方法。此操作应在电视 X 线透视下进行，对有出血倾向或疑为血管病变者则不宜施行，肺包虫病亦为禁忌。

④经支气管穿刺活检：对气管、支气管外或黏膜下的病变不能行直接咬取活检，可在纤支镜明视下作吸取活检。穿刺前应根据影像学诊断将病变准确定位，在镜检明确或电视 X 线透视引导下进行。穿刺后应密切观察，注意出血、气胸或气纵隔等并发症。

⑤血卟啉、激光肺癌定位检查：受检前 48 ~ 72h 静脉注射血卟啉 2.5 ~ 5mg/kg 体重，在纤支镜观察下从工作管中插入光导纤维，接上氪离子激光器照射，如见橘红色光区即为阳性，可在此处行活检及刷检，此法对肉眼观察不明的原位癌及隐癌的定位十分有效，对判断支气管残端的早期复发亦有价值。其缺点为用光敏剂后必须遮光，有时可产生过敏。

激光血卟啉技术不仅可用于诊断，亦可治疗肺癌。Hayata 等认为光敏治疗适应于下列情况：癌前病变的预防性治疗；不能手术的早期中央型肺癌治疗；缩小切除范围，扩大手术指征，对某些病例可行术前光敏治疗，待肿瘤缩小后再行手术；对晚期患者可用激光除去阻塞气道的肿瘤，以达到姑息性作用。

7. 纵隔镜检查

纵隔镜检查是诊断肺癌纵隔淋巴结转移的有效手段。任何胸内病变伴有纵隔淋巴结肿大，而用其他检查方法不能得到确诊者都可用以取得诊断。通过它能窥见气管前区、隆突下及上叶根部的淋巴结，并取得邻近肿瘤的活组织检查，同时能检查纵隔两侧情况。对肿瘤伴有可疑纵隔淋巴结肿大者，纵隔镜检查阳性率达 30% ~45%，因此可减少不必要的剖胸，降低剖胸探查率，提高切除率。此法手术操作比较简单，可通过颈部横行小切口，深及气管前筋膜，伸入气管前间隙，用纵隔镜直接窥视检查，但术前必须熟悉纵隔解剖，操作耐心仔细，取活组织前先用针穿刺，避免损伤大血管。一般并发症不多见，文献报道并发症发生率在 1% ~3%，死亡率为 0.09%。常见并发症有气胸、出血、食管和喉返神经损伤、感染等。其禁忌证为气管切开造瘘、颈部感染、上腔静脉综合征、桶状胸等。纵隔内重要器官较多，采取组织标本时有一定危险，并发症较严重，故仅适用于少数病例。

8. 活体组织检查

在肺癌的诊断中，活体组织检查（活检）是一个重要手段，很多病情复杂的病例，通过一次活检即可明确病理诊断。常用的方法有浅表淋巴结活检、CT或超声引导下经皮肺活检、纤支镜活检、纵隔镜活检、皮下结节活检等。

（二）辨证诊断

1. 气滞血瘀型

（1）临床表现：咳嗽不爽，胸闷气憋，胀痛走窜，或痛如锥刺、固定不移，或痰血暗红，口唇紫暗，舌质暗或有瘀斑，苔薄，脉弦或涩。

（2）辨证要点：咳嗽不爽，痰血暗红，胸闷胀痛或刺痛，口唇紫暗，舌质暗或有瘀斑，脉弦或涩。

2. 痰湿蕴肺型

（1）临床表现：咳嗽较甚，痰多而黏，痰中带血或黄白相兼，或吐脓痰，或见黑痰，胸闷胸痛，纳呆便溏，神疲乏力，舌质淡，舌体胖大有齿痕，苔白腻或黄腻，脉弦滑。

（2）辨证要点：咳嗽，痰多而黏，胸闷、纳呆，便溏，乏力，苔腻，脉弦滑。

3. 阴虚毒热型

（1）临床表现：咳嗽无痰或少痰，或痰中带血甚则咯血不止，胸闷胸痛，颜面潮红，心烦寐差，低热盗汗，或热势壮盛，久稽不退，口干咽燥，声音嘶哑，大便干结，舌质红，苔薄黄或少苔或无苔，脉细数。

（2）辨证要点：咳嗽无痰或少痰，或痰中带血，胸闷胸痛，低热盗汗或壮热烦渴，舌红苔薄黄或少苔、无苔，脉细数。

4. 气阴两虚型

（1）临床表现：咳嗽气短，动则喘促，咳声低微，痰中带血，自汗盗汗，神疲乏力，口干少饮，面色㿠白，形瘦恶风，舌质淡或红，脉细弱。

（2）辨证要点：咳嗽气短，动则喘促，咳声低微，自汗盗汗，神疲乏力，口干少饮，舌淡或红，脉细弱。

5. 阴阳两虚型

（1）临床表现：咳嗽痰少，胸闷气急，动则喘剧欲绝，面色苍白，自汗盗汗，耳鸣如蝉，腰膝酸软，畏寒肢冷，舌质淡，苔薄，脉沉细。

（2）辨证要点：咳嗽喘促，动则喘剧欲绝，形寒肢冷，自汗盗汗，舌淡，苔薄白，脉沉细。

二、鉴别诊断

（一）肺结核

（1）结核球：应与周围型肺癌相鉴别。结核球多见于30岁以下的年轻患者，可有反复血痰史，一般无症状。病灶多位于上叶后段的下叶背段，边界清楚，可有包膜，内部密度高，可不均匀，有时含有钙化点，周围可有纤维结节性或浸润性病灶。结核球在随访过程中往往无改变。

（2）肺门淋巴结核：中心型肺癌和肺门淋巴结转移可在肺门附近形成肿块，应与肺门淋巴结核相鉴别。结核多见于儿童、青年，多有发热等结核中毒症状，结核菌素试验常呈阳性，抗结核药物治疗有效。肺癌多见于中年以上成人，发展较快，呼吸道症状比较明显，可伴有浅表淋巴结肿大，癌脱落细胞检查、支气管镜检查、颈淋巴结活检等有助于诊断。

（3）粟粒性肺结核：应与弥漫型细支气管肺泡癌相鉴别。前者多有发热等结核中毒症状，X线胸片上病灶为大小一致、分布均匀、密度较淡的粟粒结节。后者一般无发热等全身中毒症状，呼吸道症状明显，两肺病灶大小不等，分布不均，密度较高的结节，以中下肺较密集，可伴浅表淋巴结肿大。痰检癌细胞和抗酸杆菌、结核菌素试验或颈淋巴结活检有助于诊断。

（4）肺结核合并肺癌：其发病率约占18%，近年来有增长趋势。在下列情况下应怀疑二者并存，①原结核病灶好转或稳定后肺叶又出现新的结节或块影；②肺结核随访中出现肺门阴影增大或有肺不张；③出现偏心性厚壁空洞。特别是对痰细菌检查阴性者，应再作痰细胞学检查加以区别。

（二）肺炎

约1/4的肺癌早期以肺炎形式出现，应与一般肺炎相鉴别。肺炎X线为云絮状影，不呈段叶分布，少见肺不张，无支气管阻塞，经抗炎治疗可吸收，很少扩大和进展，而肺癌所致的阻塞性肺炎，呈段或叶分布，有时在相应的根部出现块影，常有段性或叶性肺不张及截断样支气管不张，抗炎治疗吸收缓慢，同一部位常反复发作。二者经痰细胞学检查或支气管镜检查可区别。

肺部慢性炎症吸收不全发生机化，可形成团块状的炎性假瘤，易与肺癌相混淆。肺炎假瘤往往形态不整，边缘不整齐，中有密度较高的核心，常伴有局部胸膜增厚，病灶内长期无变化。

（三）肺脓肿

癌性空洞继发感染，应与原发性肺脓肿相鉴别。前者常先有肺癌症状，如慢性咳嗽、反复咯血，然后出现感染，咳嗽加剧，咯痰逐渐增多。X线表现空洞壁较厚，内壁凹凸不平，体层摄片可见引流支气管狭窄或阻塞、肺门淋巴结肿大。原发性肺脓肿则起病急，中毒症状严重，常有突发寒战、高热、咳嗽、咯大量脓臭痰，白细胞和中性粒细胞增多。X线表现脓肿壁较薄，内常有液平面，周围有炎性浸润。

（四）结核性胸膜炎

癌性胸膜炎常无急性中毒症状，胸水常为血性，但也可为渗出性；因癌肿阻塞性肺炎引起的胸液可呈草黄色渗出液，癌肿阻塞淋巴管引起的胸液是漏出液，只有癌肿侵犯胸膜时才引起血性胸水。癌肿生长较快，抗结核治疗无效，而结核性胸膜炎常伴急性结核中毒症状，胸液一般为草黄色，抗痨治疗显效。根据胸部CT、胸水脱落细胞和胸膜活检，可明确诊断。

（五）纵隔肿瘤

此病与中心型肺癌不易区别。纵隔肿瘤呼吸道症状可不明显，当压迫邻近器官或组织时才可出现症状。X线见块形中心点在纵隔时，边缘光滑，恶性者可有分叶，若肿块较大可延及两侧纵隔，很少伴同侧肺内病变，若为皮样囊肿、畸胎瘤及错构瘤时，可见齿、骨或钙化点阴影。在支气管造影时，见支气管树形态完整。若行人工气胸检查时，肿块不见移位。可通过痰细胞学检查、支气管镜、X线断层、CT扫描或核磁共振成像（MRI）检查加以鉴别。

（六）肺部良性肿瘤

此病主要有错构瘤、纤维瘤、血管瘤等，为孤立的肺内阴影时应与肺癌鉴别。肺内良性肿瘤多无症状，而血管瘤可见痰中带血。X线胸片见圆形或椭圆形密度均匀、边缘光滑、无毛刺、少分叶，唯有错构瘤时可见分叶。可含钙化点、无液化或空洞，周围肺组织无浸润。病程长，增长慢，多在检查时发现。

三、临床治疗

（一）中医治疗

1. 内治法

（1）气滞血瘀

治法：行气活血，软坚散结。

方药：血府逐瘀汤加减。

当归15g，枳壳10g，赤芍20g，桃仁10g，郁金10g，瓜蒌15g，杏仁10g，鳖甲15g，薏苡仁30g，海藻30g，薤白10g，降香10g，鱼腥草15g。

（2）痰湿蕴肺

治法：化痰散结，益肺健脾。

方药：二陈汤加减。

陈皮10g，姜半夏10g，茯苓30g，制天南星10g，杏仁10g，薏苡仁30g，党参30g，白术15g，龙葵30g，白花蛇舌草30g，海藻30g，牡蛎30g，象贝母15g，百部15g。

（3）阴虚毒热

治法：养阴清热，解毒散结。

方药：百合固金汤加减。

百合15g，玄参15g，生地黄30g，沙参15g，鱼腥草30g，薏苡仁30g，白花蛇舌草30g，炙鳖甲15g，半枝莲30g，黄芩10g，石斛30g，生蛤壳30g，蒲公英15g，百部10g，贝母10g。

（4）气阴两虚

治法：益气养阴，解毒化瘀。

方药：沙参麦冬汤加减。

北沙参30g，麦冬15g，五味子10g，山药15g，黄芪20g，黄精30g，西洋参6g（炖服），白花蛇舌草30g，贝母10g，夏枯草30g，山慈菇15g，蛇莓草15g，全瓜蒌30g，莪术12g。

（5）阴阳两虚

治法：补肾益肺，养阴温阳。

方药：生脉饮合二仙汤加减。

生晒参6g（研吞），黄芪30g，麦冬15g，五味子30g，淫羊藿15g，仙茅

15g，巴戟天15g，补骨脂10g，山茱萸10g，龟板10g，女贞子5g，黄精30g。

2. 外治法

（1）针刺：主穴取风门、肺俞、天泉、膏肓、中府、尺泽、膻中，以及痛部压痛点。配穴取列缺、内关、足三里。耳穴取上肺、下肺、心、大肠、肾上腺、内分泌、皮质下、鼻、咽部、胸等。补泻兼施，每日1次，每次留针20～30分钟。此法适用于各期肺癌，可配合中药同时使用。

（2）穴位注射：取百会、内关、胸枢、风门、肺俞、定喘及丰隆穴。并以20%～50%紫河车注射液14～16mL，分别注入足三里和大椎穴。每日或隔日1次，连续治疗15天为一疗程。休息3～5天再行第二疗程。此法适用于肺癌疼痛者。

（3）推拿：取风池、大椎、肩井、命门、曲池、合谷等。采用擦、拿、抹、摇、拍击等手法，能扶正固本，宽胸理气。此法适用于肺癌气机不畅而咳嗽、喘气、胸痛者。

（4）敷贴法

①癌痛散：山柰、乳香、没药、姜黄、栀子、白芷、黄芩各20g，小茴香、公丁香、赤芍、木香、黄柏各15g，蓖麻仁20粒。上药共为细末，用鸡蛋清调匀外敷乳根穴，6小时换药一次，适用于肺癌痛者。

②蟾酥消肿膏：由蟾酥、细辛、生川乌、重楼、红花、冰片等20余味中药组成，用橡胶氧化锌为基质加工制成中药橡皮膏。使用前先将皮肤洗净擦干，再将膏药贴敷在疼痛处，每隔24小时换药1次。适用于肺癌痛者。

③消积止痛膏：取樟脑、阿魏、丁香、山柰、重楼、藤黄等量，分研为末，密封备用。根据肺癌疼痛部位，将上药按前后顺序分别撒在胶布上，敷贴于患处，随即以50℃左右热毛巾敷于膏药上30分钟，以不烫伤皮肤为度，每日热敷3次，5～7天换药1次。

（二）西医治疗

肺癌的治疗是根据病人的机体状况、肿瘤的病理类型、生物学行为和分期，合理、有计划地应用综合治疗手段，以期较大幅度地提高治愈率和病人的生存质量。肺癌的生物学行为相差颇大，许多学者认为，小细胞肺癌（SCLC）来自神经嵴的胚胎细胞，然后移行到肺，也可至全身，是一种高度恶性的肿瘤，易发生早期广泛的远处转移。患者生存期很短，平均生存期局限型为12周，广泛型只有5周。这种肿瘤对化疗和放疗都敏感。而来源于上皮细胞的非小细胞肺癌（NSCLC）包括鳞癌、腺癌、大细胞癌等所有其他类型的上皮癌，其生物学行为仍有差异，但远不如和SCLC之间差异大。

NSCLC：

因临床症状而就诊的NSCLC病人中，在确诊时，大约20%为Ⅰ期和Ⅱ期，40%～50%为Ⅲ期，30%为Ⅳ期。各期肺癌治疗原则如下：

Ⅰ、Ⅱ期：只要无剖胸探查禁忌证，都建议病人接受手术治疗；手术以根治为目标，3年生存率在Ⅰ期可达80%～90%，Ⅱ期为60%～80%，而因手术并发症死亡（术后1个月内）者仅有5%左右。对术后放疗的评价尚无定论，多数学者持否定态度。对术后化疗的必要性亦有不同意见，但对非鳞癌（腺癌、大细胞癌）或Ⅱ期病例，特别是已有淋巴结转移，且肿瘤已浸润到淋巴结包膜外者，或淋巴管、血管内有瘤栓者，绝大多数学者认为应术后化疗，若病人拒绝手术或有手术禁忌证，应予以根治放疗。

Ⅲ期：对经过常规X线、CT等检查证实病灶有可能切除的Ⅲa期病人，首选剖胸探查，力争做规范化的根治手术。当彻底切除有困难时，应尽可能地切除肿瘤，对残留病灶术后再作补充治疗。对手术切除有困难的病人，可考虑术前放疗，然后争取手术。对无手术指征的病人，应作根治性放疗。

术前放疗因使手术并发症增加，同时未能明显提高病人的生存率，目前一般不提倡常规使用，但对肺尖癌伴Pancoast征的病人，则建议使用术前放疗。对术后放疗的评价颇有争议，多数学者认为术后放疗不应作为Ⅲ期病人的常规治疗方案，仅适用于某些选择性病人，包括肿瘤残留于胸腔内（肉眼残留或切缘阳性）或隆突下、上纵隔淋巴结转移，或肿瘤浸润穿破淋巴结包膜。

对Ⅲb期病人，由于已有纵隔重要脏器或胸壁受侵，或锁骨上淋巴结转移，只适应于单纯放疗或联合化疗。Ⅲ期NSCLC的治疗效果颇差，能作手术切除或辅以放疗者的5年生存率为20%～30%，而单纯放疗者仅为5%～6%。Ⅲ期病人治疗后应常规维持化疗，并配合免疫治疗、中草药治疗，以减少局部复发和远处转移，延长生存期。

Ⅳ期：主要使用全身化疗，辅以免疫治疗、中医药治疗和对症处理，预后极差，多数患者在数月内死亡。

SCLC：

80%～90%的SCLC病人，在确诊时已有淋巴结转移和/或远处转移，其中最多见为纵隔淋巴结，其次是肝、骨、骨髓、脑。此外，尚有潜在性血道、淋巴道微转移灶。因此，对 SCLC 的治疗原则强调全身联合化疗，辅以手术和/或放疗。

有的学者提出，在治疗 SCLC 前：第一，必须明确病理诊断，除常规病理检查外，还应通过电镜检查找到肿瘤细胞中的神经内分泌颗粒，并经其他免疫组化检测，如神经元特异性烯醇化酶等以确定诊断无误，若单凭细胞学光镜诊断则远远不够。第二，要作全面的临床检查，包括胸腹、头颅 CT，骨髓穿刺，全身骨扫描等以明确有无远处转移。在此基础上获得正确的临床分期，即为局限型或广泛型。

对局限型 SCLC 有以下几种联合治疗方案，①手术→化疗：对原发灶能手术切除的Ⅰ、Ⅱ期病人，先行手术，术后用 4～6 个疗程化疗。②化疗→手术：先作 3～4 个疗程化疗，评价化疗效应，若有肿瘤残留，则考虑手术切除，术后再用 2～3 个疗程化疗。③化疗和放疗交替使用：保留手术作为处理化疗和放疗后残留灶的手段。即化疗→放疗→化疗→放疗→维持化疗。化疗每 3～4 周一疗程，每疗程 3～5 天，化疗休息中进行放疗。第二疗程放疗后若肿瘤仍有残留，则考虑手术，术后继续化疗。④化疗与放疗同时进行：上述方案中，以化疗和放疗交替使用应用较多。经多种方法联合治疗，SCLC 的 5 年生存率可达 5%～15%。

对广泛型 SCLC，以化疗为主，经化疗后疗效较佳者，可作局部残留肿瘤的补充治疗。其 5 年生存率为 0～1%。

1. 外科治疗

肺癌的外科治疗始于 1930 年 Churchill 等报告的肺癌肺叶切除术。1933 年 Rinhaff 等报告用分别处理肺门的方法完成了全肺切除术。1950 年以来，胸外科发展较快，应用肺切除术治疗肺癌已成为常用手术。手术的死亡率从早年的 50% 下降到 20% 以下。肺癌的切除范围也从全肺切除改变为尽量行肺叶切除及病灶切除，以最大限度地保留肺功能。20 世纪 70 年代以后，特别是术前应用 CT 及纵隔镜检查后，对肺癌的治疗大多数主张最大限度地切除肺癌和最大限度地保留肺功能。目前，肺叶切除和以手术为主的多种疗法相结合的综合治疗，是治疗肺癌的首选方法。

（1）手术切除治疗

1）全肺切除术

适应证：①肿瘤广泛，相邻肺叶受累或肿瘤侵犯肺门重要结构；②肿瘤超过肺叶切除范围，其他方法不能彻底切除者；③患者心肺功能适宜，能耐受手术者。

全肺切除能将肺癌广泛地局部切除，且能达到完全切除肺的淋巴引流，但对肺功能伤害较大，患者术后并发症多，生活质量较差，故而是一种高代价、高风险度的手术方式，尤其是右肺切除。因此应严格掌握手术指征。有下列情况者不宜行全肺切除：①肿瘤直接侵犯纵隔内重要组织，一侧全肺切除技术操作危险性很大者；②心肺功能不能耐受全肺切除者；③全肺切除不宜作为姑息性治疗手段，尤其有远处转移者。

方法：全肺切除根据肿瘤累及肺叶的部位可分为左侧或右侧全肺切除术。在全肺切除的操作中，目前更强调无瘤技术和无瘤原则。在处理肺门血管时，应根据肿瘤的部位、范围、特性及术者技术水平决定先处理动脉还是静脉。对一般周围型肺癌，肺门易解剖者，若静脉结扎后在短时间内能处理动脉时，可尽量先结扎相应的静脉，以减少扩散。对中央型肺癌，肺门难以解剖或手术步骤本身带有探查性质时，宜先处理动脉为好。因肺静脉结扎后如不能很快结扎动脉，会导致肺充盈明显，不仅出血增多，而且增加淋巴道和血道的播散机会。肺静脉内癌栓往往是手术中十分重要的情况，探查时若发现静脉中有癌栓，应尽量小心防止脱落，或将肺静脉切开，用吸引器吸出。对中心型肺癌瘤体较大，累及或包绕心包外肺血管干，无法按正常程序处理者，以及肺癌累及心包或手术中解剖肺血管时不慎误伤出血而无法在心包外处理者，均可行心包内全肺切除术。术中若遇肺静脉壁脆弱撕脱，出血难以控制时，采用“堵塞”常比钳夹和压迫更易奏效。

对支气管残端的处理一般主张用间断缝合。闭合器的优点是省时和减少污染。但应注意，无论采用何种方式关闭支气管残端，必须避免缝合残端张力过大，并用残端周围组织如胸膜、心包等覆盖残端，以防止发生支气管胸膜瘘，术前有放疗史者，残端覆盖更为重要。

上腔静脉受肿瘤局限性侵犯时可考虑静脉壁切除，缺损处用游离心包块修补。

行全肺切除术时一般应清除纵隔淋巴结。多数学者认为纵隔淋巴结清除不能采用区域性淋巴结与原发灶整块切除的原则，应采取选择性的对隆突下、食管旁及主动脉或奇静脉等部位淋巴结作分区清除术。

肺癌一侧全肺切除术后一般均应行闭合胸腔引流。因为手术范围较广泛，特别是纵隔淋巴结清除后或已作术前放疗者，术后胸腔渗液较多。引流优点是便于调节胸腔压力，了解出血、渗液情况。引流管一般在2~3天后拔出，并常规应用抗生素控制感染。

2）肺叶切除术：肺叶切除可以获得满意的纵隔淋巴结清扫，患者肺功能损失小，并发症少，死亡率低，长期存活率高，生存质量好，故而是目前肺癌手术治疗中最常用的方式。但由于临床确诊时多是晚期患者，受肺门血管、气管以及肿瘤与周围脏器关系的影响，仅一部分患者可以通过肺叶切除而获根治。

适应证：$T_{1\sim2}$肿瘤位于叶支气管以下，无其他手术禁忌证者。

方法：若病灶在左侧一般行上叶或下叶切除术，在右侧则除行上、中、下叶切除术外，还需行上中、中下等双叶切除术。由于肺门血管和支气管变异多，肺叶切除时应根据肺门结构解剖情况分别处理，一般上叶切除时应放置上下两条引流管行胸腔引流，下叶或中下叶切除时常规放置下胸管引流。淋巴结清扫及支气管残端处理见肺癌规范性切除术。

3）袖形肺叶切除术：袖形肺叶切除术可分为支气管袖形切除术及支气管和肺动脉切除成形术。前者有三种基本术式，①支气管成形肺叶切除术；②气管或隆突成形肺叶切除术；③气管成形全肺切除术。

适应证：①叶支气管开口部位的肺癌，尤其是双侧上叶开口处；②侵及总支气管及隆突处的上叶肺癌；③高龄或心肺功能较差的上述肺癌患者；④肺癌同时侵犯肺动脉时。

方法：若肺癌已累及上叶或上叶支气管口处，可行支气管成形肺叶切除。需作总支气管段切除，将中下叶或下叶与总支气管残端或支气管侧壁吻合，一般以右上叶较多，左上叶较少。对侵及总支气管及隆突处的上叶肺癌，则选择气管或隆突成形肺叶切除术或气管成形全肺切除术。如肿瘤同时侵犯肺动脉，则要将相应的肺动脉切除一段，再行对端吻合术，即支气管和肺动脉成形术。由于肺动脉受侵犯，血行转移的可能性大，术后应积极进行包括放疗、化疗、免疫疗法在内的综合性治疗。袖形切除时肺门淋巴结清扫与全肺切除无大差别，但肺功能得以部分保全，减少了全肺切除对机体带来的不利影响。Shigefumi认为：对于Ⅰ、Ⅱ期肺癌患者，只要技术可行，应考虑行任何一种形式的气管成形全肺切除或支气管成形肺叶切除；当心肺功能较差而不能行全肺切除时，可以考虑行袖形肺叶切除和袖形肺动脉切除重建术。

4）肺段切除：

适应证：①病灶<3cm的周围型肺癌，心肺功能不佳的高龄患者；②对

侧已行肺叶切除的肺癌患者，其新病灶 $<4cm$ 的周围型；③有角化的高度分化的肺癌无淋巴结转移者。

行肺段切除后5年生存率达25%～50%。无淋巴结转移的腺癌，肺段切除的疗效与肺叶切除相似。但对小细胞肺癌，肺段切除后易在短期内出现复发或转移。

5）规范性肺叶切除术：30年来，肺癌的疗效没有显著提高，但近年来肺癌的外科治疗疗效有所增加。提高肺癌外科治疗的疗效，除了早期诊断，加强以手术为主的多方法综合治疗外，肿瘤的手术切除方法亦应有所改进。近年提出了肺癌的规范性肺叶切除的概念，以图确定手术的方式和方法。虽然尚未被所有医生所采用，但在临床实践中确有价值。

根据1985年第四届国际肺癌会议通过的新的国际肺癌分期，0、Ⅰ、Ⅱ和Ⅲa期的患者，无其他手术禁忌证者，均可考虑行规范性手术切除。手术切除的原则为彻底切除原发病灶及相应的各线淋巴结，并尽可能保留正常的肺组织，因此要尽量少做全肺切除（特别是右侧）。手术术式选择如下：

根1（R_1）式肺叶切除术：适应于 $T_{1\sim2}N_0M_0$。

根2（R_2）式肺叶切除术：适应于 $T_{1\sim2}N_1M_0$。

根3（R_2）式肺叶切除术：适应于 $T_{1\sim2}N_2M_0$。

瘤块切除或肺段切除适应于高龄、心肺功能不佳的周围型肺癌，其病变为Tis或 $T_1N_0M_0$ 的患者。

对于Ⅲa期的患者可以行一侧全肺切除或作姑息性病灶切除术，将残余肿瘤部位标记，术后补充放疗。

支气管残端的处理在规范性肺叶切除术中十分重要。对周围型肺癌的支气管残端可以按传统方式处理。中央型肺癌支气管残端长度不宜超过2mm，也可作楔形袖式切除。对病变起于支气管或已累及叶支气管开口者，应行袖形切除术。

淋巴结的切除范围应根据病变的原发部位及转移情况调整，分别作1线、2线及3线清除。一般1线、2线淋巴结可以与切除的肺叶整块取下。等标本取下后，充分暴露纵隔，根据情况分别切除3线及4线淋巴结。为防止清除淋巴结时癌细胞循淋巴管扩散，摘除淋巴结时应尽可能用电外科手术，并用氮芥清洗创面。对于纵隔淋巴结阳性患者，加用术后放疗可提高术后生存率。

（2）冷冻外科治疗

实验证明，充气的肺组织的导热性能与正常实体肺组织的导热差非常明显。根据这一低温生物学和物理学特征，肺癌比较适合于冷冻外科治疗。

1）应用冷冻治疗肺癌的主要机理有，①冷冻坏死：在冷冻外科治疗肿瘤起主要作用。快速降温到 -40℃以下，缓慢复温，导致冷冻区细胞无选择性的破坏。冷冻导致细胞坏死的机理为细胞内、外冰晶形成，细胞脱水，电解质浓缩和酸碱度改变；细胞膜脂蛋白成分变性及血流淤滞和微血栓形成。②冷冻固形：冷冻使肿瘤组织固形，结成冰块，不但减少肿瘤扩散，且使其边界清楚，易于摘除。③冷冻粘连：冷冻后组织面粗糙，易发生粘连。肺癌冷冻后与胸膜粘连，可避免手术后出血、支气管胸膜瘘和胸水等。④冷冻炎症：冷冻后数小时即有红、肿、热、痛，组织内有大量白细胞浸润，这些炎症反应也可能增强免疫作用。⑤冷冻免疫，一般认为冷冻免疫是一种特异性的自身抗体免疫效应，以T淋巴细胞为中心的细胞免疫起主要作用。

2）适应证：①原发病灶已控制的转移性肺癌，包括两肺多发性转移；②心肺功能不佳，不能耐受肺叶切除的周围型肺癌；③手术探查不能切除的原发性肺癌，冷冻作为姑息性治疗；④冷冻配合手术治疗晚期肺癌。

3）方法。①冷冻楔形切除：采用“环钳”“杯状器”直接浸泡法，以“扇形塑料布”包绕癌块及其周围肺组织，外夹肾钳再以液氮浸泡，然后切除。具体方法：剖胸后探查，若癌可楔形切除，则用电刀切除肿块及周围组织。缝合切缘后，取相当于切缘长度的“橡皮烟卷引流”，多剪几个侧孔，外包单层纱布，蘸取液氮后迅速移向缝缘并使之冻结成为一体，待自然复温融解后再重复2~3次。②姑息性切除之残留灶补冻点：用三角纱布蘸取液氮后迅速移向补冻点，并使之冻结为一体，融解后重复操作2~3次。③单纯冷冻：若病灶无法切除，则用“补充冷冻”法在肿块表面“补充冷冻”2~3次即可。

2. 放射治疗

（1）小细胞肺癌的放疗

小细胞肺癌（SCLC）是一种全身性疾病，治疗以全身化疗为主，放射治疗常配合化疗应用。然而单纯化疗胸腔局部复发率高，生存率较放射组低。因此，目前主张在SCLC化疗中，辅以胸腔原发灶的放疗，以提高对胸内肿瘤的局部控制率。

SCLC放疗的技术基本同NSCLC，但放疗的范围和剂量略有不同。一般认为，放疗的范围应包括原发灶及已有的淋巴转移灶，并包括较广泛的邻近淋巴引流区。然而近年来，有人提倡缩小照射范围，仅照射诱导化疗前临床和影像学诊断可发现的肿瘤。而用全身化疗来控制纵隔和双锁骨上可能存在的亚临床病灶。1991 年 Arriagada 根据他的 SCLC 病例分析，其中，一组病人的放射野包括诱导化疗前的肿瘤范围，另一组病人仅被照射诱导化疗后的残留肿瘤。结果显示，两组病人胸腔内肿瘤复发率分别为 33% 和 36%，未见明显差异。因而他建议对诱导化疗后的 SCLC 仅照射化疗后残留肿瘤。对 SCLC 的放射剂量，一般认为，临床肿瘤为 45 ~ 55Gy，亚临床灶为 35 ~ 40Gy，1.8 ~ 2.0Gy/次，每周 5 次照射。提倡用缩野照射技术，尽量减少正常肺的受量。当化疗和放疗间隔使用时，应将放疗置于前后两个疗程化疗的休息期内进行，依据休息时间的长短，可将总的量分为每疗程 15 ~ 20Gy，共 3 个疗程，或 25 ~ 30Gy，共 2 个疗程。

对 SCLC 经治疗后肿瘤完全退缩，并超过 6 个月者，作预防性全脑照射，能使脑转移的发生率降低到 5% 以下。因此不少人提倡脑预防性放疗，以减少脑转移，提高生存质量，其照射剂量为 30Gy/10 次/2 周 ~ 40Gy/15 次/3 周。但从长期随访显示，病人生存期并未延长，因而也有学者认为不必作预防性全脑照射，因为 SCLC 长期生存发生脑转移的比例 30% ~ 40%，且在脑转移出现临床症状后再作放疗仍能缓解病人症状，这样可避免一大部分病人作不必要的脑照射。

（2）非小细胞肺癌的放疗

1）术前放疗：目前对术前放疗虽然评价不一，但比较一致的看法是常规术前放疗肯定无优点，对一部分经选择的病人行术前放疗可能有益。如肺上沟瘤伴 Pancoast 综合征，或肿瘤已侵及肺门、纵隔主要脏器，或已有纵隔淋巴结转移，或肿瘤侵犯胸壁，估计肿瘤切除不彻底，胸壁会残留。只要掌握合适的放疗剂量和间隔时间，术前放疗不会增加手术的并发症。

2）术后放疗：术后放疗对术后肺门及纵隔淋巴结阴性的病人无益处，但能显著提高淋巴结阳性病人的生存率，对病理证实肺门和纵隔淋巴结转移或肿瘤残留于胸腔内的病例能提高生存率。

3）根治性放疗：在临床就诊病人中有 70% ~ 80% 因病灶不适合手术或有剖胸手术禁忌证而无法接受手术治疗，在这些病人中，只要一般情况尚可（Karnofsky 记分≥60 分），都可接受放疗。根治性放疗可给予无远处转移，肿瘤局限于胸腔，即病期早于Ⅱa 或Ⅲa，且预计放射范围 $<150cm^2$ 的患者，其放疗后 1、3、5 年生存率分别为 30% ~ 50%、10% 和 5% 左右。大部分接受单纯放疗的病人均在治疗后 1 ~ 2 年内死于局部肿瘤未控制或远处转移。

4）姑息性放疗：对于不能手术的中晚期肺癌，如胸腔内病灶太大（放射野 >150cm²）、肺功能严重损害，或已有远处转移的病人可给予姑息性放疗，旨在抑制肿瘤生长，缩小肿瘤体积，减轻症状，延长病人生存期。

5）腔内近距离后装放疗和间质放疗：腔内近距离后装放疗作为原发性肺癌的一种辅助放疗和姑息放疗手段，其主要优点是能给予局部肿瘤高剂量照射，而对周围正常组织的放射剂量较小，且放射源在不同部位的驻留时间可受计算机调控，能根据病灶范围，采用计算机优化放疗方案，因而对肿瘤的杀灭效应较强，对正常组织的保护较好。该技术的缺点是放射的有效范围有限，且剂量随距离增加而迅速衰减，因而对体积稍大的肿瘤（如直径 >4cm）即无法给予均匀而充足的剂量。所以一般腔内近距离后装放疗必须和外放射相结合，作为外放射的补充加量放射才能发挥其作用，单纯使用不能控制局部稍大的肿瘤。

该技术主要的适应证如下：①由于气管、支气管腔内肿瘤阻塞产生段、叶全肺不张或阻塞性肺炎的病人，可在外放射的同时给予腔内近距离放疗，以增加局部阻塞部位的放射剂量。②足量外放射后原发肿瘤仍有残留，直径不超过 4cm，腔内近距离放疗可作为一种局部加量放射的手段。③支气管切缘阳性或术后支气管残端复发，腔内照射能减少外放射的总剂量。

组织间插植放射性同位素治疗肺癌最早见于 1933 年，使用^{222}Rn，以后较多使用 I^{125} 永久插植。近年来有人使用^{192}Ir 插植，据报道能提高局部肿瘤控制率，然而还有待于临床Ⅲ期试验结果证实。组织间插植均在手术中进行，剖胸手术后，若肿瘤尚局限，但因与周围脏器和血管粘连而无法切除，或仅作姑息切除，肿瘤残留于胸腔，在这些情况下都可作组织间插植放疗。

6）放疗技术

①放疗和手术的间隔时间：术前放疗后手术一般在 1 个月左右进行。因放疗结束后肿瘤体积在 1 个月内还会继续缩小，这样有利于手术切除。同时放疗的急性反应，如照射区的充血、水肿等，在放疗后 1 个月内逐渐消退，过早手术会造成术中出血增多。然而手术时机若延迟过长，超过 2 个月以上，则受抑制的肿瘤可能再次活跃生长，同时放疗造成的肿瘤与周围正常组织的粘连纤维化逐步出现，将给手术切除增加困难。术后放疗在病人恢复后即可进行，一般在术后 2 ~4 周。

②放射范围：根治性放疗照射野应包括临床肿瘤和亚临床灶，并包括临床肿瘤以外 1 ~2cm 正常肺，亚临床灶外 1cm 左右的正常组织。原发肿瘤位于

上叶或中叶者，照射野包括原发灶、同侧肺门和全纵隔。肺尖癌需照射原发灶、同侧锁骨上淋巴结引流区以及肺门和纵隔淋巴结。伴有 Pancoast 综合征者还应包括与原发灶相应水平的那段脊髓。不管原发灶位于哪一叶，若已有上纵隔淋巴结转移者，应考虑作同侧锁骨上区照射。胸腔内肿瘤照射一般先设前后两个大野相对照射，当照射剂量达到脊髓最大耐受量后改为前后两相对斜野避开脊髓照射，最后用小野加量照射。

姑息性放疗照射野只包括临床可见的原发灶和转移灶，不包括亚临床灶。术前放疗照射范围同根治性放疗，一般用前后相对野照射。术后照射范围包括术后肿瘤残留灶，若肺门或纵隔淋巴结转移，还应包括同侧肺门和双侧纵隔淋巴结。采用前后相对野照射加前后相对斜野照射。

③总剂量、分割次数和治疗总时间：根治性放疗常规照射方法为每日一次，每次 1.8～2Gy，每周照射 5 天。亚临床灶剂量为 45～50Gy，原发灶和临床可见肺门纵隔淋巴结为 60～65Gy。

自 20 世纪 80 年代中期以来，非常规放疗方法开始被应用，主要有两种。超分割放疗：每日照 2 次，间隔大于 6h，每次 1.1～1.2Gy，每周 5 个治疗日，亚临床灶的剂量为 50～55Gy，原发灶剂量为 65～72Gy；加速超分割放疗：每日照 3 次，每次间隔 6h，每次 1.5Gy，1 周照射 7 天，亚临床灶剂量为 42Gy/28 次/10d，原发灶剂量为 54Gy/36 次/12d。初步临床结果显示上述非常规分割放疗方法对某些病人如Ⅲa 期的疗效较常规放疗疗效为佳。分段放疗在 70 年代和 80 年代初曾被提倡，但临床Ⅲ期试验并未显示此法在提高局部肿瘤的控制率、生存率和减少放疗并发症方面优于常规连续放疗，甚至分段放疗的疗效较常规放疗更差，故近年较少应用。

姑息性放疗一般提倡短程快速照射，以减少病人往返接受照射的麻烦。如肿瘤量为 30Gy/10 次/2 周。放疗 1 个月后，若效果好，病情稳定，可再给肿瘤量 30Gy/10 次/2 周。也可用常规放疗方法，肿瘤量 40Gy 左右。

术前放疗可用常规放疗方法，肿瘤量 40～50Gy，一般不超过 60Gy，因为过高放射量会增加手术的并发症。也有人试用快速放疗 30Gy/10 次/2 周。

术后放疗采用常规放疗，若无肿瘤残留，仅病理检查淋巴结有转移者，组织量为 45～50Gy；若切缘阳性或临床肿瘤残留，可再缩小照射野，仅包括残留灶加量到 60～65Gy。

④正常组织允许的放射剂量。脊髓：最高剂量（前后相对野上缘以下 2cm 处的脊髓）不应超过（40～45Gy）/（20～30 次）/（4～4.5 周）。心

脏：当<50%体积的心脏受照射，剂量不超过70Gy/35次/7周。当>50%体积心脏受照射时，剂量不超过（45～50Gy）/（23～25次）/（4.5～5周）。

⑤腔内近距离照射方法：由纤维支气管镜引导插入1.7～2.0mm直径的放射施源管，送达肿瘤部位，尽可能插入2根以上的施源管，将肿瘤包围，使放射剂量分布更均匀。由计算机计算放射优化方案后实施治疗。对根治性放疗病人一般与外放射同时进行，每周1次，每次7～10Gy，共2～3次，外放射剂量适当减少。对姑息性放疗病人可单纯使用，7～10Gy/次，每周1次，共2～4次。腔内放疗的并发症主要有气胸、支气管和气管痉挛、出血。后期反应有支气管粘连、狭窄等。

3. 化学治疗

（1）小细胞肺癌的化疗

常用联合化疗见表10－1。

表10－1　SCLC常用联合化疗方案

方案	剂量	方法
CAV		
CTX	$1000mg/m^2$	静脉注射，第1天
ADM	$45mg/m^2$	静脉注射，第1天
VCR	2mg	静脉注射，第1天
		每3周为1周期
CAVp－16		
CTX	$1000mg/m^2$	静脉注射，第1天
ADM	$45mg/m^2$	静脉注射，第1天
Vp－16	$50mg/m^2$	静脉注射，第1～5天
		每3周为1周期
ACVVp－16		
CTX	$1000mg/m^2$	静脉注射，第1天
ADM	$50mg/m^2$	静脉注射，第1天
VCR	$1.5mg/m^2$	静脉注射，第1天
Vp－16	$60mg/m^2$	静脉注射，第1～5天
		每3周为1周期
EP		
VP－16	$100mg/m^2$	静脉注射，第1～3天
DDP	$25mg/m^2$	静脉注射，第1～3天
		每3周为1周期

续表

方案	剂量	方法
COME		
CTX	800～1200mg	静脉注射，第1天
VCR	1～2mg	静脉注射，第1～8天
MTX	10～20mg	静脉注射或肌注，第3、5、10、12天
Vp－16	100mg	静脉滴注，第3～7天
		每3周为1周期
CTE		
CBP	$300mg/m^2$	静脉滴注，第1天
Taxol	$135mg/m^2$	静脉滴注，第1天
Vp－16	50mg	口服，第1～10天
		4周为1周期
EIP		
Vp－16	$75mg/m^2$	静脉滴注，第1～4天
IFO	$1.2mg/m^2$	静脉滴注，第1～4天（加Mesna）
DDP	$20mg/m^2$	静脉滴注，第1～4天
		每3周为1周期
CMC_CV		
CTX	$1000mg/m^2$	静脉注射，第1天
MTX	$20mg/m^2$	口服，第18，21天
CCMU	$70mg/m^2$	口服，第1天
VCR	$1.3mg/m^2$	静脉注射，第一疗程1、8、15、22天，以后第1天，4周为1周期
CAV/EP		
VIP		
DDP	$10mg/m^2$	静脉滴注，第1天（加水化）
IFO	$1.5g/m^2$	静脉滴注，第2～6天（加Mesna）
VDS	$2mg/m^2$	静脉注射，第2天
		每3周为1周期

（2）非小细胞肺癌的治疗

NSCLC即鳞形细胞癌、腺癌和大细胞未分化癌，约占所有肺癌的70%～80%。对NSCLC患者，手术切除仍为长期生存的主要手段，对病变局限者首先应考虑手术切除。通常在确诊时，仅10%～15%的病例可手术切除，对病变播散者化疗为最常用的治疗方法，但化疗对NSCLC的疗效远不如对SCLC，目前多作为辅助治疗或对晚期病人的姑息治疗。NSCLC现代常用的联合化疗方案见表10－2。

表 10－2　　NSCLC 现代联合化疗方案

方案	剂量	方法
CAP		
CTX	800mg/m^2	静脉注射，第 1 天
ADM	40mg/m^2	静脉注射，第 1 天
DDP	30mg/m^2	静脉注射，第 1～3 天
		每 3 周为 1 周期
EP		
DDP	30mg/m^2	静脉注射，第 1～3 天
Vp－16	60mg/m^2	静脉注射，第 1～3 天
		每 3 周为 1 周期
DV		
DDP	30mg/m^2	静脉注射，第 1～3 天
VDS	2mg/m^2	静脉注射，第 1 天
		每 3 周为 1 周期
MDV		
MMC	6mg/m^2	静脉注射，第 1 天
DDP	30mg/m^2	静脉注射，第 1～3 天
VDS	2mg/m^2	静脉注射，第 1 天
		每 3 周为 1 周期
MV		
MMC	6mg/m^2	静脉注射，第 1 天
VDS	2mg/m^2	静脉注射，第 1 天
		每 3 周为 1 周期
MIP		
MMC	6mg/m^2	静脉注射，第 1 天
IFO	1.5mg/m^2	静脉注射，第 2～6 天（加 Mesna）
DDP	30mg/m^2	静脉注射，第 1～3 天
		每 3 周为 1 周期
TC		
Taxol	135mg/m^2	静脉注射，第 1～3 天
CBP	300mg/m^2	静滴，第 1 天
		每 3 周为 1 周期
IT		
Taxol	175mg/m^2	静滴，第 1 天
IFO	1.2mg/m^2	静滴，第 2～4 天（加 Mesna）
		每 4 周为 1 周期

（3）放射治疗中的辅助化疗：放射治疗是对中晚期 NSCLC 的主要治疗手段，然而20%～80%的病人在放疗后1～2年即死于远处转移或伴有局部肿瘤控制。因而研究全身治疗方案以抑制业已播散的亚临床转移和防止广泛转移的研究已大量进行，其中研究最多的是辅助化疗。化疗方案见表10－3。

表10－3　放疗辅助化疗常用方案

方案	剂量	方法
CAD		
CTX	600mg/m^2	静脉注射，第1天
ADM	60mg/m^2	静脉注射，第1天
DDP	20mg/m^2	静脉注射，第1～5天
		每3周为1周期
VD		
VCR	2mg/m^2	静脉注射，第1天
DDP	20mg/m^2	静脉注射，第1～5天
		每3周为1周期
AVP－16		
ADM	400mg/m^2	静脉注射，第1天
Vp－16	60mg/m^2	静脉注射，第1～3天
		每4周重复
CD		
CTX	400mg/m^2	静脉注射，第1天
DDP	20mg/m^2	静脉注射，第1～4天
		每4周重复
AC		
ADM	20mg/m^2	静脉注射，第1、8天
CTX	300mg/m^2	静脉注射，第1、8天
		每周重复
MP		
MTX	15mg/m^2	静脉注射，第1、8天
PCB	100mg/m^2	静脉注射，第1～10天
		每4周重复
AD		
ADM	30mg/m^2	静脉注射，第1天
DDP	75mg/m^2	静脉注射，第1天
		每4周重复

续表

方案	剂量	方法
FM		
5 - Fu	750mg/m^2	静脉注射，第 1 天
MMC	6.5mg/m^2	静脉注射，第 1 天
		每 4 周重复

迄今为止，对 NSCLC 的化疗仍属于研究阶段，尚缺少 NSCLC 病人因化疗获益的有力证据。所以，对 NSCLC 病人进行化疗应是有选择性的，对于行动状况好，肿瘤负荷小、体重变化不大，其他有关因素（如无骨转移等）较为有利的病人较适宜。联合化疗方案可取 DDP、IFO、MMC 和植物碱以某种形式的联合，在 2 个疗程化疗后如缺乏疗效，不主张再继续化疗。对化疗有效的病人，在经 4 ~6 个月治疗后肿瘤未再有进一步缩小，不宜再继续使用化疗。

4. 免疫治疗

肺癌的免疫治疗目前仍处于研究阶段，确切的疗效尚待研究总结。早期使用的调节剂有卡介苗（BCG）、卡介苗细胞壁骨架（BCG - CWS）、短小棒状杆菌（CP）、左旋咪唑（LMS）、转移因子（TF）、肿瘤免疫核糖核酸（IRNA）、溶链菌素（OK - 432）等。其中除 BCG 及 BCG - CWS 和 CP 外，疗效尚不肯定。以后干扰素（IFN）、白介素 2（IL - 2）、肿瘤坏死因子（TNF）、淋巴因子激活的杀伤细胞（LAK 细胞），先后应用于肺癌的免疫治疗的实验及临床研究。

在用 IFN 治疗肺癌的研究中，发现应用 α - IFN 治疗 SCLC 无效，但与放疗联合使用则有效。此药虽然有一定的毒性，但长期抗癌效果不容忽视，但各种 IFN 对 NSCLC 疗效甚微。

IL - 2 治疗肺癌目前应用较广，尤其与 LAK 细胞合并应用效果较好。用药方式有静脉应用、肌肉和皮下注射及局部注射，包括瘤体内注射与胸腔内给药，治疗后患者有不同程度的症状改善，瘤体缩小。亦有应用 IL - 2 激活的肿瘤浸润性淋巴细胞治疗晚期肺癌，取得了一定效果。

LAK 细胞由于具有直接的细胞毒活性，不依赖于宿主的免疫功能，近年来特别受到青睐，在治疗各种类型的肺癌中，均有较满意的疗效。在与 IL - 2 单独应用的对比中，LAK + IL - 2 效果为优。

TNF 用于治疗各种类型的肺癌，亦取得了一定的治疗效果。

体外实验显示，细胞毒活性淋巴细胞与癌细胞的比为100:1时才能发挥其抗癌作用，所以体内肿块越小则免疫治疗的疗效越好。

5. 对症治疗

(1) 上腔静脉综合征

上腔静脉综合征（SVCS），是由于上腔静脉及其分支发生狭窄或阻塞，引起头颈部肿胀、发绀、胸壁静脉怒张、呼吸困难以及因继发于上腔静脉阻塞所致之颅内压增高而产生的各种神经系统症状，常呈急性或亚急性肿瘤危象，一般应从速处理，以缓解症状。据报道约80%的SVCS由肺癌引起，特别是SCLC，10%因恶性淋巴瘤引起，7%为转移癌。其治疗方法如下：

①由肺癌引起的上腔静脉压迫征，放射治疗特别有效，可缓解症状，延长生存期，少数有根治可能。10%～20%患者放疗后生存期超过2年。放射治疗通常采用高能射线，照射野包括原发灶、纵隔区和锁骨区。放疗剂量为60～70Gy，6～7周完成，对症状、体征严重的病人应首先选用放疗。

②冲击化疗：对小细胞肺癌合并SVCS者疗效最显著。可用$NH_2$20mg/m^2/次，或CTX 1.0/m^2/次，静脉冲入。然后根据不同病理类型选择化疗方案治疗。具体方法见肺癌的化疗部分。

③激素和利尿剂的应用：地塞米松口服或静脉注射，每日10～20mg；速尿20～60mg/d静脉注射。

④上腔静脉内支架植入术：适用于SVCS经放、化疗等治疗无效者，以缓解症状，改善生存质量。

(2) 脑转移

肺癌脑转移的发生率较高，20%～50%，是肺癌治疗失败的常见原因。其中小细胞肺癌转移更为常见，腺癌次之。常见症状有头痛、肢体障碍、癫痫、面瘫、精神异常，视力改变、失语及共济失调等。头颅CT对脑转移的诊断和放疗定位有较高的价值。脑转移病人从有颅脑症状开始，如不积极治疗，常在3个月内死亡。对原发灶已控制，脑部仅有单个转移灶者一般可采用手术治疗，但真正能进行手术的病例仅占20%左右。放疗是治疗脑转移的主要手段，宜采用^{60}Co或8MV X线全颅照射，剂量为15～40Gy，3.5～4周内完成。对于脑转移灶放射后局部病灶复发或出现新的脑转移灶者，可再次治疗，一般用局部小野照射，剂量为50Gy，5周内完成。对这类病人以减轻症状为主，不宜过多考虑脑损伤问题。

对脑转移及其他部位转移或肺原发灶未控制者，以化疗为主。应选用能通过血脑屏障的药物如 CCNU、BCNU、VM－26、榄香烯乳等，并配合其他化疗药物合用。亦可同时采用 MTX 10mg 或 Ara－C 50mg 加地塞米松 5mg，椎管内注射，每周 1 次。或配合全脑快速照射，每次 3～4Gy，隔日一次，总量 20～25Gy。同时用 20% 甘露醇 250mL 加地塞米松 5mg 静滴，每日 2 次。对于原发病灶稳定，单纯脑转移者，近年来有开展选择性动脉灌注化疗，效果尚好。

（3）恶性胸水

肿瘤侵犯胸膜或胸膜种植引起的癌性胸水常为血性，以腺癌为多见，早期处理效果较好。大量胸腔积液压迫纵隔，引起呼吸困难及循环障碍者，应紧急胸穿排液。肺癌引起的胸腔积液常见治疗方法如下：

①胸腔化疗：无菌操作下行胸腔穿刺术，第 1 次胸穿放液量不宜超过 1000mL 以防止纵隔摆动，以后每次尽可能抽完并注入药物。亦可行胸腔闭式引流，胸水排尽后行生理盐水 500mL 灌洗 1～2 次，以尽可能减少腔内癌细胞数量，然后行胸腔注药。目前常用化疗药物有 5－Fu、MMC、ADM、DDP（或卡铂）和 Vp－16，也可选用短小棒状杆菌（CP）、IL－2 或/和 LAK 细胞等免疫调节剂。胸腔给药每 5～7 天 1 次，每次给药完毕后协助病人更换体位，以利于药物充分与胸膜接触，发挥药效。

②全身化疗：根据肿瘤对化疗药物的敏感性选用最佳方案。

③放射治疗：对癌性胸水，如果腔内化疗失败，可于抽胸水后往胸腔内注射放射性胶体 ^{198}Au 或放射性胶体磷酸铬。亦可给予全胸腔移动条照射治疗。放射野从肺尖到横膈底部，外侧到胸壁，内侧到中线，自上而下，每条宽 4cm，共 8～9 条，每条在 8 日内照射 6 次，每次照前后两野，胸中平面量为 3Gy。

（4）心包积液和心包填塞

若肺癌晚期原发或转移灶累及心包或心肌，可引起心包积液，而心包填塞往往是恶性心包积液所致。肺癌尸检材料中约 1/3 的患者有心包或心肌受累，特别是中央型肺癌及小细胞癌。临床诊断主要根据症状与体征。心包积液量增多可出现气急、端坐呼吸、咳嗽、胸痛、肺充血、肝大和下肢浮肿，液量急剧增加导致心包填塞时可并发血压下降、昏厥和休克。可见心浊音界扩大，心音减弱，并出现奇脉和颈静脉怒张。X 线检查可发现烧瓶状心脏（积液 >250mL），心电图及 B 超检查有助于诊断。

治疗：心包填塞主要是通过外科或心包穿刺术解除心脏压力，有时抽出50～100mL后，即可见症状明显好转。如液体生长迅速，可考虑心包引流术。心包引流后除常规检查外，同时可注入抗癌药物，如MMC、5－Fu、DDP等，亦可选用免疫调节剂如IL－2。必要时也可将盐酸四环素作为硬化剂注入心包腔内，使心包腔闭塞。注入四环素前可先用利多卡因以减轻胸痛。应根据肿瘤类型，选用敏感的联合化疗。亦可采用放疗，剂量一般为2500～3500cGy/（3～4周）。加强支持疗法与对症处理，适当使用糖皮质激素、镇静剂和利尿剂。肺癌合并恶性心包积液预后极差，病人多在短期内死亡。

四、中医专方选介

1. 上腔静脉综合征方

黄芪30g，赤芍15g，丹参30g，泽兰15g，泽泻12g，车前子30g，牛膝15g，水蛭3g，地龙12g，桔梗15g，龙葵15g，夏枯草30g。每日1剂，分次频服。

功能：活血制水。

2. 脑转移方

天麻10g，白术15g，土茯苓15g，白花蛇舌草30g，夏枯草30g，清半夏15g，车前子20g，羚羊角粉2g（冲），薏苡仁30g，山慈菇30g。

功能：化痰解毒、软坚散结。

3. 恶性胸水方

瓜蒌25g，白术10g，葶苈子15g，大枣7枚，商陆10g，龙葵15g，泽泻20g，陈皮15g，茯苓20g。水煎服，每日2次。

功能：宽胸理气、泻肺利水。

第十一章　纵隔肿瘤

纵隔肿瘤通常是指发生于纵隔内各种组织和结构的肿瘤和囊肿。由于纵隔包括的内容复杂，所以纵隔肿瘤的种类亦繁多。纵隔肿瘤多为继发性，来源于肺癌、乳腺癌和腹腔内脏癌瘤。原发性纵隔肿瘤较少，据国内不完全资料统计，神经源性肿瘤最多，占27.1%；其次为畸胎类肿瘤及囊肿，占26.4%；胸腺肿瘤及囊肿占20.7%；胸内甲状腺肿瘤占6.3%；支气管囊肿占5.9%；其他占13.6%。原发性纵隔肿瘤大多为良性，但可恶变，少数为恶性，如淋巴瘤等。胸痛、胸闷、咳嗽、气促是最常见的症状。

中医学虽无纵隔肿瘤的病名，但依其症状表现，可将其归入“胸痛（胸痹）”“咳嗽”“悬饮”“肺积”“肺胀”“喘证”等范畴。

一、临床诊断

（一）辨病诊断

主要取决于肿瘤的位置、大小、生长速度、良性或恶性及是否侵犯压迫邻近组织器官等。

1. 症状

纵隔肿瘤大多数为良性，起病缓慢，一般少有症状，无症状者占15.3%～58.4%。不同种类的纵隔肿瘤临床症状不一样，最常见的症状有：

（1）胸闷、胸背疼痛：为各种纵隔肿瘤最常见的症状。其程度不严重，但在胸腺肿瘤病例中，如出现剧烈疼痛，则是恶性的征象之一。

（2）呼吸道症状：当肿瘤压迫或侵犯肺、支气管时，常引起咳嗽、气短，严重时可发生呼吸困难。若肿瘤溃破入肺或肺组织受挤压，可产生不同程度的肺不张及肺内感染。

（3）神经系统症状：交感神经受压表现为眼睑下垂，瞳孔缩小，眼球内陷等；臂丛神经受压可引起肩部及上肢疼痛；喉返神经受累表现为声嘶；肿瘤累及膈神经可出现呃逆及膈肌麻痹。

（4）心血管症状：心脏受压可引起心悸、心律不齐等症状；肿瘤侵蚀心包可出现心包积液；上腔静脉受压可引起面部、颈部、上胸部浮肿、静脉怒张等；肿瘤压迫无名静脉，可使单侧上肢及颈静脉压升高。

（5）吞咽困难：肿瘤压迫或侵犯食管所致。

（6）其他症状：畸胎类肿瘤破溃入肺或支气管患者咯出痰液中有时带豆渣样物；少数胸内甲状腺瘤患者有甲状腺功能亢进症状；胸腺瘤患者约15%有重症肌无力；恶性淋巴瘤患者，如有甲亢，可出现发烧、白细胞升高等。

2. 体征

纵隔肿瘤患者中可以发现的阳性体征不多，常见的有：

（1）神经受压体征：可见颈交感神经麻痹综合征及肋间神经节段支配区感觉过敏或迟钝，见于神经源性肿瘤。

（2）心肺受压体征：前纵隔瘤具有相当体积时，可引起胸骨旁浊音界加宽、局部呼吸音减弱或消失，以及气管或心脏移位；有些巨大的畸胎瘤可致局部胸壁膨隆，使该处呼吸运动消失。

（3）颈部甲状腺肿大：见于胸内甲状腺肿瘤患者，如有甲亢，可见消瘦、多汗、突眼、手颤等。

（4）重症肌无力：见于胸腺瘤。可见典型的表情淡漠脸型，眼睑下垂及面部松弛。

（5）杵状指（趾）：见于巨大纵隔肿瘤病例。

（6）其他体征：心包积液、胸腔积液，活检造成肿瘤皮肤瘘道时，脓液中带有皮脂样物或细毛等。

3. 实验室检查

血液生化指标检测：根据纵隔内各种肿瘤的性质、功能改变及症状特征，选择性地进行各种化验检查。如纵隔内肿瘤 T_3、T_4 增高时，提示胸内甲状腺肿瘤。甲胎球蛋白（AFP）和癌胚抗原（CEA）升高，提示有恶性畸胎类肿瘤等。

4. 影像学检查

（1）X线检查：胸部X线透视及正侧位胸片是发现纵隔肿瘤的主要手段，可以凭此观察肿瘤大小、部位、形态、密度与周围组织结构的关系，有无钙化或骨影，有无扩张性搏动、是否随吞咽移动，是否随呼吸改变而改变形状等。一般说来，①胸腺瘤位于前上纵隔、胸骨后，呈圆形或椭圆形块影，良性者轮廓清晰光滑，恶性者轮廓粗糙不规则。②胸内甲状腺肿位于前上纵隔，呈椭圆形或梭形块影，可向单侧或双侧突出，大部分病例可见阴影随吞咽向上提。③畸胎瘤位于前纵隔，多呈圆形或椭圆形，边缘清楚，常向一侧纵隔凸出，常有钙化，有时可见牙齿和碎骨阴影。④神经源性肿瘤位于后纵隔，常为圆形、边缘清楚的孤立性肿块，侧位片阴影常与椎体相重叠，部分病例椎间孔扩大。⑤支气管囊肿可发生于纵隔任何部位，多位于气管、支气管附近，呈圆形或椭圆形、密度均匀、边界清楚的阴影，囊肿如与支气管相通，可出现液平面。

(2) CT扫描：可了解肿瘤的部位、大小、轮廓、密度和均匀性；可分辨肿块为肿瘤、淋巴瘤、脂肪瘤还是血管瘤等；用于显示纵隔淋巴结增大最灵敏，可为手术切除与否提供资料。

(3) B超检查：可得到与CT相似的横断层图像，可显示纵隔肿瘤的部位、大小、囊性或非囊性，与周围组织脏器的关系等，并能指引穿刺活检。

(4) 放射性核素扫描：可根据图像清楚显示无名静脉和上腔静脉阻塞、狭窄、侵蚀等情况，并可确诊有心房、左心室内肿瘤；当怀疑纵隔内甲状腺肿大时，用放射性核素碘^{131}扫描有助诊断。

5. 病理学检查

(1) 纵隔镜检查：可直接观察肿瘤，明确其部位，观察有无气管旁隆突下淋巴结肿大，并可经皮细针进行活组织检查，取得病理学证据。

(2) 颈部或锁骨上肿大淋巴结活检有助于定性诊断。

（二）辨证诊断

本病的主要特征是胸部窒闷或憋闷疼痛，甚则胸骨后疼痛彻背，短气喘息，咳嗽频作，心悸难持，其病位在胸，与心、肺、脾、肾关系密切。

一般说来，纵隔肿瘤在中医来看总属本虚标实之证，辨证时首先应分清标本虚实。在标实方面，应区别阴寒、痰浊（热）、血瘀之不同，在本虚方面，又应分辨阴阳气血亏虚之不同。临床表现中多见虚实夹杂证，或以实证为主，或以虚证为主。在本病形成和发展过程中，或先实而后致虚，或先虚而后致实。

1. 阳虚寒盛型

(1) 临床表现：胸痛彻背，遇寒痛甚，伴胸闷气短，心悸失眠，动则喘息，不能平卧，面色苍白，咳嗽、四肢厥冷，舌紫暗，苔白，脉沉紧。

（2）辨证要点：胸痛彻背，胸闷气短，遇寒痛甚。

2. 痰湿阻滞型

（1）临床表现：胸部闷痛，痰多喘促，形体肥胖，肢体沉重，头重如裹，舌暗，苔白厚腻，脉滑。

（2）辨证要点：胸闷痛、痰多喘促，舌暗苔腻，脉滑。

3. 痰热郁肺型

（1）临床表现：胸痛不适，咳嗽喘息气粗，痰多质黏厚或稠黄；咯吐不爽，口渴欲饮，面赤身热，溲黄便干，舌质红，苔黄或黄腻，脉滑数。

（2）辨证要点：胸痛不适，咳唾痰黏，舌质红，苔黄或黄腻，脉滑而数。

4. 气滞血瘀型

（1）临床表现：胸骨后刺痛，积块日渐变大，固定不移，按之坚硬，疼处不移，入夜更甚，伴面色晦暗，形体消瘦，心悸纳呆，刺激性咳嗽，舌暗红，苔白或黄，脉沉涩。

（2）辨证要点：积块渐大、痛有定处，入夜更甚，刺激性咳嗽，舌暗红，苔白或黄。

5. 气虚血瘀型

（1）临床表现：面色萎黄，心悸气短，咳声低怯，乏力自汗，胸间闷胀痛，舌质淡、暗，苔薄白有瘀斑，脉象沉、细、涩。

（2）辨证要点：面色萎黄，乏力自汗，胸闷胀痛，舌暗，苔薄白夹瘀，脉沉、细、涩。

6. 肺阴亏虚型

（1）临床表现：胸部隐痛，干咳，咳声短促，痰少黏白，口干咽燥或午后潮热，夜寐差，盗汗，且起病缓慢，日渐消瘦，舌质红、苔少，脉细数。

（2）辨证要点：胸部隐痛，干咳，少痰，盗汗，舌质红、苔少，脉细数。

二、鉴别诊断

首先判断“肿块”是在肺内还是纵隔内，见表 11 - 1。如已确定是原发性的，还要进一步分辨是良性还是恶性，见表 11 - 2，然后再制订恰当的治疗方案。需要和原发性纵隔肿瘤鉴别的有下列疾病：

（一）纵隔恶性淋巴瘤

此病实质上是淋巴瘤这类全身性疾病的纵隔表现，包括何杰金氏病和非何杰金氏恶性淋巴瘤，可原发于前纵隔或中纵隔淋巴结。一般病程短，症状进展快，常出现严重气管受压及上腔静脉压迫综合征，常伴有周身淋巴结肿大及肝脾肿大，X 线可见位于气管或支气管周围向两侧纵隔扩展的分叶状阴影，边缘锐利或模糊，部分病例可伴胸腔积液。此类疾病对放、化疗敏感。可取颈部或腋下淋巴结活检，或做胸腔积液细胞学检查，必要时也可行纵隔镜检查确诊。

表 11－1　纵隔肿块与肺内肿块的鉴别

	纵隔肿块	肺内肿块
Lenk		
瘤体中心位置	纵隔内	肺内
瘤体与纵隔交角	钝角	锐角
透视		
多轴透视	瘤体与纵隔不可区分	某一位置瘤体与纵隔间有一分隔带
呼吸动作	固定（少数胸骨后肿块例外）	与肺纹理运动方向一致
咳嗽动作	固定（不受肺内压影响）	向肺内方向移动
切线位		
瘤体基底	基底径为最大径	基底径小于瘤体最大径
瘤体纵隔缘	瘤体与纵隔缘不可区分	由于粘连有密度增高线条影
胸膜后褶	有	无
肿块与肺裂的关系	“跨叶”，与肺裂无关，不同呼吸状态下肿块与肺裂关系可变	跨叶少见，不同呼吸状态下肿块与肺裂关系相对固定

表 11－2　纵隔肿瘤良恶性鉴别

	纵隔良性肿块	纵隔恶性肿块
生长速度	缓慢	迅速（但短期内迅速长大者，应排除感染、出血）
肿块轮廓	边缘规则、锐利（继发感染除外）	边缘模糊、有毛刺、大小难估计（但恶性肿瘤未穿透胸膜前可光滑、锐利）
骨骼改变	压迫性骨吸收、骨萎缩	侵蚀性破坏
上腔静脉阻塞	无	有
远处转移	无	有

（二）中心型肺癌

该类肺癌呼吸道症状明显，可出现刺激性咳嗽，咳痰带血，胸闷等早期症状。X 线可见肺门分叶状且轮廓模糊的块影，常伴肺不张，多见于一侧，体检可出现局限性哮鸣音或肺气肿，或颈部、锁骨上淋巴结肿大、杵状指。晚期临床表现更加明显，如喉返神经麻痹、膈神经麻痹及上腔静脉综合征等。若疑为肺癌可行痰细胞学检查或支气管镜病理检查确诊。

（三）纵隔淋巴结核

此病多见于青少年，常同时伴有肺内结核病灶，X 线发现阴影位于气管及肺门部、右上纵隔气管及上腔静脉旁尤为多见。正位片阴影轮廓清晰，可呈结节状或分叶状，有时可伴有钙化灶。结核菌素试验呈阳性。

（四）椎旁寒性脓肿

此病多见于中青年，常伴有明显的结核症状和体征。X 线可见后纵隔脊柱旁双侧性梭形阴影，并在相应的部位可见胸椎骨质破坏。

（五）主动脉瘤

此病多见于老年人，可由动脉硬化或梅毒性心脏病引起。听诊在接近动脉瘤的部位杂音明显，呈持续性收缩期加强的杂音，并在主动脉瓣区常可发生器质性杂音。X 线透视下可见边缘光滑整齐的阴影，并随心脏跳动而搏动（如果瘤内有血栓或机化时可无膨胀性搏动）；主动脉瘤常引起主动脉增宽，左心室扩大，夹层动脉瘤时还可见到主动脉瘤截面呈圆形双环阴影，主动脉瘤常牵引主动脉壁向外。在逆行主动脉造影或左心室造影可显示主动脉瘤的位置、形状、范围、大小，但当主动脉瘤内因血栓或机化形成时可部分或完全不显影。

比较有价值的鉴别点是在过度曝光的照片上，主动脉瘤的阴影较深，从各种角度观察，阴影与主动脉影分不开，在阴影内见不到主动脉影之边缘，且与主动脉影形成钝角。

（六）食管平滑肌瘤

体积大的平滑肌瘤可造成后纵隔阴影，食管钡餐可见食管黏膜完整，管腔不窄或反而增宽，此与后纵隔肿瘤造影的食管外压性改变不同。

（七）其他

如膈疝、包裹性胸腔积液、贲门痉挛引起的巨食管症、纵隔内转移性肿瘤、纵隔内包虫病、结节病等，同样需要结合症状、体征及 X 线所见加以综合分析，方可得出比较正确的结论。

三、临床治疗

（一）治疗思路提示

1. 现代医学角度

（1）由于原发性纵隔肿瘤中有一定的恶变率，或者在肿瘤的生长过程中常常压迫纵隔重要的组织器官，引起严重心肺、神经、血管等生理功能紊乱，或合并感染，或自发穿破后发生不良并发症，因此对原发性纵隔肿瘤及囊肿一经确诊后，应尽早施行手术切除。据国内文献报道，原发性纵隔肿瘤和囊肿的手术切除率多数超过90%。

（2）手术前制订严密的治疗计划，纠正呼吸道感染，改善心肺功能，加强营养等。

（3）纵隔肿瘤的放射治疗可分为单纯放疗和手术配合的放疗。如胸腺瘤好发于前纵隔，多为良性，少数为恶性，以手术治疗为主，良性胸腺瘤可以治愈，对恶性胸腺瘤则应术后追加放射治疗。胸腺瘤对化疗不敏感。畸胎类肿瘤好发于前纵隔中下部，恶性占10%，治疗以手术切除为主。对恶性畸胎瘤，术后应追加放射治疗。神经源性肿瘤好发于后纵隔，恶性者占10%～20%，除神经母细胞瘤可用放射、化学药物治疗外，其余皆以手术切除为宜，且越早越好。纵隔原发性恶性淋巴瘤好发于中纵隔上、中部，由于本病对放射治疗高度敏感，故以放射治疗为首选，但局部及全身复发率高，如配合全身性化疗，效果较好。

2. 中医学角度

（1）纵隔肿瘤的病因多与痰湿、血瘀有关，其主要病因可归为痰瘀互结，聚于胸中，故治疗上多不离祛痰软坚、活血化瘀。

（2）临床上依患者具体情况辨证治疗，处方用药要灵活。常用药物有陈皮、半夏、前胡、海蛤壳、天南星、海藻、昆布、夏枯草、瓜蒌、土茯苓、桃仁、赤芍、丹参、牡蛎、壁虎、川芎、当归等。

（二）中医治疗

1. 内治法

基本用药方：白花蛇舌草30g，重楼30g，天南星30g，海藻30g，土茯苓30g。

（1）阳虚寒盛

治法：温通胸阳，散寒止痛。

方药：瓜蒌薤白白酒汤加减。

桂枝 10g，附子 10g，薤白 10g，瓜蒌皮 10g，茯苓 15g，丹参 15g，赤芍 15g，枳实 10g，延胡索 10g，杏仁 10g，炙甘草 5g。

加减：大便溏薄加炒白术 12g，炒扁豆 12g，淮山药 12g；咳甚痰多不畅加半夏 10g，陈皮 10g，黄芩 10g。

（2）痰湿阻滞

治法：化痰祛湿，散结止痛。

方药：瓜蒌薤白半夏汤加减。

瓜蒌 20g，茯苓 20g，夏枯草 20g，昆布 15g，丹参 15g，半夏 10g，薤白 10g，陈皮 10g，延胡索 10g，杏仁 10g，桔梗 10g，炙甘草 5g。

加减：兼发热者加蒲公英 15g，滑石 15g，甘草梢 4g。

（3）痰热郁肺

治法：清肺化痰，降逆平喘。

方药：清气化痰汤加减。

法半夏 10g，陈皮 10g，杏仁 10g，枳实 10g，黄芩 15g，茯苓 12g，苏子 10g，桑白皮 20g，瓜蒌仁 20g，重楼 30g。

加减：便秘者，加大黄（后下）10g；痰有腥味者，加鱼腥草 20g，冬瓜子 20g，薏苡仁 15g，芦根 20g。

（4）气滞血瘀

治法：活血化瘀，理气止痛。

方药：血府逐瘀汤加减。

当归 15g，丹参 15g，瓜蒌 15g，赤芍 10g，川芎 10g，桃仁 10g，红花 10g，延胡索 10g，郁金 10g，柴胡 10g，炙甘草 5g。

加减：发热者加知母 15g，黄芩 12g；胸痛甚者加枳壳 12g，三七粉 3g（冲服）；纳差加炒麦芽 12g，炒谷芽 15g，砂仁 6g。

（5）气虚血瘀

治法：益气活血，化瘀通络。

方药：基础方合补中益气汤加减。

基础方原量加白术 15g，当归 12g，陈皮 10g，黄芪 30g，升麻 5g，柴胡 5g，党参 15g，炙甘草 6g，三棱 5g，桃仁 10g，红花 12g，赤芍 15g，路路通

15g，鸡血藤 20g。

加减：若正虚甚可加西洋参 10g（单煎），并兼服香砂六君子汤。

（6）肺阴亏虚

治法：滋阴润肺，止咳化痰。

方药：基础方合沙参麦冬汤加减。基础方原量加沙参 15g，麦冬 15g，玉竹 10g，天花粉 15g，百合 10g，桑叶 10g，川贝母 10g，杏仁 10g，地骨皮 15g，桑白皮 15g，半枝莲 30g，甘草 5g，重楼 3g。

加减：咯吐黄痰者加知母 15g，黄芩 10g，仙鹤草 30g，白及 6g，麦芽 15g。

2. 外治法

（1）针灸

①主穴取膈俞、肺俞、膻中及局部压痛点的阿是穴；配穴取内关、足三里，补泻兼施，电针每日 1 次，每次留针 30～40 分钟。针刺治疗时可配合汤药同时治疗，起扶正祛邪之用，适应于各型纵隔肿瘤。

②穴位：肺俞、尺泽、列缺、天突、膻中、丰隆。

加减：发热者，加合谷。

方法：毫针刺，泻法，每日 2 次。

适应证：纵隔肿瘤属痰热郁肺者。

③穴位：肺俞、膏肓俞、太渊、三阴交。

加减：痰多纳呆者，加中脘、足三里。

方法：毫针刺，平补平泻法，中等刺激留针 15 分钟。

适应证：晚期纵隔恶性肿瘤属气虚血瘀和气阴两虚型。

④穴位：大椎、足三里、血海、关元。

方法：缓慢进针，以得气为度，可隔 10 分钟行针 1 次，亦可留针。每日 1～2 次。

适应证：纵隔恶性肿瘤放疗、化疗后白细胞减少者。

（2）敷贴法

①药物组成：明矾、生石膏各 15g，天南星、蟾蜍各 1.5g，铅丹 60g，红砒 2g，乳香、没药各 10g，白芷 10g，肉桂 4.5g。

用法：上药共研细末，撒在虎骨膏上，外敷患处。

②药物组成：朱砂 7.5g，乳香 15g，没药 15g，冰片 30g。

用法：捣碎后放入500mL米酒中，密封浸泡2天沉淀，取少量澄清液，用棉签蘸药水搽于痛处，稍干后重复3～4遍。

适应证：纵隔恶性肿瘤疼痛甚者。

③药物组成：松香15g，乳香15g，没药15g，血竭5g，冰片5g或加蟾酥0.5g。

用法：上药共研细末，酒泡或醋调，每日4～6次，涂抹痛处皮肤上。

适应证：纵隔肿瘤疼痛者。

④药物组成：当归、全瓜蒌、白芷、明矾、冰片、樟脑、玄明粉、川芎、连翘、白及、白蔹、三棱、生地黄、黄芪、荆芥、防风、甘草、天花粉、栀子、白芍、木通、红花、川续断。

用法：明矾、冰片、樟脑各等份研末、铅丹少许搅匀备用，其余各药均60g，熬成膏药。将备用粉末均匀撒在膏上，贴在患处，每3日更换一次。

适应证：纵隔肿瘤而未溃破者。

⑤药物组成：五倍子1.5g，朱砂0.6g。

用法：上药共研细末，混匀，每晚睡前以水调药成糊状，外敷脐上，连用3天，每晚1次。

适应证：纵隔肿瘤伴虚汗，尤以夜间汗多者。

注意事项：若连用3天无效者，换其他方法。

⑥药物组成：甘遂9g，砂仁9g。

用法：上药共研细末。取大蒜头捣烂，和蒜末水调成糊，将药糊敷于脐上。

适应证：纵隔肿瘤合并胸腔积液者。

（三）西医治疗

1. 手术治疗

现代医学的手术治疗方式在纵隔肿瘤的治疗中占有一定的位置。对原发性纵隔肿瘤及囊肿，不论是良性或恶性，一经发现，如无手术禁忌者都应争取及早手术切除。切除纵隔肿瘤之前需考虑到一部分纵隔肿瘤已侵犯到重要脏器而不能完全切除的情况，因此要进行必要的“活检性检查”和完整的手术入路设计。

设计切除纵隔肿瘤的手术入路时应根据肿瘤的部位、大小，分别选择劈开胸骨正中切口、前外侧切口或后外侧切口，有时可将胸骨正中切口向一侧横向延伸，前侧切口亦可横断胸骨。对于纵隔良性肿瘤如良性胸腺瘤或畸胎瘤的手术，可采用较完全劈开胸骨的正中切口，若有必要可将两侧胸膜腔打开以增加暴露程度；若肿瘤与心包紧密粘连，可切除部分心包，但切除大血管时应谨慎从事。胸骨正中切口对前纵隔肿瘤可以较好暴露，但对中纵隔及后纵隔则不然。对任何位于肺门之后的纵隔肿瘤必须采用相应的侧后切口。总之，熟悉纵隔的解剖结构对纵隔肿瘤的手术十分重要，因为纵隔内重要脏器的损伤往往会造成致命的后果，膈神经、迷走神经、喉返神经、大血管、食管等的损伤都会引起严重后果。但为了彻底切除肿瘤，有时可能要牺牲某一神经或脏器。

2. 放射治疗

放疗在纵隔肿瘤的治疗中常被采用，其主要适应于：①对放疗敏感的纵隔恶性肿瘤，如胸腺瘤、恶性淋巴瘤、血管内皮瘤、Kaposi 肉瘤等。②手术后或无手术指征的纵隔恶性肿瘤，如何杰金氏病，若病变局限可以放疗为主，若病变在膈上用斗篷野，病变在膈以下用倒“Y”野，剂量 35～40Gy，分次于 4～5 周内照完。

3. 化学药物治疗

对于不能手术切除肿瘤者，或术后、放疗后或术后复发者可选择化疗。

（1）单药化疗：对常见纵隔恶性肿瘤的化疗药物有环磷酰胺、氮芥、长春新碱、长春花碱、阿霉素、氮烯咪胺、顺铂、依托泊苷、甲基苄肼、甲氨蝶呤、环己亚硝脲、甲环亚硝脲、强的松。

（2）联合化疗

①神经母细胞瘤：

CA 方案：

环磷酰胺 150mg/m^2，静注，第 1～7 天；阿霉素 35mg/m^2，静注，第 8 天，3 周为一周期，共 6 周期（完全缓解 52%、部分缓解 18%）。

VC 方案：

长春新碱 1.5m/m^2，静注，2 周 1 次；环磷酰胺 300mg/m^2，静注，2 周 1 次。两药交替使用，共 2～15 个月（完全缓解 66.7%，部分缓解 33.3%）。

其他方案：

COE：环磷酰胺、长春新碱、依托泊苷。

COD：环磷酰胺、长春新碱、氮烯咪胺或更生霉素。

②恶性畸胎瘤：

POMB/ACE 交替疗法：

POMB 方案：

长春新碱 1mg/m²，静注，第 1 天；甲氨蝶呤 100mg/m²，静滴，第 1 天（持续 12 小时）；甲酰四氢叶酸钙 15mg，口服，12 小时一次，第 2、3 天；博莱霉素 15mg，静注（持续 24 小时），第 3 天。顺铂 120mg，静滴，第 4 天（注意水化及利尿）。

2 周为 1 周期。

ACE 方案：

依托泊苷 100mg/m²，静注，第 1～5 天；更生霉素 0.5mg/m²，静注，第 3～5 天；环磷酰胺 500mg/m²，静注，第 5 天。

2 周为 1 周期。于 POMB 方案后，与其交替使用，完全缓解 84%。

DVB 方案：

顺铂 20mg/m²，静注，第 1～5 天；长春花碱 0.15～0.2mg/kg，静注，第 1、2 天；博莱霉素 30mg，静注，第 1、8、15 天，总量 360mg。3 周为一周期，4 周期后手术。

CA 方案：

环磷酰胺 500mg/m²，静注，第 1 天；阿霉素 50mg/m²，静注，第 1 天。

有肿瘤残存者，10 次/3 周；无肿瘤残存者，5 次/3 周（完全缓解 7%、部分缓解 8%）；术后用药（完全缓解 67%，MTS40 个月）。

③恶性胸腺瘤：

CAVP 方案：

环磷酰胺 500mg/m²，静注，第 1 天；阿霉素 20mg/m²，静注，第 1 天；长春新碱 1～2mg/m²，静注，第 1 天；尿激酶 6000～24000U/m²，静注，第 1 天；强的松 10mg/日，口服。

1 周为一周期，共 10 个周期（部分缓解 80%）。

CVCP 方案：

环磷酰胺 1000mg/m²，静注，第 1 天；长春新碱 1.3mg/m²，静注，第 1 天；环已亚硝脲 70mg/m²，静注，第 1 天；强的松 40mg/m²，口服，第 1～7 天。4 周为一周期（完全缓解 44%、部分缓解 11%）。

ADOC 方案：

阿霉素 40mg/m²，静注，第 1 天；长春新碱 0.6mg/m²，第 3 天；环磷酰胺 700mg/m²，静注，第 4 天；顺铂 50mg/m²，静注，第 1 天（注意水化和利尿）。

每 3 周重复一次。

COPP 方案：

环磷酰胺 650mg/m²，静注，第 1、8 天；长春新碱 2mg，静注，第 1、8 天；甲基苄肼 100mg/m²，口服，第 1～14 天；强的松 40m/m²，口服，第 1～14 天。

4 周为 1 周期，共 1～6 周期（部分缓解 80%）。

其他方案：

BAPP：博莱霉素、阿霉素、顺铂、强的松。

④间皮瘤：

AD 方案：

阿霉素，50mg/m²，静注，第 1 天；顺铂，50mg/m²，静注，第 1 天，每 3 周重复。

CA 方案：

阿霉素，40mg/m²，静注，第 1、8 天。

环磷酰胺，400mg/m²，第 1、8 天。

每 4 周重复。

2A/方案：

阿霉素，ADM（A），25mg/m²，静注，第 1～3 天。

氮杂胞苷，AZCR（A），120mg/m²，静注，第 1～5 天。

每 4 周重复。

四、中医专方选介

1. 瘿瘤神方（清《红炉点雪》方）

海带、海藻、昆布、海浮石各 30g，紫背天葵、连翘、夏枯草、贝母各 60g，桔梗 30g，天花粉 30g，皂角刺 15g，共为细末，炼蜜为丸，如梧桐子大，每次 10 丸，饮后白酒送下。

本方软坚解毒，化痰散结。用于治疗各种癌肿，对纵隔肿瘤有效。

2. 平消丹（《癌瘤中医防治研究》方）

枳壳30g，炒干漆6g，五灵脂15g，郁金18g，白矾18g，仙鹤草18g，火硝18g，制马钱子12g。共为细末，水泛为丸。每服1.5～6g，每日3次，开水送服。

本方攻坚破积、祛毒消肿，用于治疗纵隔恶性肿瘤。

3. 化瘤汤（《中医杂志》1993，34（1）：19）

当归尾、赤芍、红花、桃仁、水蛭各10g，丹参20g，半枝莲、白花蛇舌草各30g，全瓜蒌、薤白、郁金、桔梗各10g。此方具有软坚散结、祛痰止咳之功效，治疗纵隔肿瘤效佳。

4. 经验方

当归、桃仁、丹参、龙葵、蟾蜍皮各9g，生地黄30g，蛇莓、猪秧秧各25g，苍耳子、半枝莲、狗脊、白花蛇舌草、蛇蜕各15g。水煎内服。

运用本方治疗晚期纵隔肿瘤肺转移疗效肯定。

第十二章 乳腺癌

乳腺癌是妇女常见的主要恶性肿瘤之一，乳腺癌的发病原因尚不明确，多数学者认为激素在乳腺癌的发生过程中起着十分重要的作用，雌激素中的雌酮及雌二醇对乳腺癌的发病有直接关系。癌细胞除了经淋巴道播散外，也可直接侵入血管引起远处转移，严重危害妇女身心健康。本病的临床表现主要有无痛性肿块、乳头溢液、乳头改变等。

中医学对乳腺癌早有认识，将其归于“乳岩”范畴。

一、临床诊断

（一）辨病诊断

乳腺癌的临床分期及病理分化程度与治疗愈后有着密切关系。目前国内主要根据临床表现、体征、实验室检查、临床分类分期来诊断此病。

1. 症状与体征

（1）无痛性肿块：常为首发症状，其特点为肿块呈浸润性生长。即使肿块很小，若累及乳腺悬韧带时也可引起皮肤粘连；较大的肿块可有皮肤水肿、橘皮样变、乳头回缩或凹陷、淋巴结肿大等症状；后期出现皮肤卫星结节甚至溃疡。本病早期应与乳腺良性病变如炎性肿块、乳腺增生病及良性肿瘤等相鉴别。

（2）乳头溢液：乳腺癌以乳头溢液为唯一症状者少见，多数伴有乳房肿块。一般溢液较多为血性。

（3）乳头改变：当乳腺的纤维组织和导管系统受病灶的浸润而缩短后，会牵拉乳头，使乳头偏向肿瘤一侧。病变进一步发展可使乳头扁平、回缩、凹陷，甚至完全缩入乳晕下，以至看不见乳头。有时因乳房内纤维组织挛缩，使整个乳房抬高，临床可见两侧乳头不在同一水平上。乳头糜烂是湿疹样癌的典型症状。

当肿瘤有远处转移时可出现相应症状。

2. 辅助检查

(1) 近红外线扫描：由于近红外线的波长为600～900μm，易穿透软组织，故可利用红外线透过乳房的不同密度组织显示出各种不同灰度影，从而显示乳房肿块。此外，红外线对血红蛋白的敏感度强，乳房血管影显示清晰。乳腺癌常见局部血运增加，附近血管变粗，红外线对此有较好的图像显示，有助于诊断。

(2) X线检查：有腹板和平板两种。乳腺癌在X线片上多表现为叶状、圆形、椭圆形或不规则影块，边缘不整，多有毛刺状突起或短粗的角状突起，约有1/3的患者肿块内有细沙状钙化。X线检查的正确率在90%左右。

(3) 活组织检查：当临床发现乳腺肿块，而性质难以肯定时，可作细针穿刺细胞学检查，对约90%的病例可获得较为肯定的细胞学诊断。对乳头溢乳且未扪及肿块的病例，可作乳头溢液涂片细胞学检查。对乳头糜烂疑为早期湿疹样癌时，可作乳头糜烂部位的刮片或印片细胞学检查。如疑为早期乳腺癌，应切除病灶送病理检查，同时作雌激素受体测定。

(4) CT检查：CT检查可作为乳腺摄影的补充，而非常规方法。CT可用于确诊乳腺癌的术前分期，检查乳腺后区、腋部及内乳淋巴结有无肿大，远处是否转移，有助于制订治疗计划。

(二) 辨证诊断

乳腺癌归属于“乳岩”的范畴，辨证归属时还常常因其有锁骨上淋巴结肿大，将其归属于“痰核”“瘰疬”。

1. 肝气郁结型

(1) 临床表现：乳房肿块，两胁胀痛，胸闷不适，心烦易怒，口苦咽干，舌质红或稍暗，苔薄白，脉弦或弦滑。

(2) 辨证要点：乳房肿块，两胁胀痛，心烦易怒，舌质红，苔薄白，脉弦。

2. 热毒蕴结型

(1) 临床表现：乳房肿块增大，溃烂疼痛，血水淋漓，气味恶臭，面红目赤，头痛失眠，舌质红、无苔，脉数有力。

(2) 辨证要点：乳房肿块增大、溃烂疼痛，血水淋漓，舌质红、无苔，脉数有力。

3. 气血双亏，邪毒内陷型

（1）临床表现：乳房肿块持续增大，延及胸腋及锁骨上下，心悸气短，面色苍白，神疲乏力，失眠盗汗，大便溏泻，小便清利，舌质淡，苔白腻，脉沉细无力。

（2）辨证要点：乳房肿块持续增大，延及胸腋及锁骨上下，心悸气短，面色苍白，舌质淡，苔白腻，脉沉细无力。

二、鉴别诊断

（一）外伤性脂肪坏死

此病常发生在肥大的乳房，亦为无病的局限性硬块，往往与皮肤粘连，多在挫伤后数月形成。

（二）乳房结核

此病初期为一个或数个结节状肿块，触之不甚疼痛，与周围正常组织分界不清，逐渐与皮肤发生粘连，数月后肿块软化，形成寒性脓肿，脓肿溃破后发生一个或数个窦道式溃疡，排出混有豆渣样物质的稀薄脓液。早期不易与乳腺癌相鉴别，需作活组织检查，晚期窦道形成后，在脓液中可找到结核杆菌，诊断并不困难。

（三）乳房囊性增生病

此病有多个大小不一、质韧的结节，分散在一侧或两侧整个乳房，病程较长，结节的生长和发展多为间歇性，局部胀疼，经前期和经期加重。对局限在一侧乳房上外象限的病变，要定期随访，必要时需穿刺吸取组织细胞作涂片检查。

三、临床治疗

（一）中医治疗

1. 内治法

（1）肝气郁结

治法：疏肝解郁，软坚散结。

方药：柴胡疏肝散加味。

柴胡、枳壳、陈皮、白芍、香附、川芎、郁金、王不留行、甘草。

（2）热毒蕴结

治法：清热解毒，消瘤散结。

方药：黄连解毒汤加活血散瘀汤。

黄连、黄芩、黄柏、栀子、当归、赤芍、牡丹皮、桃仁、枳壳、瓜蒌、大黄、川芎。

（3）气血双亏，邪毒内陷

治法：益气养血，解毒散结。

方药：香贝养荣汤加味。

常用药物有香附、川贝母、人参、茯苓、白术、炙甘草、熟地黄、当归、川芎、白芍等。

2. 外治法

（1）针刺治疗

取肩井、下翳风、外关、曲池，进针得气后留针 10 分钟，用于治疗乳腺癌痛。

（2）敷贴法

①结乳膏：由铜绿、血竭、乳香、没药、韭菜汁、砒石、麝香等药组成。具有消肿软坚，化瘀止痛之功，临床上用于乳腺癌初起，表现为乳房肿块，质地坚硬，表面高低不平，或乳头有血性分泌物溢出。本品为外用膏剂，每张重 3g。温热软化贴患处。

②生肌玉红膏：由当归 60g，白芷 15g，白蜡 60g，轻粉 12g，甘草 30g，紫草 6g，血竭 12g，芝麻油 500g 组成。用于乳腺癌根治术后，伤口表面溃疡或在引流口部形成溃疡，长期不愈合。

用药方法：常规消毒，清洁创面，在敷料上涂以生肌玉红膏，覆盖整个创面，胶布固定。每隔 2～3 日换药 1 次。

注意事项：用药后创面边缘有白色的薄膜形成，像新生的表皮细胞，不要当成脓苔剪除或在揭敷料时撕掉。换药时须轻轻清理创面的分泌物，注意保护新生的上皮及肉芽组织；当肉芽组织增生过高或有水肿时，应先剪除增生的肉芽组织，再敷生肌玉红膏；用药后，若有创面烧灼感，嘱患者不要揭开纱布。

③季芝鲫鱼膏：鲫鱼 1 条，山药 120g，共煮捣碎如泥，先用麝香少许（0.5g）涂肿块，继之把鲫鱼山药泥敷在肿块疼痛处以治疗癌肿疼痛。

④消岩膏：山慈菇30g，土贝母30g，五倍子30g（瓦上炙透），独活30g，生香附30g，生天南星15g，生半夏15g。共为细末，用醋调成糊状，摊贴在肿块上，膏药摊贴范围略大于肿块。然后用胶布或橡皮膏贴上，每24小时换药1次。

醋膏制法：用好米醋（陈久者良）不拘多少，文火熬至1/4，在冬季此膏可凝结不散，在夏季可略加白醋少许。膏成后，趁热倾入冷水中，以去火毒，一夜之后，即可应用。

⑤犀黄丸、海浮散：共研细末，外敷糜烂湿润处，以九一丹外敷干硬色黑坏死处。每日换药1次，1个月为1疗程。当糜烂湿润区好转后改用紫色溃疡膏外敷，新肉开始生长处肌肉色红嫩，可外敷生肌散。隔日或3日换药1次。

（二）西医治疗

1. 手术治疗

（1）治疗原则：外科手术治疗仍是乳腺癌的主要治疗方法之一，对病灶仍限于局部或区域淋巴结者则属首选。Halsted在1894年创立的乳腺癌根治术长期以来一直作为治疗乳腺癌的标准术式。但近20年来对乳腺癌手术治疗的概念已有所更新。现代生物学观点认为，乳腺癌一开始即是一种全身性疾病，癌细胞转移无固定模式。区域淋巴结虽具有重要的生物学免疫作用，但并无防御乳腺癌转移的功能，血流扩散更具有重要意义。基于上述理论，对当今乳腺癌的治疗趋向综合疗法，手术范围不是扩大而是逐渐缩小，且可取得相同的疗效。然而对可治愈的乳腺癌，手术治疗仍应是局部及区域淋巴结得到最大程度的控制、提高生存率的主要方法，同时手术也是对乳腺癌准确分期最可靠的方法。

（2）方法步骤

①切口：作菱形切口，上起腋前缘与锁骨正中联线的中点，下抵肋弓。菱形切口两边距肿瘤边缘约5cm。

②切开皮肤及剥离皮瓣：切开皮肤后，用数把组织钳提起外侧皮缘，使其成一平面，沿脂肪浅层进行锐性剥离，使皮瓣上不保留脂肪组织。将皮瓣剥离至4～5cm之后，可保留少许脂肪，待剥离接近终点时，在皮瓣上即可逐渐保留全层脂肪组织。腋窝部皮瓣不保留脂肪。边剥离边结扎止血。用同法剥离内侧皮瓣。剥离范围，上至锁骨，下抵肋弓，内到胸骨中线，外达背阔

肌前缘。

③切断胸大肌、胸小肌：沿锁骨下切开胸大肌浅面脂肪组织，显露胸大肌。注意不要损伤头静脉。在左锁骨下方约一横指宽处，沿肌纤维方向由内向外钝性分开胸大肌，直至其止点处，以食指挑起完全分离的胸大肌腱，靠近腱部切断，然后，沿胸大肌纤维方向分离至锁骨附着部并将其切断。保留这束胸大肌可防止损伤头静脉，并有助于术后恢复上肢的功能。切开胸小肌两侧筋膜，用食指通过其后方并向上分离胸小肌，直至其附着点喙突处，予以切断。

④腋窝、锁骨下廓清：剪开喙锁筋膜，显露腋血管、臂丛神经。准确地剪开包绕血管的鞘膜，将其连同周围的脂肪、淋巴组织一并钝性剥离。剥至腋血管下方时，将其连同周围的脂肪、淋巴组织一并钝性剥离。剥至腋血管下方时，将所有向胸壁的分支靠主干处分别游离、钳夹、切断结扎，并仔细向下清除血管及神经周围的淋巴结、脂肪及筋膜。对腋窝顶部的脂肪组织及淋巴结可用止血钳向下分离，此后再切断、结扎胸外侧血管及肩胛下血管。将上述剥离的组织与乳房、胸肌连成一大块准备切除。注意，此时勿伤及胸长神经及胸背神经。

⑤大块切除：依次从上、内、外、下向中心作整块切除。将胸肌向下牵拉，用利刀与胸壁呈切线方向切断胸大肌、胸小肌在肋骨及胸骨的附着处。结扎乳房内血管及肋间血管向胸肌的穿支。切除大块组织后，以温生理盐水冲洗创面，对清洗后所见到的出血点应严密止血。此时，腋窝仅留有腋动、静脉主干，臂丛神经、胸长及胸背神经。

⑥放置引流管，缝合皮肤：取直径0.6~0.8cm的乳胶管或硅胶管，剪2~3个侧孔，于腋窝下方皮肤另切小口引出，置引流管直达腋窝顶部，将引流管缝合固定于皮肤上。行皮肤对位缝合，如皮肤稍有张力，可行减张缝合；如张力过大，不应勉强缝合，可行中厚皮片游离植皮。再在腋窝、锁骨下放置厚棉垫及纱布，并用绷带加压包扎。

2. 化学治疗

（1）治疗原则：近年，对乳腺癌的治疗多采用综合治疗。在综合治疗中，化学治疗的作用日趋重要，这是由于术前化疗可提高手术的切除率，故临床时对以手术为主的Ⅰ、Ⅱ期乳腺癌术前多行化疗，对手术无法治愈的Ⅲ期和Ⅳ期患者，则以化疗和/或内分泌治疗为主。对晚期乳腺癌广泛转移病例，可用化疗控制肿瘤的发展，延长生存期。在用药方面，联合化疗优于单一用药，足量给药胜于低剂量用药。

（2）方法步骤

①术前辅助化疗方案：

术前全身化疗：

CU 方案

COLC 2mg，静脉注射，2 次/周，用 3 周；

UP 5mg，口服，3 次/日，第 1、8 日；

于术前 2～5 日开始。

术前动脉灌注化疗：有胸内动脉插管及锁骨下动脉插管两种方法。

胸内动脉插管：在患侧上腹部，于肋弓下 7cm 处，切开腹直肌外皮肤，找到腹直肌鞘后侧表面的腹壁上动脉。插入外径为 1.15mm 的聚乙烯导管至腹壁上动脉内，前端到第一肋间高度。

锁骨下动脉插管：在肘窝处，以聚乙烯导管（外径 1.15mm）经皮行尺动脉穿刺，逆行插管，使导管前端到达锁骨下动脉起始部。

药物注入方法：

阿霉素：10～15mg 经胸内动脉（溶于 20mL 蒸馏水中）5 分钟注完；经锁骨下动脉，阿霉素 20～35mg 溶于 20mL 蒸馏水内，5 分钟注完。注完后以血压计袖带压迫 2.6kPa（20mmHg）防止药物漏出。以上隔日一次，共注 3～5 次。有效率为 55%。

阿霉素 + 消瘤芥：在（10～15mg）/20mL 阿霉素液中加入消瘤芥 5～7mg，5 分钟注完，给药途径、方法及次数与单用阿霉素同。

②术后辅助化疗方案：

L－PAM 辅助化疗：L－PAM 0.5mg/kg，口服，每周用 5 日，每 6 周为一疗程，共 2 年。

CMF 方案：

CTX　100mg/m^2，口服，每日 1 次，共 2 周。

MTX　40mg/m^2，静脉注射，第 1、8 日。

5－Fu　600mg/m^2，静脉注射，第 1、8 日。

每 4 周一个周期，持续用 48 周。

MTT 方案：

MMC　20mg，术中静脉注射，第 2 日追加 10mg。

Tegafur　800mg/d，口服，术后 2 周开始，共 2 年。

TAM　20mg/d，口服，术后 2 周开始，共 2 年。

ATT 方案：

ADM　20mg，静脉注射，1 次/2 周，共 1 年。

TAM　20mg/d，口服，共 1 年。

FT－207　600mg/d，口服，共 1 年。

③晚期乳腺癌联合化疗方案：

CMFVP 方案：

CTX　2.5mg/kg，口服，每日 1 次。

MTX　25～50mg，静脉注射，每周 1 次。

5－Fu　12mg/kg，静脉注射，第 1～4 日；以后 500mg，每周 1 次。

VCR　1.4mg/m^2，静脉注射，每周 1 次。

PDN　0.75mg/kg，口服，每日 1 次。

8 周为一疗程，有效率 50%。

CMFP 方案：

CTX　100mg/m^2，口服，第 1～14 日。

MTX　40～60mg/m^2，静脉注射，第 1、8 日。

5－Fu　600～700mg/m^2，静脉注射，第 1、8 日。

PDN 40mg/m^2，口服，第 1～14 日。

AV 方案：

ADM　75mg/m^2，静脉注射，第 1 日。

VCR　1.4mg/m^2，静脉注射，第 1、8 日。

每 3 周为一疗程，有效率 50%。

CA 方案：

CTX　200mg/m^2，口服，第 3～6 日。

ADM　40mg/m^2，静脉注射，第 1 日。

每 3～4 周为一疗程，有效率 50%。

CAF 方案：

CTX　100mg/m^2，口服，第 3～16 日。

ADM　30mg/m^2，静脉注射，第 1、8 日。

5－Fu　500mg/m^2，静脉注射，第 1、8 日。

每 4 周为一疗程，有效率 50%。

FAC 方案：

5－Fu　500mg/m²，静脉注射，第1、8日。

ADM　50mg/m²，静脉注射，第1日。

CTX　500mg/m²，静脉注射，第1日。

每3周为一疗程，有效率50%。

PMF 方案：

PAM　80～100mg/m²，口服，第1、5日。

MTX　40mg/m²，静脉注射，第1、8日。

5－Fu　600mg/m²，静脉注射，第1、8日。

每4周为一疗程，有效率75%。平均反应时间为13个月。

McMM 方案：

MMC　7mg/m²，静脉注射，1次/6周。

MZ　7mg/m²，静脉注射，1次/3周。

MTX　30mg/m²，静脉注射，1次/3周。

每6周为一疗程，有效率61%。

3. 放射治疗

（1）治疗原则：放射治疗是乳腺癌的主要治疗手段之一，可分为根治性放疗、术前放疗、术后放疗和组织间放疗，是用特定射线照射病变部位以达到杀灭癌细胞的一种方法，以往在治疗中，常采用正常组织可耐受剂量进行照射，治愈率较低。近年，有人在放射治疗的同时给予放射增敏剂，用同等剂量照射，治愈率可明显提高。

（2）方法步骤

1）根治性放射治疗

①乳房切线照射野：采用^{60}Co或4～6MV－X线。为了使靶区内剂量分布均匀，必须使用适当角度的楔形板。

体位：仰卧，患侧上臂外展90°，手放在头下；两切线照射野角度可用定角尺测量，模拟机定位和采用治疗计划系统。

照射野：内切线野的内界线应越过前正中线2～3cm。外切线野的外界达腋中线或腋后线，射野的上界均与锁骨区野的下界相接，下界达乳腺下缘皮肤皱褶或下移1～2cm。必要时，除包括胸壁外也允许切肺1～2cm。一般照射野长15～20cm，宽5～10cm。

剂量：每日照射两野，中线肿瘤量2Gy，每周5次，总量50Gy/5周，或用组织间照射20～30Gy。

②内乳区照射野：对病变在内象限者，无论腋窝淋巴结有无转移，术后均应照射内乳淋巴结。采用^{60}Co、深部X线或10～17MeV电子束。

体位：仰卧、头垫枕，尽量使体表照射野在同一水平面，并与射线束垂直。

照射野：内界在体中线，上界与锁骨野下界相接，下界包括第五肋间，照射野宽5～6cm，常为5cm×14cm或5cm×12cm。

剂量：给予混合射线照射，深度以3cm计算，肿瘤量50Gy/5周，^{60}Co和电子束（或深部X线）各一半。

③锁骨上下照射野：射线选择同内乳区照射野。

体位：平卧，头及患侧肩下垫枕，头转向健侧，下颌稍抬高，使射野位于与射线相垂直的同一平面上。

照射野：下界与切线野上界相接，上界平环甲膜，内缘在中线或过中线1cm，沿胸锁乳突肌内缘向上，外界在肱骨头缘，呈不规则梯形，面积100～150cm^2。射线束外偏15°以保护骨髓。如喉被包括在射野内，可用铅块保护。

剂量：肿瘤量50Gy/5周，^{60}Co和10～12MeV电子束（或深部X线）各一半。每日照射2Gy，每周5次。在锁骨上窝水平，照射深度按前后体层厚度的前1/3深处计算。如果在锁骨上区触及淋巴结，照射50Gy后应缩野加电子射线10～20Gy/（1～2周）。

④腋窝照射野：可单独设野，也可采用联合野，但腋淋巴结肿瘤量必须单独计算。腋窝量不足时应从腋后野补充。采用^{60}Co、8MV－X线、深部X线及17MeV电子束。

体位：联合野同锁骨上下野体位；腋窝野取仰卧位，患侧肩下垫枕，上臂尽量向外上展开，暴露腋窝；腋后野取仰卧位，去枕，头转向对侧，患侧肩部接触床面，手背贴近骨盆外缘。

照射野及剂量：联合野范围如上所述，剂量以腋淋巴结深部计算；腋窝野以腋窝为中心，设8cm×8cm或7cm×7cm照射野，前为胸大肌外缘，后为背阔肌前缘；腋后野以腋中央为中心点，范围包括腋窝和沿胸壁走行的淋巴组织，下界与联合好的下缘平行，按肿瘤深度计算剂量。任何设野肿瘤量均须达到50Gy/5周，如有肿瘤残留，缩野后再补加10～20Gy/（1～2周）。对有腋窝淋巴结转移者，术后需照射锁骨区及腋窝淋巴结；对局部晚期乳腺癌也常规照射锁骨区及腋窝淋巴结。上法主要用于治疗Ⅰ、Ⅱ期乳腺癌局部肿瘤切除或切检后；对Ⅲ期乳腺癌行气乳或肿瘤切除。

2）术后放射治疗：内乳区、锁骨区、锁骨上下与腋窝联合野、腋窝区照射同根治性放疗。胸壁设2个切线野或电子束垂直照射，总量50Gy/5周。对内象限或中央区病变、腋窝淋巴结无转移者照射内乳淋巴结；对各象限病变，腋窝淋巴结有转移者照射腋窝、锁骨区及内乳淋巴结；对腋窝清扫不彻底，有淋巴结外侵犯、淋巴结融合成团或与周围组织固定的，术后应照射全腋窝区；对乳腺原发灶>5cm，皮肤有水肿、破溃、红斑，或与胸肌固定，腋窝淋巴结转移>20%或≥4个者，术后放疗时常规照射胸壁。大量资料表明，术后放疗能降低局部和区域淋巴结复发率，对腋窝淋巴结转移者，能提高生存率。

3）术前放射治疗

①对T_3N_0期病例，行患侧全乳切线照射，肿瘤量30～40Gy/（3～4周）。一般在放疗后2周手术。

②对皮肤受侵或腋下转移的Ⅱ、Ⅲ期病例，行患侧全乳切线照射，根据病情设或不设腋下照射野。剂量同前。

③对炎性乳腺癌一般采用快速低量法，即每次4Gy，每周5次，总量20Gy，1周内完成。上法主要用于：T_3期病变，临床无腋下淋巴结转移者；临床Ⅱ、Ⅲ期，局部皮肤受侵或腋淋巴结有明显转移征象者；争取手术切除的炎性乳腺癌患者。

4）组织间照射：可用^{192}Ir后装组织间插植术对残留病灶进行补量照射。主要用于治疗：早期乳腺癌，单发病灶直径≤3cm，位于乳晕以外的部位，腋窝无肿大淋巴结或有小而活动的淋巴结，愿意作保守手术者；局部晚期乳腺癌病人经高剂量体外照射后；乳腺原发灶有明显缩小但有残留者。此法可使局部复发率降低，放疗后晚期反应小，美容效果好，更易为病人接受。

5）复发与转移的处理

①局部和区域淋巴结复发：对以往未作过放疗的病人，照射范围应包括胸壁及区域淋巴引流区。剂量为45～50Gy，然后对病灶区小叶加照15～20Gy。对以往作过辅助性放疗者照射范围以局部野为宜，放疗后应作全身化疗。

②远处转移：对骨转移和脑转移者，以放疗为首选治疗手段。对孤立的骨转移，局部给予肿瘤量（40～50Gy）/（4～5周）。对脑转移者，一般给予全脑二侧野对穿放疗，肿瘤量（30～49Gy）/（2～3周）。对单发转移

灶缩野追加剂量（15～20Gy）/（1.5～2 周）。放疗期间同时使用激素及利尿剂。

4. 内分泌治疗

（1）治疗原则：内分泌治疗在乳腺癌的治疗中占有重要地位。特别是近年来乳腺癌内分泌治疗的研究有了较大进展，激素受体的测定使人们能较准确地预测治疗效果，并认为此疗法仅适用于激素依赖性乳腺癌患者，对雌激素受体（ER）、孕激素受体（PR）均阴性者疗效欠佳。

（2）方法步骤

1）闭经前患者的治疗：尚未闭经或闭经不足 1 年的晚期乳腺癌患者，当癌组织 ER 阳性时，首选手术切除卵巢或放射去势以抑制卵巢功能。一般认为手术切除卵巢疗效快，大部分 1 个月生效。据文献报道，对 ER 阳性患者有效率为 60%，ER 含量越高，有效率越高，可高达 80%，疗效能持续半年以上者达 30%，平均缓解时间为 10 个月，疗效越显著则缓解期越长。对 ER 阴性者有效率低于 10%，故去势能延长患者的生存期。对因体弱不能手术去势者可行放射去势，但放射去势的疗效慢，一般需 6～8 周，可同时加用雄激素以加速去势。对去势后卵巢功能破坏的程度可用阴道涂片细胞学观察评定。当患者去势后病情恶化时可行其他内分泌治疗方式。若闭经前患者去势有效，则应用雄激素也往往有效。

2）闭经后患者的治疗

①对骨转移者以选用雄激素最佳。据文献报道，客观有效率 >20%，对骨痛的缓解率可达 80%，软组织转移有效率为 18%。常用的雄性激素有丙酸睾丸酮 50～100mg，每日 3 次，肌肉注射；或 100mg，每日 1 次，连用 5 天后改为每周 3 次，维持用药 4～6 周。若不能继续用药，当肿瘤再度恶化时可改用化疗。甲基睾丸酮因副作用大，抗癌作用差，多不用。

②对闭经 5 年以上的晚期乳腺癌或有骨转移者，首选雌激素，闭经 8 年以上者更宜如此。对软组织、肺、胸膜等部位转移者疗效较佳，对内脏转移者疗效较差。首次治疗与复发间隔时间越长，雌激素疗效越好。年龄越大有效率越高，70 岁以上患者可达 50% 以上，平均缓解期为 12～15 个月。常用药物有乙烯雌酚，每日 15mg，睡前口服；或 5mg，每日 3 次口服。有副作用者可改用小剂量，待副作用消失后再逐渐加量。也可用刺激性小的乙炔雌二醇，每日 3mg，口服；或二烯雌三醇，每日 10mg，口服。若用 2

-丙酸雌二醇，每周至少10mg，口服。雌激素疗效慢，一般4~6周方显效，6周不见效者为无效。显效而又无副作用者可长期服用，至病情再度恶化为止。

③抗雌激素治疗：三苯氧胺（TAM）是近年来新问世的抗雌激素药物。TAM与ER结合，可使细胞增殖停止，癌细胞滞留G_1期，最后死亡。Santen等将其选为内分泌治疗晚期乳腺癌的第一线药物。Janicke报告2000例绝经后病例，当剂量>20mg/d时，缓解率上升；增至40mg/d时，可使进展性癌重新稳定；当剂量增至80mg/d时，副作用增加而缓解率未见上升。常用量为30mg/d，ER阳性者50%可完全或部分缓解，阴性者为9%。以TAM治疗至出现缓解，平均需10~12周，如无癌进展则不中断治疗。患者平均持续缓解10~18个月，个别长达6年。TAM用于绝经前妇女，缓解率约30%，与卵巢切除术效果相同。TAM无严重副作用，故应用广泛，一般副作用有胃肠不适、潮热、发痒、皮肤干燥和视力障碍，少部分患者可因副作用停药。据文献报道，TAM与氟烃甲基睾丸素联合作用比单独应用TAM疗效好，TAM与去氢氢化可的松联合应用，其有效率及生存率明显优于单独应用TAM。

④药物性肾上腺切除：肾上腺切除术对转移性乳腺癌有较好的疗效，有效率为30%~60%。1973年，Griffiths报告应用氨基苯乙哌啶酮（AG）治疗转移性乳腺癌，取得33%的有效率，其效果与肾上腺切除术相似而不需行外科手术，停药后肾上腺功能可恢复。AG可使肾上腺皮质不能将胆固醇变成孕烯醇酮，因此不能形成雌二醇，该药的部分作用和肾上腺切除类似，故称为“药物性肾上腺切除”。AG常用剂量为250mg，每日2次，2周后可增至1g/d。AG也能抑制肾上腺皮质产生皮质激素，故应同时补充氢化可的松10mg，每日4次。此药的主要副作用有嗜睡、无力、头晕、皮疹，部分病人可见共济失调。一般在用药后10~15日自行消退，如无改善可加大氢化可的松用量。

（3）肾上腺皮质激素的应用：肾上腺皮质类固醇能抑制垂体分泌肾上腺皮质激素，从而减少肾上腺皮质分泌雌激素，进而控制乳腺癌的生长，但亦能刺激垂体增加促性腺激素释放激素（GnRH）的分泌，对有卵巢功能的病人不宜用，用于65岁以上的乳腺癌病人时最好先行卵巢去势。对各种治疗皆已失败的极晚期患者，皮质激素可作为最后手段。

（4）左旋多巴（L-DOPA）：可阻断下丘脑与垂体的神经联系，抑制催乳素，能使1/3病例疼痛缓解。可用L-DOPA 250~500mg，每4小时1次，口服，共用4日。如疼痛消失则长期服药或改用内分泌治疗。

四、中医专方选介

1. 癌症镇痛散

杨更录等人选用生天南星、生附子、生川乌、白胶香、五灵脂、麝香、冰片、重楼、黄药子、芦根、穿山甲、皂角刺等药物共研细末和匀，组成癌症镇痛散，选取患者疼痛最剧烈的部位敷药，若疼痛部位散在，患者对疼痛部位感觉不清时，可选取疼痛处周围的穴位敷药，用时以生理盐水清洁局部皮肤后，取药末5g，以茶水调成糊状外敷。若疼痛范围大者，可根据情况增加药量。敷药厚度一般为0.5cm，最薄不小于0.2cm，敷药后盖纱布并用胶布固定。敷药时间一般为6～8小时，12小时后可重复使用。本药镇痛起效快，维持时间长，反复使用未见明显耐药和成瘾性，且不用增大剂量，对长期使用者未发现明显毒副作用。[杨更录．癌症镇痛散治疗癌性疼痛的临床研究．中医杂志，1992（7）]

2. 蟾酥膏

刘嘉湘等人选用蟾酥、生川乌、重楼、红花、莪术、冰片等药物组成蟾酥膏，外用治疗乳腺癌性疼痛，临床收到良好效果。[刘嘉湘．蟾酥膏缓解癌性疼痛的临床疗效观察．中医杂志，1993（5）]

3. 生石膏

李国安等选用生石膏100g，生黄芪15g，党参15g，天冬10g，鳖甲30g，知母10g，八月札30g，青皮10g，橘叶10g，象贝母15g，川朴12g，乌药9g，酸枣仁12g，夜交藤30g，治疗乳腺癌术后发热。作者在临床应用中，生石膏用量少则30g，多则可达250g，用药时间多在1月以上，并无碍胃滑泄之症出现。在应用中，凡患者具有发热、汗出、口渴、不恶寒反恶热、脉洪大滑数有力之一者，均在辨证基础上加生石膏治疗，而取得较为满意的疗效。[李国安，等．肿瘤热证应用生石膏一得．中医杂志，1992（8）]

4. 消瘤方

穿山甲12g，炙鳖甲12g，夏枯草30g，白花蛇舌草30g，野菊花30g，海藻30g，望江南30g，白毛藤30g，紫丹参30g，全瓜蒌30g，牡蛎30g，昆布15g，怀山药15g，南沙参12g，王不留行12g，蜂房12g，桃仁9g，小金丹10粒（冲）。每日1剂，水煎分2次空腹服下。本方破血化痰，解毒散结，适于乳腺癌中晚期。以之治疗乳腺癌 10 例，临床治愈 1 例，显效 1 例，有效 6 例，无效 2 例，总有效率为 80%。［齐元富，等．肿瘤病实用方．北京：人民卫生出版社，1999：386］

第十三章 食管癌

食管癌是世界上一种常见的恶性肿瘤。发生于食管黏膜交界部，90%以上属于鳞癌。我国是食管癌高发国家，其发病率在男性恶性肿瘤中居第二位，仅次于胃癌；在女性恶性肿瘤中居第三位，仅次于胃癌和宫颈癌。男女发病之比约为2∶1，高发区女性发病率相对增高，男女之比约为1.5∶1。食管癌是严重威胁人民生命健康的肿瘤之一，但到目前为止，对其致病原因尚不明确，患者在临床上常有进行性咽下困难、咽下胸骨后疼痛、食物反流呕吐、消瘦、恶病质、淋巴结肿大等表现。

食管癌在中医学中大致属于“噎膈”范畴。

一、临床诊断

（一）分型

食管癌的类型与治疗方案的选择和预后有着密切的联系，目前主要有以下几种分型方法：

1. 根据病变部位分型

按此可分为颈段、胸上段、胸中段、胸下段（UICC，1987）。食管癌好发部位国内统计以食管中段最多，占52.9%，下段次之，上段较少，颈段最少。

2. 根据病理学分型

按此可分为早、中、晚三期。早期指范围局限于黏膜或黏膜下层，其中仅侵及黏膜层的原位癌称为0期，只侵及黏膜下层的为Ⅰ期；中期病变已侵及肌层或局部有淋巴结转移，其中侵及肌层，但无局部淋巴结转移者为Ⅱ期。病变侵及全肌层或有食管外浸润，并有局部淋巴结转移者为Ⅲ期；晚期又称Ⅳ期，指病变有远处转移。

3. 根据形态分型

（1）早期食管癌

①隐伏型：指病变略显粗糙、色泽变深、无隆起和凹陷，易在食管镜检查中漏诊，经脱落细胞学或食道镜下行碘染色检查可以发现，是原位癌，为食管癌的最早期阶段。

②糜烂型：指病变黏膜轻度糜烂或略凹陷，与周围组织边界清楚，病变长度半数在2cm以上，限于黏膜固有层，病变形状与大小不一，呈不规则地图样，糜烂面色红，呈细颗粒状，固有膜炎症反应重。

③斑块型：指病变黏膜呈局限性肿胀隆起，呈灰白色斑块状，最大直径在2cm以内，边界清楚，食管纵襞中断，横行皱襞变粗，紊乱中断，表面可见轻度糜烂，侵及黏膜肌层和黏膜下层。

④乳头型：指病变表现为外生结节性隆起，呈结节状、乳头状或息肉状突入管腔，直径1～3cm，基底有一窄蒂或宽蒂，与周围黏膜分界清楚，表面有糜烂及炎性渗出，切面呈灰白色均质状。

（2）中晚期食管癌

①髓质型：指肿瘤累及管壁的各层，比较肥厚，边缘呈坡状隆起，表面有深浅不一的溃疡，多数侵入食管周径的全部或大部，管腔狭窄，肿瘤组织的切面呈灰白色，均匀致密，约占50%以上。

②蕈伞型：指瘤体呈蘑菇样或卵圆形突入食管腔内，边缘隆起或外翻，表面有浅溃疡，底部凹凸不平，瘤体大多仅侵及食管周径的一部分或大部分，切面肿瘤已浸润食管壁深层。

③溃疡型：主要指癌组织达深肌层，呈深陷而边缘清楚的大小与外形不一的溃疡，边缘可有隆起及悬空，底部凹凸不平，溃疡基部可穿透食管壁引起穿孔，多不引起食管梗阻。

④缩窄型：指癌肿呈环形生长，浸润食管全周，质地脆硬，易造成环形狭窄和梗阻，病变上段食管明显扩张，癌在食管壁内呈向心性收缩，长度多在3cm左右。

此外尚有一腔内型，指瘤体呈息肉状或带蒂向腔内生长，向食管外浸润较少。

4. 根据食管癌的组织学特点分

可分为5种类型，即鳞状细胞癌、腺癌、腺棘癌、小细胞未分化癌及癌肉瘤。

对鳞状细胞癌，目前我国常用孙绍谦的三级分类法，其标准如下：

Ⅰ级：癌细胞常有明显角化现象或癌珠形成，癌细胞体积较大，呈多角形或圆形，胞浆较多，多形性不明显，不典型核分型少见。

Ⅱ级：癌细胞的角化珠形成较少。癌细胞多呈圆形、卵圆或多角形，多形性比较明显，核分裂较常见。有时，癌细胞角化虽明显，但多形性也很明显的病例也被归入Ⅱ级。

Ⅲ级：癌细胞大部分呈梭形、长椭圆形或不规则形。癌细胞体积较小，胞浆较少，核分裂比较常见，而无角化或癌珠形成。癌细胞呈分散或片状排列。多形性明显可有或无。

经放疗、化疗或中草药治疗后的食管鳞状细胞癌，其癌细胞角化现象显著。少数低度分化的食管鳞状细胞癌，癌细胞为多面形，呈条索状排列，间质较少。

食管腺癌的大体标本特征与鳞状细胞癌相似。腺癌起源于食管壁的固有腺体（导管或腺泡）或异位胃黏膜。

食管腺棘癌又称为黏液表皮样癌，指在腺癌组织中伴有鳞状细胞癌成分。

小细胞未分化癌较为罕见，大体呈息肉型、蕈伞型和髓质型。肿瘤细胞小，核圆形或短梭形、胞浆少，染色质深染，核仁不清，肿瘤细胞排列成不规则片状或实性巢状，部分呈单行、条索或弥漫分布，分裂象多见。在细胞胞浆内多可找到神经内分泌颗粒。此类食管癌病程短，恶性程度高，淋巴结转移早，术后恶化迅速。

癌肉瘤是一种含有上皮与间叶组织都发生恶变的肿瘤。大体为带细蒂的息肉状、结节状或香肠样的肿瘤，蒂周围黏膜粗糙不平，肿瘤切面细腻致密，呈鱼肉状或编织状。镜下可见两种主要肿瘤成分，其一为癌组织，多分布于表面、基底部及其附近，癌细胞多为分化较好的鳞癌，肉瘤成分中多为梭形细胞，并常有畸形的肉瘤巨细胞混杂。偶见平滑肌、软骨、骨样组织或近似横纹肌的肉瘤组织。该类型病人预后较好。

（二）辨病诊断

食管癌无论其分型分类，其临床表现大致相同。

1. 症状

（1）早期症状：主要表现为吞咽时轻微哽噎感，胸骨后隐痛、胀闷不适，吞咽时食管内异物感。早期贲门表现为上腹部不适、上腹饱胀感和上腹部隐痛等。

（2）中期症状：①吞咽困难。主要是进行性吞咽困难，一般常在吃粗食或大口吞咽时感到咽下不畅，以后间断发生，且间隔时间日渐缩短，程度也随之加重。患者逐渐由难以咽下普通饭、半流食，发展至连稀粥或汤水也难以咽下。②呕吐。呕吐物多为食物、黏液或反流的胃内容物，少数病人因肿瘤溃破或侵及周围组织，偶见呕血或吐出肿瘤的溃烂组织。③疼痛。常发生在进食时，多为持续性钝痛，向面、颈或肩部放射，有时呈突发性疼痛。上腹部痛一般提示伴有胃小弯或腹腔转移，在贲门癌和食管下段癌时多见。④体重减轻。患者由于长时间进食困难伴有恶心呕吐及疼痛不适，使营养难以维持而导致不同程度的脱水、消瘦和体重下降。

（3）晚期症状：主要表现为癌转移所出现的相应症状，以及肿瘤侵入气管、支气管、肺，或喉返神经、膈神经等所出现的相应症状。在终末期，多表现为极度虚弱、无力、高度脱水和营养不良及贫血外貌，甚至出现休克状态。

2. 体征

早期食管癌可无阳性体征，晚期发生浸润扩散后可出现颈部肿块、声音嘶哑、呛咳、高度消瘦、失水、皮肤松弛而干燥、表情淡漠等，若有肺、肝、脑等重要脏器转移可有相应体征：如呼吸困难、黄疸、腹水、昏迷等，压迫气管、支气管时可引起气急和刺激性干咳。肿瘤侵犯颈交感神经节，则产生颈交感神经综合征（霍纳综合征）；侵犯膈神经，可引起持续性膈肌痉挛，甚至膈肌麻痹；侵犯迷走神经，可使心率变慢；压迫上腔静脉，可引起上腔静脉综合征等。癌组织的坏死、溃破可导致呕血或便血，侵及大血管可导致大出血。食管癌病变广泛侵蚀会导致食管穿孔，形成食管气管瘘或食管支气管瘘等，因穿孔破入的部位及脏器的不同，可出现不同的体征。

3. 实验室检查

食管拉网脱落细胞学检查：阳性准确率在90%以上，是对高发区进行普查的主要手段。此方法简便、安全，大多数病人均能耐受，禁忌证为食管癌有出血或有出血倾向及伴有食管静脉曲张。对X线片显示食管有深溃疡或合并高血压、心脏病及晚期妊娠者应慎行。常见并发症有呕血、低血糖休克、食管球误入气管内、支气管痉挛、外伤性食管破裂。

4. 影像学检查

(1) X线食管钡餐检查：确诊率在80%以上，吞钡后进行食管X线气钡双重对比造影，将有利于观察食管黏膜的形态。对食管舒张度改变及癌瘤形态的观察，也可应用腹部加压法等。食管癌的X线表现有食管黏膜增粗、中断、紊乱以至消失；龛影形成；管腔狭窄及充盈缺损，狭窄上下段食管可有不同程度的扩张；管腔僵硬，蠕动减弱以至消失；软组织肿块致密阴影；钡剂流速减慢或排空障碍等。

早期食管癌的X线表现主要为黏膜皱襞增粗、中断及迂曲；在皱襞增粗中断的黏膜面有大小不等的小龛影，大小为0.2～0.4cm，并出现小的充盈缺损，边缘毛糙不规则。平坦型仅表现为局限性食管舒张度差，管壁僵硬，无明显充盈缺损及龛影。

中晚期食管癌的X线表现分四型：髓质型X线显示不规则的充盈缺损，管腔狭窄，病灶上下缘与食管正常交界处呈斜坡状，病变部位食管黏膜破坏不规则，常合并大小不等龛影；蕈伞型钡餐造影显示不规则充盈缺损，上下缘呈弧形，边缘锐利、界线清楚，黏膜破坏伴表浅溃疡，轻至中度梗阻、上部轻至中度食管扩张；溃疡型钡餐造影显示大小不等及形状不同的龛影，切线位可见龛影深入食管壁内，或突出于管腔轮廓之外，如溃疡边缘隆起，可出现"半月征"，食管局部痉挛，无明显梗阻；缩窄型呈典型环形狭窄或漏斗状梗死，长2～3cm左右，边缘光滑，黏膜纹消失或纵行皱襞呈束状，狭窄上端食管扩张明显，梗阻明显；腔内型可见管腔增宽，呈梭形扩张，内有不规则或息肉样充盈缺损，病变上下缘清楚锐利。

(2) 食管镜检查：可以在直视下观察肿瘤大小、形态和部位，分辨各种病理类型，也可在病变部位作活检或镜刷检查，与脱落细胞学检查相结合，是食管癌理想的诊断方法。

①适应证：具有早期食管癌症状，或有吞咽困难者；具有可疑症状而X线造影检查可疑或阴性者；X线造影发现异常，需进一步明确性质者；食管脱落细胞学检查阳性，部位不明确者；食管癌术后复查与需排除复发者；食管癌放疗或化疗后的疗效评价；食管癌前疾病患者的定期随访检查；内镜治疗。

②禁忌证：急性上呼吸道感染和严重咽喉炎，应在炎症控制后进行；严重脊柱畸形；有主动脉瘤，严重心肺疾病或全身极度衰弱者；有精神病或拒

绝检查以及不能合作者；高血压患者未能有效控制者；隐型冠心病患者应慎行并作好术前准备。

③食管癌内镜检查特征：早期食管癌主要是黏膜局限性充血肿胀，浅表性糜烂、粗糙不平，颜色变深，边界、边缘不清楚，触之易出血，有散在小溃疡，表面时有黄白色或灰白色坏死组织，病变处黏膜有类似白斑样改变。进展期食管癌病灶直径在3cm以上，在食管镜下可分为肿块型、溃疡型和狭窄型等。

（3）CT检查：可以清晰显示食管与附近器官的关系，可观察测量食管壁的厚度，肿瘤的大小，外侵程度和范围及淋巴结转移情况。外侵在CT扫描上表现为食管与邻近器官间的脂肪层消失，器官间分界不清。但食管黏膜不能在CT扫描中显示，故不能发现早期食管癌。

（三）辨证诊断

食管癌早期由七情所伤引起的气滞型为多见，病人多忧思郁怒、气机不和，常自诉咽中不适，而无明显的噎膈之感。随着病情进展，机体抗病力强弱不同，患者的症状也出现了差异，现结合四诊，概括说明一下食管癌在发展过程中的一些主要表现。

1. 痰气交阻型

（1）临床表现：仅觉食道不适，或吞咽时稍有梗阻感，胸膈满闷，两胁胀痛，嗳气，情志舒畅时自觉病情减轻，口干，舌质偏红，苔薄腻，脉弦滑。

（2）辨证要点：食道不舒或吞咽时梗阻，胸膈满闷，两胁胀痛，病情随情志变化而变化。

2. 痰湿内蕴型

（1）临床表现：吞咽困难，或食入即吐，呕吐痰涎，或如豆汁，胸脘痞闷，大便溏薄，小便不利，头身困重，舌苔白腻或灰腻，脉象弦细而滑。

（2）辨证要点：吞咽困难，呕吐痰涎，苔白腻脉弦滑。

3. 瘀毒内结型

（1）临床表现：食饮难下，呕吐赤汁，食道中疼，疼及项背，烦躁不安，口渴咽干，大便结小便赤，面色瘀暗，舌质紫黑，有瘀血点，舌苔黄或粗糙无光泽。

（2）辨证要点：吞咽困难，疼痛难忍，舌质紫暗，苔黄糙。

4. 津亏热结型

（1）临床表现：吞咽梗涩而痛，饮能入而食难下，形体逐渐消瘦，口干咽燥，大便干结，五心烦热，舌质红干或有裂纹，脉弦细。

（2）辨证要点：吞咽梗涩作痛，五心烦热，大便干燥，舌红干，脉细数。

5. 阴枯阳衰型

（1）临床表现：长期饮食难下，近于梗阻，呕恶气逆，形体枯羸，自不识人，气短乏力，语言低微，面色晦暗或苍白，大便难下，舌质暗绛，舌体瘦小，少苔乏津或无苔，脉细数或沉细无力。

（2）辨证要点：饮食难下，近于梗阻，形体枯瘦，气短乏力，舌质暗绛，舌体瘦小，无苔，脉细数或沉细无力。

二、鉴别诊断

（一）功能性吞咽困难

此病是因食管运动失常所致的吞咽困难，有下列几种：

（1）食管贲门弛缓症：食管贲门部呈弛缓状态。食管运动无力，食物潴留于食管内，导致咽下停滞或困难，剑突部闷胀不适、食物反流。X 线检查及食管镜均显示松弛的正常食管。

（2）功能性食管痉挛：主要表现为间歇性吞咽障碍或困难。X 线食管钡餐呈典型的螺旋状或串珠状影像。细胞学及食管镜检查无器质性病变，应用解痉药物有效。

（3）贲门失弛缓症：即贲门痉挛。吞咽困难时轻时重，病程长达十余年，与精神因素有关。X 线造影显示食管下端贲门部管腔狭窄，边缘光滑，呈漏斗状。食管镜检查可鉴别。解痉药物有效。

（4）普卢默 - 文森综合征（Plummer - Vinson Syndrome）：又称缺铁性吞咽困难，颈段食管痉挛性狭窄，并伴有缺铁性贫血及维生素缺乏。X 线可显示颈段食管狭窄。

（5）食管硬皮病：是全身硬皮病所致的食管功能改变，食管蠕动无力或消失，X 线见食管扩张，食管下括约肌松弛。

（二）食管外压性吞咽困难

此病包括食管外肿物或食管邻近器官异常压迫食管所致吞咽困难。X 线胸片可见相应部位肿物，食管造影显示外压性缺损，食管黏膜正常。

（三）其他食管疾病

（1）食管静脉曲张：由门静脉高压所致，有原发疾病的表现，其X线检查显示钡剂充盈时食管边缘凹凸不平或不规则，黏膜皱襞失去其纵行条状排列，形成肥皂泡状或蛇皮样改变，流速减慢，局部钡滞留，但食管伸缩度尚好，食管静脉曲张多发生在下1/3段，应与下1/3段早期食管癌相鉴别。

（2）食管炎：多由外伤或感染引起，主诉多为咽下不适或疼痛，常无典型吞咽困难，食物下咽不受限制，也无呕吐或食物反流现象。X线表现为广泛的黏膜中断，溃疡形成。

（3）反流性食管炎：主要症状为较长病程的吞咽障碍，胸骨后或剑突部疼痛、烧心、嗳气、反酸和呕血等。X线检查可见食管下1/3段管壁僵硬、扩张、活动受限，边缘不光整，黏膜破坏或管腔狭窄，不规则充盈缺损。食管镜见下段黏膜红斑样充血水肿，呈颗粒状，或红肿、糜烂、变脆而易出血。严重者管腔变窄，出现溃疡。细胞学检查为炎性病变。

（4）食管憩室：主要由于食管壁局部与周围组织粘连形成，多发于食管中1/3段。X线表现为小幕状或小圆形突出，食管局部黏膜完整，无破坏改变。临床症状与食管癌相近，鉴别主要依靠X线与内镜检查。

（5）食管消化性溃疡：多并发于胃十二指肠溃疡。根据X线、食管镜及细胞学检查可以鉴别。

（6）食管良性狭窄：多有化学性烧伤及反流性食管炎病史，应用食管镜检查及活检可以鉴别。

（7）食管良性肿瘤：与肿瘤向食管腔内凸出生长的食管癌较难鉴别。X线检查良性肿瘤一般黏膜皱襞完整，无破坏、中断改变，有时黏膜出现受挤压现象，但食管边缘光滑，舒张度及柔软度均良好。

（8）食管其他恶性肿瘤：在身体各部位软组织发生的恶性肿瘤均可在食管发生，其中95%以上为鳞状细胞癌，它们与食管癌的鉴别都可凭借食管镜检查。

此外尚须和纵隔肿瘤、延髓和假性延髓病变及重症肌无力所致吞咽异常，食管周围淋巴结肿大，胸内甲状腺肿大、左房增大、主动脉瘤、脊椎肥大性改变、食管真菌病及食管结核、梅毒等相鉴别。

三、临床治疗

（一）治疗思路提示

（1）食管癌初期为标实，气结、痰阻、血瘀，故应早用行气化痰、活血化瘀之品。人体的气血互用，为人体生命活动的动力和源泉。“气为血之帅，血为气之母；气行则血行，气滞则血瘀。”中医学认为，肿瘤的生长多与气滞血瘀，痰湿结聚有关。因此素体痰湿较重，又多忧虑之人，易气机不畅，痰气交阻，气滞血瘀。食管癌早期患者，多属痰气交阻或气滞血瘀型。因此，在对食管癌早期治疗中，行气化痰、活血化瘀不仅有利于食管癌的治疗，也预防了食管癌的早期转移。

（2）食管癌晚期为本虚，气血双亏、阴阳枯竭，因此气血双补、滋阴壮阳势在必行。食管癌病人，进食困难，特别是晚期食管癌病人，食道近于梗阻，饮食不入，化源不足，则气血双亏，又由于癌毒在体内运营周身，恶病质力量与日俱增，机体无力抗邪，阴损及阳，最终阴枯阳竭。还有些接受化疗或放疗的患者，虽然癌毒得损，但正气亦损，故晚期病人虽有邪在，亦应补虚，再加上部分抗肿瘤之品，则能明显提高晚期病人的生存质量。

（3）保胃气应贯穿食管癌的治疗始终。食入于胃，则气血生化有源，气盛血充，津液化生，胃精旺而机体壮，抗邪有力；反之正不胜邪，则癌毒很快扩充周身。胃气不衰，则机体不衰，胃气衰败则机体衰败，特别是食管癌患者，食道梗阻，胃气不得食充而易伤，所以临床用药宜保胃气。过于寒凉有伤胃阳，过于温燥反伤胃阴，过于滋腻使气机受阻，腐熟受纳功能停滞，故寒凉、温燥、滋腻之品均应慎用。同时有些有毒的抗癌药物，虽然对食管癌的治疗有很大帮助，但对机体的毒副作用亦甚明显，应慎用之。

（二）中医治疗

1. 内治法

（1）痰气交阻

治法：开郁、化痰、润燥。

方药：启膈散合逍遥散加减。

丹参30g，郁金15g，砂仁10g，沙参10g，川贝母15g，茯苓12g，瓜蒌15g，陈皮12g，白术12g，当归10g，柴胡9g，白芍12g，甘草6g，生姜6g。

（2）痰湿内蕴

治法：除湿化痰、降逆止呕。

方药：二陈汤合旋覆代赭汤加减。

清半夏12g，陈皮12g，茯苓12g，旋覆花10g，代赭石20g，全瓜蒌15g，薏苡仁30g，白术15g，炒山药20g，车前子20g，甘草6g，生姜6g。

（3）瘀毒内结

治法：活血化瘀、解毒祛邪。

方药：桃红四物汤合犀角地黄汤加减。

桃仁15g，红花20g，赤芍12g，川芎10g，生地黄12g，犀角10g，丹参20g，穿山甲15g。

（4）津亏热结

治法：清热养阴。

方药：五汁安中饮加味。

梨汁、藕汁、牛乳、生姜汁、韭汁、沙参、生地黄。沙参、生地黄先煎，再兑入五汁中，频频呷服，不可操之过急。

（5）阴枯阳衰

治法：滋阴壮阳，益气养血。

方药：大补元煎加减。

山茱萸15g，炒山药20g，熟地黄12g，生晒参10g，龟板胶12g，杜仲10g，枸杞12g，何首乌12g。

偏阴虚者，改熟地黄为生地黄，加沙参、玉竹、石斛等；偏阳虚者，重用龟板胶20g，杜仲15g，加淫羊藿12g，大黄12g，菟丝子15g；偏气虚者，加黄芪，重用人参；偏血虚者，重用何首乌、枸杞，加女贞子等。

2. 外治法

（1）针刺治疗：主穴取天鼎、天突、膻中、上脘、中脘、下脘、内关、足三里等。病灶在食管上段者加配扶突、气舍、大杼；在中段加气户、俞府、承满等。在下段者加期门，不容等，痰多便秘者加丰隆、大肠俞。胸痛引背者加心俞及胸背阿是穴，进食困难者重刺内关、胸脘痞闷加大陵。手法宜平补平泻，捻转行针（20～30min）每日1次，10天为1疗程。

（2）耳针：取穴肾、脾、胃、食道、神门、内分泌，留针20～30min，每日1次，10天一疗程。

(3) 敷贴法

①软坚散结膏：以当归尾、瓜蒌、川羌、白芷、玄明粉、木鳖子、三棱、白及、白蔹、生地黄、黄芪、天花粉、川乌等20余种药物，以麻油、铅丹熬制成膏药。用时摊在布上，均匀撒上散坚丹（明矾、冰片、樟脑等药物），贴于病灶对应处，也可贴于肿大的淋巴结处，一周一换，消癌肿、止痛，功效甚佳。

②蟾酥膏：以蟾酥、生川乌、重楼、大戟等20余种中药，制成膏药，外用橡皮膏敷于患处，以镇痛、消瘤。

(4) 推拿：早在1959年，黑龙江省就有人采用推拿疗法治疗2例食管癌，其症状得到明显好转。近年来，推拿疗法作为一种新疗法在各地开展，不少医家将其作为食管癌的辅助治疗，效果得到了验证，各地有关推拿治疗癌症的报道更多。一般认为，推拿对于食管癌引起的胸背疼痛，食物哽咽难进都有一定效果。推拿背部俞穴可以减轻胸背部癌肿引起的疼痛，揉按合谷、足三里可以扶正固本，启膈降逆。

（三）西医治疗

对食管癌的治疗目前多采用综合治疗，即手术治疗、放射治疗和化学治疗，无论哪种治疗对于晚期病人都很难达到满意的效果。因此，提高其疗效的关键在于对食管癌的早期发现、早期诊断和早期治疗。影响食管癌疗效的基本因素有食管癌的分期分型，癌的分化程度，病变的部位及范围，有无淋巴结及其他器官转移，病人的年龄和机体情况等。因此早期发现、早期诊断，早期手术及综合治疗是关键。使用抗癌药物及联合化疗方案，足量用药，多途径给药，加强肿瘤的局部控制治疗，针对病人的具体情况施行个体化化疗，进行增效化疗，通过序贯性及同步化疗加上巩固和维持治疗来提高化疗的临床疗效，同时加强支持疗法，提高病人的免疫能力及耐受性等是提高疗效的基本因素。

1. 化学治疗

目前，手术和放疗仍然是治疗食管癌的主要手段，但该病确诊时大多已是中晚期，局部病灶广泛，可出现淋巴结转移及亚临床远处播散。因此食管癌不能靠手术和放疗等局部治疗方法全部治愈，需加用化学药物治疗。目前常用的药物有顺铂、平阳霉素、甲氨蝶呤、长春新碱、丝裂霉素、优福定、阿霉素、氟尿嘧啶等，但单独化疗疗效较差。

（1）适应证

①经病理或细胞学确诊的食管癌患者。

②骨髓和心、肝、肺、肾功能基本正常。

③Karnofsky 计分在 50 分以上。

④能进黏稠度在半流质以上的饮食。

⑤不宜手术或放疗的各期病人及术前、放疗前需化疗的病人。

⑥术后及放疗后仍需进行化疗的病人及手术或放疗后转移复发者。

（2）禁忌证

①年老体弱或恶病质，Karnofsky 计分在 50 分以下者；严重营养不良及血浆蛋白低下者。

②心、肝、肾功能障碍严重，有感染、发热、食管出血或穿孔者。

③骨髓造血功能低下，白细胞低于 $4\times10^9/L$；血小板低于 $80\times10^9/L$。有严重贫血或出血倾向者。

④肾上腺皮质功能严重不全者。

⑤对抗癌药物有禁忌者要注意药物选择。

（3）化疗方案：目前单药化疗已很少用。国内外综合化疗的方案很多，常用的有以下几种。

①DF 方案：顺铂与氟尿嘧啶联用，可同时加用增效剂别嘌醇和双嘧达莫、醛氢叶酸。具体用法如下所示。

顺铂　$100mg/m^2$，iv. drip，d_1（或 $40mg/m^2$，iv. drip，连用 3 天）

氟尿嘧啶 1000mg/（$m^2\cdot d$），iv. drip，$d_{1\sim5}$（或 $d_{2\sim6}$）

21 天重复，2 ~ 3 次为一疗程。

别嘌醇 600mg/d，po，$d_{2\sim5}$；双嘧达莫每次 50mg，每日 3 次，口服，连用 15 天；醛氢叶酸用法各异。

②FI 方案：

氟尿嘧啶　$750mg/m^2$，iv. drip，$d_{1\sim5}$以后每周服 $750mg/m^2$。

IFN a－2a　9×10^6U，im. 从第 1 天起每周 3 次，直至出现轻度毒性停药。

③DM 方案：

MTX　$200mg/m^2$，iv. drip，d_1

DDP　$20mg/m^2$，iv. drip，$d_{2\sim6}$

21天重复，共2个疗程。

④DB方案：

DDP　35mg/m^2，iv. drip，d_{1-3}

BLM　15mg/m^2，iv，drip，（18小时）$d_{1\sim3}$

21～28天重复。

⑤PVB方案：

DDP－VDS－BLM

DDP　3mg/kg或120mg/m^2，iv. drip，d_1

VDS　3mg/m^2，iv，d_1，d_5

BLM　10μg/m^2，iv. drip，（24小时连续输注），d_1，d_2

DDP－VDS－PYM

DDP　60mg/m^2，iv，drip，d_1

VDS　3mg/m^2，iv，$d_{1.8}$

PYM　30mg，im. $d_{3,6,10,13,17,20}$

21天为一疗程周期，2～3个周期为一疗程。

⑥FPC方案：主要用于不适用DDP者。

氟尿嘧啶500～750mg/m^2，iv. 连用3～5天，每周1次或每4周重复。

PYM　10mg，im. 每周2次。

CTX　400～600mg/m^2，iv. 每周一次，5～7周为一疗程。

⑦DMP方案：

DDP　15mg/m^2，iv. drip，d_{1-5}，3周重复。

MMC　4mg/m^2，iv. 每周1次，连用7周

PYM　6mg/m^2，im. 每周3次，连用7周

⑧DVM方案：

DDP　120mg/m^2，iv. drip，$d_{1,29}$

VDS　3mg/m^2，iv. drip，$d_{1,8,15,22,29}$

MGBG　500mg/m^2，iv. drip，每2周1次，连用2次

⑨DNP方案：

DDP　30mg/m^2，iv，drip，$d_{1\sim3}$，3周重复。

消瘤芥（AT－1258）15mg/m^2，iv. 每周3次，连用6周

PYM　6mg/m^2，im. 每周3次，连用7周

⑩UFTM 方案：

UFT 100～200mg，Po. tid 或 6 小时 1 次（总量 20～40g）

MMC 4～6mg/m^2，iv. 每周 1 次，连用 6 周

⑪COPU 方案：

DDP 30～40mg/m^2，iv. drip，d_1

VCR 1.4mg/m^2，iv，$d_{1,8}$

CTX 600mg/m^2，iv，$d_{1,8}$

（用 VCR 后 12 小时）

3 周重复一次，2 次为一疗程。

UFT 200mg/次，Po，tid. 连用 6 周。

⑫DDP—VCR—BLM—5－Fu 方案

DDP 50mg/m^2，第 1 天，iv. drip。

VCR 1.4mg/m^2，第 1 天，iv. drip。

BLM 10mg，第 1～3 天，每 8 小时一次，iv. drip。

氟尿嘧啶 500mg/m^2，第 1～5 天，iv. drip。

⑬DDP－MTX－BLM 方案

DDP 50mg/m^2，第 4 天，iv. drip。

BLM 10mg/m^2，第 1，8，15 天，iv. drip。

MTX 40mg/m^2，第 1，14 天，iv. drip。

每隔 3 周重复。

⑭DDP—ADM—5－FU 方案

DDP 75mg/m^2，第 1 天，iv. drip。

ADM 30mg/m^2，第 1 天，iv. drip。

5－Fu 600mg/m^2，第 1，8 天，iv. drip。

每 29 天重复疗程。

此外还有 BLM—ADM、DDP—LBM—Vp－16 等许多食管癌化疗方案，以上多为各地专家学者用之有效的方案，临床应用时应根据病人的具体情况及病理细胞学分型加以选择。

食管癌属生长缓慢的肿瘤，只有少部分肿瘤细胞处于增殖期，而大多数抗癌药物只作用于增殖细胞，只能杀灭一定比例的癌细胞且药物毒副作用大，对食管癌无特异的选择性。另一方面，食管癌病人进食困难，营养及能量摄

取不足，身体消耗明显增加，大多存在不同程度的营养不良，体质虚弱，免疫功能低下，对肿瘤缺乏抵抗能力，对药物的耐受性差。因此食管癌的化学治疗难于达到预期的疗效。目前临床上常选用疗效较高，毒性较小的化疗方案作为首选。

（4）提高化疗疗效的方法

①首选疗效较好、毒性小的抗癌药物及联合化疗方案。早期、足量、多途径给药。

②根据病人情况进行个体化治疗。

③应用各种措施进行增效化疗。

④根据细胞动力学原理进行序贯性化疗及同步化治疗。同步化治疗：各种抗肿瘤药物对于细胞周期的影响有两个方面，一方面对细胞周期中某期或某些期最为敏感，对处于该期的细胞有最大杀伤作用；另一方面对某期产生延缓或阻滞作用，影响细胞周期的过程，从而使细胞达到同步化。序贯性化疗：增殖较慢的肿瘤，处于增殖期的细胞较少，处于非增殖期的细胞较多，增殖比率较低，对化疗的反应较差。为提高疗效，可先用大剂量周期非特异性药物，以杀灭大量增殖期及非增殖期的细胞，使肿瘤缩小，余下的非增殖期细胞一部分可进入增殖期，此时选用周期特异性药物以杀伤进入增殖期的细胞，休息一段时间后再重复以上治疗，也可应用药物使肿瘤细胞同步化聚集于细胞周期的某一阶段后选用药物治疗。

⑤坚持巩固和维持化疗。

⑥综合治疗和加强支持疗法。

（5）化疗的疗程及间隔时间：化疗的疗程时间一般根据肿瘤的倍增时间长短而定；间隔时间以停药后化疗引起的副作用完全消失，机体基本恢复正常功能，而被杀伤的肿瘤细胞尚未修复的时间为好。故食管癌的化疗疗程一般以3~4周为一治疗周期，3~4个周期为一疗程，每个治疗周期间隔时间为10~14天，每个疗程间隔5~7周。

（6）化疗的停药和换药指征

①停药指征：吞咽完全梗阻；食管出血；食管穿孔；一般情况恶化或出血、恶病质或感染发热者；骨髓功能严重受损，白细胞低于3×10^9/L，血小板低于50×10^9/L，或有出血倾向者；频繁呕吐影响进食或引起电解质紊乱者；严重腹泻或出现血性腹泻者；出现主要脏器毒性及并发症者。

②换药指征：在一疗程中，治疗有1~2个周期时肿瘤有明显发展或虽有

稳定或稍缩小但间歇期肿瘤有发展者，用药超过一般显效时间或超过累积显效剂量而肿瘤未被控制者；化疗毒副作用明显，病人不能耐受者。

（7）化疗的毒性反应：药物在影响肿瘤生长，杀死癌细胞的同时往往也会杀死正常细胞，影响宿主的某些正常生理功能，产生种种毒副作用，影响药物对肿瘤的疗效。

①消化道反应：消化道上皮细胞增殖快，周期短，易受抗肿瘤药物的影响，用药后可见口腔白斑、红斑、糜烂、溃疡，出现食欲减退、恶心、呕吐、腹痛、腹泻；严重时引起胃肠道出血，肠梗阻及肠坏死等。烷化剂，抗叶酸化合物，嘧啶类抗代谢药、抗生素类、亚硝脲类、喜树碱类及顺铂等均可引起消化道反应。

②骨髓抑制：除少数抗肿瘤药物外，绝大部分抗肿瘤药物对造血系统均有不同程度的毒性作用。对粒细胞系统的抑制作用较明显，对血小板的抑制作用次之，对红细胞的作用较小。有些药物可引起全血抑制。一般损伤 DNA 的药物，对骨髓抑制作用较强；抑制 RNA 的药物次之；影响蛋白质合成的药物作用较小。各类药物的作用机制及在体内代谢速率不同，对骨髓抑制的程度及发生早晚、持续时间的长短亦不相同，药物的不同造成骨髓抑制细胞的类型亦不相同。

③神经系统毒性：长春花碱类可产生周围神经炎，主要表现为肢体远端麻木，常呈对称性分布，也可出现肌无力、深腱反射消失，若影响自主神经系统可引起便秘、腹胀、麻痹性肠梗阻以及抗利尿激素分泌异常、膀胱无力等，停药后恢复较慢。氟尿嘧啶及其衍生物的大量冲击时可引起可复性急性小脑共济失调，发音困难、无力。顺铂可引起神经组织脱髓鞘，出现耳鸣、听力减退，特别是高频失听，同时还可出现周围神经炎及味觉丧失等。快速静脉注射环磷酰胺可引起一时性大脑症状；鞘内注射甲氨蝶呤可引起化学性蛛网膜炎，出现恶心、呕吐、发热、偏瘫、截瘫或局限性神经症状，但不多见。

④皮肤及其附件的毒性反应：部分抗肿瘤药物损伤毛囊会引起不同程度的脱发，脱发常与药物剂量有关，每次给药剂量越大脱发越重，一般停药后 1～2个月恢复。此外，还可出现皮肤色素沉着、皮炎、光过敏等。

⑤肝毒性：抗癌药物大多对肝脏无明显毒性。部分抗癌药物可引起急性而短暂的肝损害，包括坏死和炎症，也有部分药物可引起慢性肝损伤如纤维化、脂肪性变、肉芽肿形成、嗜酸性粒细胞浸润（药物引起肝损害的特异性

表现）。

⑥肾毒性：应用抗癌药物化疗后，大量肿瘤细胞在短期内崩解，核酸分解代谢增加，其代谢产物大量在肾内或输尿管内堆积，引起尿道内刺激反应和肾损害。肾损害主要表现为肾小管上皮细胞急性坏死、变性、间质水肿、肾小管扩张，严重时出现肾功能衰竭，多见于顺铂，现采用水化利尿等措施后肾毒性大为减轻。

⑦心脏毒性：以蒽环类抗生素最常见，可引起心肌退行性变和间质水肿，表现为房室传导异常，心律紊乱、心力衰竭、心肌缺血等。

⑧肺毒性：部分抗肿瘤药物可引起肺部毒性，主要表现为间质性肺炎和肺纤维化。其中博莱霉素的肺毒性较为突出。肺毒性反应一旦发生，应立即停药，给予治疗。

⑨过敏反应：部分抗肿瘤药物可引起过敏反应，首次应用时应采用小剂量作为试验性注射。

⑩局部反应：包括局部组织坏死和栓塞性静脉炎，应用时要严格注意操作规程；

⑪其他毒性：包括免疫抑制及药物热、肾上腺皮质功能低下等。

（8）化疗的并发症：化疗的毒副作用本身并不直接给病人带来危害，而是通过毒副作用的并发症。临床上毒副作用很难避免，但提高警惕，处理得当，可避免和减少并发症的发生，并能减少其危害。常见食管癌化疗的并发症有以下几种。

①感染：由于抗癌药物对骨髓和免疫功能的抑制作用，使病人抵抗力下降，容易发生感染且难于控制，甚至危及病人生命。

细菌性败血症：致病菌常见的为金黄色葡萄球菌和大肠杆菌，其次为绿脓杆菌、枯草杆菌、变形杆菌、副大肠杆菌等。所引起的感染可以是单菌种感染也可以是混合感染。因此，在化疗中，若白细胞减少的病人一旦发生寒战、发热，应立即作血细菌培养和药敏试验，进行抗感染及升白细胞治疗。

霉菌性败血症：常见的致病菌为白色念珠球菌，偶见隐球菌，临床上应注意预防，发病后用酮康唑、美帕曲星（克霉灵）及氟康唑等抗霉菌治疗。

伪膜性肠炎：用氟尿嘧啶者较多见，临床表现为腹痛、腹泻并呈进行性加重，大便次数增多，米汤样或水样便，上浮灰白色或黄绿色伪膜片。连续大便检查（每天 3 ~ 4 次），革兰阴性杆菌逐渐减少，而革兰阳性球菌逐渐增多，即可初步诊断。应停止化疗，大量服用乳酸杆菌制剂，作大便培养，控制感染，纠正水电解质平衡紊乱。

②中毒性休克：肿瘤病人免疫功能低下，化疗时白细胞减少，易导致细菌感染，引起中毒性休克，一旦发现应立即进行治疗。

③出血：化疗引起的血小板减少及化疗后癌组织的坏死、溃烂、脱落均可引起出血。一旦发生应立即输新鲜血小板及鲜血，应用止血药物。

④穿孔：食管癌在化疗过程中瘤体迅速缩小或组织坏死脱落而发生穿孔，可采用支架修补或手术治疗。

⑤尿酸结晶：大剂量化疗中肿瘤组织崩解，血尿酸升高，尿酸排出增多，形成结晶沉积于肾脏，导致尿闭、尿毒症。治疗中要多饮水，静脉输液，保持足够尿量，并给予碱性药物和别嘌醇等防止尿酸结晶的沉积。

2. 手术治疗

目前外科治疗仍是治疗食管癌的主要方法。Ⅰ期食管癌手术治疗的 5 年生存率达 90% 以上。手术死亡率在 5% 以下，切除率达 80% ~95%，在手术技术方面开展了结肠代食管术、空肠代食管术、倒置胃管颈部食管胃吻合术等，扩大了手术范围和指征，使手术的切除率和生存率有所提高。

（1）适应证

①对 0 ~ Ⅱ期及Ⅲ期中 $T_3N_1M_0$ 的食管癌，中下段病变 5cm 以下，上段 3cm 以下，可行根治术（包括切除距肿瘤肉眼边缘近侧及远侧各 5cm 以上的食管、食管旁结缔组织及区域淋巴结）。

②Ⅲ期中段 5cm 以上，下段 7cm 以下，肿瘤有明显外侵（T_4），可行手术探查，争取姑息性切除。条件允许时应采用术前放疗与手术切除的综合治疗。

③对放疗后复发者，若病变范围不大，无远处转移，全身情况良好者，也应争取手术。

④对食管癌高度梗阻，无明显远处转移者应积极采取手术治疗。

（2）禁忌证

①癌肿侵犯范围大，已有明显外侵及穿孔征象及（或）有远处转移。

②有严重心肺功能不全不能耐受手术者。

③已出现恶病质。

（3）影响手术切除的因素

①癌的部位：中、上段食管癌的切除率低，死亡率高，下段食管癌的切

除率高，死亡率低。

②临床病理分期：0期和Ⅰ期切除率为100%，Ⅱ期切除率为95%以上，Ⅲ期约为80%，Ⅳ期约50%左右。

③病变类型和长度：中、上段食管癌在6cm以上，下段癌在7cm以上，切除率均不高。蕈伞型和腔内型病变虽长仍能切除；缩窄型、溃疡型和髓质型外侵严重，病变在5cm以上者切除率低。

④病程长：吞咽非常困难或有胸背痛者切除率低。

⑤对营养不良合并心血管、肺、肝、肾疾病者应全面细致检查考虑后再决定手术。

⑥术前放疗可以提高切除率。

⑦肿瘤的影像学表现：X线片显示有充盈缺损，不规则深溃疡、周围软组织块影，食管长轴扭曲、成角、错乱时，均不利于手术切除。CT检查发现肿瘤与周围脏器的界线不清，接触面大且有受压现象、食管周围的低密度区不复存在时，提示肿瘤外侵，切除率下降。

（4）术前准备

①全面询问病史及全面体格检查。

②常规心、肺、肝、肾功能和血液等检查。

③加强营养，注意口腔卫生，有吸烟史者停止吸烟，做好病人心理工作。

④对有呼吸道感染者应用抗生素。

⑤冲洗食管：对梗阻严重者，术前两天每晚饭后用温盐水冲洗食管一次，每日给链霉素1.0g水溶液服用，术日晨安放胃管时再用温盐水冲洗一次，对梗阻轻者可不进行食管冲洗。

⑥术前备血量可根据病人的情况和手术时间而定。

⑦术前肠道准备：给予2天流质饮食，同时口服新霉素，若采用结肠代食管术则要严格按结肠手术进行准备。

⑧手术前准备：术前晚灌肠，给予适当镇静剂，进行心理护理，减轻其紧张心理，使之充分休息，术日晨禁食，安放鼻胃肠减压管和十二指肠营养管。术前1小时给哌啶50mg、阿托品0.5mg，肌肉注射，或遵麻醉医师会诊给药。

（5）术后处理

①病人麻醉后未完全苏醒前应取平卧位，病人清醒后，脉搏、呼吸、血压不稳时可取低斜坡位。

②术后24小时内严密观察病人生命体征的变化。

③术后注意胸腔引流管的顺畅，以利胸腔积液的顺利排出，使肺能尽早膨胀。术后12小时内引流管内水柱随呼吸上下波动，如无波动或波动很小，则可能是血块或纤维素堵塞，可通过挤压排出堵塞物。对24～76小时后胸腔引流量很少，肺部膨胀良好的病人可以拔除引流管。

④术后第1日每6～8小时给予哌啶50mg肌肉注射止痛，以便病人安歇及排痰。

⑤手术当日静脉给液体3000～3500mL，生理盐水在1000mL以内，次日可给静脉补液1500mL，其中生理盐水500mL。先由十二指肠管滴入营养液1500mL，48小时后全部由十二指肠管滴入营养液，每日总量在3000mL，术后第4日可少量试服无渣流质。若术后第7日进食顺利，无吻合口瘘等并发症，可拔除十二指肠管，改为流质全量。2周后可进半流质饮食。

⑥鼓励病人早期活动及咳嗽排痰。

⑦术后常规应用抗生素预防感染。

⑧术后检查了解胸腔及吻合口情况。

（6）手术方式的选择

1）食管癌切除及食管重建术

①胸段食管癌切除术有三种入路：右胸切口、左胸切口及左胸腹联合切口。对上胸段食管癌可选用右胸切口，对中、下段食管癌选左胸切口。目前大多采用左胸入路，因其手术步骤较简单，创伤较小，手术时间短，有利于降低手术死亡率和减少术后并发症。

②对颈段（包括上胸段）食管癌可选用颈部横切口或“U”字形切口，以便于颈淋巴结清扫和胃与下咽部吻合。对上胸段食管癌尤其是肿瘤位于胸腔入口处，可采用不开胸食管拔脱手术切除胸段食管，并采用联合胸骨正中切口及上腹正中切口进行上胸段食管切除和胃的游离。

③切除范围应在肿瘤上下至少5～7cm，尽可能切除肿瘤周围的脂肪结缔组织。手术中应注意无瘤技术，尽可能多用电刀和锐器解剖。根治性手术应包括区域淋巴结的清除。

④食管的重建：最常用的方法是胃移植重建食管，其次是结肠代食管术，当胃和结肠有器质性病变时可考虑空肠代食管术。

2）姑息性手术

①旁路手术：开胸探查，下段食管癌不能切除时，行胃底与肿瘤上方的

食管侧侧吻合术。

②胃造瘘术：对于肿瘤不能切除的病人，行胃造瘘术供给营养，配合化疗等可延长病人的生存期。

③食管腔内置管术：对全身情况差，不能开胸的病人，经食管在食管病变狭窄处放置一适当长度、粗细的塑料管留置，使已梗阻的食管恢复通畅。

（7）手术并发症

①吻合口瘘：多在术后 4～6 天发生，个别发生可在术后 10 天。表现为脓胸或液气胸，需及时引流、禁食，抗感染，必要时手术治疗，行胃及空肠造瘘术。颈部吻合口瘘多表现为皮肤切口红肿疼痛，全身症状多不明显，局部切口多有腐臭脓液溢出。处理时应及时切开排脓，给予抗生素治疗多可以自行愈合。预防吻合口瘘的措施有：术前纠正贫血、低蛋白血症；掌握吻合技术，吻合及血运良好，吻合口无张力；术后充分减压，掌握好饮食进度。

②吻合口狭窄：多在术后 2～3 周发生，多因食管胃吻合时对口不齐，或吻合口局部感染发炎，愈合后产生过多的瘢痕收缩而致。在排除掉肿瘤复发后可行扩张术或作腔内激光治疗。效果不好者可考虑再次手术。

③肺部并发症：多在术后 24～72 小时发生，由于痰液在气管内潴留及手术过程中气管黏膜的损伤而造成，以支气管炎，支气管肺炎，肺不张和肺功能不全最为常见。其预防措施有：术前呼吸道准备充分；术中手术医师和麻醉师严密配合；注意术毕呼吸道的清理和肺的复张；术后鼓励并协助病人咳痰并适量应用抗生素。治疗肺部并发症的关键在于促进呼吸道潴留痰液的排出，合理应用抗生素，应用止咳化痰药物。

④乳糜胸：若术中伤及胸导管，术后多立即发生乳糜胸，每日胸腔引流量在 500mL 以上，病人进食后引流量将更大。由于大量乳糜液的丢失易导致血容量降低和水电解质平衡失调，造成呼吸循环功能紊乱，若不及时处理，常可导致病人死亡，故应立即做胸腔穿刺或胸腔闭式引流，排除胸腔积液，使肺复张以利胸导管损伤处的愈合。对效果不佳者，应立即再次开胸行胸导管破裂处缝合结扎。手术中在切断食管周围组织时细致严密结扎可预防乳糜胸的发生。

⑤脓胸及切口感染：术后并发脓胸多因术后胸腔引流不畅，胸腔积液感染所致。一旦确诊，应在积液最低位置放置通畅的闭式引流并加强抗感染治疗。切口感染多表现为切口局部红肿或有稀薄脓性分泌物溢出，应及时拆除感染处切口缝线引流，以免感染向胸壁深层发展。

⑥膈疝：多由于术后病人剧烈咳嗽，腹压增高或个别膈肌切口缝合不牢固而致膈肌缝合部分裂开发生膈疝，一经确诊，应及时再次开胸或开腹，将疝入胸腔的肠管还纳入腹腔，加固缝合膈肌裂口。

⑦胃肠道并发症：主要有伪膜性肠炎和胃扭转，但是均少有发生，对伪膜性肠炎的治疗应立即停用广谱抗生素，纠正水电解质平衡失调，给予激素治疗和对症处理，应用对葡萄球菌有良好作用的药物。对胃扭转造成术后胃潴留和梗阻者可于扭转上方行胃空肠吻合术或复位术。

⑧其他并发症：较少见，术中损伤喉返神经导致喉返神经麻痹。严重肺气肿患者术后易发生自发性气胸及术后继发性出血等。

3. 放射治疗

放射治疗是目前肿瘤治疗中的一个重要措施。食管癌尤其是食管鳞癌属于对放射治疗敏感的肿瘤，所以放疗在食管癌的应用中较为广泛，特别是对颈段及上胸段食管癌，因手术难度大，故主要靠放疗。

（1）放疗的种类和适应证、禁忌证

①根治性放疗：以根治肿瘤为目的。

适应证：

病变长度不超过8cm。

没有穿孔或瘘道形成。

可进普食或半流质饮食。

无远处转移。

无明显的恶病质。

无严重的心、肝、肾、肺等疾患。

禁忌证：

食管瘘、食管穿孔或有明显穿孔先兆者。

恶病质。

有远处脏器转移。

严重的心、肝、肾、肺疾患。

相对禁忌证：锁骨上淋巴结转移、喉返神经麻痹、纵隔炎、较深的食管溃疡、严重的梗阻、病变较长等，不宜行根治性放疗，可行姑息性放疗。

②姑息性放疗：以短暂地减轻或解除某些症状为目的。

适应证：

病人一般情况差。

病变长度超过 8cm。

有锁骨上及（或）颈淋巴结转移及（或）声带麻痹。

对症治疗：指已有远处转移，为了缓解进食困难，气管受压产生的呼吸窘迫以及骨转移疼痛等而进行的治疗。

禁忌证：

严重的恶病质。

食管穿孔及（或）有明显穿孔先兆者。

有严重的心、肝、肾、肺等疾患。

根治性放疗和姑息性放疗无绝对界限，当病人在根治性放疗中出现病情恶化不适宜行根治放疗时可试行姑息放疗；当行姑息放疗的病人病情好转，适宜行根治放疗时，可给予根治剂量。

（2）放射治疗的方法

①腔内放疗：腔内照射放疗距离短，局部剂量高，深部剂量递减，减少了对周围正常组织的放射损伤，生物效应较好。

腔内放疗的方法是先将配套的导管由鼻腔或口腔插入食管，使管道前部通过肿瘤区，并到达肿瘤照射靶区的下界，然后根据所拍的重建坐标系 X 线片，利用电脑计算出食管黏膜深度下恰当的放射剂量所需要的照射时间，使放射源通过管道进入食管腔内，根据放射源在治疗靶区的位置和时间控制整个靶区的放射剂量，从而达到对食管内癌组织的近距离杀灭。此法可以补充外照射对食管腔内肿瘤区域剂量的不足，提高局部控制率，改善生存质量。

适应证：

单纯腔内照射：适于术后吻合口复发或残存癌者；放疗后局部复发者；严重梗阻，进食困难者，为缓解症状，作姑息性腔内照射。

腔内照射合并体外照射：适于足量外照射结束时，局部有残存病变，行腔内追加照射；外照射后局部复发，用中、小剂量体外照射配合腔内照射；术后吻合口复发或残存癌；颈段食管癌难以避开脊髓者。

禁忌证：

恶病质者。

有严重心血管疾病者。

X 线有溃疡穿孔征象者。

有严重的胸背痛和下咽痛者。

食管癌累及贲门者。

腔内放疗的反应：

下咽疼痛：多在腔内放疗后几天出现，疼痛剧烈时可给予输液抗炎，服用乳白鱼肝油及小量激素。

溃疡：是腔内放疗的近期反应，一旦出现，应立即停止放疗，给予抗炎生肌药物和对症处理，促进局部组织修复，加强支持疗法。

腔内放疗的并发症主要有放射性食管炎、溃疡、严重良性狭窄及食管穿孔，食管支气管瘘。

②体外放疗：照射范围必须包括肿瘤的侵犯范围和可能存在的亚临床病灶，包括原发病灶和区域淋巴结，并使整个靶区得到均匀照射和足够的杀灭剂量，但又必须保护重要脏器和组织，避免正常组织受损。标准胸段食管癌照射野宽6cm，上下达病灶边缘外各3～4cm。上颈段食管癌的照射野上起喉咽，下平气管隆突水平，包括双侧锁骨上和上纵隔淋巴结；下颈段及上胸段食管癌的照射野上起环状软骨，下至肺下静脉水平；中胸段食管癌照射野上平胸廓入口，下至食管胃结合部；下胸段食管癌照射野至少包括病灶上下缘5cm，上腹部淋巴结应包括在照射野内。

放疗时对剂量的要求应准确、均匀，注意保护重要器官，提高肿瘤受量，减少正常组织受量，特别是减少对脊髓的损伤。根治性放疗总剂量为60～70Gy，时间为7～8周，除非已有远处转移或者局部病灶过于广泛和有穿孔征兆，只要患者能耐受，行姑息性放疗时也应尽量给予根治量或接近根治量照射，以较好地控制局部病灶，最大限度地缓解食管梗阻症状，提高患者生存质量，延长生存期，并使部分患者获得治愈的机会。

（3）放射反应和并发症

①放射性食管炎：多在放疗3～4周后出现，表现为吞咽、进食疼痛和胸骨后疼痛，多数病人不需特殊治疗，少数病人可用黏膜表面麻醉剂和黏膜保护药物。

②食管穿孔：主要症状为食管气管瘘和出血。患者在放疗过程中出现持续性胸骨后剧痛，体温升高和脉搏加快，为食管穿孔先兆，应及时检查，一旦证实应中断放疗，并采取相应的措施治疗。该病大多为肿瘤外侵放疗后退缩所致，并非超量放射损伤，对明显外侵，特别是有深溃疡的食管癌，放疗分割速度应适当放慢，以防肿瘤退缩过快导致食管穿孔和出血。

③放射性气管炎：常发生于放疗后 3～4 周，表现为干咳，轻者无须治疗；重者表现为顽固性咳嗽经久不愈，合并上呼吸道感染时应进行抗感染治疗。

④放射性气管狭窄：是气管受超量照射所致，一般发生于放疗 4～6 个月以后，最常见于胸廓入口水平和上胸段气管。为进行性狭窄，最终可导致病人窒息死亡。

⑤放射性肺炎：主要表现为咳嗽、发热、气短、白细胞增加、胸部听诊有哮鸣音或干啰音。X 线可见照射野内有均匀致密影。治疗时应给予抗生素、祛痰、维生素 B 及维生素 C，病人有严重缺氧时应给予静滴肾上腺皮质激素和抗炎药物及对症处理。

⑥放射性脊髓炎：主要给予大量维生素 B 和 C，注意营养，避免感染，早期发现，及时处理。临床症状早期可有肢体麻木不适或疼痛，随着症状逐渐加重，可出现运动障碍及截瘫。发病大多有潜伏期，全身状况良好。脊髓无压痛，脑脊液检查正常，症状与照射区相符。

⑦放射性皮炎：多表现为局部剧烈瘙痒，皮肤潮红，皮下有点状出血，可用2%薄荷粉止痒，防止感染。

（4）与放射敏感性有关的因素

①全身状态：患者的一般情况，营养、精神状态，贫血等常影响肿瘤的敏感性。

②并发症：肺、肝疾病，活动性结核、甲状腺功能亢进，心血管疾病，糖尿病等都会影响放疗的进行及疗效。

③局部感染：感染使局部出现水肿和坏死，使肿瘤内乏氧细胞增加，从而影响放射敏感性。

④肿瘤的大体类型：蕈伞型敏感性最高，其次为髓质型，缩窄型最差。

⑤瘤床：生长于肌肉及血运好的部位的肿瘤，放射敏感性高于血运差而瘤床是脂肪或骨骼的肿瘤。

⑥肿瘤的大小与剂量：早期肿瘤体积小，血运好，乏氧细胞少或没有，转移率低，放疗疗效好；晚期肿瘤体积大，血运差，乏氧细胞多，转移率高，放疗疗效较差。

⑦病理分级：肿瘤细胞分化差的放射敏感性大，分化好的敏感性小，癌组织周围有淋巴细胞浸润者敏感性大。

⑧个体因素：个体差异影响放射敏感性。

⑨放射增敏剂：指与放射合并使用时可以提高放射杀伤力的化合物。

4. 免疫治疗

大量资料表明食管癌的发生发展及预后与病人的免疫功能有一定关系。随着食管癌的进展和化疗、放疗的进行，患者机体免疫力不断下降，而正确使用生物反应调节剂及细胞因子能有效地改善患者的免疫功能，提高其抗病能力，调节其对肿瘤细胞的反应性。

生物反应调节剂的作用靶点可能为：①激活巨噬细胞或中性粒细胞；②激活自然杀伤细胞；③促使T淋巴细胞分裂、增殖、成熟及分化，调整抑制T细胞与辅助T细胞的比例；④增强体液免疫功能；⑤诱生干扰素，白介素、肿瘤坏死因子等细胞因子；⑥通过产生细胞因子激活有关免疫细胞而产生效应。一般在手术后1～2周，化、放疗前，化、放疗的疗程之间均为免疫治疗的恰当时机。对肿瘤的免疫治疗所使用的是增强剂，临床上常用的有：干扰素、白细胞介素－2、左旋咪唑、溶血性链球菌制剂、香菇多糖、淋巴因子激活的杀伤细胞等。单用或与其他疗法联合应用可望不同程度地提高疗效。

（1）溶血性链球菌制剂（OK－432）：OK－432是A组溶血性链球菌的低毒变异株制剂，与氟尿嘧啶、环磷酰胺、阿霉素合用有协同抗肿瘤作用，有加强免疫作用，可通过激活免疫细胞及产生细胞因子，提高其杀伤癌细胞的功能。OK－432还能抑制肿瘤细胞的DNA、RNA合成，对肿瘤细胞有直接杀伤作用。常用剂量为0.5～2.0mg，可行肌肉、腔内、瘤体内或皮内注射，用前需作青霉素皮试。

（2）左旋咪唑：左旋咪唑可以恢复周围效应细胞的功能，又可诱导T细胞和粒细胞分化成熟，其不直接作用于B细胞，但当B细胞活性呈病理性增强时则可以使之降至正常水平。它在免疫功能低下时有明显的免疫兴奋作用，在免疫功能正常时仅有免疫调节作用，在小剂量使用时有免疫增强作用，大剂量使用时仅有免疫抑制作用。作为抗肿瘤辅助药物的目的是通过恢复被抑制的免疫系统来消灭残存的癌细胞。与放、化疗合并使用可提高疗效，提高患者的免疫功能，减轻放疗和化疗的骨髓抑制作用。成人常用剂量为30～50mg/次，口服，tid，每周连用3天，可用药6个月以上。

（3）干扰素：有广谱抗病毒作用，可抑制多种癌基因的表达，从而使肿瘤细胞生长停滞，有抗增殖，抗肿瘤作用。对杀伤细胞及自然杀伤细胞具有兴奋作用，并能激活吞噬细胞，增强其吞噬能力，小剂量对抗体形成有兴奋作用，大剂量则有抑制作用。对食管癌疗效不明显，可与放疗合用，具有增敏效应。剂量一般为（3～12）$\times10^6$IU/次，每日或隔日1次，肌肉注射或静脉注射均可。

（4）白细胞介素－2（IL－2）：IL－2对免疫功能有广谱增强作用。能促进T和B淋巴细胞的分化与增殖；调节MX、T和B细胞之间的相互作用；促进B细胞产生抗体；促进淋巴因子激活NK和LAK细胞的非特异性杀伤作用，通过活化细胞毒性T淋巴细胞来增强特异性杀伤作用。大剂量单独应用对多种肿瘤有抑制作用，但毒、副作用较大，对癌性积液有一定疗效，常用量为每天3×10^6IU/m^2。

（5）香菇多糖：香菇多糖可纠正肿瘤病人的免疫抑制状态，刺激细胞免疫，对免疫功能有较强的兴奋作用，可用于多种免疫功能低下的疾病，与抗肿瘤药物合并用于治疗恶性肿瘤，可增强疗效，延长其缓解期。常用香菇多糖注射液2～4mL，肌肉注射，或0.5～5.0mg，静脉注射，每周2次。

（6）集落刺激因子：集落刺激因子是一组调节造血干细胞增殖、分化成各种成熟细胞的低分子量的糖蛋白。可促使血干细胞分化成熟，加速放、化疗中骨髓抑制的恢复，增强免疫功能，与化疗合用治疗恶性肿瘤，作为骨髓抑制性化疗方案中的辅助用药应用。用量为每天1～60μg/kg，静脉滴注，20～30min或24h连续滴注，一个疗程为5～14天。

（7）淋巴因子激活的杀伤细胞（LAK细胞）：LAK细胞是取患者自体血或异体同种血外周的淋巴细胞，经加入IL－2培育后而成的对肿瘤有溶解杀伤作用的细胞，近年来广泛用于各种晚期恶性肿瘤的治疗。

（8）肿瘤浸润性淋巴细胞（TIL细胞）：将肿瘤中浸润的淋巴细胞分离出来，并在体外用IL－2培育，使之成为对该患者肿瘤细胞最具杀伤力的淋巴细胞，再注入患者体内，其杀伤强度远远高于LAK细胞，是目前肿瘤治疗中的新手段，但其制备要求条件高，对食管癌患者应用很少。

（9）肿瘤坏死因子（TNF）：TNF能专一杀伤肿瘤细胞而无碍于正常细胞，但对不同肿瘤细胞的杀瘤、抑瘤作用有很大差异，该因子是巨噬细胞产生的细胞因子。

（10）羟氨苯丁酰亮氨酸（BTT）：BTT能与巨噬细胞表面结合并激活巨噬细胞，也能活化粒细胞和NK细胞，并能促进T淋巴细胞的有丝分裂，促进IL－2的生成。该药通过各种途径给药均可增强机体的免疫功能，与博莱霉素或放射治疗合用，可升高患者的T细胞数，增强NK细胞活性，增加骨髓内有核细胞数目。

(11) 胸腺激素：主要用于免疫功能低下，Ts/Th 值较高的恶性肿瘤患者，以改善其免疫功能。常用量为：胸腺素 2～10mg，每天 1 次或隔天 1 次，肌肉注射。待症状改善后，每周 1 次。胸腺素组分 -5 的剂量为 60mg/m^2，每周一次，皮下注射。

(12) 冻干 N-CWS（红色诺卡菌细胞壁骨架）：本品能抑制癌细胞生长，并能增强体内巨噬细胞 T 细胞和 NK（自然杀伤细胞）的活性，诱导机体产生干扰素、LAK 细胞和肿瘤坏死因子等。能预防术后肿瘤复发和阻止肿瘤的转移，从而显著延长患者的生存期。可用于肺癌、食管癌、肝癌等多种恶性肿瘤的治疗。用法为每次 400μg 皮下或皮内注射，也可行腔内或瘤内注射。每周 1 次，1 个月为 1 疗程，停药间歇 15 日后重复一疗程。以后每月注射 1～2 次，连续应用 1 年以上。

(13) 二乙二硫氨甲酸钠（DTC）：DTC 可促使 T 细胞成熟，加强 T 细胞的细胞毒害性，加强 NK 细胞活性，纠正环磷酰胺、硫唑嘌呤所致的淋巴细胞增殖抑制作用，降低顺铂的肾毒性，对放射有保护作用，在体外对某些肿瘤细胞有直接杀伤作用，在体内可抑制某些诱发性或自发性肿瘤的生长，可避免癌症病人的免疫功能受到进一步抑制。

5. 综合治疗

食管癌的治疗方式大致分为外科治疗、放射治疗、药物治疗和免疫治疗 4 种。放射治疗和外科治疗属于肿瘤的局部治疗，对扩散至全身的癌细胞毫无作用。化学药物治疗和免疫治疗属全身治疗，但对于肿瘤中心部分供血不足的乏氧细胞又无能为力。由于各种疗法各有其优缺点，因此采取合理协调的综合治疗是提高疗效的最佳途径，具体而言，是指有两种以上疗法同时或先后应用。

(1) 新辅助化疗（术前化疗）：指首先应用化学治疗，随后应用手术切除治疗实体瘤的方法。

术前化疗的目的是控制食管原发病灶，使肿瘤体积缩小，临床期别降级，有利于手术切除；提高对微小转移灶的控制，减少术后复发和播散，有利于机体功能的恢复和生存期的延长。

先手术，特别是先放疗，可损伤血管供应和增加肿瘤的异质性，反而影响化疗的效果。因此，对已有明显肿瘤存在的患者，应首先进行化疗，以杀死大量敏感的癌细胞，然后手术切除或放疗破坏残存的癌细胞和化疗不敏感的癌细胞，是较为理想的方法。

目前，术前或放疗前化疗多采用以顺铂为主的联合方案，常用的有顺铂+氟尿嘧啶，顺铂+长春新碱（或长春花碱酰胺）+博莱霉素，顺铂+丝裂霉素+泼尼松或博莱霉素，顺铂+甲氨蝶呤等，应用2~3个周期再进行局部治疗。

（2）术后化疗：手术后辅助性化疗指食管癌经根治性切除术后，为进一步消灭体内可能存在的微小转移灶而加用的化疗。与治疗性化疗不同，此法带有盲目性。术后宜早期足量、联合给药，以期减少食管癌的转移和复发，延长患者的生存期。

术后化疗一般在术后2周内开始，最迟不应超过4周，多采用联合化疗，分疗程给药，以利于骨髓功能的恢复，给药期限视具体情况而定。目前常用的仍是以顺铂为主的联合化疗方案。

（3）化疗与放疗联合应用：化疗有全身作用的优势，放疗对局部病灶有强力控制作用。故可先通过放疗选择性消灭对放射敏感的癌细胞后，再对放疗不敏感的残存癌细胞进行化疗；或者用放疗消灭化疗后残存的对化疗不敏感的癌细胞；或利用化疗增强放射线的生物效应，提高肿瘤对放射线的敏感性。两者合用可起到疗效互补、效应相加的作用，以期提高对肿瘤的控制率和患者的存活率，其应用方法如下：

①同时应用：

同时连续应用：开始即用化疗和放疗诱导治疗，可在最短时间内给予最大强度的两种治疗，可每天连续放疗直至达到放疗总量。化疗时按常规每3~4周给药1周期，连续或每天输注。这种方案可使交叉耐药癌细胞的产生减到最低限度，还能做到对微小转移灶的早期治疗，但其缺点是毒性增加。

间歇性应用：在按常规每3~4周间歇性化疗的同时，也同样每3~4周间歇性给予放疗。

②序贯应用：按时分别给予足程化疗和足程放疗，可避免同时应用的过度毒性，但治疗强度减弱，因此增加了治疗期间肿瘤复发的可能性。应用时宜先化疗后放疗。因先放疗后会导致局部血管闭塞，纤维细胞增生，血运减少，再用化疗时，药物常不能进入肿瘤区域而降低疗效。

③交替治疗：常规化疗，每3~4周间歇性给药，在两个化疗疗程中间给予放疗。目的在于最大程度地发挥同时和序贯方案的优点，尽可能减少其缺

点；最大限度地减少对每种治疗耐受肿瘤细胞的聚集产生，并对微小转移灶提供早期化疗。

（4）术前放疗：对于癌已外侵或是与邻近器官有癌性粘连者，通过手术不易彻底切除或不能切除癌组织，同时有增加癌扩散和种植转移的危险。而术前放疗可使瘤体缩小，外侵的癌组织退变软化，与相邻器官的癌性粘连转变为纤维性粘连而便于切除，同时可使癌体周围的淋巴管及小血管闭合，从而减少手术后的扩散和种植转移。手术应在放疗后 2～4 周为宜。术前放疗照射量以 30～50Gy 为宜。

（5）术后放疗：术后放疗的目的在于消灭残存的肿瘤组织。对姑息性切除后肿瘤有残留，术后病理报告食管切端癌浸润，手术切缘过于狭窄，术中发现有食管旁转移者，均应进行术后放疗。对术中发现癌组织已侵及附近器官而不能作彻底切除者，应在残留组织处作金属标记，以备术后照射定位用。术后放疗应据病人情况进行，一般在术后 3～6 周进行。对病人一般情况好者应尽早进行，剂量不宜过大，对肿瘤残留及食管残端癌浸润者，照射剂量为 60～70Gy；消灭亚临床病灶的照射剂量为 50～55Gy。

（6）腔内热疗、化疗、放疗

①腔内热疗：腔内热疗主要是利用微波产生的热效应，其基本原理是：生理组织被微波辐射后，吸收微波能，导致该区组织细胞内的极性分子发生高速振荡，与相邻分子发生摩擦而将微波能转变为热能，从而使组织凝固、坏死。肿瘤组织的 pH 值和血流量均低于正常组织，因此微波加热效果对肿瘤组织明显增强，能选择性破坏肿瘤组织，且使肿瘤组织处于恒定的高温状态也可增加其对放疗和化疗的敏感性，从而提高疗效。

②热疗加放疗：加温与放射对细胞的杀灭有相当的互补性。加温可使放射作用增强。腔内热疗可加强放疗的疗效，同时可减少放疗的照射剂量。

③手术前热疗加放疗：术前热疗加放疗可使肿瘤缩小，癌性粘连变为纤维性粘连，容易分离，利于止血，而且不影响愈合。

④食管癌的热疗加化疗：热疗可增加肿瘤对化疗药物的敏感性。二者联用可提高食管癌的缓解率。

⑤热疗、化疗加放疗：三者合用可起到协同作用，还可减少化疗次数，减少放疗照射剂量，使其毒副作用减轻，提高机体的耐受性，提高疗效。

6. 减症治疗

对于严重梗阻的病人，可行食管的姑息性治疗和造瘘手术，解除病人的进食困难，加强营养与支持疗法和对症治疗，减轻病人的症状与痛苦，延长其生存期，提高生存质量。

（四）中西医结合治疗

1. 复方天仙胶囊加放射治疗食管癌

朱月娇报道：用本品（含天花粉、威灵仙、莪术、白花蛇舌草、黄芪等）10粒/日，分3次餐后服，若吞咽困难用稀蜂蜜水调服。40日为1疗程。患者在CT网的三维模拟机下定位，用6MV－X直线加速器，每次2Gy。结果：完全缓解11例，部分缓解9例，放弃治疗1例。吞咽困难、生活质量均明显改善（$P<0.05$）。见副反应21例。[朱月娇．复方天仙胶囊加放射治疗食管癌21例．浙江中医杂志，1999，34（5）：224]

2. 五倍子液治疗贲门癌

柳杨报道：五倍子提取物（深棕色透明酸性液，pH 2.6，含鞣酸7.4%，含铝量42mg/mL）4mL，丝裂霉素2mg，混合后，内镜下分4～6点注射肿块部位，每点0.5～1mL，每周1次，用4次。结果：缓解30例，有效8例，稳定、无效各4例，总有效率82%。[柳杨．内镜下注射五倍子液治疗中晚期贲门癌46例．时珍国医国药，1999，10（5）：370]

3. 食管癌三联治疗

许秀兰等对食管癌进行热疗、放疗、化疗三联治疗的研究时，将中晚期食管癌随机分为两组：三联组57例，$^{60}Co-\gamma$ 线每周放疗两次，每次3.6Gy，总量36Gy/5W。化疗：平阳霉素20mg、PDD1.0～1.5mg/kg，每周一次，共3次；腔内微附热疗每周1次，共3～5次。单纯组58例，$^{60}Co-\gamma$ 线，前后三野外照DT60Gy/30次/6周。结果，1、3、5年总生存率分别为：三联组为93.0%、40.4%、31.6%，单纯组为：79.3%、31.0%、15.5%。1、5年生存率有显著差异。[许秀兰，等．食管癌三联治疗．中国民政医学杂志，1999，11（4）：236]

四、中医专方选介

1. 八角金盘汤

主要药物：八角金盘（又名一把伞，独叶一枝花、独脚莲，含有鬼臼素及脱氧鬼臼素等抗癌物）10g，八月札30g，石见穿、急性子、半枝莲各15g，丹参、青木香、生山楂各12g。水煎服，每日1剂，本方适用于邪毒热盛、气滞血瘀的噎膈。[马吉福．复方八角金盘汤治疗食管贲门癌178例．辽宁中医杂志，1985（08）]

2. 南星参斛汤

生天南星、金银花各30g，党参、石斛、枇杷叶、生麦芽、枳实各10g，代赭石（先煎）15g，青黛、生甘草各3g。痰涎壅盛者，加白芥子、姜半夏各10g；瘀血内阻者，加急性子10g，广郁金12g；疼痛剧烈者，加延胡索、土鳖虫各12g。每日1剂，水煎服，15剂为一疗程。初治时可慢慢呷饮，如有呕吐，吐后再喝，治疗期间单纯用中药治疗。本方主治食管癌全梗阻，晚期食管癌。[宋先仁．南星参斛汤治疗晚期食管癌一例．浙江中医杂志，1996（09）]

第十四章　胃　癌

胃癌是全世界最常见的恶性肿瘤，其发病率及死亡率居消化道肿瘤第一位。胃癌的发生与多种因素有关，已有比较充足的证据证明其与高盐饮食及盐渍食品摄入量过多有关，其他还有慢性萎缩性胃炎、慢性胃溃疡、胃息肉、胃大部切除术后残胃等促进了致癌物质如亚硝基化合物等的合成，以及幽门螺杆菌对胃黏膜的损伤，这些都可使发生胃癌的危险性增大。遗传因素与胃癌的发生也有关。其临床特点主要有：早期似胃炎或胃溃疡的症状，病情进展，则有吞咽困难、腹胀、上消化道出血、上腹部疼痛等。

中医学并无胃癌之病名，据后人推测，胃癌属于“胃脘痛”“胃反”“翻胃”“心腹痞”“伏梁”“积聚”等病范畴。

一、临床诊断

（一）辨病诊断

1. 症状

（1）早期。早期胃癌多无明显的症状，随着病情的发展，可逐渐出现非特异性的、酷似胃炎或胃溃疡的症状，包括上腹部饱胀不适或隐痛、泛酸、嗳气、恶心，偶有呕吐、食欲减退、黑便等。

（2）进展期

①梗阻：好发于膨胀型及浸润型胃癌，如病灶位于贲门部，可出现进行性吞咽困难。病灶位于幽门部，则表现为食后腹部饱胀，呕吐宿食。

②上消化道出血：发生率约为30%，多数为小量出血，表现为黑便或呕血。大出血的发生率为7%～9%，可出现大量呕血或黑便。但有大出血者并不意味着肿瘤已属晚期。早期胃癌黏膜下层血管受到广泛浸润破坏时亦可发生大出血。

③上腹部疼痛：当肿瘤侵及胰腺或后腹壁腹腔神经丛时，上腹部呈持续

性剧痛，并放射至腰背部。

多数进展期胃癌尚伴有消瘦、乏力、食欲减退、体重减轻等全身症状，病情严重者常伴有贫血、下肢浮肿、发热、恶液质等。

2. 体征

绝大多数胃癌病人无明显体征，部分病人有上腹部轻度压痛。位于幽门窦或胃体的进展期胃癌有时可扪及肿块，肿块呈结节状、质硬。当肿瘤增大引起幽门梗阻时可见扩张的胃型，并可闻及振水声。转移灶体征以左锁骨上淋巴结肿大最为常见。女性病人于中下腹扪及可推动的肿块时，常提示为Krukenberg癌；当胃癌发生肝转移时，可触及肿大的肝脏，呈结节状；当肝十二指肠韧带、胰十二指肠后淋巴结转移或原发灶直接浸润压迫胆总管时，可发生梗阻性黄疸。进展期胃癌有盆腔种植时，直肠指检于膀胱（子宫）直肠窝内可扪及结节。腹水为胃癌的晚期征象且多呈血性。

3. 辅助检查

（1）纤维胃镜检查：纤维胃镜对胃癌的诊断具有很重要的意义。它可以发现早期胃癌，确定胃癌的类型和病灶浸润的范围，对良恶性溃疡进行鉴别，对癌前期病变进行随访检查。其内镜下多表现为：病灶高出黏膜表面，中央呈凹陷，表面有溃疡坏死物覆盖。或胃腔扩张差，胃壁黏膜消失，呈粗糙、僵硬改变，有浸润感，典型病例呈“革袋胃”。

（2）病理活检检查：早期胃癌，尤其是一点癌或微小胃癌，在内镜下单凭肉眼很难确诊为癌，因此应重视胃黏膜的活组织检查，这有利于提高早期胃癌的诊断率，其内镜下活检的方法尤其重要。

①黏膜剥取活检法：在黏膜下注入生理盐水，使局部黏膜组织隆起，用圈套器套住病灶基底部，包括部分正常黏膜，收紧圈套器后接通高频电流，将病灶切除，切除病变组织行病理检查，术后当日及次日禁食，静脉给予H_2受体拮抗剂。

②活检咬取法：其咬取的部位视病变形态的不同有所区别。黏膜粗糙增生，应取增生隆起部位；如为凹陷性病变伴有浅表糜烂，应取正常与糜烂交界处偏糜烂处；对浸润性病变，应在同一部位连续向下取3~4块，有利于取到黏膜下浸润的癌组织。

（3）胃双重对比造影：胃癌起源于胃黏膜，癌发生后，作为黏膜状态主要标志的胃小区最早出现异常。良好的胃双重对比造影使观察胃小区、胃小沟成为可能。当胃小沟破坏，胃小区不易辨别，显示糜烂时，应考虑恶性病变之可能。胃双重对比造影奠定了早期胃癌的X线诊断基础。而造影前黏液溶解剂的应用，良好的钡剂，造影检查时多次转动病人的体位和压迫法技术的应用，适量的气体达到适度的胃壁扩展等均为胃双重对比造影成功的关键。

（4）血管造影（DSA）检查：胃癌的术前诊断，主要依靠X线双重对比造影及胃镜检查。两者都是通过胃的黏膜来观察和发现病灶，就其定性诊断有较高的敏感性，但做定量诊断则是粗略的，可靠性不大。利用DSA进行胃癌的定量诊断技术可清楚地显示肿瘤浸润范围、深度、病灶数量，周围有无侵犯，病灶周围淋巴结及远隔脏器有无转移等情况，可为能否手术、切除范围提供影像学依据。

陈晓林等报道11例手术切除标本的病理改变与DSA所见相对照，其符合率约86.6%。其方法为：①病人仰卧位，常规消毒。②在局麻下采用Seldinger氏法，经右侧腹动脉穿刺插管。③分别行腹腔动脉、选择性胃左动脉及脾动脉DSA。④使用45%的泛影葡胺3～6mL/sec总量12～13mL。

胃癌DSA所见：①肿瘤供血动脉二级分支以下血管增多、紊乱、迂曲、边缘不整、粗细不匀。②二级分支血管呈网状或团状，边缘不整、毛糙。③不规则的肿瘤染色。④造影时见胃内有斑点状造影剂外渗，呈雪花状改变。⑤供血动脉主干血管增粗、僵硬、边缘不整呈锯齿状改变。⑥附近淋巴结染色（血管化）增大，肝内有转移灶。

（5）放免导向检查：胃癌根治术成败的关键在于能否在术时确定胃癌的胃壁浸润及淋巴结转移的范围，发现可能存在的临床转移灶，从而彻底合理地切除；放免导向检查使之成为可能。方法：选用高阳性反应率、高选择性及高亲和力的抗胃癌McAb3H_{11}，将纯化后的McAb以Iodogen法标记^{131}I。将此$^{131}I-3_H$以250～280uc及墨汁于术前经胃镜作胃癌局部多点注射。手术时应用手提式d探测器作贴近组织的探测，该探测器的大小为12.7～25.4cm，准直孔径4mm，探测的最小分辨距离为1.8cm，可探及4×10^5的癌细胞，且有较好的屏蔽性。因此可探及小于1mm的亚临床转移灶如淋巴结和可疑组织。

（6）CT检查：CT检查可显示胃癌累及胃壁向腔内和腔外生长的范围、邻近的解剖关系和有无转移等，胃癌的CT表现大多为局限性胃壁增厚（>1cm）。各型胃癌在CT上均可见胃内外缘轮廓不规则，胃和邻近器官之间脂肪层面消失。当观察到小网膜、大网膜、脾门、幽门下区淋巴结肿大，多提示淋巴道转移。如有肝、肾上腺、肾、卵巢、肺等转移，均可在 CT 上清楚显示。

（二）辨证诊断

根据本病的病因、病机和临床表现，可分为肝气犯胃、气滞血瘀、脾胃阳虚、脾胃气虚、痰湿中阻、胃阴缺乏、气血亏涸 7 型以供临床参考。

1. 肝气犯胃型

（1）临床表现：情志不舒，肝郁胃弱失于疏泄，胃失和降，肝气横逆犯胃而出现一系列病变。如胃脘胀满甚则疼痛，窜行于胁肋，引起两胁窜痛，呃逆嗳气，吞酸嘈杂。食滞胃中动扰胃气，食随气逆而见反胃，气郁上逆，阻塞食道可见噎膈不通，可伴口苦，烦躁易怒等症状。舌质淡红或暗红或有瘀斑，舌苔薄白或薄黄，脉弦。

（2）辨证要点：胃脘胀满，痛窜于胁，嗳气，泛酸，呃逆纳呆或见胸胁苦满，舌质淡红或暗红，苔薄白或薄黄，脉弦。

2. 气滞血瘀型

（1）临床表现：素有肝胃不和之病变，日久则气郁于胃，中焦气机不畅，血不能随气而行，反滞于脉络，久成积聚，阻于胃中。不通则痛，可见呕血、便血，胃中刺痛而拒按，痛有定处。腹满食不能入或食入反出，呕吐宿食或如赤豆汁。脘腹可扪及肿块，可有午后或晚间发热，咽干而渴不欲饮，舌质紫黯有瘀斑，脉细涩。

（2）辨证要点：胃脘刺痛拒按，痛有定处。上腹可扪及肿块，腹满不欲食，呕吐宿食或如赤豆汁；吐血或黑便，舌质暗有瘀斑，脉细涩。

3. 脾胃气虚型

（1）临床表现：本证多因先天禀赋不足，或暴饮暴食损伤脾胃，或年老体衰脾胃功能减退，运化无力，食物积于胃中难以下行，动扰胃气则反胃。临床可见面色萎黄或苍白无华，乏力神疲，食欲不振。食后胃脘饱胀上逆不舒，阵阵挛急，恶心呕吐，吐后胃中畅快，或见腹胀而虚，大便溏薄等脾虚症状。脾虚则统摄无权，可见呕血、便血等出血症状，久病则形体消瘦，舌质暗淡，舌体胖大可见齿痕；苔白或腻腐无根，脉沉细无力。

（2）辨证要点：面色萎黄苍白无华，乏力神疲，纳呆腹胀满，恶心呕吐，舌质暗淡，舌边有齿痕，苔润白或腻腐无根，脉沉细无力。

4. 脾胃阳虚型

（1）临床表现：因中焦阳虚，纳运无权而出现的水谷不化，阳气不能温煦脏腑所发生的临床病变；多见素体真阳不足，火不生土，或过食生冷，寒伤脾胃，败其真阳；久病阳衰或年老体衰太过，均可导致脾胃阳虚。阳虚则温化无力，形成气机凝滞，阴寒内聚不能腐熟水谷，具体表现为宿食不化，胃脘冷痛，喜温喜按，朝食暮吐或暮食朝吐，可泛吐清水；如见脾肾二阳俱虚者则形寒肢冷，畏寒蜷卧，大便稀溏或见晨泄，小便清长，舌质暗淡，舌边有齿痕，苔白滑或白腐，脉沉细或缓。

（2）辨证要点：胃脘冷痛，喜温喜按；呕吐宿谷不化或泛吐清水，大便溏薄，小便清长。舌质暗淡边有齿痕，苔白滑或白腐，脉沉细缓。

5. 痰湿中阻型

（1）临床表现：因其素体湿盛，嗜食肥甘厚味而蕴湿生痰；或因病理因素使津液输布失调聚而为痰；痰湿中阻损伤胃气，阻困于脾，主要表现为胸脘胀满，食后腹胀，咽下不利；头重如裹，肢体困倦，尿少便溏，中焦之湿如夹胃气上行则逆，胀满而呕，甚则呕吐痰涎，口淡无味，纳呆食少，舌质暗淡，苔白腻而滑，脉滑细或濡。

（2）辨证要点：胸脘胀闷，心下痞满，咽下不利。甚则呕吐痰涎，舌暗淡，苔白腻而滑，脉象滑细而濡。

6. 胃阴缺乏型

（1）临床表现：素喜豪饮湿热内伤，或过食辛辣厚味，积热于胃，热久伤阴；或情志所伤，肝郁化火伤阴；或因化疗放疗，热毒内蕴，耗伤阴液，液损阴亏，津枯血燥，脉络受损，胃脘干涸发为本病。见胃脘灼痛而热，时有隐痛或刺痛、嘈杂不适，饥不欲食，或食后痛甚；五心烦热，大便干结或黑便。舌红无苔，可见裂纹舌，脉细数或虚数。

（2）辨证要点：胃脘灼痛，嘈杂口干，食后痛甚，五心烦热，可有呕吐或黑便，大便干结。舌红无苔，脉细数或虚数。

7. 气血亏涸型

（1）临床表现：以上各型病久失治，贻误时机，使病情进一步发展，脾胃弱而不纳，水谷精微化生无源；气血双亏面色无华，瘀血结于内，耗津伤气，更加重了气血的亏损。此时已成正虚邪实之危象，见面目失华而虚肿，畏寒身冷，唇甲色淡，全身乏力，心悸气短，头晕目眩，低热心烦，脘腹肿块硬结，饮食不下，呕血反胃，形体消瘦。舌质淡胖或暗淡，脉虚细无力或虚大无根。

（2）辨证要点：晚期胃癌，面色无华，乏力虚肿，胃寒身冷，心悸气短，头晕目眩，虚烦不寐，自汗盗汗，形体消瘦，上腹包块明显，舌淡胖，脉细无力或虚大无力。

二、鉴别诊断

（一）与胃良性疾患的鉴别

（1）胃溃疡：由于胃癌无特征性的症状和体征，其临床表现酷似胃溃疡，特别是青年人胃癌常被误诊为胃溃疡或慢性胃炎，故应注意它们的X线和胃镜检查的不同。

胃良性溃疡的X线表现一般来说，龛影边缘规则，周围环堤比较整齐，黏膜向龛影集中，胃蠕动可达龛影周围，可与胃癌相鉴别。

（2）胃息肉：来源于胃黏膜上皮的良性病变，确切的名称应为胃腺或腺癌样息肉，可发生于任何年龄。临床表现酷似胃癌，可通过X线及胃镜与隆起型胃癌相鉴别，X线表现上良性息肉的充盈缺损常有蒂或基底窄小，表面光滑，周围黏膜正常，此点可与隆起型胃癌的无蒂，基底较宽，表面有结节状或菜花样改变，周围黏膜有中段破坏相区别。

（3）胃平滑肌瘤：多见于50岁以上患者，肿瘤多单发2～4cm大小；好发于胃窦及胃体部，约有2%恶变成平滑肌肉瘤，因为呈黏膜下肿瘤，因而X线上充盈缺损边缘规则，上方可见黏膜桥通过，胃小区正常，蠕动良好。

（4）胃巨皱襞症：好发于胃大弯，增粗之胃黏膜皱襞呈脑回状折曲，但胃腔仍具伸展性，而浸润型胃癌黏膜及胃腔变形常固定不变。

（二）与其他恶性肿瘤的鉴别

（1）原发性胃恶性淋巴瘤：病变起源于黏膜下层淋巴组织的恶性肿瘤，占胃恶性肿瘤的5%～11%，临床上凡遇上腹痛伴发热，消瘦明显，尤其是中老年男性，应疑本症之可能，应行X线钡餐检查及纤维胃镜检查，并进行多部位适当深度的活检以明确诊断。

本病X线特征改变为弥漫性胃黏膜皱襞不规则增厚，单发或多发的充盈缺损，多发性地图形溃疡，应疑及本病之可能，胃镜检查见巨大的胃黏膜皱襞，单发或多发之息肉样结节和肿瘤表面黏膜有糜烂或溃疡，有时活检阴性，需手术病理证实。

（2）平滑肌肉瘤：多见于中老年，肿瘤好发于胃底、胃体，肿瘤大小多在5cm以上，表面可有颗粒、结节及溃疡，可分胃内型、胃外型、浸润型，由于病灶深，有时活检不易确诊。

三、临床治疗

（一）治疗思路提示

1. 祛邪勿忘扶正，固本方可培元

"正气存内，邪不可干""邪之所凑，其气必虚"。在患胃癌的病人中，大多数一经发现即已到了本虚标实的重症阶段，故治疗中当以扶正固本，抗癌祛邪为务；扶正与祛邪又当辨证使用。通常胃癌早期肿瘤尚小，机体正气正盛，多属邪实已现，正尚不虚之候，治当以攻为主，或攻补兼施，或先攻后补，即祛邪以扶正之法。及至胃癌中期，正气多已受损，但还有一定抗邪能力，治当攻补兼施，但只可补中寓攻。到胃癌晚期，脾胃运化失职，后天之本已竭，邪盛而正虚已极，治当扶正培元为主，或在补中略施少量攻药，正复则抗邪有力，扶正即是祛邪。

扶正固本培元之法包括：补气养血，健脾益胃，补肾益精等。其目的在于增强机体抵抗能力和适应能力（适应药物，适应病理反应）。扶正固本培元之法即补法，常用药物包括补气药物：人参、黄芪、党参、黄精、白术、山药等；补血药：当归、地黄、鸡血藤、紫河车、阿胶、龙眼肉；养阴药：天冬、麦门冬、沙参、知母、天花粉、龟板、鳖甲、女贞子等。在胃癌的治疗中，养一分胃阴，就有一线生机，补一分胃气，就有一分抵抗力。

2. 通滞需理气，化瘀应活血

肿瘤的发病原因多与气滞和血瘀有关，胃癌也不例外。《医林改错》曰："肚腹结块，必有形之血。"《金匮要略·五脏风寒积聚病脉证并治》篇记叙："积者脏病也，终不移。"现代医学认为肿瘤实质多为血瘀，这就说明，胃癌的发生与发展与脏器本身的气滞血瘀有密切关系。癌肿所致的疼痛多因气血不通所致，故疼痛亦为胃癌中、晚期常见证候之一，按中医学认识，"活血则瘀结自解，化瘀则积聚不生""痛则不通，通则不痛"；故临床多用理气活血的方法治疗胃癌。常用的活血化瘀药物有：丹参、五灵脂、桃仁、红花、赤芍、三棱、莪术、水蛭、山甲、土鳖虫、当归尾、血竭等；常用的理气药有：

柴胡、木香、青皮、枳壳、枳实、厚朴、川楝子、延胡索、沉香、苏梗、丁香等。理气活血治疗后，气滞得以缓解，胃气则能下行，胃反之呕吐可减轻，瘀血部位血流加强，疼痛亦可减轻。在胃癌的治疗中，为了减轻并发症，改善病人生存质量，运用理气活血方法，常可收到良好的效果，而活血化瘀法又常常应用于本病的全程治疗中。

3. 普及防癌知识做到"三早"

要做到早期诊断、早期发现和早期治疗。基层医疗单位应熟悉和掌握胃癌危险人群，对有癌前期变的患者，尤其是有胃癌家族史，40 岁以上胃病久治不愈者，均应定期进行 X 线、纤维胃镜和胃黏膜活检，以做到早期诊断，医务人员应熟悉和掌握早期胃癌的影像学及内镜检查表现，使早期胃癌检出率增加，一经确认，应及早争取手术治疗，术后根据病情进行恰当的综合治疗，以提高生存率，促进康复。

（二）中医治疗

1. 内治法

（1）肝气犯胃

治法：舒肝理气，和胃降逆。

方药：柴胡舒肝散加减。

柴胡、枳壳、郁金、半夏、川芎各 10g，丹参 20g，白芍 15g，甘草 6g。

加减：胸闷苔腻恶心者，可加藿香、陈皮各 10g；泛酸者加黄连 12g，吴茱萸 6g。胁痛或胃脘痛者，可酌加金铃子 10g，延胡索 6g，木香或砂仁 6g；见瘀斑隐隐或舌暗者，可冲服三七粉 5g。每日一剂水煎服。

（2）气滞血瘀

治法：疏肝理气，活血化瘀。

方药：用膈下逐瘀汤加减。

当归、川芎、桃仁、红花、延胡索、香附、枳壳、郁金各 10g，牡丹皮 15g，赤芍 20g，炙甘草 6g。

加减：腹中积块明显者，去川芎、牡丹皮，加三棱、莪术各 10g；呕吐宿食者去香附、郁金，加厚朴、莱菔子各 10g，山楂 20g；有痰湿郁阻而致气滞血瘀者，需加入健脾理气、祛痰化湿药物，半夏、陈皮、薏苡仁、白术、贝母、茯苓各 10g，木香 6g；若见吐血及柏油便，加白及、侧柏炭、血余炭各 10g，藕节、仙鹤草各 20g；另外可加入大黄粉 6g，三七粉 6g 冲服。每日一剂，水煎服。

（3）脾胃气虚

治法：健脾益气养胃，兼以消食化瘀。

方药：以香砂六君子汤加减。

党参、黄芪各20g，陈皮、半夏、枳壳、香橼各10g，白术、茯苓、焦山楂各15g，木香、砂仁、鸡内金、炙甘草各6g。

加减：若见食滞难下，腹中挛急，呕吐反胃，则加莱菔子、台乌药、白芍各10g，去枳壳、木香；舌质紫暗者，应加三七粉6g冲服，赤芍20g以活血化瘀，预防因气虚而致血瘀；若水湿不化，凝痰湿郁阻于内，可酌加薏苡仁20g，白蔻仁、藿香各10g。每日1剂，水煎服。

（4）脾胃阳虚

治法：温中散寒，兼温肾助阳。

方药：附子理中汤加减。

党参20g，白术、半夏、制附子、陈皮各10g，草蔻仁、干姜各6g，猪苓、补骨脂各15g。

加减：寒凝血瘀加鸡血藤15g，桃仁、红花各10g，桂枝6g，或三七粉6g冲服；寒凝气滞者加木香、乌药各10g；肾阳虚甚者，去干姜用肉桂3～5g，加肉苁蓉10g，杜仲15g；有明显水湿内停者，可加茯苓、泽泻、车前子各15g，桂枝6g。每日1剂，水煎服。

（5）痰湿中阻

治法：健脾理气化湿，豁痰宽中散结。

方药：二陈汤合海藻玉壶汤加减。

陈皮、半夏、郁金、海藻、昆布、贝母各10g，全瓜蒌30g，茯苓15g，甘草6g。

加减：恶心欲呕者加代赭石15g，旋覆花10g；痰盛加白芥子、莱菔子各10g；食滞加鸡内金10g，生山楂15g；气滞者加厚朴、枳壳各10g；内有郁热者加黄芩10g，板蓝根20g，土茯苓15g。每日1剂，水煎服。

（6）胃阴缺乏

治法：益胃养阴，清热解毒。

方药：麦冬汤合一贯煎加减。

南、北沙参各15g，麦冬18g，生地黄、白芍、半夏、石斛、牡丹皮各10g，白扁豆、谷芽各15g，炙甘草6g。

加减：兼气虚者加西洋参6g或太子参15g，生黄芪20g；津少口渴者加天花粉20g，知母10g；热毒内蕴者加金银花20g，玄参15g，竹茹、黄连各6g；热灼胃络出血者去扁豆，加仙鹤草20g，生石膏15g，侧柏叶或生地榆10g。每日1剂，水煎服。

（7）气血亏涸

治法：气血双补兼以活血化瘀解毒。

方药：十全大补汤加减。

人参、黄芪各30g，白术、茯苓、当归各15g，熟地黄、川芎、白芍、枳壳各10g，肉桂6g，枸杞子、菟丝子各12g。

加减：血瘀者加三棱、莪术各10g，陈皮15g；瘀毒内结，积聚成形者，可酌加山慈菇、半枝莲、生山楂各15g，全蝎、土鳖虫、蜈蚣、水蛭等动物类药，也可酌情应用；气滞者可加木香、郁金、大腹皮各10g。

在临床上患者可能会有两三个证型的症状同时出现的情况，治疗中亦当灵活加减，原则上应在扶正的前提下，各有侧重地运用活血化瘀，软坚散结，祛瘀解毒等攻破之法。对于中晚期病人的扶正和化瘀应贯穿于治疗的全过程。对放疗或化疗后伤阴的病人，应着重用清热解毒之法。常用清热解毒药物有：重楼、金银花、山豆根、半枝莲、败酱草、白英、山慈菇、土茯苓、白花蛇舌草、石见穿、石上柏、八月札、龙葵等。临床可酌情运用。

2. 外治法

（1）针灸及穴位封闭

①针刺止痛：主穴取中脘、下脘、章门、胃俞、膈俞、足三里；配穴取丰隆、公孙、肾俞、脾俞、内关、三阴交。根据病情运用穴位及补泻手法治疗。

②艾灸止痛：穴位取中脘、下脘、章门、胃俞、脾俞、关元、神阙、足三里、三阴交。

③针刺止呃：针刺双侧内关穴、足三里平补平泻，留针40分钟，每日一次。

④耳针止呃：主穴取膈、胃、肝、脾、交感；配穴取神门、皮质下、肾上腺。

⑤穴位封闭止呃法：用维生素B_1、B_6各2mg，取双侧内关穴做穴位封闭，有效率在95%以上。

（2）推拿按摩：目的为改善胃的功能，缓解疼痛，降逆止呕。

1）按摩止痛：①病人仰卧，医者站其身旁，一手点内关，另一手点足三里，同时进行。先点左侧，再点右侧。②双手用拇指沿肋弓向两侧做分推法数次。取穴中脘、梁门。③病人俯卧，医者站其身旁，用双手掌揉腰脊背部数次。取穴：至阳、脾俞、三焦俞。④用手掌揉搓小腿后侧（承山穴一带）数次、使局部有发热的感觉，此法有生热祛寒，温暖脾胃的功能，适用于寒性疼痛。⑤按压二、三掌骨缝的“落零五”穴，局部有酸痛感者，治疗效果好。

2）推拿止呕：捏拿脊部胃俞穴处肌肉15～20次。或按揉足三里、内关穴各1分钟。

（3）敷贴法

①中药止痛抗癌膏：三七、重楼、延胡索、黄药子各10g，芦根20g，川乌6g，冰片8g，紫皮大蒜100g，麝香1g，大蒜取汁，余药研为细粉过100目筛，用大蒜汁将药粉调成膏剂贴于痛点或经络压痛部位，隔日1贴，有良好的治疗效果。

②蟾酥膏：以蟾酥、生川乌、两面针、公丁香、肉桂、细辛、重楼、红花等药制成橡皮膏，外贴癌性疼痛处，24小时换药一次，7天为一疗程。［刘嘉湘．蟾酥膏缓解癌性疼痛的临床疗效观察．中医杂志，1993（5）：281～282］

③金仙膏：《理瀹骈文》方：以苍术、白术、川乌、生半夏、生大黄、生五灵脂、生延胡索、枳实、当归、黄芩、巴豆仁、莪术、三棱、连翘、防风、芫花、大戟等百余种中药制成的药膏摊于膏纸上，按病情外敷病痛处或选穴外贴。可用于反胃等多种病。

④复方荆芥液：荆芥、川乌、草乌各20g，细辛50g，川芎、荜茇各3g，马钱子15g。研细，浸泡于75%酒精400mg内密闭7日，滤渣取液再放入冰片粉15g备用。用棉球蘸药液涂抹痛处，每日一次或数次，用药后一般10～20min可获止痛效果。［李德益．复方荆芥液止癌痛效佳．浙江中医杂志，1993，28：89］

⑤镇痛灵：由峻烈、渗透性强的辛温药物组成，生草乌、蟾酥、生天南星、生半夏、细辛、花椒等研末以醋或黄酒调敷，外用治疗晚期癌痛，有效率92.7%。［王劲．镇痛灵外用治疗癌症疼痛32例疗效观察．浙江中医杂志，1991（5）］

（三）西医治疗

外科手术是治疗胃癌的主要手段，凡无明确远处转移，全身状况许可的患者，均应争取开腹探查。开腹探查如无腹膜广泛转移，无肝转移或腹腔内其他远位转移，均应进行根治性切除术。以减少创伤为目的，由于影像学进展，目前核医学中的全身扫描核素成像可用于肿瘤患者的转移筛查。此外根据不同情况，在不同时期尚可选用抗癌化疗、放疗、中医中药治疗，近年来已开始对早期胃癌，特别是黏膜内癌进行内镜下切除，也取得较好疗效。

1. 外科手术治疗

（1）根治性切除手术：即彻底切除原发灶，连同部分胃组织及其相应区域的淋巴结一并切除，在临床上不残留任何癌组织。一般来说，胃切除的范围离肿瘤肉眼边缘不得小于5cm，远侧部癌应切除十二指肠3～4cm，近侧部癌应切除食管下方3～4cm。因其区域淋巴结清除的范围不同而分为R_0、R_1、R_2、R_3四种不同的根治手术，将第一站淋巴结（N_1）全部清除的为R_1手术；未将第一站淋巴结清除的则为R_0；同样，清除全部第二站（N_2）、第三站（N_3）淋巴结者称R_2、R_3手术。事实上又可根据淋巴结转移程度与淋巴结清除范围的关系，区分为绝对根治手术和相对根治手术。根治性手术是指淋巴清除范围超越转移淋巴结第一站以上，如第一站淋巴结有转移，施行了R_2或R_3手术；后者是指仅做了R_1手术，虽然临床上已无残存的转移淋巴结，也只能认为是相对根治手术。

关于早期胃癌的手术方式，以往均主张做R_2术式，近年来随着早期胃癌病例不断增多，手术经验日益丰富，认为早期胃癌的手术方式应加以修正。一般而言，黏膜内癌应做R_1手术，黏膜下癌应做R_2手术，息肉状黏膜内癌做肿瘤部分切除或R_0术式已完全足够。

目前将根治性手术分为根治性胃次全切手术和根治性全胃切除手术，全胃切除可有利于淋巴结的彻底清除，并防止胃残端因切除不彻底而复发，但手术死亡率较高，手术并发症较多，远期营养障碍也多。近年来由于手术的技术改进和经验积累，手术中死亡率下降，加之术后远期营养障碍也因通过各种方式消化道重建术已可纠正，它的优点在于能提高有淋巴结转移病例者的5年生存率，国外有人曾观察病变范围大致相仿的两组胃癌病例，各做了根治性全胃及根治性胃次全切除手术，没有淋巴结转移的一组两种手术后5年生存率均为66%左右，而有淋巴结转移病例中做全胃切除手术根治者5年生存率为33.3%，做胃次全切除根治者为17.4%，故全胃切除在有技术条件的单位可积极而慎重地开展。

如胃癌直接侵犯到邻近组织或器官，或为了使淋巴结清除更彻底而不得已同时切除相应脏器，可行联合脏器切除术。

（2）姑息性手术：包括不能切除原发病灶的各种短路手术及切除原发病灶的姑息性切除术。

胃癌病人只要全身情况许可，而又无广泛远处转移，凡局部解剖条件尚能做到胃大部切除的，应力争将其原发病灶切除，这样可以减少肿瘤出血、穿孔等危及生命的并发症，术后配合化学药物治疗，仍可获得较长的生存期，其5年生存率可达10%左右。在出于种种不同原因而做姑息性切除手术的病例中，以切端残留癌的效果最佳，其次为胃周围癌的浸润，再次为残留转移淋巴结及肝转移，而以有腹膜种植转移者最差。

短路手术多半用于癌肿处于晚期、手术探查无法切除者，多见于幽门胃窦癌，由于肿块大，阻塞了胃通道而引起幽门梗阻时，为了缓解病人症状，可做胃空肠吻合术，术后中数生存时间为5个月。

2. 化学治疗

目前仍是一种有一定效果的治疗手段，主要用于术前、术中及术后和晚期胃癌不能手术，根治术后复发或姑息切除，改道，探查的晚期患者。化疗是综合治疗的主要方法之一，用于早期胃癌时，对病变仅限于黏膜的早期胃癌，即使有第一站淋巴结转移，在 R_1 根治手术后其生存率为100%；息肉状黏膜内癌（I 和 IIa），均无淋巴结转移，R_1 手术后全部存活，故不需进行化疗；但对病变已超过黏膜层者，即使在黏膜下层以上，手术后也应进行适当化疗，因为此种病人往往都有淋巴或直接蔓延转移；而对于进展期胃癌，应视化疗为根治切除术后的重要辅助治疗；对做姑息切除、改道、探查或不能手术的病例，均应采取化学疗法作为主要治疗手段。以下着重介绍非根治手术进展期胃癌的化学疗法。

化学疗法的实施常规：

（1）病例选择：进展期胃癌中非根治手术；不能手术或术后复发的患者；一般状态好，估计可存活两年以上者，心、肝、肾和骨髓功能无异常，无其他严重并发症，有可测量的客观观察指标。

（2）化疗方案实施中的问题：对一般状况好的患者首选联合化疗方案，

我们主张不宜过多化疗药联合，一般以联用三种或两种为宜，对一般状况较差，不能耐受联合化疗者，可考虑用单一药物。

（3）胃癌常用化疗药物

①烷化剂：属细胞周期非特异性药物。如环磷酰胺、氮烯咪胺、顺氯氨铂、卡铂、卡氮芥、甲环亚硝脲。

②抗癌抗生素：属周期非特异性药物。如丝裂霉素、阿霉素、表阿霉素。

③抗代谢药：属细胞周期特异性药物。如甲氨蝶呤、氟尿嘧啶、呋喃氟尿嘧啶、优福定、阿糖胞苷。

④植物类：属细胞周期特异性药物。如长春新碱、喜树碱、羟基喜树碱、足叶二苷。

（4）用药原则：一般不主张单一药物化疗，而主张联合用药，联合化疗方案如下。

①UFTM 方案：

UFT　3~4 片，口服 3~4 次/d，总量 30g。

MMC　10~20mg，静脉冲入，每周 1 次，总量 40~60mg。

有效率 54.0%。

②FAM 方案：

5-Fu　600mg/m^2，静脉滴注，第 1、8、29、36 日。

ADM　30mg/m^2，静脉冲入，第 1、29 日。

MMC　10mg/m^2，静脉冲入，第 1 日。

第 8 周重复，有效率 43%。

③MFC 方案：

MMC　3~4mg/m^2，静脉冲入。

5-Fu　300mg/m^2，静脉滴注。

Ara-C　30mg/m^2，静脉滴注。

最初两周每周 2 次，以后每周 1 次，8~10 次为一疗程，有效率 31%。

④EAP 方案：

Vp-16　100mg/m^2，滴冲，第 4、5、6、日。

ADM　20mg/m^2，静滴，第 1、7 日。

DDP　40mg/m^2，静滴，第 2、8 日。

3~4 周为一疗程，有效率 73%。

⑤ELF 方案：

Vp－16　120mg/m²，滴冲，第1、2、3、日。

CF　300mg/m²，静冲，第1、2、3日。

5－Fu　500mg/m²，静滴，第1、2、3日。

每3周为一疗程，有效率48.5%。

对治疗有效病例，完成1疗程后停药休息两个月，可再开始第2疗程，对无效病例，疗程结束后应停药1个月，方可换用其他化疗方案，配合其他治疗方法如放疗、热疗、激光等，或可见效。

3. 放射治疗

胃癌的治疗至今仍以手术为首选，但对中、晚期病例，手术的疗效难以提高，放射治疗作为综合治疗的手段之一，可配合手术提高根治率，在消化系统癌症的治疗中发挥一定的作用。

凡未分化癌、低分化癌、管状腺癌、乳头状腺癌均对放疗有一定敏感性，故放疗对癌灶浅在、无溃疡者效果最好，可使肿瘤全部消失，但对黏液腺癌及印戒细胞癌无效，故对其禁忌做放射治疗。

（1）胃癌的术前放疗：术前放疗可破坏癌组织，使癌体缩小，脉管闭塞，杀灭抑制浆膜面侵出的癌细胞，从而提高手术切除率，以位于胃窦或胃体部的Ⅱ、Ⅲ型胃癌为主要对象，肿瘤直径在6cm以下的Borrmamn Ⅰ、Ⅱ型宜做术前放疗，放射源应首选18～25MeV的高能射线，其次是4～6MeV直线粒子加速器的X线、^{60}Co的γ线，剂量以40Gy为宜，已证实术前放疗能使60%以上病人的原发肿瘤有不同程度的退缩。

（2）术中放疗

①适应证：原发病灶已切除；无腹膜及肝转移；淋巴结转移在两组以内；原发灶侵入浆膜面并累及胰腺。

②剂量：多以40Gy为宜。

③方法：术中放疗有助于清除照射野内的亚临床转移灶，以提高疗效。术中放疗以电子射线照射为宜，照射野包括原发肿瘤的部位，胃左动脉、脾动脉、肝总动脉、腹腔动脉周围的淋巴引流区，注意保护肝、结肠、小肠等，并应预防放射性肠炎并发症。

（3）术后放疗

①适应证：术后放疗常用于胃癌姑息切除术后，有残余病灶或未能切除

的转移淋巴结，可在癌残留外以银夹标记之，病理证实无放疗禁忌可考虑手术后补充放疗。

②剂量：一般需达50Gy，如能提高到60Gy，则可提高疗效。放疗一般达30Gy后放射性胃炎必然发生，但一般休息2~3周可自愈。

4. 胃癌的免疫治疗

免疫治疗的适应证包括：①早期胃癌根治术后适合全身应用免疫刺激剂；②不能切除的或姑息切除的病例可在残留癌内直接注射免疫刺激剂；③晚期病人伴有腹水者适于腹腔内注射免疫增强药物。

（1）非特异性免疫增强剂

①BCG（卡介苗）：为非特异性免疫增强剂，能增强杀伤细胞活力，促使淋巴因子释放。

②OK－432（溶血性链球菌制剂）：为Su株链球菌加热并经青霉素处理后菌体的冻干粉末，可增加自然杀伤细胞、自身肿瘤杀伤细胞和粒细胞的活力，促进淋巴因子分泌，可全身用药、局部用药。有报道向腹腔内注射OK－432治疗癌性腹水，腹水消退率达70%以上。

③PS－K：为担子菌培养液中的大分子葡聚糖，与化疗合用可提高疗效，常用2g口服，每日3次。

④N－CWS（奴卡菌壁架）：是一种低毒性免疫佐剂，能刺激T细胞和巨噬细胞产生多种毒素。

⑤香菇多糖：为大分子多糖体，能促进免疫活性细胞，淋巴因子的分泌，与化疗合用可提高疗效。

（2）淋巴因子及淋巴因子激活杀伤细胞的抗瘤作用：体内多种细胞能分泌一些物质，调节机体的免疫状态，通过自身的生物反应而对肿瘤发生杀伤作用，称细胞因子或淋巴因子。

①白介素－2（IL－2）：可增加杀伤细胞的活力，人脾细胞或外周血淋巴细胞经IL－2培养后可诱导出直接杀伤自身肿瘤细胞的杀伤细胞，称为淋巴因子活化性杀伤细胞。

②干扰素：其抗癌机理除增加免疫活性细胞活力外，还可活化蛋白激酶、磷酸二酯酶等，而直接抑制肿瘤细胞。

具体的用法包括全身用药、局部用药。有胸腹水的患者，可行胸、腹腔内注射治疗癌性渗出液。

免疫治疗一般在Ⅱ、Ⅲ期胃癌术后与化疗合用，取得较对照组 5 年生存率更高的疗效，成为继手术、化疗、放疗之后的第四种治疗胃癌的方法。

（四）中西医结合治疗

1. 健脾消癥生肌吻合化疗治疗胃癌

本组 32 例，脾胃虚弱型用本方：党参、黄芪、甘草各 15g，白术、茯苓、重楼、白英各 10g，血竭 5g，牡蛎、白花蛇舌草、藤梨根各 30g，紫草 20g，半枝莲 50g。痰凝气滞型加姜半夏、陈皮、青皮、昆布、海藻。肝胃不和型加香附、八月札、川朴花、绿萼梅花、佛手。随症加减，日 1 剂水煎分 3 次服，3 个月为一疗程。与对照组 30 例，均化疗。结果：两组分别显效（主症消失或基本消失）13 例、1 例，有效 14 例、5 例，无效 5 例、24 例，总有效率 84.38%、20%（$P<0.05$）。[丁汀，等. 健脾消癥生肌吻合化疗治疗胃癌 62 例. 四川中医，1999，17（8）：21～22]

2. 复方仁酥胶囊联合化疗治疗中晚期胃癌

本组 61 例，用人参、天花粉各 20g，黄芪、白术、莪术各 15g，制乳香、制没药各 10g，白花蛇舌草、仙鹤草各 30g，蟾酥 0.3g。粉碎过筛，装胶囊，每粒胶囊含生药 0.37g。4～6 粒/次，每日 3 次口服，用 3 个月。与对照组 30 例，均用顺铂 120～150mg，静滴，第一周用 1 次；丝裂霉素 6mg，静推，第 2、3 周各 1 次；5－氟尿嘧啶 500mg，静滴，第 2、3 周各 2 次。用 21 日，间隔 7 日，为一疗程，共用 3 个疗程。结果：两组分别部分缓解 20 例、4 例（$P<0.05$），稳定 32 例、19 例，恶化 9 例、7 例。生存质量、体重改善本组均优于对照组（$P<0.05$）。见毒副反应分别为 35 例、37 例（$P<0.01$）。CD_8、CD_4/CD_8 本组明显改善（$P<0.01$）。[花宝金. 复方仁酥胶囊联合化疗治疗中晚期胃癌的临床研究. 中国中西医结合杂志，1999，19（8）：470～472]

3. 胃癌术后中西医结合治疗

两组各 30 例，均手术后 1 周，胃肠功能恢复后，用 MFV 方案化疗。本组并用黄芪 30g，党参 15～20g，云茯苓、当归各 20g，白术、淮山药、薏苡仁、白扁豆、女贞子、白芍、生甘草各 15g，陈皮、半夏各 10g。随症加减，日 1 剂，水煎分 2～3 次服。对照组酌用鲨肝醇、利血生、胃复安等减轻化疗毒副作用及免疫药物。均 5 周为 1 疗程。结果：消化道反应、白细胞减少、体重减轻及化疗完成率本组与对照组比较均有显著性差异（$P<0.01$）。[曹羽. 胃癌术后中西医结合治疗的疗效观察. 中国临床医生，1999，27（5）：45～46]

4. 壁虎藤梨根治疗胃癌

本组42例，用昭黄散（含三七4份，壁虎、大黄各3份，炮制后研末，过120目筛）10g，合剂（含藤梨根、莪术、太子参、白术等）1500mL（含生药130g），日分3次口服。2个月为1疗程。对照组30例，用阿霉素30mg/m²，丝裂霉素6～8mg/m²，每周1次，第1～5日用氟尿嘧啶500mg/m²，均静滴，4周1次。结果：两组分别完全缓解1例、2例，部分缓解13例、9例，稳定23例、11例，进展5例、8例（$P<0.05$）。生存期大于1年者，实验组和对照组分别为12例和8例；生存期大于3年者，两组分别为3例和0例。见毒副反应分别为12例、29例（$P<0.01$）。动物实验结果表明，本品可显著抑制肿瘤生长，提高免疫功能。[朱秀山，等. 壁虎藤梨根治疗胃癌临床及实验研究. 中国民间疗法，1999，7（3）：43～44]

5. 龙血散治疗晚期胃癌

用血竭、三七、大黄、乌贼骨等，粉碎过筛。消化道出血甚者，三七、大黄增量；便干、腹胀者，乌贼骨减量，大黄增量。2～4g/次，日3次空腹服（或加米汤少量调成糊状服）。服后不宜即饮大量水。1个月为1疗程。部分病例加服汤剂，外敷消瘤止痛膏及用支持疗法。用3个疗程，结果：1、2、3年生存率分别为44.4%、28%、16.7%，瘤体缩小18例。[顾奎兴，等. “龙血散”治疗晚期胃癌36例临床观察. 江苏中医，1999，20（3）：24～25]

6. 补气降逆汤治疗胃癌术后胆汁反流

本方含党参、白术、海螵蛸、鸡内金各15g，黄芪、焦神曲、焦山楂、焦麦芽各12g，熟地黄20g，当归、白芍、柴胡各10g，炙甘草6g，肉桂3g，蒲公英30g，日1剂水煎服。本组16例，结果：显效（内镜示胆汁反流消失，反流性胃炎、食管炎明显好转，症状基本消失或明显好转）9例，好转6例，无效1例。[邵建民，等. 补气降逆汤治疗胃癌术后胆汁反流. 山东中医杂志，1999，18（6）：258～259]

四、中医专方选介

1. 理胃化结汤

黄芪、党参、莲子肉、芡实、熟地黄、白术、茯苓、黄精、白毛藤、白花蛇舌草、沙参、枸杞子、羊肚枣、甘草、三七、大枣。每日1剂，水煎分3次服。实验证明，本方有增强免疫功能，同时亦可不同程度地抑制癌症。治疗320例中晚期胃癌，或配合手术、化疗，无论近期或远期疗效，联合应用优于单纯中医或西医治疗。［潘明继，等．理胃化结汤结合手术与化疗治疗320例胃癌的疗效分析．中西医结合杂志，1986（5）］

2. 扶正抗癌方

黄芪、党参各15g，白术10g，薏苡仁、石见穿、白花蛇舌草、仙鹤草、白英各30g，重楼12g。随症加减，配合5－Fu等化疗，治疗晚期胃癌158例，每日1剂，长期持续服用1～2年，两年以上可间歇服用。3年生存率超过50%，以中药加5－Fu为最佳。动物实验证实，本方有较好的抗癌及调整免疫功能的作用。［王冠庭．扶正抗癌方为主结合化疗对158例术后晚期胃癌的治疗及实验研究．中西医结合杂志，1990（12）：72］

3. 刘少翔拟方

本方药物组成为黄芪15～30g，绞股蓝30～60g，白术、茯苓各15g，炙甘草10g，龙葵、菝葜、石见穿各30g，随症加减，每日1剂，水煎服。通过对比观察，疗效有明显优势，如果化疗引起恶心呕吐者，加磁片贴内关穴可以止之。［李佩文．中西医结合肿瘤学．北京：中国中医药出版社，1996：722］

4. 胃癌止痛散

用胃癌止痛散治疗胃部疼痛100例，方用蜈蚣10条，全蝎、水蛭各15g，白芥子、血竭各10g，蟾酥2g，白花蛇2条，共研细末过100目筛，装瓶备用，每次服1.5～3g，每日2次，饭前半小时冲服，临床研究显效72例，有效26例，无效2例。［李发杰．胃癌止痛散治疗胃癌疼痛100例．山东中医杂志，1994，13（10）：443］

5. 喜神消痛膏

用此方外用治疗癌痛50例，本方主要由刺猬皮、血竭、生乳香、生没药、川芎、土鳖虫、冰片等组成，采用中医传统制膏药方法制作，熬成后将其分摊在15cm×13cm大小的白布上，使用时先清洗患者局部，待干净后将膏药烘软贴于患处，并以手轻摩3～5min，48小时换药一次，8次为一疗程，连用2次无效者停用。止痛时间多在用药后20min，疼痛缓解或消失，少数在30min后见效，诸药合用具有通达经络、行气活血、消瘀散结、排毒外出的综合作用，经临床观察发现，喜神消痛膏不仅具有较好的止痛作用，而且能在一定程度上缩小病灶。在使用过程中，多数患者未出现毒副反应，少数患者可见敷贴局部发红、发痒，但揭去膏药12小时后上述症状可自行消失，不需

特殊处理。[郑玉玲，等．喜神消痛膏外用治疗癌痛50例．中医杂志，1996，37（2）：78]

6. 止痛抗癌丸

三七、重楼、延胡索、黄药子、芦根、川乌、冰片、紫皮大蒜、麝香，大蒜取汁，余药共研细末，用大蒜汁将药物调成膏剂或制成丸剂，单位剂量为3g，膏剂可贴敷于痛点或经络压痛部位，口服丸剂，每日2丸。共治疗晚期癌症58例，其中胃、肠癌32例，药后30min止痛17例，并可延长生存期。[李佩文．中西医临床肿瘤学．北京：中国中医药出版社，1996：722]

7. 扶正抗癌Ⅱ号

以本方治疗晚期胃癌32例，以黄芪、云苓、牡蛎各60g，党参、白术各45g，海藻、三七、壁虎各30g，蟾蜍皮20g，共为细面，水蜜为丸如梧桐子大，每日20丸，分3次口服。临床观察，完全缓解1例，部分缓解6例，稳定20例，恶化5例。从巨噬细胞吞噬能力及血液流变学指标观察，本品有提高机体免疫功能、降低血液黏度的作用。[李佩文．中西医临床肿瘤学．北京：中国中医药出版社，1996：721~722]

8. 胃宝汤

由马汴梁等组方，药用薏苡仁、黄芩、枳实、枳壳、白术、蒲公英、莪术、茵陈、鸡内金、香附、麦芽、生大黄，治疗胃癌癌前病变（湿热型）36例。每日1剂，早晚空腹时服，3个月一疗程；疗程结束后一周内做胃镜复查，并与治疗前同一部位（或病变明显处）钳取胃黏膜做活检对照。结果：所治36例癌前病变中，痊愈29例，显效4例，好转3例。[马汴梁，等．胃宝汤治疗胃黏膜癌前病变湿热型36例．上海中医杂志，1993（4）：9]

9. 参赭培气汤

《医学衷中参西录》在“医方·（十四）治膈食方”中用参赭培气汤治疗膈食，指出病因是“中气不足，胃气不能息息下降，而冲气转因胃气不降，而乘虚上干，致痰涎亦随逆气上升，以壅塞贲门”。主张治疗应以大补中气为主，药用人参；以降逆安冲为佐，清痰理气为使，药用赭石、半夏、柿霜，再加知母、天冬、麦冬，以清热润燥、生津止血。用苁蓉补肾敛冲，便难者加当归，有瘀血者加三棱、桃仁。方中强调补中逐瘀法则，临床沿用至今。[张锡纯．医学衷中参西录（上册）．石家庄：河北科学技术出版社，1974：56~57]

第十五章 原发性肝癌

原发性肝癌是目前最凶险的恶性肿瘤之一，肝癌可能是由多种内因和外因综合作用的结果。乙型肝炎病毒引起乙型肝炎，造成肝细胞反复损害、再生、增生、间变，导致癌变，慢性肝病、饮用水污染、黄曲霉素、亚硝胺类化合物、有机氯农药，与肝癌的发生有密切的关系，微量元素、营养、饮酒、遗传因素、寄生虫等与肝癌的发生有关。其临床特点主要有：肝区疼痛、消化不良、上腹肿块、乏力、消瘦、发热、鼻衄等。

本病属中医学的“肝积”“鼓胀”“癖黄”“肥气”“黄疸”“积聚”等范畴，起病隐匿，恶性程度高，发展迅速，死亡率高，严重危害人类的生命和健康。

一、临床诊断

（一）辨病诊断

1. 症状

（1）肝区疼痛：右上腹疼痛多呈间歇性或持续性胀痛、钝痛、刺痛，有时向右肩、右背、右腰放射，钝痛为癌肿迅速生长使肝包膜绷紧所引起。

（2）食欲减退，消化不良，腹胀，腹泻，恶心，呕吐。

（3）上腹肿块：常为无痛性进行性肿大。

（4）乏力，消瘦，全身衰竭，少数呈恶病质。

（5）发热：一般呈持续性低热或弛张型高热，多在37.5℃～38℃，偶尔达39℃以上，乃癌性发热或并发感染所致。

（6）鼻衄、牙龈出血、全身瘀斑等出血现象。

（7）全身症状：部分患者出现低血糖症、高血钙症、红细胞增多症、高血脂症、类癌综合征、性早熟和促性腺激素分泌综合征、卟啉症、异常纤维蛋白血症、黑棘皮症等。可能与肝癌组化细胞的异常蛋白合成，异位内分泌有关。

2. 体征

（1）肝肿大：占94%，1～3个月内肝脏进行性迅速增大，质地坚硬，表面边缘不规则，有大小不等的结节或巨块状肿物，部分伴有明显压痛。

（2）脾肿大：多见于合并肝硬化及门脉高压者。

（3）腹水：晚期体征，约半数为血性腹水，可因合并肝硬化、门静脉高压、肝静脉及门静脉癌栓所致。

（4）黄疸：晚期体征，占1/3的病人有阻塞性黄疸，并进行性加重。

（5）肝区血管杂音，肝区摩擦音，肝硬化的体征。

3. 实验室检查

（1）肝功能及乙肝5项：白球蛋白比例倒置是肝功能失代偿的重要指标；血清谷丙转氨酶（SGPT）的异常提示肝病活动或肿瘤坏死；胆红素升高提示已届晚期；凝血酶原时间低于正常值的50%，提示肝功能已难耐受手术；γ－谷氨酰转移酶（GGT）明显升高，提示肿瘤巨大或肝内静脉癌栓，预后较差。乙肝5项中HBsAgb阳性者达90%，抗HBc阳性者可高达97%。

（2）甲胎蛋白（AFP）：对肝癌的诊断有较高价值，为仅次于病理检查的诊断方法。根据长期临床实践经验，对凡无肝病活动证据并能排除妊娠及生殖胚胎癌，AFP≥400ng/mL持续1个月，或AFP≥200ng/mL持续2个月者，即可做出肝癌诊断。

（3）异常凝血酶原（DCP）有助于AFP阴性肝癌的诊断，DCP正常值为3.02VGHu/L，肝癌者80%大于6VGHu/L（n＝100），良性肝病无一例大于10VGHu/L（n＝49），但继发性肝癌则有54.4%大于6VGHu/L（n＝11）。DCP对早期肝癌诊断价值不够理想。临床上可与AFP联合检测，以提高诊断的准确性。

（4）血清铁蛋白（SF）：正常值为10～200ng/mL。约90%的肝癌病例含量增高。但在转移性肝癌、肝炎、肝硬化、心脏病、白血病、乳腺癌及各种感染性疾病等皆有增高。目前主张做AFP－SF联合检测，以提高对肝癌的诊断率。血清中酸性铁蛋白（SAF）对肝癌的诊断特异性更好，对小肝癌和AFP阴性者，联合检测AFP－SAF其阳性率可提高到93.24%～95.77%，故SF和SAF对肝癌的诊断有重要的临床意义。

（5）血清酶学测定：肝癌患者血清碱性磷酸酶（AKP）、γ－谷氨酰转肽酶（γ－GT）、γ－谷氨酰转肽酶同工酶Ⅱ（GGT－Ⅱ）、岩藻糖苷酶（AFU）、M_2型丙酮酸激酶（M_2－PyK）、胎盘型谷胱甘肽S－转移酶（GPT）等程度不同出现异常，如有条件则适当联合检测多个标记物，以提高诊断水平。

4. 影像学和病原学检查

（1）实时超声显像检查：目前实时超声显像仪是肝癌普查的初筛手段。

（2）CT检查：可显示肝癌全貌和邻近组织侵犯情况，在肿瘤区还可显示低密度区，造影剂增强后可使肿瘤区与周围正常肝组织密度差增大，有助于肝脏恶性肿瘤的诊断。可测出直径为2cm的肿瘤。

（3）选择性肿瘤动脉造影检查：小肝癌动脉像示血管扭曲和扩张，伴管径不规则和突然中断，实质像结节状肿瘤染色是鉴别肝癌和其他肝脏肿瘤的重要征象，有时小肝癌仅有局部毛细血管像显影，或显影＜2cm直径的肿瘤。

（4）数字减影肝动脉造影（DSA）检查：为20世纪80年代国内外用于临床的血管造影新方法，通过电子计算机进行一系列图像数据处理，对1.5cm的小肝癌病灶可清楚显示肿瘤血管，对小于1cm的肝癌术后复发灶可显示肿瘤染色，符合率90%，是目前小肝癌定位的最好方法。

（5）核磁共振影像检查（MRI）：应用MRI能清楚显示肝细胞癌内部结构特征，对发现子瘤和瘤栓有一定诊断意义。

（6）核素扫描检查：γ闪烁照相对大于5cm的小肝癌阳性率为43%，对小于3cm的肿瘤难以显示，通过核素扫描可了解肝脏全貌及病理变化范围。

（7）导向检查：是近年来对早期肿瘤诊断的研究热点。对直径≤2cm的肝癌就可以显示诊断。

（8）细胞学检查：在超声或CT导向下做细针穿刺，进行细胞学检查，可获得病理证实，最小可查出1.5～1.7cm的肝癌。诊断符合率可达83.1%.

（二）辨证诊断

肝癌多属中医“肝积”“鼓胀”“黄疸”“肥气”等范畴，但辨证分型均以病机为据，所以辨证诊断合而论之。

1. 肝郁脾虚型

（1）临床表现：胸腹胀满，食后更甚，胁下疼痛，恶心纳差，乏力，下肢浮肿，舌苔腻或黄腻，脉弦细或濡细。

（2）辨证要点：胸胁胀满，食后更甚，舌苔腻，脉弦细或濡细。

2. 气滞血瘀型

（1）临床表现：胁下积块，胀痛不适，肢倦乏力，面色黧黑，形体消瘦，舌苔厚腻，舌质紫暗，脉细涩或弦细。

（2）辨证要点：胁下积块，胀痛不适，面色黧黑，舌质紫暗，脉细涩或弦细。

3. 热毒蕴积型

（1）临床表现：高热烦渴，口苦口干，胁下剧痛，黄疸加深，嗜睡，甚则神志不清，大便秘结，小便短赤，腹水，时或齿龈出血，甚至大便出血，舌质红绛，舌苔黄腻或干，脉弦数或洪大而数。

（2）辨证要点：高热烦渴，胁下剧痛，舌质红绛，舌苔黄腻或干，脉弦数或洪大而数。

4. 肝胆湿热型

（1）临床表现：右胁剧痛，身热不畅，腹胀，口苦口干，恶心呕吐，黄疸，大便秘结或不爽，尿深黄，舌红苔黄厚腻，脉滑数。

（2）辨证要点：尿黄而赤，苔黄腻，舌质偏红，脉滑数。

5. 肝肾阴虚型

（1）临床表现：右胁胀痛，纳差乏力，五心烦热，腰酸腿软，形体消瘦，腹水，舌红苔少或剥苔，脉细数。

（2）辨证要点：五心烦热，腰酸腿软，舌红苔少或剥苔，脉细数。

6. 气阴两虚型

（1）临床表现：胸胁隐痛，低热不退，精神疲倦，四肢乏力，动辄汗出，口干欲饮，舌红苔少，脉细无力。

（2）辨证要点：胸胁隐痛，动辄汗出，口干欲饮，舌红苔少，脉细无力。

二、鉴别诊断

（一）继发性肝癌

本病多由其他部位癌肿转移到肝脏，如胃癌、胰腺癌等，临床上以原发癌表现为主，少数可有继发性肝癌的征象，呈多发结节型，肝区疼痛，黄疸等继发性肝癌的表现，症状一般较轻，发展较缓慢，AFP 多呈阴性，必要时可做病理检查确诊。

（二）肝硬化

本病患者多数有肝炎、慢性肝病史，病情发展较缓慢而且有反复，肝功能损害较显著，常有蜘蛛痣、肝掌、脾大、腹水等表现。由于肝癌多在肝硬化基础上发展而来，故二者鉴别有时困难，常需把临床及实验检查结果结合起来全面分析，才能做出判断。

（三）肝炎

本病患者有肝炎病人接触史，急性肝炎病程短，转为慢性肝炎病程长，肝炎活动期有肝肿大、肝区疼痛、发热、黄疸、谷丙转氨酶升高，少数 AFP 一过性升高，乙型肝炎抗原阳性。

（四）肝脓肿

本病临床表现为发热、肝区疼痛和压痛明显，反复多次超声检查可发现脓肿的液性暗区。超声引导下诊断性肝穿刺，有助于确诊。

（五）其他肝脏良恶性肿瘤

如血管瘤、肝包虫病、胆管癌、胰腺癌、结肠肝曲癌、胃癌及腹膜后肿瘤等。

三、临床治疗

（一）治疗思路提示

1. 同病异治、因人因时制宜

同样患肝癌，即使是同一患者，在不同阶段，反映出的疾病性质不同，出现不同的证型，也要用不同的方法治疗。一般肝癌初起都有肝气郁结化火，或湿热内蕴化火，使血脉塞滞不通，渐成气血瘀阻；若肝火炽盛，乘克脾胃，可使运化失常，湿停热郁，腹水黄疸；病至晚期，波及于肾，死血不去，新血不生，肝不藏血，肾阴枯竭，脾虚土败。此三个阶段的治疗是不相同的。并且，在肝癌的放化疗过程中也应根据不同的证型，施以不同的治法。

2. 虚则补之，实则泻之

“虚则补之，实则泻之”，这是中医治疗基本原则。结合肝癌，在治疗中，当肝血不足时，一方面可直接用养血补益之品补肝脏，另一方面，还可以从整体出发，补益与肝关系密切的脏腑，对这种治疗方法中医称之为“虚则补其母”。如肝虚补肾，通过补肾阳达到养肝阴的目的。当肝气过盛，肝火妄动时，除平肝泻火外，还可通过泻心火，以降肝火，所谓“实则泻其子”。同时，还可以根据生克关系的脏腑进行治疗，如肝脾是相克关系，肝有病易克脾，于是先治脾，所谓“见肝之病，知肝传脾，当先实脾”。这对预防肝癌的发展有一定的益处。

3. 顾护“先后天”，治病要求本

中医认为脾主运化，胃主受纳，为气血化生之源，为后天之本。通常，肝癌随着病情发展、肿瘤内毒素的作用或放化疗的应用，每使脾胃受到损伤，从而出现消化不良的症状。于是后天气血化源就不足，加上肿瘤的消耗，常常易引起恶病质。脾胃功能的减退也为进一步治疗带来了更多困难。因为若再继续用苦寒、攻伐药物，会使脾胃更伤。因此，保护脾胃对治疗肝癌很重要，只有脾胃好，气血化源充足，才能提高机体的抗邪能力。其次，肾为先天之本，内藏元阴元阳，是人体生命的泉源。老年人之所以易患癌症，其原因之一，就是肾气逐渐减弱，使各脏腑功能、气血阴阳容易失调，从而引起疾病或使病情进一步恶化。补肾药物可以增强肿瘤患者的细胞免疫功能和免疫监视作用，并提高和调节内分泌功能，所以顾护“先天之本”亦是治疗肝癌的重要方面。

4. 扶正祛邪，攻补兼施

扶正即补法，适用于以正虚为主的患者，祛邪即攻法，适用于邪实为主的患者。正确处理两者的关系在治疗肝癌中起着重要意义。一般来说，早期肝癌，正盛邪实，应采取以攻为主，以补为辅的原则，可用清热解毒、化瘀软坚等法；中期因机体受到显著消耗，应采取攻补兼施的原则；晚期因肿瘤已发展到严重阶段，气血不足、阴阳失调、脾胃不和明显，此时必须补益气血，调整机体，增强抗病能力，故应以补为主，攻伐为次。正确处理攻与补的关系就应把中西医治疗结合起来，取长补短，这是提高疗效的重要手段。

5. 综合治疗，消除顽疾

由于肝癌是全身性疾病，症状复杂，变化多端，所以治疗时应从整体着手，综合治疗，千方百计消灭痼疾。

首先，应把中西医治疗相结合。这种结合在临床上方法很多，例如肝癌术前术后的中药治疗，放疗前后的中药治疗，化疗前后的中药治疗，以及这些治疗告一段落后的中药治疗等，均明显优于单纯中医或单纯西医的治疗。通过中西医结合治疗，使患者术后恢复较快，不易复发，放、化疗后的毒副作用迅速减轻，并可延长生存期。中医与西医相结合既发挥了自己扶正的优势，又可补其祛邪之不足；西医与中医相结合，则发挥了自己祛邪的特长，补其扶正之不足，同时又可减小毒副作用。所以只有两者相互结合，取长补短，才能在肝癌的治疗中做到攻补兼施，充分发挥各自的巨大潜力。

其次，应将传统的辨证论治与民间单方、偏方、验方治疗相结合。辨证论治是中医治疗原则，对肝癌的治疗也不例外。在民间流传了不少单方、偏方和验方，它们有不少在治疗肝癌上确实有效，例如：斑蝥烧鸡蛋，鲜猕猴桃根炖瘦猪肉等。这些方法简单易行，但必须辨证论治，不能不分寒热虚实，以偏概全。应认真总结这些方法究竟对哪些肝癌患者适宜，对哪些不适宜。因为这些方法有它们自身的局限性，故只有辨证地把单方、偏方和验方应用于患者才能起到应有的效果。

再次，应把内治与外治相结合。内治一般指内用药物，外治多指外用膏药、手术切除、放射治疗等方法。肝癌往往出现一些如胁痛、食欲不振、乏力、黄疸、腹水等毒邪内侵、湿热内结以及气血、阴阳失调的证候，这都需要予以内治方可达到解除疾患的目的，而中药在这方面起到了重要作用。但有些肝癌病人因某些症状较为突出，单靠内服药是解决不了问题的，如对肝癌的剧痛，通过外用膏药，每每收到良好的效果。

总之，我们应把中西医结合起来，辨证论治，发挥民间单、偏、验方的作用，使内外治法相结合，以提高肝癌的临床疗效。

（二）中医治疗

1. 内治法

（1）肝郁脾虚

治法：疏肝理气，健脾化湿。

方药：柴胡疏肝散合参苓白术散加减。

柴胡 10g，佛手 10g，川楝子 10g，郁金 15g，香附 10g，太子参 10g，茯苓 15g，白术 15g。

（2）气滞血瘀

治法：活血化瘀，理气散结。

方药：血府逐瘀汤加减。

桃仁 12g，红花 9g，当归 12g，生地黄 15g，川芎 10g，赤芍 10g，牛膝 30g，柴胡 10g，八月札 15g，鳖甲 10g，石见穿 15g，牡蛎 15g。

(3) 热毒蕴积

治法：泻火解毒，清热利湿。

方药：黄连解毒汤、当归龙荟丸加减。

水牛角 30g，牡丹皮 30g，生地黄 30g，赤芍 20g，茯苓 15g，紫草 30g，茵陈 12g，黄连 10g，生大黄 10g，半边莲 30g，白花蛇舌草 30g，青蒿 30g。

(4) 肝胆湿热

治法：清热利湿，化瘀解毒。

方药：茵陈蒿汤合龙胆泻肝汤加减。

茵陈 30g，生大黄 10g，栀子 10g，龙胆草 10g，黄连 6g，生薏苡仁 15g，泽泻 15g，佩兰 10g，山豆根 15g，白花蛇舌草 30g，半枝莲 30g。

(5) 肝肾阴虚

治法：滋补肝肾。

方药：一贯煎合知柏地黄丸加减。

生地黄、熟地黄各 15g，赤芍、白芍各 15g，麦冬 15g，枸杞子 12g，青蒿 15g，鳖甲 10g，何首乌 15g，半枝莲 30g，白花蛇舌草 30g。

(6) 气阴两虚

治法：益气养阴。

方药：生脉散合大补阴丸。

太子参 10g，五味子 10g，天冬 15g，麦冬 15g，川楝子 10g，当归 12g，枸杞子 10g，生黄芪 15g，玉竹 15g，鳖甲 10g，知母 10g。

2. 外治法

(1) 针灸：选穴章门、期门、肝俞、内关、公孙。若疼痛加外关、足三里、支沟、阳陵泉；若呃逆加膈俞、内关；若腹水加气海、三阴交、水道、阳陵泉、阴陵泉；若上消化道出血加尺泽、列缺、曲泽、合谷；若肝昏迷加少商、涌泉、人中、十宣、太溪、肝炎点、足三里配阳陵泉、期门、章门、三阴交，适用于肝癌疼痛。

(2) 穴位注射：①选肝俞、内关、外关、公孙、足三里，用鸦胆子，或龙葵、肿节风注射液，每次 1～2 穴，每穴 0.5mL，隔日一次，穴位注射。若上消化道出血，用仙鹤草注射液行穴位注射，每次 1～2 穴，每穴 0.5mL，隔日一次；若疼痛用当归注射液，每次 1～2 穴，每穴 0.5mL，隔日一次。②用维生素 K_3 注入双侧曲池、下巨虚各穴，每穴 1mL，以得气为度，注意避免伤及血管，适用于肝癌上消化道出血者。

（3）敷贴法：①肝外Ⅰ号方：雄黄、明矾、青黛、皮硝、乳香、没药各60g，冰片10g，血竭30g。研成细末，和匀，分成60g或30g一包，用米醋或猪胆汁各半，将药1包调成糊状，外敷痛处，每日一次。②肝癌膏药：蟾酥、白英、丹参、蜈蚣、全蝎、五倍子、马钱子各100g，大黄180g，石膏250g，明矾120g，青黛、黄丹、冰片、夏枯草各200g，黑矾、水蛭各60g，紫草、牵牛子、甘遂各300g，乳香、没药各150g。共研细末，制成膏药，外敷肝区，一周一换。③雷击液：以丙酮2kg倒入小口玻璃瓶内，然后放入雷公藤根皮90g，五灵脂、皂角刺各20g，白芥子、生大黄、穿山甲各30g，7天后，将药渣滤出，加入阿魏90g，待药完全溶化后，即可应用。用时取药棉一块蘸药液搽肝癌肿块部位，每日3次，切勿内服。④消肿止痛膏：制乳香、制没药、密陀僧、干蟾皮各30g，龙胆草、铅丹、冰片、公丁香、雄黄、细辛各15g，煅寒水石60g，生天南星20g，大黄、姜黄各50g。各为细末，和匀，用时取适量药粉调入凡士林内。贴敷肿块部位，隔日一次。

（三）西医治疗

1. 全身化疗

（1）单药化疗：目前有效的单一用药有亚砷酸（H_3AsO_3）。

用法：亚砷酸10mg/10mL，加入5% G－S　250mL或0.9% N－S　250mL中，ivgtt，每日1次，连续4～6周为1疗程。此外，也可选用MMC、5－Fu、FT－207、UFT、TSPA、ADM、DDP、CCNU、AT－1258、CPT等。

（2）联合化疗

①MFA方案：

MMC　$8mg/m^2$　iv，第1日。

5－Fu　$500mg/m^2$　ivgtt，第1～8日。

ADM　$30mg/m^2$　iv，第7日。每3周为1周期，每3周期为1疗程。

②AFD方案：

ADM、5－Fu用法同上。DDP　$30mg/m^2$　ivgtt，第1～5日，29～33日。

③MFV方案：

MMC、5－Fu用法同上。VCR　$2mg/m^2$　iv，每周1次。

④CMF方案：

CCNU　$80～100mg/m^2$，口服一次。

MMC　3～4mg/m^2　iv，每周1次，共6周。

FT－207　100～150mg/m^2，口服，每日3次，连用6周为一疗程。

2. 肝动脉灌注化疗

根据原发性肝癌的肿瘤细胞供血90%来自肝动脉，而正常肝细胞则主要由门静脉供给的机理，通过肝动脉插管灌注化疗药物，使肿瘤内抗癌药物达到高浓度，大大提高杀伤癌细胞的作用，使肿瘤缩小，症状缓解，有的还可以获得手术治疗的机会，而对全身的毒副作用较小。

（1）肝动脉灌注化疗适应证：①病变侵及左右两叶，无肝外转移，不能手术切除者；②无高度非代偿期肝硬化，肝功能正常；③无黄疸、腹水。

（2）给药方法

①一次性灌注：经血管造影明确诊断同时由动脉导管一次性注入化疗药物。间歇4～6周可进行第二次灌注。可用亚砷酸30～50mg，或MMC　20～30mg，或ADM　60～80mg，或DDP　100～150mg单药一次灌注。

也可联合用药灌注：

AF方案：MDM　30～40mg一次注入，5－Fu　250mg/d持续注入；FD方案：5－Fu　500mg/d，DDP　30mg/d，交替运用，10日为一疗程；MAD方案：MMC　10～20mg，ADM　60～80mg一次动脉灌注，配以5－Fu　500mg，静滴，每周一次，4～6周为一疗程。

②持续性动脉灌注：肝动脉内留置导管，持续注入化疗药物。

③分次注药、定时注药：用连续灌注泵进行脉冲式加压注药。

3. 肝动脉栓塞并用化疗

适用于合并肝硬化、肿瘤范围不适合手术切除的患者，但如果门静脉主干内有癌栓及门静脉广泛浸润则禁忌使用。一般用经导管明胶海绵及碘化油与抗癌药物一起进行肝动脉栓塞，使抗癌药物通过肿瘤的营养血管进入瘤区，药物浓度高，持续时间长，同时将通往肿瘤的血流阻断，使肿瘤缩小或消失。

4. 手术治疗

手术切除肿瘤是治疗早期肝癌最好的方法，尤其是AFP普查为早期诊断、早期治疗创造了有利条件，提高了手术切除率。其适应证为：①全身一般状况好，心、肺、肾功能正常；②估计病变局限于一叶或半叶；③无明显黄疸、腹水或远处转移；④肝功能代偿良好，凝血酶原时间基本正常。手术方式取决于肿瘤大小、部位、数目、有无肝硬化及轻重程度，肝功能代偿及全身状况。对不能切除的患者可做肝动脉插管药物灌注、肝动脉结扎、门静脉分支结扎、肝动脉栓塞、液氮冷冻治疗，可缓解症状，延长存活期。

5. 放射治疗

对体质尚好，肝功能正常，肝硬化不严重，病变局限、无远处转移者可行局部照射，有黄疸、腹水、肝功能严重损伤、恶病质者不宜放疗，放疗不是治疗肝癌的有效手段，但可以作为综合治疗的方法之一。一般每日照射50～150rad，一疗程总量4000～6000rad，肿块巨大者可采用多照射野或移动条方法照射。目前常用^{131}I标识的抗铁蛋白静脉注射以进行选择性内照射。

6. 生物免疫反应调节剂

常用的有卡介苗、干扰素、胸腺素、聚肌胞、白细胞介素－2、细胞因子活化诱导杀伤细胞等。

7. 并发症的处理

（1）疼痛明显时，首先辨病用药，可配合针灸、外敷用药止痛。其次按三级止痛法用药，即按阶梯用药，在止痛药选用时应由弱到强，逐级增加。一级止痛药是非鸦片类药物（代表药物是复方阿司匹林），二级止痛药是弱鸦片类药物，一级止痛药物不能解除疼痛时可加入弱鸦片类药物（代表药物是可待因），三级止痛药物是在一、二级联合用药仍不能解除疼痛时所使用的强鸦片类药物（代表药物为吗啡）。

（2）对黄疸持久不退者，治疗时所选中药以茵陈蒿汤为主，其中茵陈常用50g。另外可采用10%门冬氨酸钾镁针10～20mL加入10% GS　200mL静滴，也可用强力宁注射液或清开灵注射液适量静滴，每日一次。

（3）对少量腹水者可辨证选用中药，以行气利水为主，加适当化瘀药以达血行则水行的目的。若腹水量大，可用利尿剂、保钾类和排钾类联合用药，代表药为双氢克尿塞和安体舒通（螺内酯片），要求间断用药，并注意补钾。对腹水特别严重者可采用抽放腹水的办法，每次适量，抽后可在腹腔中注射化疗药物来控制腹水。

（4）对上消化道出血者，在辨证基础上加生大黄15g，云南白药0.5g，白芍粉、煅花蕊石各10g，大量呕血时应禁食，中药也禁用。如呕血稍止或势稍缓，可服中药止血药，或生理盐水100mL加入肾上腺素1mg冷冻后口服，每次10～20mL，每日3～4次，并注意监测血压及心率。如大出血不止，可用三腔管止血。

(5) 若出现肝昏迷，可视不同情况施以化痰开窍、凉血清心等药物，在辨证基础上加安宫牛黄丸1粒或紫雪丹1粒或至宝丹1粒，亦可用醒脑静注射液4mL，静脉推注，或用门冬氨酸鸟氨酸针40g/d静滴。

四、中医专方选介

1. 肝癌饮

黄芪、党参、牡蛎各30g，白术、穿山甲各12g，茯苓20g，水煎分两次服，主治本病瘀结兼气阴已虚者。[王伯祥，等. 中医肝胆病学. 北京：中国医药科技出版社，1993：315]

2. 莲花片

半枝莲、蚤休、山慈菇、蜈蚣、三七、牛黄、仙鹤草、莪术等。每日3次，每次6~8片，可连续服用数月至1年，适用于肝热血瘀、肝盛脾虚而正气未全虚者。[周宜强，等. 实用中西医肿瘤内科治疗手册. 北京：中国医药科技出版社，1994：102]

3. 柴胡鳖甲参术汤

柴胡、鳖甲、白芍、半夏、蜜虫、黄芩、桃仁、党参、焦白术、茯苓、砂仁、半枝莲、龙葵、鸡内金、焦三仙、甘草、山核桃等加减，适用于手术不能切除者。[王伯祥，等. 中医肝胆病学. 北京：中国医药科技出版社，1993：315]

4. 肝宁胶囊

人参、黄芪、鳖甲、龟板、三棱、莪术、半枝莲、水蛭、土鳖虫、板蓝根、白芍、白术、延胡索等。诸药合用，有软坚散结、解毒抗癌、扶正祛邪的功能。本药为胶囊，每次4粒，每日3次，连用60天为1疗程。用肝宁胶囊治疗晚期肝癌60例，结果生存率>6个月的有45例，1年以上的有20例。[郑玉玲，等. 中西医肿瘤诊疗大全. 北京：中国中医药出版社，1996：456]

第十六章　胆囊癌

胆囊为胆系原发性恶性肿瘤最常见的位置。胆囊癌占全部胃肠道腺癌中的20%，占所有恶性肿瘤的2%～6%，据临床观察，近年来胆囊癌发病率有上升的趋势。

本病的真正病因尚不清楚，一般与胆囊结石长期存在和胆囊炎的存在等有关。此外，胆汁瘀积与本病的发生也有一定关系。胆囊恶性肿瘤可分为胆囊肉瘤、胆囊继发性癌及原发性癌。胆囊肉瘤又可分为淋巴肉瘤、肌肉瘤、血管肉瘤等。其临床表现主要有右上腹疼痛，黄疸、发热，右上腹肿块及消化道症状。

本病属中医的黄疸、胁痛、积聚、虚劳、痞块等范畴。

一、临床诊断

（一）辨病诊断

本病早期症状不明显，有的仅有慢性胆囊炎症状，早期诊断比较困难；当患者出现腹痛加剧、右上腹包块、黄疸、消瘦等症状时，已属中晚期。故早期诊断对治疗本病很重要，临床上对于胆囊区不适或有疼痛的病人，特别是50岁以上的中老年人并伴有胆囊结石、炎症、息肉者应及时检查，以便早期确诊。

1. 症状

（1）右上腹疼痛：此症状约占84%，因胆囊癌多与胆囊炎、胆结石并存，故疼痛性质多与结石性胆囊炎相似，开始为右上腹不适，继之出现持续性隐痛或钝痛，有时伴阵发性剧痛并向右肩放射。

（2）消化道症状：绝大多数病人出现消化不良，厌油腻，嗳气，胃纳减少，这是由于胆囊功能减退、丧失，不能对脂肪物质进行消化所致。

（3）黄疸：黄疸往往在病程晚期出现。约36.5%的患者由于癌组织侵犯胆管，引起恶性梗塞所致。

（4）发热：25.9%的病人出现发热。

（5）右上腹肿块：病变发展到晚期，右上腹部或上腹部出现肿块的病人约占54.5%。一是因肿瘤迅速增长，阻塞胆管，使胆囊肿大；二是因肿瘤侵犯十二指肠引起梗塞，并同时出现梗阻症状；若肿瘤侵及肝、胃、胰等，也可出现相应部位包块。

2. 体征

（1）黄疸：患者多有皮肤、黏膜黄染，黄染较重，多为阻塞性，一旦黄疸出现，病变多已到了晚期。

（2）右上腹包块：右上腹可触及较为光滑肿大的胆囊，与周围组织无粘连时，移动度大。

3. 实验室检查

化验检查：对胆囊癌的诊断意义不大，无特异表现。

①血常规：可呈白细胞增高，中性粒细胞增高，有的病人红细胞和血红蛋白下降。

②血沉：增快。

③肝功：部分病人胆红素增高，胆固醇、碱性磷酸酶增高。

④腹水：常呈血性。

4. 影像学检查

（1）超声检查

①B超检查：可在胆囊区探及实质性肿块或出现异常波形，早期胆囊癌表现为小结节性，病变一般较小，10～25mm，占90%，显示为隆起性病变。

②彩色多普勒超声检查：在胆囊癌肿瘤内及胆囊壁可探测到动脉血流，且流速很快，与良性肿瘤有显著区别，具有一定的鉴别意义。

③内镜超声（Eus）：Eus能清晰显示囊壁3层图像。胆囊癌常呈乳头状生长，癌组织浸润胆囊壁，使其正常结构遭到破坏。Eus也可探测肿瘤侵犯的深度，有利于早期诊断和提供手术方式。

（2）CT检查：CT检查能够清晰地显示胆囊、胆道局部的解剖关系，对判断胆囊大小、形态、位置，尤其是胆囊壁的显示准确率可达90.9%，显然优于B超。胆囊癌时，常呈局限性，不对称，不规则，腔内面不光滑，可与胆囊炎相鉴别。

（3）磁共振检查（MRI）：MRI 检测较 B 超、CT 更为准确，这体现在①形态上：实块型胆囊癌可见胆囊内有不规则包块。胆囊癌呈浸润型生长时，胆囊壁可呈局限性或弥漫性增厚，胆囊腔缩小，当侵及浆膜腔时，可见胆囊－肝脏组织界面不规则或消失。此征象强烈支持肿瘤的诊断。②信号：肿瘤在 EW 中轴稍高于肝脏的 MR 信号。③胆囊与相邻的肝脏间组织界面消失提示为肝脏受侵；肿瘤与十二指肠间脂肪层消失，提示十二指肠受侵；肝、十二指肠韧带及主动脉受侵，MRI 出现该区的实性肿块，其信号特征同原发灶。

（4）内镜下逆行胆管造影（ERCP）：该方法显示胆囊癌变，诊断率可达 70%～90%，造影后显示胆囊内阴影缺损，胆囊颈管阻塞，胆囊不显影，总胆管或总肝管狭窄、梗阻。但 ERCP 检查约有半数以上胆囊不显影。通过该检查能了解胆管情况，有助于鉴别诊断。

（5）血管造影：通过超选插管法，行胆囊动脉造影，如见到特异的肿瘤血管即可确诊；若胆囊动脉僵直伸曲应高度怀疑本病。但对早期肿瘤不敏感，一旦发现肿瘤血管多属晚期，

（6）细胞学检查

①活检：有三种方法，即 B 超引导下行胆囊病灶部位穿刺，该方法简单易行；胆道子母镜，经皮经胆囊镜检查（PTCCS）。经腹腔镜取活检。后两种方法需有一定设备技术才能完成。

②采取胆汁查脱落细胞：在 B 超指引下行胆囊穿刺，经皮胆管置管引流或经 PTCCS 采集等。采取胆汁癌细胞，对半数以上的胆囊癌可做出诊断，也是对胆囊癌定性诊断的一种可靠方法。

（二）辨证诊断

胆囊癌可分为胆囊肉瘤、胆囊继发性癌及原发性胆囊癌。本病属中医黄疸、胁痛、癥瘕、积聚、虚劳、痞块等病范畴。病名虽有不同，但辨证分型均以病机为依据，辨证诊断合而论之。

1. 肝郁气滞型

（1）临床表现：右胁隐痛，钝痛及胃脘胀痛，嗳气，恶心，腹胀，纳差，或口干，或目黄，身黄，小便黄赤，苔薄，脉弦。

（2）辨证要点：右胁隐痛，钝痛及胃脘胀痛，嗳气，苔薄，脉弦。

2. 痰瘀互结型

（1）临床表现：右胁胀痛或刺痛，胸闷纳呆，恶心呕吐，腹胀乏力，胁

肋下或见积块，或身目俱黄，苔白腻，舌有瘀斑，脉弦滑。

(2) 辨证要点：右胁刺痛、胀痛及腹胀乏力，或身目俱黄，苔腻，舌有瘀斑，脉弦滑。

3. 肝胆湿热型

(1) 临床表现：右胁胀痛，或右肩胛放射痛，胸闷且痛，恶心呕吐，口苦，身目发黄，小便黄赤，苔腻，大便不畅，脉弦滑。

(2) 辨证要点：右胁胀痛，恶心呕吐，身目发黄，小便黄，苔腻，脉弦滑。

4. 肝胆实热型

(1) 临床表现：黄疸胁痛，高热烦躁，口苦口干，胃纳呆滞，腹部胀满，恶心呕吐，大便秘结，小便黄赤，苔黄燥，脉弦滑数。

(2) 辨证要点：黄疸胁痛，高热烦躁，苔黄燥，脉弦滑数。

5. 脾虚湿阻型

(1) 临床表现：面目及肌肤发黄，黄色较淡，右胁隐痛或胀痛绵绵，脘闷腹胀，纳差肢软，大便溏薄，苔白腻，舌淡体胖，脉沉细或濡细。

(2) 辨证要点：面目及肌肤发黄，黄色较淡，右胁隐痛或胀痛绵绵，苔白腻，舌淡体胖，脉沉细或濡细。

6. 气滞血瘀型

(1) 临床表现：右上腹持续性胀痛，有时疼痛剧烈难忍，右上腹可触及肿块，拒按，面色黧黑或黄疸，食欲不振，大便不调，舌质略红，苔薄黄，舌底脉络迂曲，脉弦涩。

(2) 辨证要点：右上腹持续胀痛，有时疼痛难忍，右上腹可触及肿块，拒按，舌底脉络迂曲，脉弦涩。

二、鉴别诊断

主要与胆囊结石、慢性胆囊炎，肝癌及胃肠道恶性肿瘤相鉴别。

胆囊癌病人临床上缺乏特异性表现。多数被误诊为胆囊炎、胆石症。这类病人在出现右上腹痛、右上腹包块或贫血等症状时病情常常已属晚期。近年来诊断水平提高主要依靠现代影像学的进展和对本病认识的加深。

(一) 胆石症

急性胆囊炎和慢性胆囊炎的急性发作：①典型胆绞痛、疼痛、压痛和腹肌痉挛位于右上腹部，右肩有放射痛；②黄疸多见；③无休克征；④血清淀粉酶可稍增高，一般不超过500单位。

（二）胰腺癌

①腹痛：位于上腹部、脐周或右上腹部，性质为绞痛、阵发性或持续性进行性加重的疼痛，向腰背部放射，亦可向前胸及右肩胛部放射。②黄疸：约70%的患者在病程的某一阶段可有黄疸。③体重减轻：90%的患者有迅速而显著的体重减轻。④食欲不振、乏力、呕吐恶心、腹胀、腹泻等。⑤血清总胆红素进行性增高（以直接胆红素增高为主）。⑥血糖增高，伴有糖尿，葡萄糖耐量试验结果异常为最早表现，血清淀粉酶增高，血清碱性磷酸酶增高。

（三）胆管癌

①右上腹部疼痛或上腹部疼痛。②进行性持续性黄疸，表现为进行性梗阻性黄疸。③消瘦，晚期出现恶液质。④全身瘙痒、食欲不振、乏力、发热。⑤消化不良，大便呈白陶土色，尿黄。⑥可扪至肿大的肝脏和肿大的胆囊。

（四）肝癌

①消化功能障碍，食欲明显减退，腹部胀闷，消化不良，恶心，呕吐。②乏力，消瘦，进行性贫血或水肿等。③肝压痛，肝区可有重压感，持续性间歇性疼痛等。④甲胎球蛋白阳性。

三、临床治疗

（一）治疗思路提示

1. 明辨病因病机

本病的发生与肝胆的疏泄功能失调有密切的关系。肝与胆相表里，胆附于肝，二者经脉相连，胆汁来源于肝，受肝之余气而成，注入于小肠，为消化不可缺少的物质。同时贮藏于胆囊内的胆汁也能适时疏泄而下，注之于肠道，以助消化吸收，人体就能气血冲和，健康无恙。若因某些因素，如情志不调，饮食不节，感受毒邪及虫积和水土不服等，可致肝胆疏泄失调，胆汁的分泌和排泄发生障碍，以致胆汁郁滞，气血受阻，毒邪乘虚而蕴结胆腑，即可发而为病。只有弄清病因病机，才能准确、全面地提出治疗方法。

2. 细究辨证施治

临床上在治疗胆囊癌时，首先要辨清初、中、末三期的虚实不同情况。

初期，病邪初起，正气尚强，邪气浅至，适宜攻法；中期，病渐日久，邪气较深，正气相对减弱，适宜攻补兼施；末期，病邪已久，邪气凌盛。正气消残，适宜补法。通常根据病程长短，邪正盛衰，以及伴有症状等以分清虚实主次。若气滞血瘀者，当理气活血；血瘀为主者，当活血化瘀散结，正虚瘀结者，应补正祛瘀；若病人正气大虚，则又当补益气血，培本为主。另外，还应辨清标本缓急，急则治其标，缓则治其本。如剧痛、黄疸加重，剧烈呕吐等，这些症状对胆囊癌来说属标证，应立即加以控制，待标证缓解后，再治疗胆囊癌本证。

3. 中西医结合，加强疗效

中西医结合治疗能提高胆囊癌的疗效，尤其是对于晚期胆囊癌患者，手术效果不理想，化疗敏感性不高者，若合并中医中药治疗，可改善患者一般状况，延长生存期。

中晚期手术后，可辅以中药治疗，通过扶正祛邪、益气养血、调和脾胃，使病人体质得以恢复，辨证施治，化疗与中药合用，可减少化疗药物的毒副作用，提高机体免疫功能，以使病人耐受治疗，取得疗效相加之功效。放疗时配合中药，可减轻放疗的损伤，帮助机体正常功能恢复，增强体质，提高疗效。

（二）中医治疗

1. 内治法

（1）肝瘀气滞

治法：疏肝利胆，化痰导滞。

方药：大柴胡汤合大黄䗪虫丸。

柴胡10g，枳实10g，川厚朴10g，法半夏10g，鸡内金10g，赤芍15g，虎杖15g，瓜蒌皮1g，茵陈30g，半枝莲3g。

（2）湿热蕴结

治法：清化湿热，利胆退黄。

方药：五苓散合茵陈蒿汤加减。

白术10g，泽泻10g，猪苓10g，茯苓15g，车前子15g，茵陈30g，大黄10g，栀子10g，金钱草30g，白花蛇舌草30g，藿香10g，虎杖15g。

（3）肝胆实火

治法：清肝解毒，凉血退黄。

方药：龙胆泻肝汤合黄连解毒汤加减。

龙胆草 10g，黄芩 10g，栀子 10g，柴胡 10g，黄连 10g，车前子 15g，泽泻 10g，木通 10g，牡丹皮 10g，当归 10g，茵陈 30g，赤芍 30g。

（4）痰热互结

治法：健脾化湿，祛痰活血。

方药：温胆汤合四物汤加减。

法半夏 10g，陈皮 10g，茯苓 15g，菖蒲 10g，当归 10g，川芎 10g，桃仁 10g，红花 10g，白术 15g，郁金 10g，柴胡 10g，白花蛇舌草 30g。

（5）脾虚湿阻

治法：健脾和胃，利湿退黄。

方药：参苓白术散加减。

党参 10g，茯苓 15g，白术 15g，薏苡仁 15g，山药 15g，茵陈 30g，桂枝 10g，泽泻 10g，白扁豆 10g，陈皮 10g，砂仁 5g。

（6）气滞血瘀

治疗：疏肝利胆，理气活血。

方药：大柴胡汤加减。

柴胡 15g，枳实 15g，黄芩 16g，赤芍 12g，生大黄 10g，郁金 30g，龙胆草、金钱草各 30g，生山楂 15g，延胡索 10g，牡丹皮 30g。

2. 外治法

（1）敷贴法

①如意金黄散：大黄、雄黄各 30g，天花粉 100g，冰片、生天南星、乳香、没药各 20g，黄柏、姜黄、皮硝、芙蓉叶各 50g，共研细末备用，用时将药末加饴糖调成糊状，摊于油纸上，厚 3～5mm，敷贴疼痛处，隔日换 1 次，2 次为 1 疗程。

②消肿止痛膏：制乳香、制没药、密陀僧、干蟾皮各 30g，龙胆草、铅丹、冰片、公丁香、雄黄、细辛各 15g，煅寒水石 60g，生天南星 20g，大黄、姜黄各 50g。各为细末，和匀，用时取酌量药粉调入凡士林内，贴敷肿块部位，隔日一换。

（2）针灸疗法：可行耳针，取胆、腹、神门、交感等，也可用体针，取足三里、三阴交、胆囊等穴。

（三）西医治疗

1. 外科手术治疗

胆囊癌的治疗以手术切除为主，放化疗几乎无效。临床上所见的胆囊癌大多为晚期患者，所以手术切除率低，切后疗效差，因此早期发现胆囊癌，继而实行正确的外科手术是治愈本病的关键。

（1）胆囊切除根治术：适应于隐匿型胆囊癌，即癌组织仅侵犯黏膜的原位癌，包括 Nevin 分期Ⅰ、Ⅱ期。该期 5 年治愈率达 84% ~90%。

（2）胆囊癌的扩大根治手术：适应于术中已明确为胆囊癌，癌变已侵犯浆膜层，有或无局部转移，尚有可能做手术切除者。其效果，总体 5 年生存率为 65%。

（3）晚期胆囊癌的姑息手术：适应于不能手术切除的胆囊癌病人。其效果，5 年生存率很低，为 2% ~5%，80% 以上的病人有可能在 1 年内死亡。

2. 化学药物治疗

本病对各种化疗药物均不敏感，且难以观察疗效，但近年来随着化疗药物的不断开发，对根治术后化疗和不能手术者，或术后复发的患者，化疗都有一定的疗效。

适应证：不宜手术或放疗的各期病人；晚期及广泛转移的患者，骨髓、肝、脾、肺、肾功能正常；手术或放疗后的巩固治疗，或手术、放疗后复发或转移的患者。

（1）单药化疗

5 - 氟尿嘧啶（5 - Fu）：可静脉注射和静脉滴注。静注用量 10 ~ 15mg/kg，每周 1 次，每疗程总量 5 ~7g。

阿霉素（ADM）：静脉注射 $50mg/m^2$，每 3 周 1 次，总量为 300 ~450mg。主要毒性为骨髓抑制、心脏毒性、脱发等。尤其是对心脏毒性应引起重视，要及时给予维生素 B_6，辅酶 Q_{10} 或强心苷等。可降低该药对心脏的毒性作用。

丝裂霉素（MMC）：本品可静脉注射，每次 4 ~6mg，用注射用水或生理盐水 10 ~20mL 溶解，每周 1 ~2 次，以 40 ~60mg 为 1 疗程。主要毒性为骨髓抑制、胃肠道反应、肝肾功能障碍、脱发等，尤其是血小板下降较为显著，有的病人可有出血现象，恢复也较慢。所以，在用丝裂霉素的过程中要密切观察血小板的变化，及时纠正其毒性反应。

（2）联合化疗

FMA 方案：

5－氟尿嘧啶 600mg/m^2，于疗程的第 1、8、29、36 日静脉滴注。

阿霉素 30mg/m^2，于疗程第 1、29 日静脉注射。

丝裂霉素 6mg/m^2，于治疗第 10 日静脉注射。

6 周 1 疗程，休息 4～6 周，行第 2 疗程，25% 有效。

FAB 方案：

5－氟尿嘧啶 400～600mg/m^2 于治疗第 1、22 日，200～400mg/m^2 于第 4、26 日静脉注射。

阿霉素 60mg/m^2 于第 1 日，45mg/m^2 于第 22 日静脉注射。

卡氮芥 150mg/m^2 于第 1 日静脉注射。

4 周 1 疗程，治疗有效率 40% 左右，平均生存 11 个月。

FM 方案：

5－氟尿嘧啶 500mg/m^2，静脉滴注，第 1～3 日。

丝裂霉素 6mg/m^2，静脉注射，第 1～3 日。用药 3 日为 1 周期，休息 4～5 周可重复 1 次，4～6 个周期为 1 疗程。

3. 并发症的治疗

（1）合并感染的治疗

①诊断要点：病程中突然出现发热；黄疸较前严重；右上腹持续疼痛，莫非氏征阳性；白细胞明显升高；B 超检查有急性炎症表现。

②治疗方法：

抗生素：抗生素的选择应以抗革兰氏阴性杆菌为主兼顾球菌和厌氧的药物联合应用。一般首选庆大霉素 40～60 万 U/d，加入 1000mL 液体内静点；若肾功能不好，选用氨苄青霉素（6～12g/d）加盐水分次静点；或头孢噻肟钠 2g/d 加入 50～100mL 液体内静点；或选用先锋霉素 V　4～6g/d 分次静点。

中药治疗：多采用大柴胡汤加减：柴胡 15g，黄芩 10g，郁金 30g，茵陈 30g 生大黄 10g，赤芍 15g，川楝子 15g，金银花 30g，每日 1 剂。

积极应用利胆药物：如消炎利胆片，4 片/次，每日 3 次口服；清肝利胆口服液 2 支/次，每日 2 次，口服等，有梗阻者尽快解除。

（2）合并疼痛的治疗

①诊断要点：右上腹间歇性或持续性疼痛，性质为钝痛或绞痛，进食油

腻食品时疼痛加重，疼痛可向右肩、背部和右胸部放射，疼痛常影响患者的进食和睡眠。因此，积极有效地治疗疼痛，可以改善患者的生存质量。

②治疗方法。复方止痛胶囊：其成分为安定 5mg，颅痛定 60mg，谷氨酸片 0.6g，维生素 $B_6$20mg，共研末装入胶囊内，1 次服 1～2 粒，每日 3～4 次。中药复方止痛散：三七 30g，重楼、延胡索、山慈菇、芦根、黄药子、川乌各 30g，冰片 6g，诸药共研细末，每次 3g，1 日 3 次。外用药物止痛：冰香止痛液、止痛膏等。鸦片类药物的应用，上述药物应用无效时，应及早应用可待因片、吗啡片等。

（3）合并胆道梗阻的治疗

①诊断要点：患者高度黄染，黄疸呈进行性加重，伴有药物治疗不佳的皮肤瘙痒；血中总胆红素持续明显升高，尿呈茶色，尿中胆红素增多；纳差、消瘦、恶心、呕吐、大便呈陶土色；B 超提示梗阻以上胆管扩张；CT 扫描，可清晰提示梗阻部位。

②治疗方法：经皮经肝穿刺胆管引流，在 B 超引导下插管引流，减轻或消除黄疸；经十二指肠镜下插管胆道内引流；外科手术放置 T 形引流管。

（4）合并肝脓疡治疗

①诊断要点：患者在病程中出现发冷发热，体温持续不退，用退热药效果不佳；肝区持续性疼痛，隐痛、钝痛或跳痛；伴有消化道症状，纳差，厌食或恶心、呕吐、厌油腻；精神差，衰竭快；白细胞增高；B 超检查，可提示脓疡前期或脓疡的改变。

②治疗方法：大量抗生素的应用，可选用广谱足量抗生素，如氨苄青霉素 3g 加盐水 20mL，4～6 小时静注 1 次，或用先锋 V 等。一般要两种抗生素联合应用。B 超引导下肝穿刺引流，将脓液引出，可局部应用抗生素。中药治疗：清热祛瘀解毒。用金银花 60g，蒲公英、天花粉、赤芍、牡丹皮、郁金各 30g，大黄、桃仁、红花各 10g，水煎服，每日 1 剂。对于脓液浓稠，或脓肿大者，可行外科切开引流术。

四、中医专方选介

1. 鳖甲煎丸（《金匮要略》）

主要成分：鳖甲、射干、黄芩、柴胡、鼠妇、干姜、大黄、芍药、桂枝、葶苈子、石韦、川朴、牡丹皮、瞿麦、半夏、䗪虫、蜣螂等。该药具有软坚散结、活血行气、解毒抗癌的作用。适用于右上腹包块，胁肋疼痛，舌质暗，苔腻，脉弦细。水丸，每次3g，每日3次，口服。

2. 利胆止痛片

药物组成：茵陈、板蓝根、蒲公英、柴胡、川楝子、枳壳、苍术等。全方具有清热解毒，利胆的功效，对胆囊患者出现右上腹疼痛，黄疸，口苦，咽干，纳差，舌质红，苔黄腻，脉滑数者有效。每片含生药1g，每次6片，每日3次。

第十七章 胰腺癌

胰腺癌是常见消化系统恶性肿瘤之一，多发生于40～70岁，男性比女性多10倍，据临床报道，近年来发病率有不断增高趋势。胰腺癌多发生在胰头部，约占80%，仅少数发生在胰体和胰尾。本病的病因迄今尚未阐明，一般认为可能由于多种因素如：吸烟、饮酒、饮食、环境、内分泌代谢、遗传等长期共同作用的结果。

胰腺癌的常见症状有上腹痛、黄疸和消化道症状。胰腺癌属于中医学“伏梁”的范畴。与古人所说的“瘤”“积聚”“痞块”“黄疸”“腹痛”等病颇为相似。

一、临床诊断

（一）辨病诊断

1. 症状

腹痛、进行性消瘦、黄疸，消化道症状如恶心、呕吐、便秘、腹泻等。

2. 体征

右上腹触及肿块。脐周或左上腹听到吹风样血管杂音。典型胰腺癌可见消瘦，上腹压痛与黄疸，肝大、胆囊肿大，腹水。

3. 实验室检查

（1）血清胆红素升高，以结合胆红素为主。

（2）血清碱性磷酸酶、γ－谷氨酰转肽酶、乳酸脱氢酶、5－核苷酸酶、亮氨酸氨肽酶及脂蛋白－X等均可升高。

（3）深度黄疸者尿胆红素阳性，尿胆原阴性。

（4）粪便可呈灰白色，粪胆原含量减少或消失。

（5）胰癌胚胎抗原阳性。

（6）糖抗原CA19－9值显著升高。

3. 影像学检查

（1）B 型超声波扫描：为本病最理想的自选检查方法。声像图可见局限性胰腺肿大，边缘不光整，呈不均匀低回声或弱回声或强弱不一的回声及胰管扩张等，胰头癌尚可见胆囊大及胆总管、肝内胆管扩张。胰头癌的诊断符合率可高达 94%，体尾癌为 70%，但尚不能检查出 <2cm 的肿瘤，有时难与慢性胰腺炎区别。在超声引导下做经皮细针穿刺活检和细胞学检查，诊断正确率可提高至 100%。

（2）X 线钡餐造影：可间接反映肿瘤位置、大小及胃肠受压情况。胰头癌可见十二指肠曲扩大或十二指肠降低段内侧呈反“弓”形等征象。应用十二指肠低张造影则观察更清晰。

（3）内镜逆行胰胆管造影：可观察十二指肠壁及壶腹有无癌肿浸润，插管造影可发现胰胆管受压、狭窄、中断、突然变细的部位和范围，或胰管移位、不显影等。诊断正确率可达 85% ~90% 以上。

（4）选择性动脉造影：经腹腔动脉或肠系膜上支流造影可显示胰腺肿块和血管推压移位情况，有助于判断病变范围和手术切除的可能性。

（5）计算机 X 线断层摄影（CT）检查：可见胰腺开口变异、局限性肿大，胰周脂肪消失，大血管受压，淋巴结转移等图像，其诊断价值与 B 超相似。

（6）MRI 显像：根据质子密度显像，对鉴别良、恶性肿瘤有意义。胰腺癌的 MRI 显示 T_1 值更高，如同时有胆管阻塞，则认为是胰腺癌的特异性表现。

（7）腹腔镜检查：在腹腔镜直视下，切开小网膜或大网膜后可将腹腔镜插入网膜腔直接观察胰腺。胰头癌的征象为胆囊明显增大，绿色肝、胃窦部大弯侧有不整齐的块状隆起及变形，右胃网膜动静脉及胰十二指肠上动脉曲张和肝脏及腹腔转移等改变。胰腺体、尾部癌的直接征象为胰腺肿块、表面有不整齐的小血管增生伴血管中断、狭窄和质地坚硬等方面改变。间接征象如胃冠状静脉和胃大网膜静脉曲张，网膜血管走行紊乱，绿色肝及胆囊增大等。

（二）辨证诊断

胰腺癌属于中医学“伏梁”的范畴。与古人所说的“瘤”“癥”“积”“痞块”“黄疸”“腹痛”等症均有相似之处。总的病机为气滞、血瘀、湿热等，辨证诊断的分型以此为据，合而论之。

1. 湿热毒盛型

(1) 临床表现：食欲不振，上腹部胀满，胁部刺痛，黄疸呈黄绿色，皮肤瘙痒，恶心呕吐，大便秘结或呈灰白，小便短赤，舌苔黄腻，脉弦数或弦滑。

(2) 辨证要点：食欲不振，上腹胀满，胁痛，黄疸，舌苔黄腻，脉弦数。

2. 气滞血瘀型

(1) 临床表现：上腹或右上腹部痛，夜晚痛甚，或伴恶心呕吐，纳食减少，或触及癌肿包块，面色黧黑，消瘦乏力，舌苔厚腻，舌质紫暗，脉细涩或弦细。

(2) 辨证要点：上腹或左上腹部痛，夜晚痛甚，或触及癌肿包块，面色黧黑，消瘦乏力，舌质紫暗，脉细涩。

3. 脾虚湿阻型

(1) 临床表现：神疲乏力，胸脘胀满，纳差，便溏，舌苔白腻，脉缓或濡。

(2) 辨证要点：神疲乏力，胸脘胀满，纳差便溏、舌苔白腻。

4. 阴虚内热型

(1) 临床表现：低烧不退，精神疲惫，上腹隐痛，咽干口燥，舌红少津，脉细弱或细数。

(2) 辨证要点：低烧不退，上腹隐痛，咽干口燥，舌红少津，脉细弱或细数。

二、鉴别诊断

（一）慢性胰腺炎

以缓起的上腹部胀满不适、消化不良、腹泻、纳差、消瘦等为主要临床表现。常呈慢性病程，有反复的急性发作史，脂肪泻较著，而黄疸少见，病情亦不是进行性加重及恶化。X线腹部平片或B超和CT检查发现胰腺部位的钙化点，有助于慢性胰腺炎的诊断。

（二）Vater壶腹癌和胆总管癌

胆总管、Vater壶腹和胰头三者的解剖位置邻近，三者发生的癌肿临床表现彼此十分相似，但在外科手术疗效和预后方面，胆总管和壶腹癌远比胰头癌为好，故鉴别诊断仍十分必要。前两种癌肿属十二指肠降部癌肿，远比胰头癌少见。仅短期内有上腹饱胀、腹痛等症状，可有绞痛，但极少反复发作，腹部肿块少见，多见上消化道出血，转移较晚。X线、B超、逆行胰胆管造影等检查可资鉴别。

三、临床治疗

（一）治疗思路提示

1. 同病异治，分期进行治疗

胰腺癌的治疗必须分清初、中、末三期，初期虽属邪实，但正气尚未大虚，治宜祛邪为主；中期邪气盛而正气渐弱，邪盛正虚，治宜攻补兼施；后期属正虚邪恋，以扶正培本为主。

2. 辨清标本缓急，及时处理

在胰腺癌的病程中，常出现危急症候，如癌肿的压迫或阻塞，胆汁和胰液分泌排泄障碍，可出现急黄；毒邪蕴结，气血阻滞不通，可出现持续绞痛；癌毒灼伤脉络而出现胃肠道出血则应及时处理。

3. 分型论治与抗癌治疗相结合

胰腺癌临床常见有湿热毒盛、气血瘀滞、脾虚湿阻和阴虚内热等四型，治疗以清热利湿、理气活血为主。由于胰腺癌的发展较快，病情重，症状复杂，临床上要时刻注意病情的发展，根据症状的变化认真细致地辨证论治，才能收到好的效果。另外，不论各型，在治疗时均应加入常用的抗癌中药以提高疗效。常用的治疗胰腺癌的抗癌中药有莪术、三棱、半边莲、龙葵、鳖甲、全蝎、蜂房、料姜石、瓦楞子、蒲公英、金银花、连翘、昆布、海藻、白花蛇舌草、大黄等。

（二）中医治疗

1. 内治法

（1）湿热毒盛

治法：清热解毒利湿。

方药：茵陈蒿汤合黄连解毒汤。

茵陈30～60g，栀子15g，大黄10g，黄连3g，黄芩10g，黄柏10g。

加减：毒热炽盛加山豆根、蜀羊泉、紫花地丁；癌肿坚硬，可加莪术、瓦楞子、料姜石；疼痛明显者加五灵脂、延胡索、三七。

（2）气血瘀滞

治法：活血化瘀，软坚消癥。

方药：膈下逐瘀汤合鳖甲煎丸。

五灵脂10g，当归20g，川芎10g，桃仁10g，牡丹皮10g，赤芍10g，延胡索3g，甘草9g，香附10g，红花10g，枳壳10g，炙鳖甲30g，射干、黄芩、鼠妇、干姜、大黄、桂枝、石韦、厚朴、瞿麦、紫葳、阿胶各10g，柴胡、蜣螂各20g，白芍、牡丹皮、䗪虫各15g，人参3g，半夏、葶苈子各10g，蜂房15g，赤硝30g。

加减：癌肿坚硬，可酌加三棱、莪术、硇砂、白矾等软坚散结，消坚硬之积；正气虚弱者可加黄芪、党参、白术等益气健脾之品；食欲不振加鸡内金、神曲、山楂、麦芽等以助消化。

（3）脾虚湿阻

治法：健脾化湿和中。

方药：香砂六君子汤加减。

木香10g，砂仁10g，人参10g，白术、茯苓各20g，炙甘草6g。

加减：面白、肢冷阳气虚衰者加炮附子、肉桂；疼痛明显者加川楝子、延胡索。

（4）阴虚内热

治法：滋阴清热。

方药：一贯煎加减。

北沙参10g，麦冬10g，当归20g，生地黄25g，枸杞子30g，川楝子5g。

加减：舌红而干加石斛；肿块胀痛，按之坚硬加鳖甲、龟甲、牡蛎、瓦楞子；口渴加天花粉、生石膏、知母；疼痛加生白芍、甘草。

2. 外治法

（1）针刺治疗：取三阴交、太冲、公孙穴（均双侧），常规皮肤消毒，快速进针，有明显的酸、麻、胀感后，留针10分钟。5～7天为1疗程。用于止痛。

（2）耳针：取交感、神门、三焦、脾穴（均双侧），用耳穴针中度刺激，每日1次，5天为1疗程。用于止痛。

（3）敷贴法

①黛竭消瘤散：雄黄 60g，明矾 60g，冰片 10g，青黛 60g，皮硝 60g，乳香 60g，没药 60g，血竭 30g。研细末和匀，分成 60g 或 30g 每包。每次 1 包，用米醋和猪胆汁各半调成糊状，外敷患处，干后再蘸，保持药面湿润，每日 1 次，每次敷 8 小时。用于止痛。

②止痛抗癌膏：三七 10g，蚤休 10g，延胡索 10g，芦根 20g，黄药子 10g，川乌 6g，冰片 8g，紫皮大蒜 100g，麝香少许。将上药共研细粉混匀，过 100 目筛，用大蒜汁将药物调成膏剂，外敷疼痛处。每 24 小时换 1 次药。

③镇痛灵：蟾酥 2g，细辛 3g，生草乌 6g，生半夏 15g，生天南星 10g。将上药研末，过 100 目筛，和匀。每次 2.5g，撒布于癌痛部位，外用阿魏消痞膏敷贴，隔日换药。外用 7 次为 1 疗程。

（4）艾灸药方组成：沉香、乳香、羌活、干姜、炮山甲、冰片、没药各 5g，麝香 0.5g。共研细末，加艾绒 150g 制成艾条，先针后灸。所取穴位：天突、章门、中脘、涌泉。此乃安徽一民间方，有化瘀止痛之功，对胰腺癌有疗效。

（三）西医治疗

胰腺癌的治疗仍以争取手术根治为主，对不能手术根治者常做姑息手术或放射治疗、化学治疗和对症治疗。

1. 外科治疗

早期手术切除是治疗胰腺癌最有效的措施。但已有临床症状、经过检查确诊者多属晚期胰腺癌，手术切除率只有 10% ~20% 。手术方式有下列几种；

（1）胰、十二指肠切除。

（2）扩大根治术。

（3）姑息性手术：①针对黄疸有胆囊空肠吻合术、胆总管空肠吻合术、经皮肝穿刺胆管引流术等。②针对腹痛有人主张在手术中应用 50% 酒精或 6% 石炭酸注射到腹腔内神经丛或做腹腔神经切断术。③针对肠道梗阻可做胃空肠吻合术。

2. 放射治疗

随着放疗技术不断改进，胰腺癌放射治疗的疗效有明显提高，常可使症状明显改善，存活期延长。可进行术中、术后放疗，佐以化疗。对无手术条件的患者可做高剂量局部照射及放射性同位素局部植入照射等。

3. 化学治疗

对不能切除的胰腺癌患者，在姑息疗法基础上就争取给予适当化疗。可选用下列单一或联合化疗方案。

（1）5－氟尿嘧啶（5－Fu）：是治疗胰腺癌的首选药物，应用最为广泛，常采用500mg/d 静注，连续5 天，随后隔日静注250mg。必要时可在2 周后重复治疗，总剂量可达7.5～10g。

（2）SMF 方案：链脲霉素第 1、2、5 及 6 周分别静注一次，剂量为 $1g/m^2$，丝裂霉素 $10mg/m^2$，第一周静注；5－Fu 第 1、3、5 及 6 周分别静注一次，剂量为 $600mg/m^2$。第 9 周开始重复一个疗程。

（3）FAM 方案：5－Fu 第 1、2、5 及 6 周，各 $600mg/m^2$ 静注。阿霉素 $30mg/m^2$，第 1、5 周静注；丝裂霉素 $10mg/m^2$，第 1 周静注。碘 125 粒子经皮微创植入治疗。

4. 对症治疗

支持治疗对晚期胰腺癌及术后患者均十分重要，可选用静脉高能营养和氨基酸液输注以改善营养状况；给予多种维生素；也可给予胰酶片、多酶片等口服。中链脂肪酸的应用可减轻脂肪泻。黄疸持久不退者可静滴维生素 K_1、门冬氨酸钾镁、甘利欣等。目前认为阿司匹林对胰腺癌止痛效果最好。

5. 免疫治疗

生物细胞、免疫增强剂应用，可有效提高机体免疫力，提高患者生存质量。

四、中医专方选介

1. 青黄金菊散

青黛 12g，人工牛黄 12g，紫金锭 6g，野菊花 60g，本方清热解毒，主治胰腺癌。研末，每日 3 次冲服，每服 3g。安徽省人民医院肿瘤科单纯用本方治疗 4 例胰腺癌，其中剖腹探查 2 例，1 例存活 9 个月，1 例存活 1 年余，临床诊断 2 例治后各存活 3 年 6 个月和 5 年以上。［郭岳峰．癌症独特秘方绝招．北京：中国医药科技出版社，1996：3］

2. 柴胡龙胆汤

龙胆草 6g，栀子 9g，黄芩 9g，黄连 3g，茵陈 15g，生地黄 12g，柴胡 12g，丹参 12g，大黄 9g，蒲公英 15g，白花蛇舌草 30g，土茯苓 30g，薏苡仁

30g，茯苓 12g，郁金 12g，本方清热解毒、活血化瘀，主治胰腺癌。水煎服，日一剂。以本方辨证治疗中晚期胰腺癌42例，治疗后生存5年以上者2例，4~5年3例，3~4年6例，2~3年10例，1~2年17例；5年生存率为4.8%，2年生存率为50%，1年生存率为90.5%；治疗后患者临床症状均有不同程度减轻、好转或消失，黄疸消退。[郭岳峰．癌症独特秘方绝招．北京：中国医药科技出版社，1996：3]

3. 铁树牡蛎汤

煅牡蛎30g，夏枯草 15g，海藻 15g，海带 12g，漏芦 12g，白花蛇舌草 30g，铁树叶 30g，当归 12g，赤芍 12g，丹参 18g，党参 15g，白术 12g，茯苓 15g，川楝子9g，郁金 9g。本方活血化瘀，软坚消癥，主治晚期胰腺癌。水煎服，日1剂。以本方为主治疗 17 例胰腺癌存活 2 年以上的有 4 例，占 23.53%；3 年以上的2例，占11.76%。[郭岳峰．癌症独特秘方绝招．北京：中国医药科技出版社，1996：3]

第十八章　大肠癌

大肠癌是我国常见的恶性肿瘤之一，包括结肠癌与直肠癌。大肠癌的发病原因尚未完全阐明。

大肠癌初期症状不明显，随着病情发展会出现排便习惯（如次数增多）及粪便性质（大便带血、黏液）、形状（便形变细）等的改变、肛门坠痛、里急后重和腹痛、腹泻、腹部肿块，肠梗阻以及乏力、消瘦、贫血等全身性症状。中医学虽无大肠癌的病名，但按其不同的临床表现，可分别归入“肠积”“积聚”“癥瘕”“脏毒便血”“下痢”“锁肛痔”等范畴。

一、临床诊断

（一）辨病诊断

1. 症状

早期大肠癌多无症状，随着癌肿的增大与并发症的发生才出现症状。主要症状有：

（1）排便习惯与粪便性状改变：常有腹泻，粪便糊状或黏液便，或有便秘，腹泻与便秘交替；常有便血或有痢疾样脓血便，里急后重，粪便变细。

（2）腹痛：由于癌肿糜烂，继发感染可致肠痉挛，或继发肠梗阻，或晚期有腹膜后转移，浸润腰骶神经丛时常有腰骶尾部持续性疼痛。

（3）腹部肿块：大肠癌腹部肿块以右腹多见，肿块质硬。

（4）全身症状：有贫血、消瘦、发热、黄疸、腹水以及恶病质等。

2. 体征

直肠指诊：在我国，下段直肠癌远比国外多见，绝大部分直肠癌可在直肠指诊时触及，是早期发现直肠癌的重要检查方法。直肠指诊可扪及肠腔内菜花状硬块，或边缘隆起中心凹陷的溃疡，或肠腔环状狭窄，指套常染有黏液或血。

3. 实验室检查

（1）大便潜血试验：此项试验无特异性，但可用于对高危人群的定期检查。多次做大便常规及隐血试验，若发现脓细胞、红细胞、隐血试验阳性，则必须进一步检查确诊。

（2）血清癌胚抗原（CEA）及肠癌相关抗原（CCA）测定：国外学者对CEA理化特性、分子结构进行了大量研究，CEA虽非结肠癌所特有，但多次检测观察其动态变化，对大肠癌的预后估计及监测术后复发有一定意义。1995年国内报道一组食管、胃、肠、肝恶性肿瘤500例中，CCA总阳性率为36.6%，其中结肠癌CCA阳性率为40.0%，直肠癌为28.3%。

4. 影像学检查

（1）乙状结肠镜检查：国内77.7%的大肠癌发生在直肠和乙状结肠，常用的乙状结肠镜管长30cm，可直接见到直肠和乙状结肠中段以下的肿瘤。

（2）纤维结肠镜检查：可观察全部结肠，直达回盲部，直视下钳取可疑病变，或收集冲洗液或擦刷下来的脱落细胞进行细胞学检查，有利于早期及微小结肠癌的发现。

（3）钡灌肠X线检查：是检查结肠癌有效的常规方法之一，但普通钡灌肠X线检查对较小的大肠癌易漏诊。应用气钡双重造影技术，可清楚显示黏膜破坏、肠壁僵硬、结肠充盈缺损、肠腔狭窄等病变，提高诊断正确率。

（4）超声扫描检查：直肠内超声扫描可清晰显示直肠肿块范围大小、深度及周围组织情况，可分辨直肠壁各层的微细结构，检查方法简单，可迅速提供图像，对选择手术方式，术后随访有否复发有一定帮助。

（5）CT扫描检查：CT检查对了解肿瘤肠管外浸润程度以及有无淋巴结或肝脏转移有重要意义，对直肠癌复发的诊断较为准确。

（二）辨证诊断

中医学认为肿瘤是全身性疾病的局部表现，是一类病而不是一个病。中医学对大肠癌的记述散见于“肠积”“脏毒便血”“癥瘕”“下痢”“锁肛痔”“积聚”“肠蕈”“肠风”等疾病的范围之内。以上病名虽不相同，但辨证分型均以病因病机为据，故辨证诊断合而论之。

1. 湿热下注型

（1）临床表现：腹部阵痛，下痢赤白，里急后重，肛门灼热下坠，腹部包块，或有发热恶寒，口干发渴，全身违和，舌质红，苔黄腻，脉滑数。

（2）辨证要点：腹部阵痛，下痢赤白，里急后重，肛门灼热下坠，舌质红苔黄腻，脉滑数。

2. 毒邪壅盛型

（1）临床表现：食欲不振，烦热口渴，腹胀腹痛，泻下脓血色紫暗量多，舌质红，黄或黄燥，脉洪数。

（2）辨证要点：烦热口渴，腹胀腹痛，泻下脓血紫暗量多，苔黄燥，脉洪数。

3. 瘀血内阻型

（1）临床表现：腹部肿块，疼痛持续而固定，面色晦暗，消瘦，便血呈暗红色，舌质暗紫有瘀斑、瘀点，脉涩或弦，结代。

（2）辨证要点：疼痛位置固定不移，面色晦暗，舌质暗紫有瘀点，脉涩或结代。

4. 气血两虚型

（1）临床表现：面色不荣，唇甲无华，少气无力，口淡无味，纳差脘满，脱肛下坠，消瘦或恶液质，舌质淡苔薄白，脉沉细无力。

（2）辨证要点：面色不荣，唇甲无华，少气无力，舌淡脉细。

5. 脾肾阳虚型

（1）临床表现：面色苍白，倦怠无力，形寒肢冷，纳差，腹胀腹痛，五更泄泻，舌体胖，苔薄白，脉沉细无力。

（2）辨证要点：面色苍白，五更泄泻，形寒肢冷，舌体胖，脉沉细无力。

6. 肝肾阴虚型

（1）临床表现：形体消瘦，头晕耳鸣，五心烦热，失眠多梦，腰酸腿软，便秘或有腹痛，舌质红绛少苔，脉弦细或细数。

（2）辨证要点：形体消瘦，头晕耳鸣，五心烦热，便秘，舌质红绛少苔，脉弦细或细数。

二、鉴别诊断

（一）克隆病

本病又称为局限性肠炎。病因不明，好发于末端回肠和右半结肠，以腹痛、腹泻、肠梗阻为主要症状。粪便常无鲜血。X 线和纤维内镜检查可资鉴别。

（二）溃疡性结肠炎

本病又称为慢性非特异性溃疡性结肠炎，是一种原因不明的直肠和结肠慢性炎性疾病。主要临床表现为腹泻，黏液脓血便，腹痛和里急后重等。X线钡剂灌肠与结肠镜检查对鉴别诊断有价值。

（三）直肠结肠息肉

大肠息肉多位于乙状结肠或直肠，男性多于女性，发病率随年龄而增长，单发多见。多数病人无症状，少数有腹部不适，腹胀或大便习惯改变，可出现黑便或便血。大的息肉可引起肠套叠、肠梗阻或严重腹泻。依靠X线钡剂检查、内镜检查和直视下活组织检查可确诊。

（四）慢性肠阿米巴病

病变以近端结肠为主，以腹痛、腹泻、果酱样便为主要症状，粪便中可找到溶组织阿米巴包囊或滋养体，用抗阿米巴药物治疗有效。

（五）肠结核

病变部位主要涉及回盲部，有时累及临近结肠。常见临床表现为发热、盗汗、消瘦、腹痛、腹部肿块等。腹块常固定于右下腹，有压痛。结核菌素试验阳性，抗结核药物治疗有效。组织学检查发现干酪性肉芽肿，可见到结核杆菌，依此获得确诊。

（六）血吸虫肠病

本病有腹痛、腹泻等症状，有肝、脾肿大等体征，血中嗜酸性粒细胞增多。有与流行区疫水接触史，粪便中可检出血吸虫卵或孵化毛蚴阳性。内镜下见到黏膜下黄色颗粒等典型病变，直肠黏膜活组织压片低倍镜检可找到虫卵。有效的抗血吸虫病治疗症状好转。

（七）慢性细菌性痢疾

本病有腹痛、腹泻、黏液脓血便等症状。患者常有急性细菌性痢疾史，从粪便、直肠拭子或内镜检查时所得的渗出物进行培养，可分离出痢疾杆菌。抗菌治疗有效。

（八）阑尾脓肿

本病主要表现为右下腹疼痛，发热，麦氏点压痛，白细胞计数升高显著，腹泻少见，与大肠癌不难鉴别。但有时仍需剖腹探查。

三、临床治疗

（一）治疗思路提示

1. 同病异治，辨证与辨病相结合

癌是一类常见病、多发病，西医学认为无论哪种癌症都有其一定的生物特性，大致相同的发生、发展规律，有其形态学变化的共同基础及病理生理、生化改变的共同规律，这些都是辨病的基础。我们在辨病的同时一定要结合中医的证来进一步分清该病属于哪一个证型，这个证型会发生哪些变化，只有做到这些才能更好地辨证施治，以取得更好的疗效。如大肠癌患者因个体差异和病理不同，可以表现为多个不同的类型，如湿热型、瘀毒型、脾肾阳虚型、气血两虚型、肝肾阴虚型等。只要很好地把辨病与辨证结合起来，不但能从宏观到微观，从局部到整体，诊断清楚是哪种癌症，而且还可进一步分清是哪种类型，气血、脏腑损伤的程度，正邪胜负进退的变化，这对于治疗与预后非常重要。

2. 扶正祛邪，因人因时制宜

扶正即补法，适用于以正虚为主的患者，祛邪即攻法，适用于以邪实为主的患者。正确处理两者的关系在治疗大肠癌中有着重要意义。一般来说，早期大肠癌，正盛邪实，应采取以攻为主，以补为辅的治疗原则，可用清热利湿解毒、化瘀软坚散结等法；中期因机体受到显著消耗，应采取攻补兼施的原则；晚期因肿瘤已发展到严重阶段，气血不足，阴阳失调，机体明显衰弱，此时必须补益气血、阴阳，调整机体，增强抗病能力，故应以补为主。正确处理攻补关系，因时而治，是提高治疗大肠癌效果的重要手段。

3. 顾护“先后天”，治病要求本

中医认为脾主运化，胃主受纳，为气血化生之源，是后天之本。通常大肠癌随着病情发展，肿瘤内毒素的作用或放疗、化疗的作用，每每使脾胃受损，从而出现消化道症状，使得气血来源不足，加上肿瘤的消耗，常易引起恶病质。脾胃功能的减退为进一步治疗带来了更多困难，再继续使用攻伐药物，会使脾胃更加受损，因此保护脾胃对治疗大肠癌很重要。只有脾胃功能正常，气血来源充足，才能提高机体抗肿瘤及耐攻伐之品的能力。肾为先天之本，内藏元阴元阳，是人体生命的源泉。老年人之所以易患癌症，其原因

之一，就是肾气逐渐减弱，使各脏腑功能、气血阴阳容易失调，引起疾病或病情进一步恶化。研究表明，补肾药物可以增强肿瘤患者的细胞免疫功能和免疫监视作用并提高和调节内分泌功能，所以固先天之本，也是治疗大肠癌的一个重要方面。

4. 综合治疗，消除顽疾

由于肿瘤是全身性疾病，症状复杂，所以治疗时应从整体着手，综合治疗，千方百计消灭痼疾。

首先，应把中西医治疗相结合。这种结合在临床上应用方法很多，例如大肠癌术前术后的中药治疗，放、化疗前后的中药治疗，以及这些治疗告一段落后的中药治疗等，其效果均明显优于单中医或单西医的治疗方法。通过中西医相结合，可以使患者术后恢复较快，不易复发，可以迅速减轻放、化疗后的毒副作用，并可延长生存期。中医与西医相结合，发挥了自己扶正的优势，而补其祛邪之不足；西医与中医相结合，则发挥了自己祛邪的特长，补其扶正之不足，同时又克服了毒副作用。所以，只有中西医治疗相结合才能做到攻补兼施，充分发挥各自的巨大潜力。

其次，应将传统的辨证论治与民间单方、偏方、验方治疗相结合。中医辨证论治是传统的治疗方法，治疗大肠癌自然也不例外，但是在民间流传着不少行之有效的治疗大肠癌的单方、偏方、验方及中草药，这些方药确有一定的效果，而且简便易行。例如蟾蜍酒口服或灌肠治疗大肠癌，青根饮口服治疗大肠癌等。但是这些单、偏、验方和单味中草药有它自身的局限性，治疗时不能单靠一方一药，必须与辨证论治的其他方药相结合。另外，这些药物本身具有不同的性、味和功能主治，也应根据患者的不同情况具体辨证，即寒、热、虚、实等证型加以选用。所以，只有把辨证论治原则与单、偏、验方的运用有机结合起来，才能达到取长补短的目的。

再次，应把内治与外治相结合。内治一般指内用药物，外治多指外用膏药、手术切除、放射治疗等方法。大肠癌最常见的症状就是便血、腹痛和腹块，晚期往往出现恶病质，这些症状的解除往往需要内用药物治疗，尤其是以中药清热利湿，化瘀和营解毒，益气养血，调和阴阳，在这方面起到了重要作用。但有时单靠内用药物是解决不了问题的，这时通过外敷膏药或肛门熏蒸往往可收到较好的效果。

另外，中医治疗肿瘤的方法还有针灸、气功等，这些也可以作为借鉴。

总之，我们应把中西医治疗相结合，辨证论治与民间单、偏、验方相结合，内治外治相结合，以期提高大肠癌的临床治疗效果。

（二）中医治疗

1. 内治法

（1）湿热下注

治法：清热利湿。

方药：槐花地榆汤或清肠饮或白头翁汤加减。

①基础方加败酱草 10～30g，生地榆 15～30g，土茯苓 30g，槐花 30g，土贝母 50g，白毛藤 30g。

②槐花 30g，地榆 30g，白头翁 30g，败酱草 30g，马齿苋 30g，黄柏 10g，薏苡仁 30g。

③白头翁 30g，秦皮 10g，黄柏 10g，大黄 10g，败酱草 30g，薏苡仁 30g。

（2）毒邪壅盛

治法：清热凉血，化瘀解毒。

方药：五味消毒饮加减或黄连解毒汤加减。

①金银花 15～30g，野菊花 15～30g，紫花地丁 15～30g，蒲公英 30g，紫背天葵 15g，白花蛇舌草 30g。

②黄连 10g，黄芩 10g，黄柏 10g，栀子 10g，蒲公英 30g，白头翁 30g，牡丹皮 12g。

（3）瘀血内阻

治法：活血化瘀。

方药：血府逐瘀汤加减。

①基础方加桃仁 10g，红花 10g，土鳖虫 30g，赤芍 15g

②当归 15g，赤芍 12g，桃仁 12g，红花 10g，牛膝 10g，枳壳 10g，丹参 30g，延胡索 15g。

（4）气血两虚

治法：补气养血。

方药：归脾汤或八珍汤加减。

①基础方加黄芪 15～30g，当归 15～24g，党参 10g，白术 10g，鸡血藤 30g。

②黄芪 10g，白术 10g，党参 10g，龙眼肉 30g，当归 30g，木香 10g，甘

草6g。

③当归10g，川芎10g，白芍15g，熟地黄15g，党参15g，白术15g，茯苓15g，甘草6g。

（5）脾肾阳虚

治法：温补脾肾。

方药：参苓白术散和四神丸加减。

①基础方加仙灵脾10g，肉苁蓉15～24g，巴戟天10～15g，肉桂6g，附子6～9g。

②党参10g，黄芪10g，白术10g，茯苓24g，薏苡仁30g，补骨脂10g，肉豆蔻10g，吴茱萸10g，诃子10g，木香9g，厚朴9g。

（6）肝肾阴虚

治法：滋补肝肾。

方药：知柏地黄丸加减。

①基础方加黄精30g，枸杞15～30g，女贞子15～30g，旱莲草30g，白芍15g。

②知母10g，黄柏10g，生地黄15g，枸杞30g，女贞子30g，茯苓20g，泽泻15g。

2. 外治法

（1）针刺治疗：取足三里、天枢、合谷、下巨虚、内关、大肠俞等穴，针刺，有止痛止呕作用。

（2）艾灸：取天枢、中脘、下脘、关元、神阙等穴，每穴艾灸10min，每日2～3次。用于大肠癌合并腹水的治疗。

（3）敷贴法

①镇痛灵外敷：镇痛灵由生草乌、蟾酥、生半夏、生天南星、细辛等组成，研末过100目筛，和匀。每次2.5g，撒布于癌痛部位，外用阿魏消痞膏敷贴，隔日换药1次。外用7次为1疗程。

②蟾酥膏外敷：蟾酥膏由蟾酥、生川乌、七叶一枝花、红花、莪术、冰片等20余味中药组成，以橡胶、氧化锌为基质，加工制成中药橡皮膏。用药前先将疼痛部位洗净，然后把蟾酥膏外敷于疼痛处，24小时换药1次，7日为1疗程。

(4) 灌肠

①黄柏60g，黄芩60g，紫草60g，虎杖120g，藤梨根250g，苦参60g，乌梅15g，浓煎成500mL，每日1次30～50mL，睡前做保留灌肠。用于大肠癌便血的治疗。

②射干30g，赤石脂30g，全蝎10g，苦参60g，血竭9g，草乌9g，白及10g，乳香9g，没药9g，凤仙花30g，花蕊石60g，红花15g，黄柏30g，黄芩30g，土茯苓90g，浓煎后灌肠，每日1～2次。用于便血疼痛。

③败酱草30g，白花蛇舌草30g，白及20g，赤石脂20g，水煎取100mL，保留灌肠。每日1次。

④槐花、鸦胆子各15g，皂角刺、血竭各10g，白花蛇舌草、生大黄、败酱草各40g，水煎取汁200mL，保留灌肠，每日1次。

(5) 外用栓剂：硇砂3g，鸦胆子9g，乌梅肉15g，冰片1.5g。此为三个栓剂量（加辅剂制成）。每日1～2次，每次1粒，塞入肛门。

（三）西医治疗

1. 手术治疗

大肠癌的根治方法迄今为止仍然是外科手术。可根据肿瘤生长的部位、病理及临床分期采用不同的手术方法。早期发现、早期诊断、早期手术是延长生存期的有效方法。广泛开展根治术，注重功能的保留与重建，严格遵守无瘤技术原则，各项综合治疗方法的应用和术后严密随访，对延长大肠癌患者的生存期和提高生存质量均有积极作用。

(1) 早期癌的手术治疗

适应证：①早期隆起型黏膜内癌无淋巴结转移；②早期平坦型黏膜内癌；③早期黏膜内或黏膜下直肠癌拒绝做人工肛门的患者的姑息性切除。

(2) 结肠癌手术治疗

①结肠癌的根治手术：根据结肠癌部位不同，选用不同的根治手术，总的要求是切除范围必须包括癌肿所在的足够长的肠袢及其系膜和区域淋巴结。常用的根治手术有以下几种：右半结肠切除术；横结肠切除术；左半结肠切除术；乙状结肠切除术；全结肠或次全结肠切除术；伴有梗阻但仍可根治切除的结肠癌的手术。

②不能根治的结肠癌的手术治疗：适应于肿瘤与邻近脏器有广泛粘连、浸润、固定或已有广泛转移不能行根治手术而原发灶可勉强切除者。

（3）直肠、肛管癌的手术治疗

直肠、肛管癌的手术方式根据肿瘤的部位而分为直肠、肛管完全切除并行永久性人工肛门和保留肛门括约肌功能的直肠部分切除术。直肠、乙状结肠交界部肿瘤即直肠上端癌，其手术治疗原则与直肠、肛管癌相同。

①非保肛手术：腹会阴联合切除术，适用于肿瘤距肛门下缘6cm以下的直肠癌和肛管癌患者；盆腔后部内脏切除术，适用于女性腹膜返折以下的直肠前壁已浸出肠壁累及阴道后壁，后穹窿或子宫颈、子宫体有浸润的病例；盆腔脏器清除术，适用于男性腹膜返折以下癌肿与周围组织有广泛粘连者；直肠癌扩大根治术，适用于无远处转移，估计肿瘤能完全切除，病灶固定于第2骶椎平面以下而不能耐受手术的患者。

②保肛手术：经腹腔直肠切除术（直肠前切除术，DiXon手术），适用于直肠癌下段距肛门10cm以上，切除肿瘤后尚有足够直肠在腹腔内与乙状结肠行对端吻合者。低位结肠直肠吻合术，适用于直肠癌下缘距肛门在6～10cm，不宜采用经腹切除而又想保肛者。行保肛手术者，必须进行上方及侧方淋巴结清扫。

③保留自主神经的直肠癌根治术。适用于：侵犯深度在A_1无淋巴结转移的直肠癌；早期直肠癌；姑息切除的晚期癌也可考虑保留自主神经。

（4）大肠癌合并肝转移的手术治疗

适用于：①转移灶少于4个；②无肝外转移；③切缘至少距离癌肿1cm；④病灶虽多于4个，但位于一叶，肝功能良好者。

（5）复发癌的外科治疗

适用于直肠癌根治术后出现局部复发而无远处转移（伴有孤立性肝转移者除外）能耐受手术者。

2. 化学药物治疗

（1）单药化疗：大肠癌的化疗以5－氟尿嘧啶（5－Fu）为首选药物。一般用静脉注射，可给12～15mg/kg，每日一次，共5天，以后剂量减半隔日一次，直至明显的毒性症状如呕吐、腹泻等出现，一般总量达100mg/kg为一疗程。其他如MMC、FT－207、BCNU等均可酌情选用。由于单药化疗有效率很少超过25%，所以现在多采用联合化疗。

（2）联合化疗

①MFV 方案：

5－Fu 300mg/m^2，ivgtt，每周 2～3 次。

MMC　3～4mg/m^2，iv，每周 1 次。

VCR　1～2mg/m^2，iv，每周 1 次，连用 6 周为一疗程。

②FD 方案：

5－Fu 300～1000mg/m^2，ivgtt，第 1～5 日。

DDP　20mg/m^2，ivgtt，第 1～5 日，二者均于第三周重复。

③5－Fu－CF 方案：

5－Fu 300～750mg/m^2，ivgtt，持续 9 个小时，每周 1 次，连用 6 周。

CF 500mg/m^2，ivgtt，于 5－Fu 后连续 2 个小时，每周 1 次，连用 6 周。

④MFO 方案：

Me－CCNU 175mg/m^2，口服，每 10 周 1 次。

VCR 1mg/m^2，iv，第 1 天，每 5 周 1 次。

5－Fu 300～750mg/m^2，ivgtt，第 1～5 天，每 5 周重复 1 次。

3. 放射治疗

单纯放疗对大肠癌疗效不好，故有人主张在术前与术后采用放射治疗，可能在一定程度上提高手术切除率，减少术后复发，改善 5 年存活率。晚期病人小剂量放疗，有时能起到暂时止血、止痛的效果。

放射治疗的适应证为：①肿瘤较大、基底部活动不佳、临床检查估计手术切除有困难，可行术前放疗；②术后肯定或疑有残留病灶时行局部术后放疗；③有手术禁忌证或拒绝手术治疗的患者，可行单纯放疗；④对已不能手术或伴其他脏器转移、远处淋巴结转移，或术后复发癌，可行姑息性放疗或放疗、化疗联合治疗。可分为以下三种情况：

（1）术前放疗：术前放射治疗可使肿瘤缩小，提高切除率，减少区域性淋巴转移，减少术中癌细胞的播散及局部复发。

（2）术后放疗：对手术根治的病例，如肿瘤已穿透肠壁，侵犯局部淋巴结、淋巴管和血管，或外科切除后有肿瘤残存，但尚无远处转移者，宜做术后放疗。

（3）单纯放疗：仅适用于晚期直肠癌病人，有止痛或可能有延长生命的作用。

4. 免疫治疗

免疫治疗常在术后，放、化疗以及各种治疗的间歇期进行，可提高机体免疫功能，增强治疗效果。

(1) 干扰素（IFN）：每次（1～3）$\times 10^{6}$IU，每日1次，或每周3次，皮下注射或肌肉注射，可酌情逐渐提高剂量，在3日内最大剂量可达2.4×10^{8}IU。

(2) 肿瘤坏死因子（TNF）：每次注射100万IU，连续3日，停4日为1疗程，视病人情况可连续使用3～5个疗程。若与IL－2或干扰素配合应用，有更好的疗效。

(3) 白细胞介素－2（IL－2）：本药与其他细胞因子（如IFN、TNF）局部注射。一般每次剂量为10^{4}～10^{6}IU，2～3天注射1次，据病情及副反应情况可用3～20次为1疗程。

(4) 胸腺肽每次50mg，肌肉注射，每日1次或隔日1次，注意使用本药前应作皮试。

5. 内镜下治疗

对早期黏膜层癌有人推荐采用内镜下癌肿黏膜切除术。对不能进行手术治疗的晚期病例，可通过内镜放置扩张金属支架预防肠狭窄和梗阻，或采用镜下激光治疗；冷冻疗法是采用液氮通过肛门镜充分暴露直肠癌肿后选用大小不等的炮弹式冷冻头接触肿瘤组织，可有效地杀伤和破坏肿瘤组织，在中晚期病人不能手术时酌情采用，可免做人工肛门，配合化疗能获得一定疗效。

6. 对症与支持疗法

晚期肿瘤患者常出现恶病质，可补充电解质、维生素、葡萄糖、氨基酸等营养物质，并输血、输白蛋白以提高机体抵抗力，补充有效循环血容量。对便血者可应用有效的止血剂，疼痛者可按三阶梯给药法予以止痛。一级止痛药为非鸦片类，代表药是复方阿司匹林；二级止痛药为弱鸦片类，代表药是可待因；三级止痛药是强鸦片类，代表药为吗啡。也可应用针灸、中药外敷止痛。

7. 并发症的治疗

治疗肠梗阻、肠穿孔、腹膜炎、肠出血等并发症有利于延长患者生命。

（四）中西医结合治疗

(1) 李勇军报道：本组用方有白花蛇舌草、乌梅、半枝莲、红藤、白头翁、苦参各30g，藤梨根45g，龙葵、皂角、地榆各15g。日1剂水煎，取液100mL，保留灌肠，日1次，4周为1疗程，疗程间隔1周。与对照组36例，均用5－氟尿嘧啶1g，地塞米松5mg，加林格氏液1L腹腔内滴注，每周1次，丝裂霉素6～8mg，静注，每周1次，5次为1疗程，疗程间隔21日。用2个疗程，结果：两组分别完全缓解7、3例，部分缓解29、11例，无变化13、9例，恶化11、13例。两组1、2、3年生存数分别为52、21例（$P<0.01$）、13例($P<0.01$)，29、9例（$P<0.05$）。[李勇军，等．中药灌肠配合腹腔内化疗治疗进展期大肠癌60例．江苏中医，1999，20（6）：30]

（2）王晨光报道：本组46例，用白英、忍冬藤、夏枯草、淫羊藿、枸杞子、地榆、槐花、全蝎各50g。水煎，取浓缩液500mL分装7瓶。每次1瓶，加5－氟尿嘧啶乳剂20mg/kg。对照组40例，用5－Fu同上，加生理盐水。均于术前7日，保留灌肠，每次2小时，日1次，用7日，再行手术。结果：黏液血便、直肠刺激征、局部疼痛及坠胀的改善本组均优于对照组（$P<0.01$）；两组未切除肿瘤分别为11、9例，部分缓解5、2例，轻度缓解3、4例，稳定3、2例，扩展0、1例。CD_8、CD_4/CD_8、NK细胞活性，本组治疗前后及治疗后组间比较均有显著差异$P<0.01$或0.05。随访1、3、5年，两组分别生存22、17例，16、12例，8、6例。[王晨光，等．中药加大剂量氟尿嘧啶乳剂直肠内灌注治疗直肠癌临床研究．中国中西医结合杂志，1999，19（7）：389～391]

四、中医专方选介

1. 清肠消肿汤

八月札、木香、红藤、白花蛇舌草、菝葜、野葡萄根、苦参、生薏苡仁、丹参、土鳖虫、乌梅肉、瓜蒌仁、白毛藤、凤尾草、贯众炭、半枝莲、守宫（研末冲服），水煎服，每日1剂，并将煎剂中的1/3（约200mL）保留灌肠。临床观察50例大肠癌患者，生存率5年为20%，10年为9.1%，其中5例治疗后病灶消失而痊愈。[刘嘉湘．大肠癌中药特效秘方．癌症独特秘方绝招．北京：中国医药科技出版社，1996：181]

2. 通幽消坚汤

白花蛇舌草、槐角、槐花各35g，龙葵、仙鹤草、地榆各20g，当归、生黄芪、败酱草各10g，穿山甲、昆布各15g，三七、生大黄各5g，黄药子30g，每剂煎取400mL，每日早、中、晚3次分服。便血不止加茜草、阿胶各10g；大便不爽加炒莱菔子30g，麻仁15g；肿块不消加皂角刺10g，蒺藜15g；小腹坠胀加生黄芪30g，木香6g；肛脱不收加莲子30g，刺猬皮10g；小便涩滞加猪苓30g，海金沙10g；淋巴转移加黄药子、石上柏各10g；子宫转移加蒺藜、半枝莲各20g；肺转移加鱼腥草、全瓜蒌各30g；肝转移加铁树叶30g，刘寄奴10g。[滕圣林，等. 中西医结合治疗大肠癌的临床和实践研究进展. 中国中医药科技，2004（03）]

3. 掌握药

全鲜大葱9根，大枣（去核）21枚，巴豆（去壳）21粒，黑砒霜10g，将上药混合，捣成药饼，分成3个，每次用1个握手心，男左女右，外用净白布缠扎固定，每握6小时，休息3小时，日夜连续使用，隔天换药饼，分7天用完，休息一周后如上法再治再用。握药期间会有发烧，口干等反应，若手掌起泡即停止使用。以上三方同时使用，30日为一疗程。以本方治疗直肠癌72例，未经手术者53例，其中有效20例，无效20例，显效13例；经手术再用上法治疗19例，显效3例，有效6例，无效10例。[张书林. 通幽消坚汤合作分法治疗直肠癌72例. 浙江中医杂志，1990，25（6）：271]

第十九章　子宫颈癌

子宫颈癌是女性最常见的恶性肿瘤，常见于40~50岁左右的妇女。迄今为止宫颈癌的乳（头）瘤病毒（HPV）感染是宫颈癌及癌前病变的首要因素。高危因素有过早性生活、多个性伙伴、多产、丈夫婚外性行为、阴茎癌等，其他因素如社会经济条件较差、营养不良、吸烟等对此病的影响则尚无定论。子宫颈癌以鳞状上皮细胞癌为主，占90%~95%，腺癌仅占5%左右，病变多发生于鳞状上皮与柱状上皮的移行带。

子宫颈癌临床以不规则阴道出血或绝经后阴道出血、白带异常、分泌物增多、腰骶或股部疼痛等为主要症状，较晚期可出现泌尿系及直肠刺激征，晚期可出现恶病质。在中医学中虽无子宫颈癌的病名，但根据此病的症状可将其归入“带下病”“崩漏”“癥瘕”等范畴。

一、临床诊断

（一）辨病诊断

1. 症状

早期宫颈癌常无明显症状，偶于性交、妇检后产生接触性出血。一旦出现症状，多已达到中晚期。常见症状如下：

（1）阴道不规则出血：出血量时多时少，反复发生或持续少量出血，可以引起贫血，大量出血可造成死亡。

（2）白带增多：此为早期常有的表现，据统计占患者人数的80%。其白带初起可为白色水样或黏液样，以后可混有血液，晚期因癌组织坏死、感染可出现大量稀脓性恶臭液体。

（3）疼痛：当癌肿浸润盆壁、闭孔神经、骶神经丛等可引起严重持续的骶尾部或坐骨神经疼痛。

（4）恶病质：于癌症晚期出现，如消瘦、低热、贫血等。

2. 体征

晚期可见体表淋巴结肿大。此外，妇科检查可见如下体征：

（1）阴道窥器检查：可见如下四型阳性体征。

①糜烂型：宫颈表面粗糙不平，充血，呈乳头状或小颗粒状，触之易出血，多见于早期。

②菜花型：又称外生型，肿瘤向外突出呈大小不等的乳头状，形似菜花，质脆，易出血。

③结节型：又称内生型，肿瘤向组织内生长，彼此融合成结节状，质硬，表面光滑或有深浅不同的溃疡。

④溃疡型：上述各型肿瘤继续发展，癌组织坏死脱落，形成溃疡，严重时形成空洞，边缘不规则，质脆，中心部有坏死、出血。

（2）内诊检查：双合诊、三合诊可触及宫颈局部变硬、粗大、或突起块状物，宫旁可有不同程度增厚，弹性消失或呈团块状。

3. 实验室检查

（1）子宫颈刮片：是发现宫颈癌前期病变和早期宫颈癌的主要方法，阳性率达90%以上。巴氏染色法的结果可分为五级。Ⅰ级：为正常的阴道涂片，良性。Ⅱ级：细胞有异型性但非恶性。Ⅲ级：可疑癌但证据不足，多见于不典型增生。Ⅳ级：高度可疑癌，但涂片中癌细胞量较少，有原位癌的可能。Ⅴ级：癌症，具有典型癌细胞的特征且量多，有浸润的可能。

（2）阴道镜检查：阴道镜检查易发现早期微小病灶，在镜下定位做活检可提高阳性率。

（3）碘试验：用复方碘溶液涂宫颈和阴道壁上，着棕褐色或黑色区为阴性区，不着色区为可疑病变区，须进一步做活体组织检查以明确诊断。

（4）宫颈活组织检查：活组织检查应作为最后确诊的依据，注意采集标本时除在病变或可疑部位取材外，应在颈口鳞状与柱状上皮交界处做多点取材，以提高阳性率。

（5）宫颈管搔刮检查：将刮出的组织做病理检查，以确定宫颈中有无病变。

（6）宫颈锥形切除：对宫颈刮片阳性而活组织检查和颈管搔刮检查阴性者，做宫颈锥形切除检查。切除的标本应做连续切片，以避免漏诊。

（7）其他检查：包括X线检查和胸透，静脉肾盂造影，淋巴造影，直肠、膀胱镜检查等。视患者情况及诊断需要选择进行，必要时可做 CT 检查。

（二）辨证诊断

宫颈癌早期常无明显症状，中、晚期常见症状如阴道出血、白带增多、疼痛等。依据临床表现可将宫颈癌归属于中医妇科“崩漏”“带下”及“癥瘕”范畴，但辨证分型均以病机为据，故辨证诊断合而论之。

1. 湿热瘀毒型

（1）临床表现：白带量多，色如米泔或黄赤相兼，质黏稠，臭秽难闻，有时夹有瘀血及腐肉，少腹胀痛，胸闷纳呆，舌质暗红，苔黄腻，脉滑数。

（2）辨证要点：带下量多，色如米泔，秽臭难闻，苔黄腻，脉滑数。

2. 肝郁气滞型

（1）临床表现：带下量多，阴道不规则出血，时多时少，或夹有血块，胸胁胀满，舌质暗红，苔薄白，脉弦。

（2）辨证要点：带下量多或阴道不规则出血，胸胁胀满，脉弦。

3. 肝肾阴虚型

（1）临床表现：时有阴道出血，带下较多，黄白相兼，腰膝酸痛，头晕耳鸣，五心烦热，口燥咽干，舌质红少苔，脉弦细。

（2）辨证要点：时有阴道出血，带下黄白相兼，头晕耳鸣，五心烦热，舌红少苔，脉弦细。

4. 脾肾阳虚型

（1）临床表现：白带清稀量多，时有阴道出血，神疲乏力，腰膝冷痛，小腹坠痛，面色㿠白，大便溏泄，舌体胖，苔白润，脉沉细。

（2）辨证要点：带下清稀量多，腰膝冷痛，舌体胖，苔白润，脉沉细。

二、鉴别诊断

（一）子宫颈糜烂

炎症性宫颈糜烂、色红，边缘较整齐，触之不易出血。早期宫颈癌糜烂型边缘有时不整齐，凹陷或突出，组织较脆，易出血。对病史有接触出血，白带多，或近绝经期患者，必须提高警惕，详细检查，应以细胞检查或切片检查来鉴别。

（二）宫颈结核

本病表现多样，宫颈外观正常或肥大、糜烂、溃疡或息肉样表现，乳头状结核病灶也有呈菜花样外观，但不像癌组织那样脆且易出血。有月经异常、不育及结核病史，活检可鉴别。

（三）宫颈息肉

本病起源于颈管黏膜，息肉自颈口脱出，圆形、色红、质软、多有蒂，宫颈息肉偶有癌变，应尽早摘除并做病检。

（四）宫颈黏膜下肌瘤

肿物呈圆形，质硬而不脆，来自宫颈口内或颈管，光滑的宫颈包绕肌瘤，宫颈是完整的。必要时可做切片检查。

（五）宫颈肥大

长期炎性病变，可致宫颈肥大，表现光滑或有糜烂，细胞学检查有助于诊断。

（六）子宫体癌累及宫颈

子宫体癌大都为腺癌。宫体癌累及宫颈时，常在颈管内见到有癌组织堵塞，宫颈本身的病变并不明显。诊断需做分段刮宫切片检查。

（七）子宫颈乳头瘤

本病较少见，常发生在妊娠期，产后自行消退。肿瘤呈乳头状，如疣，质软、不脆，多无症状，应做活检鉴别。

三、临床治疗

（一）治疗思路提示

1. 治本病，重在早期诊断与治疗

早期诊断及治疗，是临床提高子宫颈癌完全缓解率的重要因素。对未病者（指癌前病变）要积极治疗，防止子宫颈癌的发生；对已病者积极采用中、西医措施，如手术、放化疗、中药祛邪解毒等，防止病情恶化、扩散。此即善治病者治未病与既病防变之意。

2. 内外结合，采取多种途径

辨证施治是中医之精华，根据患者的具体情况，因时、因地、个体化治

疗，具有很好的治疗效果，但由于汤药口服很难直达病所，而外用药则直达病处，直接作用于患处，故而，临床应采取多种途径治疗，内外结合，协同发挥药物作用，以提高临床疗效。

3. 顾护脾胃，提高患者抗病能力

目前，放化疗仍是治疗子宫颈癌的主要手段，但在放化疗过程中，患者常出现胃肠道反应，如恶心、呕吐等脾胃受损症状。而脾为后天之本、气血生化之源。脾胃虚弱，气血亏虚，将使机体抗病能力下降，影响放化疗方案的进一步实施。因此，在治疗过程中要时时保护胃气，根据具体情况，适当选用健脾化痰、化湿降浊、醒脾和胃之品，以使脾胃健，气血盛，机体免疫能力提高，邪祛而不伤正，患者方能早日康复。

4. 中西合璧，增添效应

目前单纯中医或西医治疗子宫颈癌虽取得了一定疗效，但仍有许多不足之处，如放化疗的毒副作用。而中西医结合治疗该病，临床取得了满意效果，二者取长补短，协同发挥作用，使子宫颈癌的完全缓解率有了明显的提高。临床遇该病应以中西医结合治疗，以提高临床效果。

（二）中医治疗

1. 内治法

（1）湿热瘀毒

治法：清热利湿，解毒化瘀。

方药：八正散合薏苡败酱散加减。

土茯苓30g，败酱草30g，蒲公英15g，萹蓄15g，瞿麦20g，薏苡仁20g，半枝莲30g，龙葵30g，苍术10g，厚朴10g，车前草30g，赤芍10g。

（2）肝郁气滞

治法：疏肝理气，解毒散结。

方药：逍遥散加减。

当归10g，柴胡10g，青皮、陈皮各10g，郁金10g，白芍15g，茯苓15g，川楝子10g，黄芩15g，半枝莲30g，败酱草20g，白花蛇舌草30g。

（3）肝肾阴虚

治法：滋补肝肾，清热解毒。

方药：知柏地黄汤加减。

生地黄20g，知母10g，黄柏10g，女贞子15g，枸杞子15g，山茱萸15g，紫河车10g，半枝莲30g，旱莲草30g，山药10g，焦三仙30g，大、小蓟各30g。

（4）脾肾阳虚

治法：健脾温肾，补中益气。

方药：参苓白术散合桂附八味汤加减。

黄芪30g，党参15g，白术10g，茯苓15g，吴茱萸10g，补骨脂10g，附子6g，桑寄生15g，生龙骨30g，生牡蛎30g，山药15g。

2. 外治法

（1）针灸治疗

①宫颈癌辅助治疗选穴：三阴交、肾俞、中极、关元。

②放疗白细胞降低的治疗选穴：足三里、血海、大椎、关元。

③手术后尿潴留选穴：阴陵泉、三阴交、归来、气海、水道、太溪、关元。

（2）局部用药

①三品一条枪：药物组成有白砒45g，明矾60g，雄黄7.2g，没药3.6g。白砒及明矾研成粗粉，混合后煅制成白色块状，研细加雄黄、没药，混合压制成一分硬币大小（厚约2mm，重0.2g）的三品饼及三品杵（长10~20mm，直径3mm，重0.25g），再以紫外线消毒。第一次取三品饼一枚贴敷于子宫颈口，7~9天后发生局部组织坏死、脱落。1~2天后再上三品杵于宫颈管内。如此使用5~12次。

②掌叶半夏：以掌叶半夏制成片剂内服，制成栓剂和棒剂外用。每天口服片剂含生药60g，外用每栓含生药50g，每棒剂含生药5~7.5g，栓剂贴敷宫颈，棒剂塞颈管，每日1次。

③治癌散（沈阳中国医科大学附属第一医院肿瘤科）：砒石10g，硇砂10g，枯矾20g，碘仿40g，冰片适量。共为细末，用甘油明胶为基质做成含药15%~20%的治癌散，供局部，每日1次。

④子宫丸：主要药物有乳香、没药、血竭、硇砂、樟丹、钟乳石、蛇床子、硼砂等。共为细末制为锭剂，分为两种：阴道部子宫丸，每锭1.2g；宫颈口子宫丸，每锭1.5g；将药锭放置在宫颈糜烂处，次日由患者自取。每周1~2次，每次1枚，4次为1疗程。

（三）西医治疗

目前，子宫颈癌的早期治疗仍以手术为主要方法，中晚期采用放射治疗或放疗与手术相结合的综合治疗。

1. 手术治疗

手术适应证原则上限于Ⅰ～$Ⅱ_a$期病人，特殊情况另当考虑。年轻而无卵巢病变者卵巢可以保留。65岁以上患者，体弱或伴有心、肝、肾等器官疾病者，不宜手术。宫颈癌的各典型术式有：

（1）宫颈锥形切除术：适用于早期宫颈癌的诊断和确定病变范围。

（2）扩大的筋膜外全子宫切除术：分腹式与阴道式两种。本术式适用于诊断明确，不需保留子宫的原位癌。

（3）次广泛全子宫切除术：较上述筋膜外全子宫切除术扩大。适用于$Ⅰ_a$期。

（4）广泛性全子宫切除术：为子宫颈癌手术基本术式。全部清除区域淋巴结及广泛性全子宫切除。适用于$Ⅰ_a$～$Ⅱ_b$期。

（5）超广泛性全子宫切除术：区域淋巴结清除的范围较广。$Ⅱ_b$及$Ⅲ_b$期部分病例，适用此术式。

（6）盆腔脏器切除术：适用于年轻、全身情况较好的$Ⅳ_a$期及中心复发病例，因手术损伤大，故选用此术式应慎重。

2. 放射治疗

放疗也是宫颈癌的主要治疗手段，其适应范围广泛，各期均可使用，且疗效好。宫颈癌的放射治疗以腔内照射配合体外照射的方法应用最广泛。

（1）腔内放疗：腔内放疗是指将放射源置于宫腔及阴道内，主要治疗宫颈原发病灶及邻近受累区，即相当于子宫口水平上方2cm，距子宫中轴旁2cm的位置。目前，后装宫内放疗已逐步取代传统的腔内放疗。后装宫内放疗是指将所用放射源容器放入宫腔及阴道内，然后通过管道将放射源从贮源灌送入容器，通过远距离控制传送放射源，这样可使放射工作人员减免放射损害，又可使治疗方法多样化。后装治疗剂量率分为三种：高剂量率（A点剂量率>20cGy/min），低剂量率（A点剂量率<3cGy/min）及中剂量率（A点剂量率介于高低之间）。一般多用高剂量率照射。高剂量率放射源主要为^{60}Co及^{192}Ir；中、低剂量率放射源则为^{137}Cs。一般每周治疗1～2次，每次A点量5～7Gy。

（2）体外照射：除宫颈原位癌，$Ⅰ_a$及$Ⅰ_b$部分和$Ⅱ_a$期患者可单纯腔内照射外，其余均应辅以体外照射。一般应用^{60}Co远距离治疗机或加速器进行盆腔外照射。射野面积一般为（15～18cm）×（3～1.5cm）。上界相当于4～5腰椎水平，下界为耻骨联合上缘4～5cm或肿瘤边缘下4cm。侧界为股骨头中线或骨盆外1cm。照射方式有盆腔前后两大野照射和盆腔四野照射。

3. 化学疗法

化学药物治疗宫颈癌为有效的辅助治疗，化疗药物既能直接作用于肿瘤又能间接增强放射治疗的生物效应。

（1）联合化疗

①FAP方案：

5－氟尿嘧啶500～800mg/m^2，静脉点滴，第1～3日。

阿霉素40～50mg/m^2，静脉点滴，第1日。

顺氯氨铂50～60mg/m^2，静脉点滴，第1～3日。

3日为1疗程，每5～7周重复1次。

②CAP方案：

顺氯氨铂50mg/m^2，静脉点滴，第1日。

阿霉素50mg/m^2，静脉点滴，第1日。

环磷酰胺50mg/m^2，静脉点滴，第1日。

每3～4周重复1次。

③PBM方案：

顺氯氨铂　100mg/m^2，静脉点滴，第1日。

博莱霉素　15mg/m^2，静脉点滴，第1～8日。

甲氨蝶呤　300mg/m^2，静脉点滴，第8日。

8日为1疗程，2周重复1次，共用3疗程。

④PVB方案：

顺氯氨铂　50mg/m^2，静脉点滴，第1日。

博莱霉素　10mg/d，皮下注射，第3～7日。

长春新碱　1mg/m^2，静脉点滴，第3日。

1周为1疗程，2周重复1次，共用2～3疗程。

（2）单药化疗：常用药如5－氟尿嘧啶、烷化剂和甲氨蝶呤，但有效率不高。博莱霉素有时可能有效，尤其对肿瘤组织分化良好者。

四、中医专方选介

1. 二虫昆藻汤

蜈蚣 3 条，全蝎 6g，昆布、海藻、当归、续断、半枝莲、白花蛇舌草各 24g，白芍、香附、茯苓各 15g，柴胡 9g。日 1 剂，佐服云南白药 2g，水煎服。治疗宫颈癌 13 例，疗效较为满意，1 例存活 20 年，3 例存活 13 年，4 例存活 8 年，3 例存活 2 年，2 例存活半年。[李佩文．中西医临床肿瘤学．北京：中国医药科技出版社，1996]

2. 龙胆泻肝汤

以龙胆泻肝汤为基本方治疗 50 例宫颈癌出血患者。基本方：龙胆草 5g，黄芩、炒山栀各 10g，生地黄 15g，泽泻 10g，车前子 20g，甘草 5g，半枝莲 20g，白花蛇舌草 15g，椿根白皮 10g，白头翁、贯仲各 10g，地榆炭 20g。水煎服，每日 1 剂。气虚加黄芪、党参各 20g；便秘加川大黄 10g；尿频加琥珀粉 3g，冲服。10 天为 1 疗程，经 2～4 个疗程治愈 6 例，显效 37 例，总有效率为 86%。[郭红梅．龙胆泻肝汤化裁治疗宫颈癌出血 50 例临床观察．吉林医药，1998，(2)：23]

3. 宫颈癌钉（散）

天津市中心妇产科医院用山慈菇 18g，制砒 9g，雄黄 12g，枯矾 18g，硼砂 3g，蛇床子 3g，麝香 0.9g，冰片 3g。蜈蚣 3 条，轻粉 9g。①上方共研细末，用面糊调制成钉干燥备用。②上方共研细末，制成外用散剂。结节型、糜烂型每次用药钉 2～3 支，插入宫颈管内，再于宫颈内撒药粉，隔日 1 次。菜花型用药钉插入癌体，每次 7～8 支，隔日 1 次，癌块脱落后可插入颈管内，插药后敷上药粉。治疗 55 例，总有效率 80%。[王冰，等．抗癌中药方选．北京：人民军医出版社，1992：2]

4. 龙蛇消瘤丸

湖北医学院附属第二医院用海龙 1 条，白花蛇 2 条，水蛭 6g，人指甲 6g，全蝎 9g，蜂房 9g，没药 6g，黄连 9g，黄柏 6g，龙胆草 15g，雄黄 30g。研末，金银花煎水泛丸，雄黄做衣。每次 3g，每日 2 次，连服 3～5 剂为 1 疗程。治疗宫颈癌 31 例，总有效率 87.1%，对糜烂型疗效好。[王冰，等．抗癌中药方选．北京：人民军医出版社，1992：2]

5. 治癌散、抑癌片

沈阳医学院附属医院用治癌散：砒砂 10g，硇砂 10g，枯矾 20g，碘仿 40g，冰片适量。抑癌片：生马钱子 500g，天花粉 500g，重楼 500g，甘草 500g。共研末，过 120 目筛。方中先将生马钱子去皮，加麻油炒至焦黄，再与其他药研末制片，每片重 0. 3g。散剂外用，以带线棉球蘸取药粉，涂于癌灶处，每日或隔日 1 次。片剂内服，每次 3 ~5 片，每日 3 次。治疗宫颈癌 71 例，近期治愈 36 例，显效 5 例，有效 11 例，无效 19 例，总有效率 73%。［王冰，等. 抗癌中药方选. 北京：人民军医出版社，1992：2］

第二十章 子宫体癌

子宫体癌发生于子宫内膜，故又称子宫内膜癌。多见于绝经后妇女，发病高峰为50~59岁。子宫体癌包括三个类型，即子宫内膜腺癌、子宫内膜棘腺癌和子宫内膜鳞腺癌。临床上所指的子宫体癌通常是指子宫内膜腺癌，是女性生殖器常见的恶性肿瘤之一。到目前为止，子宫体癌发病原因尚未明了，但已确诊绝非单一因素所引起，现已发现与雌激素的长期刺激、体质因素及社会、经济等因素有关。临床常见症状有阴道不规则出血、阴道分泌物增多、下腹部及腰腿疼痛。子宫体癌在中医文献中虽无专门病名，但按其不同的病理阶段和临床表现，可将其归于“崩漏”“五色带”“断经后再经”和“癥瘕”等范畴。

一、临床诊断

（一）辨病诊断

子宫体癌是以大体形态和显微镜下形态进行分类：①大体形态：按子宫体癌的生长方式可分为局限和弥漫型两种。前者癌灶局限在子宫内膜的某一部位，易侵犯肌层。而后者表现为子宫内膜有部分或全部为癌组织侵犯，一般侵犯肌层较少。②显微镜下形态：腺型，占80%~90%；腺角化癌，又称腺棘皮癌；腺鳞癌；透明细胞癌。

1. 症状

阴道不规则出血、阴道分泌物异常、下腹部及腰腿疼痛。

2. 体征

早期患者妇科检查无明异显常，随着疾病的发展子宫增大，质稍软。偶尔在晚期病例可见癌组织自宫颈口内脱出，质脆，触之易出血。晚期病人可见下腹部肿块，腹股沟淋巴结肿大或肺、肝等转移体征。

3. 实验室检查

（1）细胞学检查：从阴道后穹窿、子宫颈管及子宫腔取标本做涂片检查，以宫腔吸取物准确率最高，可达 90%，后穹窿分泌物涂片的准确率亦高达 60% ~90%。细胞涂片检查方法简单，病人无痛苦，是门诊子宫体癌早期诊断方法之一。

（2）子宫内膜喷洗液单克隆抗体相应抗原（CA_{125}）值检查：其检测结果为，正常子宫内膜喷洗液（CA_{125}）均值，分泌期为 917kU/L，增生期为 265kU/L，子宫体癌患者的喷洗液 CA_{125} 均值为 713kU/L，而绝经后妇女由于子宫内膜萎缩，细胞失去活性，故从细胞释入的 CA_{125} 抗原亦减少，其均值为 126kU/L。本法可作为绝经后妇女子宫体癌的辅助诊断方法。

（3）宫腔镜检查：是目前确诊子宫体癌最重要的检查方法，可直接观察子宫内膜的变化，能较早发现子宫内膜的癌变，准确确定病灶部位，可弥补诊刮及子宫造影对诊断的不足，有助于子宫体癌的定位和分期。

（4）刮宫病理学检查：病理检查是确诊子宫体癌的依据，也可明确癌的分化程度。刮宫方法以分段刮取子宫颈管黏膜和子宫内膜最为实用，将颈管和子宫内膜分别检查，以明确组织来源和宫颈是否受侵犯。刮宫病理检查准确率可达 94%，对临床分期和手术方式的选择起重要作用。

4. 影像学检查

（1）子宫造影术：可据此了解子宫体癌的浸润程度，肿瘤的周围状况，肿瘤的体积，以及比较治疗前后病变的变化。在子宫造影前，要有病理检查确诊为子宫体癌。子宫造影前有严重出血者及有阴道转移、子宫下部或宫颈阻塞者，禁用此术。

（2）盆腔淋巴管造影：对子宫体癌怀疑有淋巴转移者可用此方法，由于盆腔及腹主动脉淋巴结转移直接关系到子宫体癌的病理分期，并且与复发及预后有密切关系，所以在术前或对非手术治疗病例，用本方法以了解淋巴结受累情况及病变侵犯范围，对制订治疗方案有一定参考价值。

（3）经阴道 B 超检查法：阴道 B 超是近年来先进的检查手段在妇产科的又一应用。由于阴道内探头与被检查的子宫附件只相隔很薄的阴道穹窿组织，故显示的病变较经腹部 B 超更为清晰、准确。对子宫体癌患者，有经验的阴道 B 超医师可以诊断其肌层有无浸润和浸润的深度，有助于术前对临床期别的判断。

（4）CT 检查：可显示肿瘤的部位、大小、形状、质地，以及肿瘤对周围组织的侵犯，以协助诊断临床分期以及制订放射治疗方案。

（5）磁共振成像（MRI）：MRI 可以得到子宫矢状面、冠状面、横断面等多方面的成像，以显示其内部结构。MRI 在治疗前可协助判断肿瘤期别、明确肌层侵犯程度，以及受累的淋巴结，有助于制订治疗计划。

（6）子宫体癌雌、孕激素受体的定位检测：对子宫体癌雌激素（ER）受体及孕激素（PR）受体进行定位检查，可了解肿瘤的生物学行为，为临床估计预后，指导治疗提供可靠的依据。

（二）辨证诊断

子宫体癌属中医学“崩漏”“五色带”“断经后再经”“癥瘕”等范畴。辨证分型为肝郁血热型、瘀血内结型、湿热下注型、脾肾亏虚型、肝肾阴虚型和正虚邪陷型。

1. 肝郁血热型

（1）临床表现：阴道不规则出血，量较多，或出血淋漓不尽，胸胁胀满，心烦易怒，口苦口干，小便黄赤，舌质红，苔薄黄，脉弦数。

（2）辨证要点：胁胀心烦，口干溲赤，舌质红，苔薄黄，脉弦数。

2. 瘀血内结型

（1）临床表现：阴道出血，色紫黑，有血块，小腹可触及肿块，腹痛如针刺刀割，疼痛部位固定，入夜加重，舌质暗，有瘀点，脉涩。

（2）辨证要点：出血色黑有血块，腹痛固定不移，舌质暗，有瘀点，脉涩。

3. 湿热下注型

（1）临床表现：阴道不规则出血，带下色黄赤，臭秽难闻，小腹坠痛，口黏口苦，纳呆腹胀，小便黄浊，大便不畅，舌质红，苔黄腻，脉滑数。

（2）辨证要点：带下色黄，臭秽难闻，舌质红，苔黄腻，脉滑数。

4. 脾肾亏虚型

（1）临床表现：阴道下血，色淡质清，淋漓不尽，少腹冷痛，神疲乏力，面色萎黄，纳少气短，舌质淡，或舌边尖有齿痕，苔薄白，脉沉细无力。

（2）辨证要点：出血色淡质清，纳少气短，少腹冷痛，舌质淡，苔薄白，脉沉细无力。

5. 肝肾阴虚型

（1）临床表现：不规则出血，量多少不一，漏下不止，白带增多，形体消瘦，头晕目眩，耳鸣心悸，五心烦热，两颧红赤，腰膝酸软，舌质红少苔，脉细数。

（2）辨证要点：头晕耳鸣，五心烦热，舌红少苔，脉细数。

6. 正虚邪陷型

（1）临床表现：阴道出血不止，流出瘀血块或腐肉，排出物臭秽难闻，腹痛难忍，身体消瘦，面色萎黄，神疲乏力，食少纳呆，舌质暗淡，苔薄白，脉沉细无力。

（2）辨证要点：神疲乏力，阴道排出物臭秽难闻，舌质暗淡，脉沉细无力。

二、鉴别诊断

（一）功能性子宫出血

功能性子宫出血与子宫体癌患者在体质上有相似之处，检查无特殊发现，尤其是在更年期的功能性子宫出血不易与子宫内膜腺癌的出血相鉴别。虽然功能性子宫出血的出血量和间断时间可能有一定的规律，但是仅凭病史难与子宫体癌鉴别。经治疗和观察，若阴道出血不能控制，宜刮宫取内膜做病理检查。

（二）子宫内膜炎

本病表现为阴道出血淋漓不断，量不多，或有其他炎症表现和局部疼痛。

（三）老年性阴道炎

老年性阴道炎可与子宫体癌并存，老年性阴道炎主要为血性分泌物，阴道有炎性病变，阴道壁充血或黏膜下散在出血点，而子宫体癌排液来自颈管内，阴道壁正常。老年性阴道炎经抗炎治疗可痊愈。

（四）子宫肌瘤

本病临床主要表现为月经量过多或经期过长。妇科检查可见子宫增大、质硬，并可扪及结节。该病可通过 B 超、宫内膜活检、子宫碘油造影和子宫体癌相鉴别。

（五）子宫内膜增生和息肉

本病临床主要表现为月经量过多或经期延长，子宫不大或稍大，多见于育龄妇女，可通过做子宫内膜活检来鉴别。

（六）子宫颈癌

本病一般容易鉴别，但是子宫体癌累及子宫颈，应和原发性颈管癌相鉴别，如病理检查为鳞癌则来自宫颈较多，如为腺癌则对来源进行鉴别有一定困难，若同时发现黏液腺体，可能为原发性宫颈管癌。

（七）原发性输卵管癌

本病临床表现与子宫体癌相似，均有阴道出血、阴道分泌物多、下腹部疼痛。但子宫体癌诊刮阴性，宫旁一般触及不到肿物，而原发性输卵管癌宫内膜诊刮阳性，宫旁可触及肿块。

三、临床治疗

（一）治疗思路提示

1. 辨病因，正虚为本，痰瘀为标

“子宫体癌”的形成，多因痰浊瘀血等有形实邪结聚而成，临床可见阴道不规则出血或伴有血块，小腹可触及肿块，疼如刀割，固定不移等，此为该病之标。细审病因，痰瘀之形成，无不与肝、脾、肾诸脏虚损有关。肝郁气滞而血瘀，脾虚生痰，痰阻气滞或气虚血瘀，肾虚不固，使湿浊下泄，诸带丛生。可见“子宫体癌”的形成，以正气虚损为本，痰瘀交阻为标。

2. 论治法，祛邪为主，勿忘扶正

正虚邪实贯穿该病之始终，因此，扶正祛邪为该病治疗之准则。由于正虚与邪实在疾病演变过程中之轻重程度不一，故在治疗过程中亦有偏重。早期正虚较轻，痰浊瘀血等病理产物较为显著，此时应以祛邪为主，选方用药以清热解毒，化痰祛瘀之品为重点，可少佐扶正之品。后期患者正气虚损较为明显，而瘀血痰浊等邪更加胶结难祛；若仍以祛邪为主，恐欲速则不达，徒伤正气，此时急当扶正为主，迅速改善患者的功能状况，提高抗病能力，待正气恢复，再祛其邪，以期缓图收功。总之，该病治疗重点在于不忘祛邪，又时时保其正气。祛邪勿忘扶正，扶正勿忘祛邪为其准则。

3. **看效果，中西结合，疗效较彰**

对子宫体癌单纯以西医药治疗，其有效率仅为30%左右，而单纯中药治疗时间长，疗效差，故应以中西医结合为主，取长补短，相得益彰。

临床一般根据患者患病时间长短，身体状况及手术指征，采取手术前后加化疗，配合中医辨证施治，手术后中医以扶正为主，兼清余邪。若患者不能手术，可采用化疗加中药进行治疗，此时选用中药是以扶正为主；化疗期以调理脾胃为主，在顾护胃气的同时对抗化疗所致的各种毒副作用。化疗后仍以扶正为原则，或益气养阴，或健脾补肾，或益气生血，以提高患者的抵抗能力，延长缓解期，同时为下一次化疗打下基础。

（二）中医治疗

1. 内治法

（1）肝郁血热

治法：疏肝解郁、清热凉血。

方药：丹栀逍遥散加味。

柴胡12g，牡丹皮12g，赤芍12g，茯苓10g，栀子12g，生地黄12g，仙鹤草30g，白花蛇舌草30g，茜草10g，半枝莲15g，甘草6g。

（2）瘀血内结

治法：活血化瘀，散结止痛。

方药：少腹逐瘀汤加味。

当归15g，赤芍15g，小茴香15g，延胡索9g，没药12g，川芎9g，肉桂6g，五灵脂12g，蒲黄9g，炒九香虫15g，三七粉（冲服）45g，水蛭6g，甘草6g。

（3）湿热下注

治法：清热利湿解毒。

方药：龙胆泻肝汤合黄连解毒汤。

龙胆草15g，柴胡10g，栀子、黄芩、黄连、黄柏各9g，土茯苓、白花蛇舌草、车前草、苦参、仙鹤草各30g。

（4）脾肾亏虚

治法：温肾健脾。

方药：金匮肾气丸合四君子汤加减。

附子10g，山茱萸10g，山药15g，茯苓10g，泽泻15g，党参15g，白术

10g，黄芪 30g，狗脊 15g，杜仲 15g，益母草 30g，仙鹤草 30g。

（5）肝肾阴虚

治法：滋补肝肾。

方药：知柏地黄丸加减。

熟地黄 15g，淮山药 12g，山茱萸 12g，牡丹皮 10g，泽泻 10g，茯苓 12g，知母 9g，黄柏 9g，菟丝子 12g，枸杞子 15g，龟板胶 12g，女贞子 9g，夏枯草 20g，紫河车 15g，甘草 6g。

（6）正虚邪陷

治法：扶正祛邪。

方药：扶正解毒汤加减。

黄芪 30g，太子参 30g，当归 15g，赤芍 15g，土茯苓 30g，天花粉 15g，墓头回 30g，蒲黄 10g，延胡索 15g，甘草 6g。

2. 外治法

（1）针刺治疗：主穴取腰俞、命门、带脉、次髎、三阴交，中等强度刺激，留针 10min，每日 1 次，5 日为一疗程，用于止痛；针刺人中、合谷，用于出血过多发生的昏厥；针刺断红穴，有止血的作用。

（2）艾灸：灸百会穴，用于出血过多而发生的昏厥。灸断红穴有止血的作用。

（3）耳针：主穴取子宫、交感、神门，或子宫、卵巢、内分泌、肾上腺皮质下、肝、肾，每次选 2 ~3 个穴位交替使用。

（4）敷贴法

①香子酒：水红花 60g，麝香 1.5g，阿魏 15g，急性子 15g，甘遂 9g，大黄 15g，巴豆 10 粒，白酒 500g。各药捣碎，纳入猪膀胱内，外敷痛处。

②雄参膏：雄黄 15g，白矾 15g，硇砂 1g，黄柏 30g，乳香 15g，没药 15g，麝香 2g，蟾酥 2g，苦参 30g，冰片 2g。以上各药研末，用蛋黄调膏敷患处，每日 1 次。

（5）穴位注射：取三阴交、肾俞两穴，每穴注入徐长卿注射液 0.5 ~2mL，或两穴交替使用。

（三）西医治疗

1. 手术治疗

是子宫体癌首先考虑的治疗方法。目前国内外手术治疗该病取得较为一致的意见：Ⅰ、Ⅱ期以手术根治为主，Ⅲ、Ⅳ期手术配合放、化疗，以提高5年生存率。临床常见的手术类型有全子宫附件切除术及次广泛子宫附件切除术。

2. 放射治疗

单纯放疗仅限于晚期无手术指征的患者，但目前，临床亦常把放疗作为手术前后的辅助治疗手段。根据具体情况分为手术前放射治疗和手术后放射治疗，以及腔内照射和体外照射。剂量根据病人体质病变部位而定。

3. 化学治疗

该病采用化疗效果不甚理想。目前临床上常用的5－Fu、CTX、ADM、DDP的有效率仅在30%左右，且易复发，故该疗法仅适应于晚期或失去手术指征的患者，亦可作为综合治疗的手段之一。现介绍常用的几种化疗方案。

（1）方案1

DDP　60mg/m^2 第1天，静脉滴入。

ADM　50mg/m^2 第1天，静脉注入。

CTX　600mg/m^2 第1天，静脉注入。

上述方案可3～4周重复一次，连用3次。

（2）方案2

ADM　40mg/m^2 第1天，静脉注入。

5－Fu　500mg/m^2 第2～3天，静脉滴入。

CTX　500mg/m^2 第1天，静脉注入。

VCR　1mg/m^2 第1天，静脉注入。

上述方案可3周重复1次，2～3次为一疗程。

（3）方案3

首选：孕激素2个月（甲羟孕酮200～600mg/d，口服，或己酸羟孕酮1000mg，肌注，每周1次）。

无效或病情进展时，次选：CTX 100mg，口服，1～14天；5－Fu 600mg/m^2 静滴，第1、8天。

三选：ADM 60～75mg/m^2 静注，每3周1次。

4. 孕激素治疗

孕激素治疗该病临床有一定疗效，尤其是对转移灶的治疗效果尤为明显，但缺点是疗程长，剂量大。常用药物如下：

(1) 己酸孕酮：每日 500mg，1～2 月后改为每日 250mg，或 500mg，每周 2 次，肌肉注射。

(2) 安宫黄体酮：每次 400mg，肌肉注射，每周 3 次，连用 12 周。

(3) 甲孕酮：每日 100mg，连用 10 天后改为 200mg，每周 3 次，连用 10 周，改为 100～200mg，每周 1 次，肌注。

(4) 甲地孕酮：每日 40～80mg，顿服。

(5) 氯地孕酮：每日 20～40mg，顿服。

(6) 三苯氧胺：每次 20mg，口服，每日 2 次。

四、中医专方选介

(1) 鸡内金、水蛭、土鳖虫、红参、法半夏、制天南星、黑地榆、蛇床子。

用法：将上药各取等量共研细末，水泛为丸，如绿豆大小，每次服 3～6g，每日 3 次，用黄芪 30g，煎汤送服。

(2) 炒马钱子、桃仁、干漆、蝮蛇、炒川椒、大黄。

用法：将上药除大黄外各取等量，大黄量加倍，如不用蝮蛇，则加用蜈蚣、全蝎，共研细末，炼蜜为丸，每丸重 6g，每日 3 次。

(3) 大黄 2g，芒硝 3g，牡丹皮 49，桃仁 4g，冬瓜仁 4g，苍术 4g，薏苡仁 8g，甘草 1g。

用法：水煎服，每日 1 剂，分 2 次服。

(4) 旱莲草 30g，党参 30g，黑木耳 6g，北沙参 20g，石斛 20g，太子参 20g，女贞子 20g，白芍 20g，金银花 20g，茯苓 20g。

用法：水煎服，每日 1 剂。

第二十一章　卵巢癌

卵巢体积虽小，却是妇科肿瘤的高发器官，肿瘤种类之多，亦居全身之首。卵巢癌的病因至今仍不清楚，5%的发病者可能与家族或遗传有关。但环境和内分泌影响在本病的因素中最受重视，由于卵巢深藏于盆腔，初期很少有症状。其主要临床表现有：腹部包块，随病情进展，可出现食欲不振，消化不良，少腹胀坠、尿频或排尿困难，肛门坠胀或大便不畅、腹痛、腰痛、腿痛。

中医学虽无此病名，但根据该病临床表现可将其归属于“癥”的范畴，若有淋巴结肿大，可归属于“痰核”或“瘰疬”；若伴腹水明显，可归属于“鼓胀”。

一、临床诊断

（一）辨病诊断

卵巢癌的类型、FIGO 分期与治疗、预后有密切的联系。目前国内外主要是根据体征、组织学分类、FIGO 分期来诊断此病。

1. 卵巢肿瘤的组织学分类

- 常见上皮性肿瘤
  - 浆液性肿瘤
  - 黏液性肿瘤
  - 子宫内膜样肿瘤
  - 透明细胞（中肾样）肿瘤
  - 纤维上皮（勃勒纳）瘤
  - 混合性上皮肿瘤
  - 未分化癌
  - 未分类的上皮性肿瘤
- 性腺间质肿瘤
  - 颗粒细胞－间质细胞肿瘤
  - 支持细胞－间质细胞肿瘤
  - 两性母细胞瘤
  - 环管状性索瘤
  - 脂质细胞瘤
  - 未分类肿瘤
- 生殖细胞肿瘤
  - 生殖细胞瘤（无性细胞瘤）
  - 卵黄囊瘤（内胚窦瘤）
  - 胚胎癌
  - 绒毛膜上皮癌
  - 多胚瘤
  - 畸胎瘤
  - 混合型生殖细胞肿瘤
- 生殖细胞－性索－间质肿瘤
  - 性母细胞瘤
  - 未分类
    - 单纯型
    - 混合型（伴无性细胞瘤或其他生殖细胞瘤）
- 卵巢网肿瘤
- 间质细胞瘤
- 未确定细胞类型的肿瘤
  - 可能来源于午非管的卵巢肿瘤
  - 小细胞癌
  - 肝细胞样癌
- 继发性（转移性）肿瘤
- 非卵巢特异性软组织肿瘤
- 恶性淋巴瘤
- 未分类肿瘤
- 瘤样病变

2. 上皮性肿瘤

- 浆液性肿瘤
  - 良性
    - 囊腺瘤和乳头状囊腺瘤
    - 表面乳头状瘤
    - 腺纤维瘤和囊腺纤维瘤
  - 交界性
    - 囊腺瘤和乳头状囊腺瘤
    - 表面乳头状瘤
    - 腺纤维瘤和囊腺纤维瘤
  - 恶性
    - 腺癌、乳头状腺癌、乳头状囊腺癌
    - 表面乳头状癌
    - 恶性腺纤维瘤和囊腺纤维瘤
- 黏液性肿瘤
  - 良性
    - 囊腺瘤
    - 腺纤维瘤和囊腺纤维瘤
  - 交界性
    - 囊腺瘤
    - 腺纤维瘤和囊腺纤维瘤
  - 恶性
    - 腺癌和囊腺癌
    - 恶性腺纤维瘤和囊腺纤维瘤
- 子宫内膜样肿瘤
  - 良性
    - 腺瘤和囊腺病
    - 腺纤维瘤和囊腺纤维瘤
  - 交界性
    - 腺瘤和囊腺瘤
    - 腺纤维瘤和囊腺纤维瘤
  - 恶性
    - 癌－腺癌、棘腺癌、恶性腺纤维瘤和囊腺纤维瘤
    - 子宫内膜间质样肉瘤
    - 中胚叶（苗勒管）混合瘤、同质的和异质的
- 透明细胞瘤
  - 良性：腺纤维瘤
  - 交界性
  - 恶性：癌和腺瘤
- 纤维上皮瘤
  - 良性
  - 交界性
  - 恶性：恶性纤维上皮瘤或移行上皮癌
- 混合性上皮肿瘤：良性、交界性、恶性
- 未分化癌
- 未分类的上皮性肿瘤

3. 生殖细胞肿瘤

- 生殖细胞瘤（无性细胞瘤）
- 卵黄囊瘤（内胚窦瘤）
- 胚胎瘤
- 绒毛膜上皮癌
- 多胚瘤
- 畸胎瘤
  - 未成熟型
  - 成熟型
    - 实性
    - 囊性
      - 皮样囊肿（成熟型囊性畸胎瘤）
      - 皮样囊肿恶变：癌、肉瘤、黑色素瘤、腺癌
  - 单胚性和高特异型
    - 卵巢甲状腺肿
    - 类癌
    - 卵巢甲状腺肿类癌
    - 黏液性类癌
    - 神经外胚叶肿瘤
    - 其他
- 混合性生殖细胞瘤

4. 性腺间质肿瘤

- 颗粒细胞
- 间质细胞肿瘤
  - 颗粒细胞瘤
    - 成人型
    - 青年型
  - 卵泡膜细胞瘤纤维瘤型肿瘤
    - 卵泡膜细胞瘤
      - 典型的
      - 黄素化
    - 纤维瘤纤维肉瘤
      - 纤维瘤
      - 细胞型
      - 纤维肉瘤
    - 间质肿瘤伴少量性索成分
    - 硬化性间质瘤
    - 未分类肿瘤
- 支持细胞间质细胞肿瘤（睾丸母细胞瘤）
  - 支持细胞瘤
  - 支持间质细胞瘤
    - 高分化型
    - 中分化型
    - 低分化型（肉瘤样型）
    - 伴异质化成分
    - 网状
    - 混合型
- 两性母细胞瘤
- 环管状性索瘤
- 脂质细胞瘤
  - 间质黄体瘤
  - 间质细胞瘤（门细胞瘤）
  - 未分类病
- 未分类肿瘤

5. 卵巢癌 FIGO 分期

Ⅰ期：病变局限于卵巢。

$Ⅰ_a$：病变局限于一侧卵巢，包膜完整，表面无肿瘤、无腹水。

$Ⅰ_b$：病变局限于双侧卵巢，包膜完整，表面无肿瘤、无腹水。

$Ⅰ_c$：$Ⅰ_a$或$Ⅰ_b$期病变已穿出卵巢表面，或包膜破裂，或在腹水或腹腔冲洗液中找到恶性细胞。

Ⅱ期：病变累及一或双侧卵巢，伴盆腔转移。

$Ⅱ_a$：病变扩展或转移至子宫或输卵管。

$Ⅱ_b$：病变扩展至其他盆腔组织。

$Ⅱ_c$：$Ⅱ_a$或$Ⅱ_b$期病变，肿瘤已穿出卵巢表面，或包膜破裂，或在腹水或腹腔冲洗液中找到恶性细胞。

Ⅲ期：病变累及一或双侧卵巢，伴盆腔以外种植或腹膜后淋巴结或腹股沟淋巴结转移，肝浅表转移。

$Ⅲ_a$：病变大体所见局限于盆腔，淋巴结阴性，但腹腔腹膜面有镜下种植。

$Ⅲ_b$：腹腔腹膜种植瘤直径 $<2cm$，淋巴结阴性。

$Ⅲ_c$：腹腔腹膜种植瘤直径 $>2cm$，或伴有腹膜后或腹股沟淋巴结转移。

Ⅳ期：远处转移，腹水存在时需找到恶性细胞；肝转移需累及肝实质。

6. 临床诊断

（1）临床表现：腹部包块，食欲不振，消化不良，少腹胀坠，尿频或排尿困难，肛门坠胀或大便不畅，腹痛，腰痛，腿痛。

（2）体征：单侧或双侧实质性不规则包块，与周围组织固定，腹水征阳性或伴胸水，浅表淋巴结增大或伴贫血、恶病质。

7. 辅助检查

（1）细胞学检查：仅少数卵巢癌患者，其脱落的肿瘤细胞经输卵管进入宫腔，阴道涂片可见到砂粒体和腺癌细胞。绝经后妇女阴道涂片呈雌激素持续高度影响，提示有卵巢功能性肿瘤（如粒层细胞瘤）存在的可能。

子宫直肠陷凹吸液（后穹窿穿刺取标本）细胞学检查阳性者，提示癌细胞已沉入腹腔，因此并非早期病变。对Ⅰ期卵巢癌者术中应常规做腹腔液体（腹水或冲洗液）的细胞学检查，以便确定期别。

对突出于子宫直肠陷凹或贴近腹壁的肿块，可以经后穹窿或腹壁穿刺取样，行细胞学及组织病理学检查，但多属晚期病变。

（2）免疫学检查

①癌胚抗原（CEA）：是 Gold 等（1965）首先从结肠腺癌中提取。Disaia 等（1977）报道58%的Ⅲ期卵巢癌均有 CEA 滴度升高。卵巢黏液性囊腺癌患者的血清和囊液中 CEA 水平最高。电镜检查表明黏液性囊腺癌细胞超微结构与结肠癌细胞类似。但 CEA 并非特异性抗原，某些其他器官恶性肿瘤及某些良性病变也可出现 CEA 阳性。

②甲胎蛋白（AFP）：临床研究表明，卵巢内胚窦瘤患者血清 AFP 值持续升高，手术切除肿瘤后，血清 AFP 值迅速下降，肿瘤复发时，AFP 值即升高。kurman 等以免疫荧光染色法在卵巢内胚窦瘤的组织切片内，找到 AFP 颗粒，证明了内胚窦瘤可以合成 AFP。所以血清 AFP 的测定可以作为内胚窦瘤的特异性诊断方法。

③血清 CA125：以卵巢癌单克隆抗体 OC125 采用放射免疫或酶标测定方法对卵巢上皮癌患者进行血清 CA125 的检测，阳性率可达 82%，其敏感性较高，经大量临床应用，认为此法有助于卵巢上皮癌的诊断及随诊。

④人绒毛膜促性腺激素（HCG）：测定患者血清中 HCG－β 亚单位可帮助诊断卵巢绒毛膜癌和伴有绒毛膜癌成分的生殖细胞肿瘤，并可精确反映瘤细胞的数量，故也可作为观察抗癌治疗效果的指标。

⑤肿瘤相关抗原（TAA）：国外报道已发现人类卵巢癌存在肿瘤相关抗原（Order 等，1974）。这是存在于肿瘤细胞膜上的一种表面膜蛋白，特别是在浆液性和黏液性囊腺癌中。而在正常卵巢组织、良性卵巢肿瘤中均呈阴性。

（3）生物化学检查

①胎盘碱性磷酸酶（AKP）：胎盘碱性磷酸酶同工酶值在卵巢癌患者的血清和腹水中升高。在腹内病变呈进行性扩散者的腹水中此酶含量尤高。Fishmen 等（1975）报道 43% 卵巢癌患者的血清中此酶升高。对卵巢癌细胞超微结构的研究证明，此酶位于癌细胞线粒体周围间隙内。

②其他常用的生化指标：乳酸脱氢酶、尿素氮、胆固醇、总蛋白和总胆红素等。卵巢癌患者的血清和腹水中上述指标均升高。另外，血清纤维蛋白降解产物及其他血清酶的升高，对诊断卵巢癌也有一定价值。

（4）超声检查：超声检查对测定卵巢的外形、大小、轮廓及囊实性都比较准确，特别是重复超声检查所发现卵巢体积的改变，对诊断卵巢肿物更为可靠。近年来超声仪器设备及检测技术不断进展，对实质性肿块明显的乳头状突起及邻近脏器的受累，可提示恶性肿瘤，也可区别腹水和巨大卵巢囊肿，此外还可帮助确定卵巢癌的扩散部位，如肝结节、主动脉淋巴结的肿大及输尿管积水等。

（5）电子计算机断层扫描摄影（CT）：检查的顺序是从肺底到盆底，能测定病变的全部范围。例如清楚可见肝、肺及膈下结节、腹部和盆腔包块及腹膜后淋巴结的受累，也可见胸骨后及肠系膜淋巴结及淋巴链，有助于对淋巴造影结果做出解释。因此，CT 检查有助于确定卵巢癌的期别及发现复发的癌灶。

（6）淋巴造影：近年来应用淋巴造影帮助确定卵巢癌的淋巴结受累率，北京协和医院郎景和等报道对 30 例卵巢癌患者施行淋巴造影和淋巴清除术，结果显示术前放射学发现与术后病理检查符合率为 83.3%，多数淋巴结转移都可以在摄片上有所表现，充盈缺损是最有意义的阳性指征。

（7）腹腔镜检查：通过腹腔镜可以直观盆腹腔内脏器，确定病变部位，抽取腹水或冲洗液进行细胞学检查，对可疑组织取活检做病理检查以确定病变的性质。

（二）辨证诊断

1. 血瘀型

（1）临床表现：胞中积块坚硬，固定不移，疼痛拒按，面色晦暗，肌肤乏润，舌边瘀点，脉涩。

（2）辨证要点：胞中积块坚硬，固定不移，疼痛拒按，舌边瘀点、脉涩。

2. 阴虚型

（1）临床表现：胞中积块坚硬，固定不移，形体消瘦，头晕耳鸣，口干咽燥，五心烦热，失眠多梦，腰酸腿软，小便短涩，大便干燥，舌红少苔，脉弦细。

（2）辨证要点：胞中积块坚硬，固定不移，形体消瘦，头晕耳鸣，五心烦热，舌红少苔，脉弦细。

3. 湿热型

（1）临床表现：胞中积块坚硬，固定不移，口苦咽干，胸胁胀满，脘闷纳差，午后潮热，小便短黄，大便不爽，带下黄臭，舌苔黄腻，脉弦数。

（2）辨证要点：胞中积块坚硬，固定不移，口苦咽干，胸胁胀满，午后潮热，舌苔黄腻，脉弦细。

4. 气阴两虚型

（1）临床表现：胞中积块坚硬，固定不移，面色㿠白，心悸气短，食欲不振，头晕耳鸣，失眠多梦，舌质淡，少苔，脉沉细无力。

（2）辨证要点：胞中积块坚硬，固定不移，心悸气短，头晕耳鸣，舌质淡，少苔，脉沉细无力。

二、鉴别诊断

（一）卵巢良性肿瘤

本病多发生在育龄妇女，临床以肿瘤逐渐增大，多为单侧，活动，无压痛为主要表现。良性肿瘤多无腹水，无淋巴结肿大，无恶病质，本病经药物、介入治疗或手术治疗可痊愈。

（二）子宫内膜异位症

本病是由生长在子宫腔以外的身体其他部位（不包括子宫肌层）的子宫内膜所引起的一种病变，这种形态学上完全良性的内膜组织可像恶性肿瘤一样播散、种植与转移，除盆腔有固定包块外，临床常见经前期腹痛，腰骶部胀痛，月经失调，性交痛，不孕，若异位的内膜累及直肠或膀胱，则出现排便困难或尿频尿急、排尿困难，但无腹水，无恶病质，经腹腔镜检查可明确诊断。

（三）盆腔炎性包块

本病是由炎症引起的盆腔实质性、不规则固定性包块，或为宫旁结缔组织炎呈炎性浸润达盆腔壁的不具体包块。但本病有盆腔炎病史，病程长，病情轻，触痛明显，无腹水及淋巴结肿大，无恶病质，应用抗炎治疗后包块可缩小。必要时行包块穿刺细胞学或病理学检查可确诊。

（四）附件结核或腹膜结核

本病是由大型结核杆菌引起的一类疾病，除下腹部不规则固定包块外，临床常见消瘦、低热、盗汗、月经异常，不孕等症。子宫内膜病理检查，结核菌素试验，盆腔 X 线摄片及子宫输卵管碘油造影有利于本病的诊断。

三、临床治疗

（一）治疗思路提示

1. 辨证施治，分期用药

卵巢癌是妇科恶性肿瘤之最，中医药治疗是站在宏观的角度看待病情，防治特点是辨证施治，首先辨病的寒热虚实，其次辨病的标本缓急，并结合病变过程分期用药。

（1）早期：无自觉症状，肿块存在而无痛苦，舌苔脉象大多正常，此时正盛邪实，可以攻毒祛邪为主，兼以扶正。

（2）中期：肿瘤发展至一定程度，肿块增大，积瘀结气，冲、任、督、带受损，形体日渐消瘦，此为正虚邪盛之象，正邪相持，须攻补兼施。

（3）晚期：肿瘤已发生远端转移，积块坚硬如石，病人面黄肌瘦，昏然困卧或骨蒸发热，此为正不胜邪，应以扶正为主，寓攻于补。

2. 中西结合，相得益彰

手术前期，正气未衰，邪气尚盛，治疗应以攻邪为主；术后胃肠蕴热腑气不通，治疗应以理气通便为主；化疗放疗后可出现一系列胃肠道症状及血象改变，治疗应分别以和胃降逆、涩肠止泻，滋阴清热、益气养血为主。

（二）中医治疗

1. 内治法

（1）血瘀

治法：活血散结，破瘀消癥。

方药：桂枝茯苓丸加味。

桂枝12g，茯苓15g，牡丹皮12g，赤芍12g，桃仁10g，延胡索15g，乳香10g，没药10g。

（2）阴虚

治法：滋阴清热。

方药：两地汤。

生地黄12g，地骨皮12g，玄参12g，麦冬20g，白芍12g，阿胶10g（烊化）。

（3）湿热

治法：清热解毒。

方药：五味消毒饮加减。

蒲公英15g，金银花12g，紫花地丁15g，天葵子10g，白花蛇舌草20g，樗根白皮9g。

（4）气阴两虚

治法：益气养阴。

方药：八珍汤加减。

党参15g，黄芪30g，当归10g，生地黄12g，茯苓15g，白芍12g，炒白术15g，龟甲10g，枸杞子20g，知母10g，甘草6g。

2. 外治法

（1）针刺治疗：取内关、足三里穴。留针30分钟，每日1～2次，治疗化疗放疗后恶心呕吐。

（2）穴位封闭法：取内关、足三里穴。用维生素B_{12}、维生素B_6，在单侧穴位消毒后注入上述药液各1.5mL，每日2次，双侧穴位交替应用。此法治疗化疗、放疗后恶心呕吐。也可取双侧合谷穴，消毒后，各注入柴胡注射液1mL。此法治疗癌症发热。

（3）敷贴法：锡类散适量，外涂于口腔溃烂处，每日3次，饭后涂用。此法治疗化疗后口腔溃疡。

（三）西医治疗

1. 手术治疗

（1）治疗原则：手术为治疗卵巢癌的首选方法。实践证明，化学药物对于大的肿瘤也许无效或疗效甚微，但对于小的癌组织，特别是直径小于2cm的结节却可控制其发展，甚至彻底消灭。所以，无论肿瘤在何期，均宜先行手术，尽量切除癌瘤，留下无法一一摘除的直径不超过2cm的小瘤，这就是现在所谓的肿瘤细胞减灭术。同时，剖腹探查也是对卵巢癌准确诊断和分期的最可靠的方法。

（2）方法步骤

①切口：取腹部正中切口，因为手术范围很广，切口必须够大，以利术野的显露，如无明显上腹部包块，取耻骨联合上缘达脐剑之间的切口即可。如需同时切除上腹部大型肿物，切口可延长至剑突。

②探查：进入腹腔后，若发现腹水，应立即吸出保留；若未见腹水，需行腹腔冲洗，收集冲洗液，行瘤细胞检查。然后开始自下而上的全腹腔探查，以了解肿瘤浸润的范围和各器官组织受累的程度，了解手术的难易程度，并决定切除的组织器官和顺序。

③大网膜切除：卵巢癌大网膜转移率高，有时外观正常，镜下已有转移，有的形成大网膜块状转移，故应切除大网膜以减少腹腔内之肿瘤负荷，防止腹水产生。临床多从横结肠下缘分段切断结扎大网膜。

④盆腔肿块及内生殖器切除：经盆腔腹膜外，卷地毯式切除内生殖器，包括肿瘤及盆腔腹膜广泛种植灶。从骨盆漏斗韧带内侧骨盆入口处剪开腹膜，向前剪开阔韧带前叶，识别输尿管后，高位断扎卵巢血管，断扎圆韧带。手术由上向下，由外向内进行。剪开膀胱浆膜面之腹膜，下推膀胱达宫颈外口处。剥离盆腔侧腹膜到肿瘤的最低点，见到输尿管后，在其内侧、宫颈旁分离出子宫动脉并切断结扎，下推输尿管离开宫颈旁。分离出宫旁主韧带，切断缝扎。由于肿瘤大多位于子宫直肠陷凹处，从子宫后壁分离肿瘤几乎不可能，为了便于把子宫直肠陷凹处的肿瘤与子宫分开，需做逆行性子宫切除，先切开阴道前壁，再剪开阴道后壁，用肠线锁边缝合阴道，以便做阴道引流。再分离后穹窿上子宫直肠陷凹处组织，达直肠前壁腹膜附着处。如上述断扎主韧带困难，也可在此时再分离主韧带后断扎，这时子宫仅与直肠前肿瘤连在一起。直肠前组织的分离较困难，需从直肠浆膜下分离，从上下两个方面将子宫连同肿瘤一并切下，完成子宫、肿瘤及盆腔腹膜转移瘤的切除。

⑤阑尾切除：因卵巢癌易向阑尾转移，所以常规切除阑尾。

⑥转移瘤的切除：肝、脾表面细小的种植结节一般不需切除。如脾实质内有转移时，可行脾切除。如肝实质内有转移，可经胃网膜右动脉行肝动脉插管术，以备术后动脉化疗。横膈转移的微小结节一般不需手术，直肠受侵可做直肠部分切除手术。

⑦盆腔淋巴结切除：淋巴结切除术并不能减少肿瘤的负荷，应切除双侧区域内肿大的淋巴结，切除时可从髂总、髂外、闭孔、髂内、主动脉旁淋巴结按顺序切除。通过盆腔淋巴结切除可了解卵巢癌的转移方式，明确分期。

⑧留置腹腔导管：手术结束时放置两根导管，一根经右上腹达膈下，另一根经左下腹达盆腔，以备术后腹腔内化疗及放射性同位素灌注之用。

⑨放置引流：关腹前在盆腔内放置橡皮引流管，经阴道残端抽出。此可减少术后感染的发生。

2. 化学治疗

（1）治疗原则：化疗是治疗卵巢癌常用的辅助疗法，要在手术的基础上才能发挥作用，其治疗癌瘤成功的关键取决于能否彻底杀灭成克隆细胞，因成克隆细胞仅在增殖期时易被化疗药物杀伤，而在静止期不敏感，所以在制订化疗方案前，应对化疗药物的药理作用、副反应防治、细胞动力学、肿瘤生物学特点、病理类型、临床分期、初发或再发、以往是否接受过化疗及其效果等均有所了解。并对患者的年龄、体质、心、肝、肾和骨髓功能状态以及有无并发其他器质性病变等一并考虑，然后选定药物，拟出给药剂量、方式、途径及疗程长短。

（2）方法步骤

①全身化疗：静脉给药的化疗即是全身化疗，它是最早用于治疗恶性肿瘤的方法。全身化疗的优点是简便易行，可广泛用于基层医院。

②腹腔化疗：多数卵巢癌的扩散局限在腹腔内，又常伴腹水且横膈下表面常有较广泛的种植，但它却很少穿透腹膜，卵巢癌这种独特的生物学特点为腹腔内用药奠定了基础。腹腔化疗的优点有：腹腔内药物浓度明显高于血浆内药物 20～500 倍；增加了肿瘤与药物的接触面积与时间，有利于杀灭癌细胞；血浆药物浓度低，毒副反应轻；有效控制腹水。

③股动脉髂内动脉插管化疗：此方法对难以手术的晚期卵巢癌是一种有效治疗方法。动脉插管化疗的优点有：插管已达到最接近肿瘤的区域，药物可利用周围丰富的侧支循环迅速进入肿瘤并分布在其周围；局部的高浓度，因药物浓度的高低重要于药物作用的时间，若局部浓度提高一倍，杀灭癌细胞数量可增加 10～100 倍，而且药物是在短时间内推入，因此在肿瘤局部的浓度大大高于静脉用药，且对于全身的药物副作用明显减少；动脉插管尚可治疗转移灶，如卵巢癌的肝转移等。

（3）不同卵巢癌常用联合化疗药物的剂量与疗程

①卵巢上皮性癌的化疗方案：最有效的药物为烷化剂，如六甲嘧胺（HMM），阿霉素（ADM）和顺铂（PDD）。常用联合化疗药物的剂量与疗程如下。

AFC 方案：

药物	剂量	用法
放线菌素 D	0.01mg/kg	iv，第 1～5 天。
5－Fu	8mg/kg	
CTX	7mg/kg	

HC 方案：

HMM　4mg/kg，Po，第1~14天。

CTX　250mg/m²，Po，第1~5天。

PAC 方案：

PDD　50mg/m²
CTX　500mg/m²　iv，第1天（1次给药）
ADM　50mg/m²

HAC 方案：

HMM　4mg/（kg·d），Po，第1~14天。

ADM　40mg/m²，iv，第1天。

CTX　200mg/m²，Po，第1~5天。

CHAP 方案：

CTX　200mg/m²，Po，第1~5天。

HMM　4mg/kg，iv，第1~7天。

ADM　30mg/m²，iv，第1天。

PDD　50mg/m²，iv，第1天。

以上各方案均每隔4周重复疗程。

②卵巢生殖细胞肿瘤的化疗方案：常用药物长春新碱（VCR）、博莱霉素（BLM）、顺铂。联合化疗药物的剂量与疗程如下。

VBP 方案：

VCR　12mg/m²，iv，每3周1次，共4次。

BLM　20mg/m²，iv，每周1次，共12次。

PDD　20mg/m²，iv，第1~5天，每3周重复1次，共4疗程。

VAC 方案：

VCR　1.5mg/m²，iv，每周1次，共12次。

放射菌素D　300mg/m²，iv，第1~5天，每4周重复一次。

CTX　250mg/m²，iv，第1~5天，每4周重复一次。

③卵巢颗粒细胞肿瘤化疗方案

AFC 方案：

放线菌素D　8mg/kg，iv，每日1次，共1~5天。

5-Fu　8mg/kg，iv，每日1次，第1~5天。

CTX　7mg/kg，iv，每日1次，第1～5天。

3. 放射治疗

（1）治疗原则：放疗是卵巢癌的一种辅助疗法。由于多数卵巢癌对放疗敏感较差，在行腹腔盆腔放疗时，往往受脏器耐受量的限制，而使得放射量不足，无法控制残余灶；若给予部分控制剂量，则有相当一部分病人会发生严重肠道并发症。因此放射治疗在卵巢治疗诸疗法中的地位，至今尚有争议。一般认为放疗可作为术前、术后的辅助治疗，以及晚期病人的姑息治疗。

（2）方法步骤：放射治疗分为体外照射与腔内照射。前者采用^{60}Co或电子回旋加速器，做下腹或盆腔照射；后者即应用放射性胶体溶液（常用^{32}P5.55GB_9/次或15mC/次或^{198}Au5·55GB_9或150mC/次）经腹腔插管灌注（一般加注射用水300～500mL）或者开腹灌注（注射后，患者需定时变换体位，以利分布）或瘤灶注射（约1mm^3给37MB_9或1mC）等。

（3）分类分期选择：对无性细胞瘤，除极早期外盆腔放疗可作为常规疗法，对颗粒细胞瘤在多数情况下也应考虑盆腔放射。盆腔有残余灶者加照腹部野。Ⅱ期卵巢上皮癌手术基本切除或盆腔残余灶直径在2cm以下者，加用盆腔放疗；病灶直径大于2cm者，在化疗的基础上加用盆腔放疗。Ⅲ期卵巢上皮癌，手术基本切除或腹内残余灶直径在0.5cm以下者，加用盆腔放射。二次手术后的残余灶，以局部小野放疗为宜，需大野照射者，应适当减少放射量。其他类型的卵巢恶性肿瘤，由于对放射不敏感，故对手术后的残余病灶，仅做局部小野放疗，适当配合化疗。晚期病人的姑息放疗，可减轻病人痛苦，延长生命。

4. 内分泌治疗

（1）治疗原则：激素疗法的疗效与肿瘤内相应受体含量及受体的功能相关，相应受体水平是激素治疗有否效应的关键，受体含量越高，功能越完整则疗效越好，那些ER、PR阴性的肿瘤，激素治疗无效。

（2）方法步骤：抗雌激素及孕激素类药物皆可口服，都能与卡铂、MTX、5－Fu等联合用药，两类激素也可联合序贯或交替应用。

（3）常用药物

他莫西芬：100mg，Bid，Po，观察数周，无效剂量可加倍，最大剂量可达每天400mg，可长期服用。

萘氧啶：30～60mg，Tid，Po，可长期服用。

醋酸孕酮：每天100mg，可长期服用。

甲地孕酮：每天800mg，可长期服用。

己酸孕酮：每天250～500mg，可长期服用。

四、中医专方选介

1. 加味西黄丸

孙桂芝等人选用麝香、人工牛黄、乳香、没药、三七粉、山慈菇等制成加味西黄胶囊。加味西黄胶囊所含药物共为细末，每个胶囊含药粉0.25g，每日2～3次，每次2～3粒，饭后半小时温开水送服。服药3～4个月为一疗程，休息7～10天继续服第二疗程。共观察157例患者，252个疗程，其中1个疗程103例，2个疗程25例，3个疗程22例，4个疗程4例，5个疗程2例，7个疗程1例。共治疗中晚期恶性肿瘤157例，取得较好疗效，其中包括卵巢癌。［孙桂芝．加味西黄丸治疗晚期恶性肿瘤157例临床观察．中医杂志，1990（2）：44］

2. 金牛煎

许继平等人选用金银花18g，水牛角40g，山慈菇30g，三叶青30g，干蟾皮12g等药物水煎，每日分两次服。治疗中晚期癌性发热82例，其降热总有效率为81.3%，且维持降热时间长，停药后体温回升率低，无耐药性、成瘾性及明显副作用，对机体免疫功能无抑制作用。［许继平．金牛煎治疗恶性肿瘤发热的疗效观察．中医杂志，1988，29（7）：46］

第二十二章　绒毛膜上皮癌

绒毛膜上皮癌或简称绒癌，是一种高度恶性的滋养细胞肿瘤（滋养细胞肿瘤还包括良性葡萄胎和恶性葡萄胎）。因其绝大部分与妊娠有关，又称妊娠性绒癌。本病极少数发生在未曾怀孕的妇女，且常和卵巢恶性肿瘤同时存在，又称非妊娠性绒癌。绒癌的病因尚不明确，可能与以下因素有关：①在短时间内连续妊娠以及蛋白质缺乏性营养不良；②近亲结婚者好发；③有人在电子显微镜下见到病毒颗粒，故认为与病毒感染有关。本病不仅可以侵犯子宫肌层造成局部严重破坏，并可转移到其他脏器和组织，以致病人迅速死亡。主要临床表现为葡萄胎、流产或足月产后阴道持续不规则出血，量不定，若长期反复出血可表现为贫血或感染，出现恶病质。

本病归属于中医的“癥瘕”范畴。

一、临床诊断

（一）辨病诊断

绒癌的临床分期与治疗预后有着密切的联系。目前国内主要根据症状、体征、辅助检查、临床分期来诊断此病。

临床分期：

Ⅰ期：病变局限于子宫（无转移）。

Ⅱ期：病变转移至他部生殖器或（及）近旁组织、附件或阴道（近端转移）。

$Ⅱ_a$：转移至宫旁或附件。

$Ⅱ_b$：转移至阴道。

Ⅲ期：病变转移至肺（远端转移）。

$Ⅲ_a$：球形阴影直径 <3.0cm 或片状。

阴影总面积 <一侧肺的 1/2。

$Ⅲ_b > Ⅲ_a$

Ⅳ期：病变转移至脑、肝、肠、肾等器官。

1. 症状

葡萄胎、流产或足月产后阴道持续、规则出血，量多少不定，若长期反复出血可表现为贫血或感染，出现恶病质。

2. 体征

妇科检查阴道有暗红色分泌物、恶臭，子宫增大、柔软，形状不规则，有时可出现黄素囊肿，如肿瘤穿破子宫浆膜层，可引起急性腹腔内大出血，但多数为慢性穿破，在腹腔或盆腔内形成血肿，绒癌早期即可发生转移。根据转移部位的不同，可出现不同症状。绒癌以血行转移为主，所以全身各器官均可受累。其中肺部转移的发生率占第一位。因此肺部症状出现较早，并多见。咯血是较早出现的症状，也可出现胸痛、呼吸困难，甚至胸腔积液、积血等征象。阴道转移灶的部位常见于阴道前壁，尤多见于尿道口。癌细胞经子宫静脉逆行至阴道静脉丛，局部可见紫蓝色结节。破溃后可引起大出血，易造成感染。脑转移多继发于肺转移之后，是绒癌患者最常见的死亡原因之一。脑转移时根据病情发展可分为3个时期：

（1）前驱期或瘤栓期：瘤细胞在脑血管内形成瘤栓，可堵塞血管，引起血管痉挛，使脑组织局部缺氧、缺血，出现一过性猝然跌倒，部分肢体运动失灵、语言障碍、视力障碍、神志不清等。一般经过数秒或数小时可自行消失。

（2）进展期或脑瘤期：瘤细胞破坏血管，进入脑组织，形成脑瘤。由于占位性病变或脑水肿可引起头痛、呕吐、失语、抽搐、偏瘫甚至昏迷。

（3）终末期或脑疝期：如果病情继续发展，颅内压升高，可引起脑疝；病人可突然呼吸停止而死亡。由于病情发展迅速，上述各期往往不能明显分开。

3. 辅助检查

（1）测定尿或血内HCG含量：足月产或流产后两个月尿HCG持续阳性，或一度阴性又转为阴性。

（2）X线检查：绒癌早期即可发生转移，以肺转移为最多见，所以X线检查是临床诊断本病的主要手段，绒癌转移X线显示：

①边缘规整的云片状阴影。

②大小不同并有边缘模糊或边缘清楚的球形阴影。

（3）超声检查：用B型超声仪诊断子宫内滋养细胞肿瘤病灶的报道尚不多见。有人认为B型超声探测在葡萄胎的随访中起着重要作用。在复旧不全的子宫中有回声光点出现，可作为葡萄胎后发展为恶性葡萄胎或绒癌的征象，并着重指出葡萄胎后的随访中，超声图中有下述现象应疑为恶性葡萄胎或绒癌：

①子宫内有局限或弥散的回声光点，子宫复旧不全，增大或子宫不规则突起。

②在附件区、子宫底或直肠窝可见卵巢囊性肿物。

③子宫穿孔内出血者，在直肠窝或腹水中可见囊状泡状物。此外，在诊断时尚需注意子宫纵切面和横切面的轮廓是否对称，有否某处突起，此突起处常为病灶所在。

（4）盆腔动脉造影：有助于明确滋养细胞肿瘤病变的大小和位置，但不能区分绒癌和恶性葡萄胎。

（5）子宫腔内造影：可凭此了解肿瘤在宫内的情况，确定病变范围和部位，保留子宫后宫内恢复情况，但不能区分绒癌和恶性葡萄胎。

（6）病理诊断：在子宫肌层或其他切除的器官可见有大块坏死和出血，在其周围可见大片生长活跃的滋养细胞，有的还可侵入血管。

（二）辨证诊断

1. 气虚血瘀型

（1）临床表现：面色㿠白，少气无力，腹中有块，疼痛拒按，阴道出血，舌质淡或紫暗、有瘀点，脉细弱或涩。

（2）辨证要点：面色㿠白，少气无力，腹中有块，疼痛拒按，阴道出血，舌质淡或紫暗，有瘀点，脉细弱或涩。

2. 邪毒蕴肺型

（1）临床表现：咳嗽咯血或痰中带血，胸间作痛，口干渴或发热，舌质红、苔黄腻，脉沉数。

（2）辨证要点：咳嗽咯血或痰中带血，舌质红、苔黄腻，脉沉数。

3. 气血两虚型

（1）临床表现：面黄体瘦，纳呆肢倦，动则汗出或腹痛便溏，或恶心、呕吐，舌质淡、苔白，脉虚数。

(2) 辨证要点：面黄体瘦，纳呆肢倦，舌质淡，苔白，脉虚数。

二、鉴别诊断

(一) 恶性葡萄胎

一般认为恶性葡萄胎只发生于葡萄胎后而绒癌可发生于足月产后、流产后（包括宫外孕、自然流产或人工流产）。继葡萄胎后恶变者，绒癌及恶性葡萄胎均有可能，但在发生时间上有差异。根据北京协和医院的经验，葡萄胎排出后半年内恶变者，绝大部分（96.5%）为恶性葡萄胎，一年以上恶变者绝大部分（92.85%）为绒癌。6 个月至 1 年间发生者恶性葡萄胎与绒癌各占半数。故就一般而论，间隔时间越长，绒癌的可能性越大。

(二) 合体细胞子宫内膜炎

足月产后，特别是流产或葡萄胎排出后，刮宫或切除子宫病检可在浅肌层内尤其是胎盘附着部位，见有散在的滋养细胞（以合体滋养细胞为主）及炎性细胞，乍看好像肿瘤图像，但深肌层并无浸润。血或尿内 hCG 测定亦多为阴性。故不属于滋养细胞疾病范畴。一般经过彻底刮宫后即可逐渐恢复正常。

(三) 滋养细胞假性瘤

此病临床不具有典型绒癌现象，为胎盘附着处合体滋养细胞反应性增生，形成瘤状。在组织学上也不存在绒毛结构，但根据无核分裂象，缺乏细胞滋养细胞并没有侵犯子宫深肌层而造成破坏的倾向等，要与绒癌鉴别。

三、临床治疗

(一) 中医治疗

1. 内治法

(1) 气虚血瘀

治法：益气健脾，活血逐瘀。

方药：棱莪消癥汤。

党参 15g、白术 15g、云苓 15g、益母草 10g、茜草 10g、桃仁 10g、红花 10g、牡丹皮 12g、赤芍 12g、三棱 10g、莪术 10g。

(2) 邪毒蕴肺

治法：清热化痰，润肺止咳。

方药：益肺饮。

金银花 10g、连翘 10g、竹茹 12g、全瓜蒌 20g、杏仁 12g、川贝母 10g、半夏 12g、葶苈子 20g、海蛤粉 15g、天南星 10g。

（3）气血两虚

治法：补益气血，滋阴固肾。

方药：补肾固冲汤。

党参 15g、白术 15g、黄芪 45g、女贞子 20g、旱莲草 10g、枸杞子 20g、山茱萸 20g、鳖甲 10g、山药 20g、五味子 10g、阿胶 10g（烊化）。

2. 外治法

针刺治疗：取水道、关元、中极、长强、合谷、足三里、三阴交。强刺激留针20～30min，适用于绒癌脊髓转移所致大小便失禁及下肢行动障碍。

（二）西医治疗

1. 化学治疗

是当前治疗最广泛有效的治疗措施。常用的几种化疗药物见表 22－1。

（1）治疗原则：应采取早期、联合、足量、间隔的治疗原则。绒癌一经确诊，应立即进行化疗，为了保证疗效，减轻各种副作用及并发症的发生，应选择敏感性高的作用于不同期别的药物联合用药。药物的剂量在原则上必须达到病人最大耐受量，尤其是第一、二疗程更为关键。此期若用药量足够，则多数可以迅速见效，副作用虽然可能比较严重，但由于造血器官和机体其他功能初受抑制，自然恢复较易。疗程间隔主要是依靠病情和药物反应消退情况而定，一般为 3 周。但如果病情急，血象已经恢复，可以适当缩短间隔时间，如病情已基本控制，血象尚未很好恢复，可以适当延长间隔时间。

（2）方法步骤

①静脉给药：同一种药物，给药途径不同，所起的作用也往往不相同。静脉给药后药物即通过右心而进入肺部，肺部受药量最大，因此，对肺转移病人最好采用静脉给药的方法。为保证疗效，计算所得的药量必须全部输给病人，避免配药后皮管排气任意流失药液及输液时接计处渗漏及未输完过早拔针。

②口服给药：均经肠道吸收，再经门静脉进入肝脏，然后经肝静脉进入右心，再进入肺部而转至全身。所以，口服药物适用于上消化道或肝转移的病人。

表22-1 **治疗绒癌的几种化疗药物**

药名（代号）	用药途径	用药剂量	疗程天数	疗程间隔	适用情况	附注
巯嘌呤（6-MP）	口服	6.0~6.5mg/(kg·d)，分早8点晚8点两次服	10天	3~4周	一般病情均适用	
	静滴	28~30mg/(kg·d)	10天	2周	一般病情均适用，特别适用于盆腔阴道转移	溶于500mL 5%葡萄糖溶液6~8小时缓滴
氟尿嘧啶（5-Fu）	动滴	25~30mg/(kg·d)	10天	2周	脑转移，肝转移	同静滴
	局部注射	250~500mg/次	2~3天	按病情决定	盆腔肿物，阴道，宫颈转移	无须稀释
放线菌素D	静滴	8~10μg/(kg·d)	10天	2周	一般病情均适用，特别适用于肺转移	一般用300~40μg/d
磺巯嘌呤钠（AT-1438）	静滴	400~600mg/d	10天	2~3周	一般病情均适用，多数用于对上述药耐药的病人	
	静滴	10~15mg/d	5~7天	3~4周	一般病情均适用	溶于500mL 5%葡萄糖液中滴4小时
甲氨蝶呤（MTX）	脊注	10~15mg/d	2~3天1次，3次一疗程	按病情决定	特别适用于脑转移	溶于4~6mL脑脊液中
5-Fu+KSM	静滴	5Fu 26mg/(kg·d) KSM 4~6μg/(kg·d)	8天	3周	适用于晚期或耐药病人	分别溶于500mL 5%葡萄糖液中，先滴一种再滴另一种，共滴8~10小时
邻脂苯芥或AT-1258+KSM	静注 静滴	20~30mg/d 4~6μg/(kg·d)	8~10天	3周	适用于晚期或耐药病人	静注溶于20mL生理盐水中直接推入，共滴8~10小时

③动脉插管给药：药物可立即进入该动脉所灌注的脏器，肝动脉插管给药，药物直接进入肝脏，适用于治疗肝转移。颈内动脉插管给药，药物即进入脑血管，脑组织受药量最大，适用于脑转移病人。股动脉或其分支插管，可以治疗盆腔转移病人。

（3）常用化疗方案（见表22－2）

（4）动脉插管持续灌注化疗方案（见表22－3，22－4，22－5）

表22－2　VCR、5－Fu、KSM及AT－1258联合化疗方案

时间	药物名称	药物剂量	给药方法
第1天	VCR	$2mg/m^2$	溶于30mL生理盐水，静脉推注
第1～5天	AT－1258	0.5mg/kg·d	同上
	KSM	5μg/kg·d	溶于500mL 5%葡萄糖液，静脉滴注3小时
	5－Fu	26mg/kg·d	溶于500mL 5%葡萄糖液，静脉滴注8小时

＊各疗程间隔时间为3周

表22－3　EMA/CO联合化疗方案

时间	药物名称	药物剂量	给药方法
第1天	V_p－16	$100mg/m^2$	溶于300mL生理盐水，静脉点滴1小时
	KSM	500μg/d	溶于30mL生理盐水，静脉推注
	MTX	$100mg/m^2$	溶于20mL生理盐水，分别灌注两侧肺的支气管动脉

表22－4　EMA/CO联合化疗方案

时间	药物名称	药物剂量	给药方法
	MTX	$200mg/m^2$	溶于100mL生理盐水，子宫动脉持续点滴12小时
第2天	V_p－16	$100mg/m^2$	溶于300mL生理盐水，静脉点滴1小时
	KSM	500μg/d	溶于30mL生理盐水，静脉推注
	四氢叶酸	15mg	动脉滴注MTX后24小时肌肉注射，每12小时1次，共4次
第8天	VCR	$2mg/m^2$	溶于30mL生理盐水，静脉推注
	CTX	$60mg/m^2$	溶于30mL生理盐水，静脉滴注1小时

＊疗程中第3～7天停用化疗药物。各疗程间隔时间为1周

表22－5　VCR、5－Fu联合化疗方案

时间	药物名称	药物剂量	给药方法
第1天	VCR	$2mg/m^2$	溶于30mL生理盐水，静脉推注
	5－Fu	28mg/kg·d	溶于500mL 5%葡萄糖液，动脉滴注8小时
第2～8天	5－Fu	同上	同上

＊各疗程间隔时间为2周

2. 手术治疗

在找到有效的化学药物以前，绒癌的治疗主要为手术切除子宫，效果很差。自证明化学药物治疗有较好的效果后，手术治疗逐渐退居到次要地位，很多病人可以单纯化疗而不行任何手术，效果良好。但在某些情况下，手术治疗是必需的。

（1）治疗原则：对于子宫原发灶或转移瘤发生大出血危及病人生命时要立即手术切除出血脏器；在耐药病例中，子宫及肺内残余病变，久治不效，也需要手术切除，缩短治疗时间；手术可以探查整个腹腔，了解腹内各脏器有无转移。手术后切除标本可供病理检查，有助于明确临床期别。

（2）方法步骤

1）手术时间：除大出血急需手术者随时手术外，一般病人均先行化疗，待子宫病变缩小，hCG 测定转为正常即病情基本控制后再行手术。手术前 2 ~ 3 天开始下一疗程化疗。手术后再继续用药至完成此疗程。这样体内已先有药物存在，手术中即使有扩散也可以及时获得控制，同时用药 2 ~ 3 天，血象等尚不致下降，也不易引起并发症。

2）手术范围：为了防止全子宫及双侧附件切除术后宫旁和卵巢静脉丛中瘤栓的继续繁殖生长，可改变常规的全子宫切除的方法，而采用所谓的“次广泛手术。”基本要点是：高位结扎并切除卵巢动静脉，以消除存在卵巢静脉的瘤细胞，游离输尿管至膀胱水平，然后在主韧带中间夹切，以切净宫旁静脉丛；如无阴道穹窿部转移，阴道的切断则和全子宫切除一样，无须切去很多；由于很少有淋巴结转移，无须剔除淋巴结，如手术延至化疗达完全恢复阶段，则做全子宫切除也够了。

3）具体步骤

①打开腹腔，探查腹内各脏器，用纱布垫推开肠管和大网膜后；用两把带齿血管钳钳夹住子宫双角的圆韧带和输卵管等，以防止牵引并防止癌细胞由卵巢静脉逸出。将子宫牵向左下方，暴露右侧漏斗骨盆韧带。在髂总动脉水平用钳或镊将上面腹膜提起，中间剪开，并沿韧带向下剪开腹膜，暴露漏斗骨盆内的卵巢动静脉。从韧带内侧腹膜确定输尿管位置（在髂总动脉水平，输尿管由外向内跨过髂总动脉，而沿骨盆壁向下行走），用剪将卵巢动脉两侧组织轻轻分开，然后用手指从卵巢动脉一侧向下，绕过其下方，再从另一侧穿出，将卵巢动静脉周围组织分开，而钩于手指上。为了达到高位结扎卵巢

动静脉的目的，卵巢动静脉需向上游离达髂总动脉水平以上1.0～2.0cm处，然后用两把血管钳钳夹卵巢动静脉，中间剪断，分别用丝线将上下端贯穿结扎（上端需双重结扎以免滑脱）。

②剪断和结扎圆韧带外端后，自上向下剪开阔韧带前叶，打开膀胱腹膜反折，用手指推开膀胱顶部，使其与下面的宫颈和阴道分离，然后将膀胱腹膜切口边缘缝于腹膜切口下部，将子宫向上向左牵开，暴露右侧髂总、髂外、髂内动脉及输尿管，找出膀胱上动脉（髂内动脉末端），在其外侧，以手指将其与髂外动静脉分开（打开膀胱侧窝），将手指钩住膀胱上动脉，由其下方穿过而从内侧穿出，然后沿膀胱上动脉向上游离至暴露出与髂内动脉分叉处，将膀胱上动脉用粗丝线穿过，向上牵引，暴露子宫动脉，并用长把血管钳游离子宫动脉，将子宫动脉靠近髂内动脉处双重结扎，中间切断，近子宫端结扎线留长以为牵引，游离子宫动脉至输尿管隧道上面。

③将输尿管下段与阔韧带后页分离，用长弯剪头伸入输尿管隧道将输尿管与隧道前壁分离，并将隧道前壁逐步打开，达膀胱水平为止，无须继续向下分离，将输尿管从隧道后壁推开，需要时可用剪作锐性分离，牵开输尿管后，用两把血管钳夹住宫颈旁组织，中间切开，缝扎下端，注意勿使输尿管屈曲。

④确定宫颈位置后，在其下方阴道前壁中间用刀做纵形切开，直达阴道内，用弯头剪伸入切口，绕宫颈剪开阴道，将子宫向上牵引，仍绕宫颈剪开阴道后壁，取下子宫。

⑤取下子宫后用中丝线缝合阴道端双角，以锁边方法缝合阴道断端，中间开放以为引流。

3. 放射治疗

（1）治疗原则：放射治疗是治疗绒癌的一种辅助疗法。因绒癌的特点是早期即经血循环扩散，一旦扩散，就是一种全身性疾病，而放射治疗只能在少数部位发生作用，故适用范围较小。另外放射治疗后常可引起照射野的组织纤维化，若一疗程没有将癌细胞全部杀死，残留癌细胞在纤维组织内，复发的可能性很大，为下一步治疗造成困难。所以，自从有了有效的化学药物治疗方法后，放射治疗就很少被人采用了。

（2）方法步骤：绒癌肺转移、阴道转移，用^{60}Co或电子回旋加速器做局部照射。

4. 转移瘤的治疗

（1）外阴阴道转移瘤：这是一种比较常见的转移瘤，其中以阴道转移瘤最为常见。此瘤可单发也可多发，大小不一，呈紫蓝色结节，破溃后常伴有不等量的出血，多时可立即致病人休克，溃破的结节也易于感染。治疗：对不转移瘤未破溃者，除全身化疗外，可加用氟尿嘧啶瘤内注射，常用量为5～10mL（未稀释氟尿嘧啶）隔2～3天注射一次，至转移瘤明显缩小为止。注射时要严格无菌操作，以免发生感染，从健康部位进针，并经常改变进针部位，防止因反复穿刺而引起表面破坏。对已破溃者可先用纱布条压迫止血，同时立即开始全身化疗，为促进止血作用，可在纱布条上放置止血药物，纱布条需24小时更换一次。外阴阴道转移瘤经上述方法治疗，一般均能完全消失，很少复发。

（2）宫颈转移瘤：较为少见，多发生在宫颈上下唇，未破溃者患处突出，呈紫蓝色结节，极似子宫内膜异位症，破溃后表面呈不规则溃疡，可发生较多量出血，也易于感染，除出血外，也可流出血性臭水。若转移瘤来自宫颈管，瘤体由宫口伸出，呈紫黑色菜花样物。治疗：无急性出血者，一般可采用全身化疗，必须时也可加用局部注射氟尿嘧啶，如有急性出血者，亦可用纱布条压迫止血，方法同前。

（3）宫旁转移瘤：多数为一侧，位于阔韧带内，主韧带上，常规指诊即可摸到，有时在触诊时可感到肿物有明显的“猫喘”样震颤。这说明转移瘤内有动静脉瘘形成，此对诊断有很大帮助。经治疗、全身化疗，多数转移瘤可消失，少数不能消失者可行手术切除。

（4）盆腔转移瘤：此为宫旁转移瘤继续发展，瘤体破裂，瘤组织向阔韧带扩散，在盆腔内子宫与盆腔间形成巨大肿物，充满整个盆腔，也可向上发展达脐以上。治疗：全身化疗效果较好，如经过2～3疗程治疗后，肿块未见明显缩小，或开始亦有明显缩小但至一定程度不再缩小，而血hCG含量仍高，可加上局部用药、氟尿嘧啶10～40mL经腹部或经阴道穹窿注入肿瘤中心，回抽无血后注入药物，药量的多少视肿瘤的大小而定，介入疗法开展后多在超声的引导下进行腹部或阴道穹窿穿刺、抽吸、注射，使用药物更为准确。除此之外，也可采用动脉插管给药的方法。插管可通过股深动脉或腹壁下动脉插入直达髂总动脉，经动脉造影证明位置无误后，即可接上动脉输液装置，行动脉点滴给药。一般用氟尿嘧啶，用药量同静脉点滴。

（5）肺转移瘤：在各种转移瘤中，以肺转移瘤最为多见，临床见咯血、胸闷、胸痛和憋气，在一般情况下，咯血量均不大，但亦有晚期病人发生大咯血者。治疗：静脉给药效果最好，绝大多数肺转移瘤经治疗后可缩小或完全消失，少数经药物治疗效果不满意的可加用肺叶切除手术。

（6）脑转移：绒癌病人进入晚期，病变由肺向全身扩散时，脑部几乎很难幸免。因此绒癌病人合并脑转移在临床比较常见。脑转移一旦发生之后来势迅猛，抢救困难，死亡率极高，约有60%的脑转移开始时先出现一些前驱症状，如突发性剧烈头痛，并伴恶心及呕吐，部分肢体运动失灵，因而握物掉地或猝然跌倒，言语困难，视力障碍以及神志不清等。这些症状可单独出现，而更多的为几种症状同时存在，其特点为一过性，除头痛可持续数天外，一般经过数十秒钟以至数小时即自然好转或消失。这些症状消失后，如不予有效的治疗，少则几天，多则数日，又可出现一些与前驱症状相应的症状，并呈进展性加重。有些可突然发生呼吸停止而死亡。治疗：全身用药可采用氟尿嘧啶＋KSM。局部用药有鞘内给药和颈内动脉插管给药两种。鞘内给药：主要用MTX，每次10～15mg，溶于4～6mL的双蒸水中（不用盐水），每mL中加入2.5mg。每隔1～3天注射一次。4～5次为一疗程，总量为50mg。

为防颅压过高，穿刺时发生脑疝，操作时宜注意：

①腰穿前先给甘露醇等脱水剂，以降颅压，至利尿开始，再行穿刺，必要时需于4小时后再给一次，然后作腰穿。

②穿刺宜用细针，并要求一次成功，以免针眼过大或过多，以后发生脑脊液外渗，诱致脑疝。

③穿刺时避免放取过多的脑脊液作常规化验，一般可把测颅压时测管内脑脊液留下，进行蛋白含量测定即可。颈动脉插管给药：主要用5－Fu或6－MP。一是由甲状腺上动脉插入颈内动脉，输入药物可通过脑前和脑中动脉全部进入脑内。二是由颞浅动脉逆行插入颈总动脉，操作较为简单，但输入药液只有部分经颈内动脉进入脑内，部分经颈外动脉进入面部。因此以颈内动脉插管较为理想。给药方法：一是将输液瓶挂高1米（从病人心脏算起），利用液体压力将药输入，其优点为方法简便，不需特殊设备，缺点是加液或换瓶时需登高进行，不能将瓶放下，否则管内回血，发生堵塞。同时病人需长期卧床，护理工作量很大。二是接上特制的动脉泵，利用机械力将药输入，其特点为护理比较简单，特别是使用携带式动脉输液泵，病人可下地活动，但如不注意及时加液，则药液走空后有发生气栓的危险。化疗的同时积极降

颅压是治疗的又一重要措施，一般可用甘露醇、山梨醇等，用后于半小时内开始利尿脱水；因其脑疝维持时间较短，需每4～6小时给药一次，连续2～3天，至症状缓解，然后逐步撤走。

（7）脊髓转移：在全身化疗的基础上，加鞘内给药，治疗主要用MTX，用量同脑转移。

（8）肝转移：治疗可静脉用药，也可肝动脉插管给药，插管的方法有两种。一种是经胃右动脉插入肝固有动脉，方法比较简单，但部分药物可经胃右网膜动脉进入胃内，胃肠道反应较重，入肝内之药物只有一部分。另一种是经胃右网膜动脉插入肝固有动脉，所给药物除少量进入胆囊外，几乎全部进入肝脏，肝受药最大，胃肠道反应较轻，但技术较困难，肝动脉插管给药后，由于肝内药物浓度很高，肝脏一时不能适应，常可出现肝功能不正常现象，血清转氨酶等可迅速上升，不影响继续用药。

（9）肾、膀胱转移瘤：临床较少见，前者早期无明显症状，晚期多可出现血尿，后者主要表现为血尿，凝血块在膀胱中堵塞尿道口，亦可引起排尿困难。治疗：以全身化疗为主，治膀胱转移瘤可在膀胱内灌注氟尿嘧啶。先在膀胱内插入导尿管，排空尿液，然后注入未稀释的氟尿嘧啶20mL，嘱病人采取某种卧式，使病变部位得以浸泡于药液中，半小时后，才取自由位。为使药液能在膀胱内保持一定浓度，并且不很早随尿排出，应嘱病人用药期间少喝水。待4～6小时排出尿液。一般情况下，每天灌注一次。

（10）脾转移：较少见，无明显症状和体征。如发生破裂出血，应立即手术切除脾脏，术后行全身化疗。

（11）胃肠道转移：胃肠道转移较少见，早期症状较少，晚期可出现呕血、便血及其他各处出血。治疗：多采用口服化疗药物加静脉化疗。口服药多用6－MP或5－Fu，如有明显出血，威胁病人生命时，可行手术切除转移瘤，术后化疗。

5. 并发症的治疗

绒毛膜上皮癌的主要并发症有细菌性败血症、霉菌性败血症、伪膜性肠炎、中毒性休克、血小板缺乏性出血等。

（1）细菌性败血症：多见于化疗后白细胞下降时，开始为寒战和发热，伴有脉搏和呼吸加速以及明显的毒血症，症状如头痛、出汗、恶心、呕吐等。但由于机体抵抗力低，病情发展比一般败血症为迅速，又由于此时病人化疗反应如恶心、呕吐和水电解质平衡失调等现象尚未完全恢复，有一些症状常比一般败血症为重。治疗措施如下所示。

①控制感染：选用对骨髓无抑制作用的药物为主，并根据药敏试验选用敏感的抗生素，如暂时难以了解是什么致病菌，则可选用广谱抗生素，为使抗生素包括菌种更广，可采用两种抗生素联合应用，一般可选青霉素、红霉素、庆大霉素、卡那霉素，不宜用磺胺类和合霉素类药物。用药疗程宜长，多2～3周，症状好转后可逐渐减量。

②全身化疗：卧床休息，给予足量的营养以保存体力，饮用多量液体以保持水和电解质的平衡，病情严重或贫血显著者，应考虑输血以增加机体的抵抗力。如化疗期间呕吐严重，常可因代谢性碱中毒而导致缺钾等情况，宜适当补液。病人有毒血症而出现高热、谵妄不安的，可给氢化可的松（每日200～300mg静滴），体温过高可用物理降温，但慎用药物降温，需要时也只能分次给1/4或1/2量，以免大汗淋漓而致虚脱。在此同时，要加强护理，注意口腔卫生及皮肤清洁，注意防止褥疮发生。

（2）霉菌性败血症：在一般情况下，霉菌性败血症并不多见，但在化疗病人中却不少发生。主要原因如下所示。

①肿瘤病人体质弱。

②化疗药物使机体免疫力受到抑制及白细胞减少。

③因细菌感染而较长时间地应用了广谱抗生素，促使了体内菌群失调。

④因某种需要而较长时间地应用了肾上腺皮质激素。

⑤消化道溃疡，使霉菌有机会入侵机体。先在口腔以鹅口疮的形式或在肠道以霉菌性肠炎的形式出现，逐渐浸入血液，形成霉菌性败血症。败血症形成后，可以在体内一个或多个脏器内形成扩散性脓肿灶，尤其多发生于肾和心内膜。病人可出现急性或亚急性肾炎或亚急性心内膜炎的症状，隐球菌败血症可出现中枢神经系统症状，类似脑膜炎。

治疗方法：抗真菌1号（克霉唑），或达扶康0.2g，imgtt，每日1次，连用5日。首日加倍。

（3）伪膜性肠炎：这是一种金黄色葡萄球菌所致的肠道急性炎症。病变发生在整个肠道或在肠道的某一部分，除充血和水肿外，并有小片状糜烂和溃疡形成，上有纤维蛋白、黏液、炎性细胞以及细菌所组成的伪膜，常呈灰白色或黄绿色，易于脱落。症状多在化疗反应期间出现。开始常为腹痛及腹泻，不久症状即加重，腹泻次数增多，粪便由黄色酱状逐渐转变为米汤样或海水样（老绿色水泻），上浮有灰白色或黄绿色伪膜片。因大量丢失液体，引起严重脱水和电解质紊乱，是化疗后一种严重的并发症。治疗：

①控制感染：应选用对金黄色葡萄球菌敏感药物如苯唑西林钠及红霉素、白霉素、头孢菌素类等药物。在给抗生素同时也宜给病人口服乳酶生，使乳酸杆菌在体内繁殖和金黄色葡萄球菌发生竞争而抑制后者的生长，每日3次，每次3.0g，病人不能吞服时可研碎调水吞服。

②纠正水和电解质紊乱调整酸碱平衡：除输入葡萄糖以补充热量及水分外，还要注意补充钾、钠、氯等电解质和维生素等。每日输入液体总量宜相当于排出量再加800～1000mL，一般每天需要不少于3500mL，总热量亦宜维持在1800～2000卡。电解质的补充可依据每日或隔日所测的血钾、钠、氯含量而定。如出现酸中毒时，应给予碱性物质予以纠正。

（4）中毒性休克：中毒性休克是化疗反应中一种最严重的并发症，处理不好，即可引起病人死亡。休克早期：患者烦躁不安，呼吸急促，口渴，面色发白，唇甲略带发绀，四肢冷，脉细数。休克中期由兴奋转为抑制，神情淡漠，反应迟钝，意识模糊，面色苍白，发绀明显，呼吸表浅急促，脉细而弱，血压开始下降，尿量减少。休克晚期进入昏迷，由浅入深，脉慢而细，血压很低以至于零，呼吸微弱，并出现肺水肿，最后呼吸循环衰竭而死亡。治疗要做到早期发现，早期诊断和早期治疗。因此，对每一化疗病人应经常注意其病情变化，尤其是对白细胞低而怀疑有感染的病人应加强观察。一旦确诊要立即抢救。

①迅速控制感染：如前所述，引起休克的感染，一般均较严重，选用抗生素联合用药，首次可用冲击量。

②适当补充血容量：中毒性休克病人均有相对或绝对的血容量减少情况，因此补充血容量极为重要。在一般情况下，可输葡萄糖或生理盐水，若有贫血可输新鲜全血或成分血，输右旋糖酐，改善微循环。在补充血容量同时，需注意电解质平衡，每日按需要量加以补充。

③纠正酸中毒：给5%碳酸氢钠250～300mL静点。

（5）血小板缺乏性出血：化疗反应所致的血小板低落，常可引起倦怠、乏力、精神萎顿、淡漠等症状，但不一定引起出血。有的甚至下降到1万～2万亦无出血。只有部分病例在血小板低落时发生出血。如鼻衄、牙龈出血、病变部位出血、皮下出血、消化道出血以及蛛网膜下腔出血等。出血程度不等，严重的可引起出血性休克，处理不当也可造成病人死亡。治疗：主要输新鲜血小板，一般2～4单位，如无条件亦可输小量新鲜血，每次输200～400mL，也可给大量的强的松，每日4次，每次10mg，有促进血小板释放及非特异性凝血作用。消化道出血者慎用，有胃溃疡史者禁用。如有鼻衄及牙龈出血，可用纱布填塞，加压止血。纱布条宜每日更换，以免发生筛窦感染。

四、中医专方选介

（1）广东梅县人民医院报道用穿心莲治疗绒癌27例。治疗方法是先用穿心莲水浸后，浸液再用氯仿提取，无效再加用化疗。治疗结果27例，绒癌单用穿心莲治愈者8例，穿心莲加用化疗治愈者6例。

（2）向日葵盘90g，凤尾草60g，水杨梅60g。每日1剂，水煎服，适用于治疗Ⅰ～Ⅱ期绒癌。

（3）黄芪、白及、败酱草各15g，赤小豆、薏苡仁、冬瓜仁、鱼腥草各30g，茜草、当归、党参、阿胶珠各10g。每日1剂，水煎服。适用于治疗绒癌阴道持续性出血。

（4）五灵脂、蒲黄粉、茜草根各5g，红花、当归、山慈菇、阿胶、乳香、没药各10g，海螵蛸30g，丹参15g。每日1剂，水煎服。适用于治绒癌Ⅰ～Ⅱ期。

第二十三章 肾癌

肾癌又称肾细胞癌，是起源于肾小管上皮细胞的恶性肿瘤，可发生于肾实质的任何部位，但以上、下极为多见，少数侵及全肾；左右肾发病机会均等，双侧病变占1%~2%。在成人肾肿瘤中，肾癌占85%~90%，在泌尿系统中占第二位。50~70岁为高发年龄组，男性多于女性，男女之比（2~3）：1。临床以肉眼血尿、腰腹部疼痛和腰腹部肿块为典型表现，由于本病隐匿不易早期诊断，发现时多属晚期。

一、临床诊断

（一）辨病诊断

肾癌的临床表现变化多端，可无任何症状，但此时肿瘤已在体内有广泛进展，甚至出现肺、骨等处的转移征象。除血尿、腹痛和肿块三大典型症状外，肾癌还存在不少非泌尿系统的肾外表现，如发热、肝功能异常、贫血、高血压、红细胞增多症和高钙血症等。

1. 临床表现与分期

（1）局部肿瘤引起的症状：血尿为最常见的症状，可为肉眼血尿和/或镜下血尿。大多数病例血尿是因肿瘤侵入肾盂、肾盏而引起，为间歇性发作，不伴有疼痛。临床上常称间隙性无痛性肉眼血尿为肾癌特有的症状。

腰痛是因肿瘤长大后肾包膜张力增加或侵犯周围组织而发生，表现为持续性钝痛。当肿瘤已侵入神经或腰椎可造成严重疼痛。血尿在输尿管内凝固成条索状血块，随尿排出，可引起肾绞痛。

肾癌患者腰部或上腹部可触及肿块者约为10%，有时可为唯一症状。肿块较硬，表面高低不平或结节状。在消瘦患者或肿瘤位于肾下极时，体格检查可扪及块物。若肿块固定，表示肾周围有浸润，预后不佳。血尿、腰痛和肿块三联征同时出现机会不多，有10%~15%，但若同时出现，往往是晚期的标志。

（2）全身症状

①发热：为肾癌常见的肾外表现之一，可呈间歇热、弛张热或低热。多数学者认为发热与癌组织的致热原有关，与肿瘤的坏死和出血无直接关系。2%～3%病例的发热是肾癌最显著或唯一的表现。

②消瘦：作为唯一表现出现于肾癌患者占30%～40%。

③贫血：可由失血引起，但临床上有些肾癌患者的贫血没有血尿病史，却有明显贫血，说明患者的贫血除血尿外，还有其他原因，有作者认为可能与肿瘤毒或大量肾组织破坏抑制了造血有关。

④高血压：其原因有肿瘤直接侵及肾动脉；肿瘤压迫肾动脉引起肾缺血；肿瘤内动、静脉瘘形成，伴心输出血量增加；肿瘤本身产生肾素等因素引起高血压。

⑤内分泌功能异常：根据大量实验研究和临床报道，肾癌能分泌多种内分泌素是肾细胞癌的特征，因此临床上可见合并红细胞增多症、高血压、低血压、高钙血症、胃肠道功能紊乱、肝功不良综合征及性功能紊乱症状等。

（3）转移症状：发生肺转移时胸痛、咳嗽、咯血；骨转移时引起骨痛及病理性骨折；脑转移引起头痛、呕吐等颅内压增高症状。偶有皮肤、肋内部位的肿瘤活检病理诊断为肾癌后，进一步检查才明确原发灶为肾癌。

（4）临床分期：肿瘤的分期目的在于制订治疗方案和判断预后。临床实用的分期方法有：Robsn分期和TNM分期。

①Robsn分期

Ⅰ期：肿瘤位于肾包膜内。

Ⅱ期：肿瘤侵入肾周脂肪，但仍局限于肾周围筋膜内。

Ⅲ期：分为$Ⅲ_a$、$Ⅲ_b$、$Ⅲ_c$。

$Ⅲ_a$期：肿瘤侵犯肾静脉或下腔静脉。

$Ⅲ_b$期：区域淋巴结受侵犯。

$Ⅲ_c$期：肾静脉、下腔静脉和区域淋巴结同时受累。

Ⅳ期：分为$Ⅳ_a$、$Ⅳ_b$。

$Ⅳ_a$期：肿瘤侵犯除肾上腺外的邻近器官。

$Ⅳ_b$期：肿瘤远处转移。

②TNM分期法（国际抗癌联盟分期法）

肿瘤（T）

T_0　无原发肿瘤的证据

T_1　肿瘤小，患肾形态不变，局限在肾包膜内

T_2　肿瘤大，患肾变形，肿瘤仍在包膜内

T_{3a}　肿瘤侵及肾周脂肪

T_{3b}　肿瘤侵及静脉

T_4　肿瘤已侵犯邻近器官

淋巴结（N）

N_x　淋巴结有无转移不能确定

N_0　淋巴结无转移

N_1　同侧单个淋巴结受侵犯

N_2　多个区域淋巴结受侵犯

N_3　手术中明确淋巴结已固定

N_4　邻近区域淋巴结受侵犯

转移（M）

M_x　转移范围不肯定

M_0　无远处转移的证据

M_1　有远处转移的证据

M_{1a}　隐匿性转移

M_{1b}　某一器官单个转移

M_{1c}　某一器官多个转移

M_{1d}　多个器官转移

2. 影像学检查

（1）X线检查：为诊断肾肿瘤的非常重要的方法，特别是随着设备技术不断更新，X线检查的准确性也在明显提高。

①尿路平片：在平片上可见患侧肾影不规则增大，腰大肌影模糊，有10%肾癌肿块内或肿块周围可见钙化。

②肾盂造影：静脉肾盂造影或逆行肾盂造影是诊断肾脏肿瘤的基本方法。肾肿瘤在肾盂造影片上常显示肾盂或肾盏受压、变形、拉长或扭转，使肾盏之间距离扩大，呈新月形蜘蛛足样等改变，有时肾盂和/或肾盏充盈不全，一个或一组肾盏缺如；当肿瘤完全阻塞肾盂时，患肾功能丧失，在肾盂造影片上患肾不显影。

③肾动脉造影：是肾肿瘤早期诊断及定性诊断的一项重要手段，并有助于鉴别囊肿、肾癌和肾良性肿瘤。肾癌的特点有：肾动脉主干增粗；肾内出现病理血管像，血管粗细不均，迂曲扩张，排列紊乱，有血管窦或血池出现；侧循环可见动静脉瘘和/或动脉瘤；肾实质相显示肾癌区的造影剂排出延缓而密度增高；肾静脉扩张粗大且早期显影。

选择性肾静脉和下腔静脉造影有助于确定肾静脉和腔静脉内有无癌栓，癌栓伸延的部位和腔静脉受累情况。

（2）超声诊断：B型超声显像是近年来诊断肾脏肿瘤的重要方法之一，由于超声检查方法简便、无创伤性，因而在肾脏肿瘤的诊断中已被广泛应用，对肾癌的诊断率达93.3%。其特点有：①显示肿瘤的部位和大小；②瘤体无完整包膜，边界不规则；③瘤体后部组织回声减弱，透明细胞癌为低回声型，颗粒细胞癌为强回声型，低回声与强回声混合为混合细胞癌；暗区提示肿瘤内部液化或出血坏死；④B超可显示肾收集系统受压情况，区域淋巴结有无增大及腔静脉内有无癌栓，但不如CT影像清晰准确。

（3）CT检查：主要用来确诊肾占位性病变，对囊性和实性肿块的鉴别，准确率93%。肾癌的CT图像表现为：①能清晰地显示直径1cm以上肾实质内肿块，肿瘤边缘不规则，呈圆形或分叶状；②平扫时，肿瘤的密度随肿瘤的细胞成分不同而略有差异，透明细胞癌的密度低于正常肾实质，而颗粒细胞癌的密度略高于正常；③扫描后，肿瘤密度可不同程度地增强，但仍低于正常肾组织，由于增加了肿瘤与肾组织间的密度差，可以更清楚地显示肿瘤大小与分界线；④肿瘤内常有出血、液化和坏死区，使瘤体密度变为不均性；5%～10%肿瘤内可见密度增强的钙化灶位于瘤体中央或边缘处；⑤CT对肾细胞癌能精确估计病变的大小和范围，还可了解周围有无浸润、淋巴及远处有无转移，从而对肾癌的分期提供重要的依据。

（4）MRI：肾图像不仅显示其解剖和病理变化，且可提供分子水平的诊断信息，MRI检查的优点在于：①一次扫描可获得肾脏横断面、冠状面和矢状面的图像；②没有CT图像中存在的伪影；③不需注射造影剂。MRI可十分清晰地显示肾实质肿块，并与肾囊肿鉴别，肾囊肿表现为均一的低密度团块，边界光滑，与肾实质分界清楚。肾癌高低不等，信号强度不均匀和肿块边界不规则。肾细胞癌的T_1比正常肾实质的T_1长，而T_2相同或稍长。MRI显示肿瘤侵犯的范围优于CT，其临床分期的准确率达96%。

（5）放射性核素检查：放射性核素检查对脏器功能的了解有重要价值，

同时也能用显像技术来反映脏器功能，又能显示脏器形态。对一些不能做X线造影的病人更为合适。

①放射性核素扫描：这是一种简便、无痛苦的检查方法。由于这项检查灵敏度不高，直径小于2cm且位于肾脏边缘的占位性病变往往不能显示，且不能鉴别占位性病变的性质；肾肿瘤和肾囊肿在扫描图上都显示放射性核素分布的缺损，因此，尚需结合其他检查的结果加以分辨。常用的放射性核素为^{197}Hg和^{203}Hg。

②放射性核素^{99m}Tc动态肾显像：肾肿瘤的特点是病变部位灌注像可见放射性充盈特点，充盈程度取决于肿瘤大小及有无囊性病变。肿瘤小，血管丰富者，病变部位呈放射性过度充盈；肿瘤大伴囊性变时，病灶处充盈减低。同时还可了解对侧肾脏的形态及功能。

3. 实验室检查

（1）尿液检查：可出现肉眼血尿或镜下血尿，尿红细胞多呈正常形态大小相等；尿脱落细胞学检查有时可发现癌细胞；尿乳酸脱氢酶常增高。

（2）血液检查：部分病人血沉增快，血钙升高，血磷降低，前列腺素增高；血清C－反应蛋白阳性；3%～4%的患者红细胞增多，还有的发生进行性贫血。

（3）细针穿刺活检：经过各种检查无法确诊时，可在超声波引导下用细针穿刺取得活体组织，可发现癌细胞。即使没有发现癌细胞，只要吸出血性液体，仍应高度怀疑恶性肿瘤。

（二）辨证诊断

肾癌总的说来归属于“尿血”“腰痛”“癥积”等病范畴。若其以无痛性血尿为主要表现，归属于血尿；腰腹部疼痛明显者，归属于腰痛；上腹部及腰部肿块明显者，可归为癥积。

1. 湿热蕴结型

（1）临床表现：腰腹疼痛，坠胀不适，尿血，身体沉困，腰腹肿块，时有低热，口苦纳差，舌体胖，苔白腻或黄腻，脉滑数或濡数。

（2）辨证要点：腰腹疼痛，坠胀不适，低热身困，口苦，苔腻或黄腻，脉滑数或濡数。

2. 气结血瘀型

（1）临床表现：腰部憋胀疼痛，可触及肿块，按之坚硬，固着不移，尿赤带血，或伴血块，面色晦暗，舌质黯或有瘀点，苔薄，脉弦或涩或结代。

（2）辨证要点：腰痛憋胀，肿块坚硬固定，舌黯有瘀点，脉弦或涩或结代。

3. 肾虚毒蕴型

（1）临床表现：积块坚硬，腰痛日剧，血尿频繁，面色黧黑，或面白无华，肌肤瘦削，乏力气短，或低热不退，呕恶纳差，舌质紫暗或淡红，无苔或苔薄白乏津，脉沉细无力或细涩。

（2）辨证要点：以血瘀证与气血亏虚之证共见为其辨证要点，多见于肾癌晚期，或手术后、化疗后者。

二、鉴别诊断

（一）肾积水

肾积水患者很少出现肉眼血尿，肾盂造影可确诊。

（二）肾囊肿

肉眼血尿少见，通过 B 超可鉴别。

（三）肾结核

多伴有膀胱刺激征如脓尿，尿中可查到结核杆菌。尿路造影可鉴别。

（四）多囊肾

多出现肾功能障碍和高血压，且合并其他多囊脏器。B 超可协助诊断。

（五）泌尿系结石

多有肾绞痛。通过 X 线检查可鉴别。

（六）肾上腺肿瘤

很少发生血尿和疼痛，且肾上腺肿瘤多有内分泌异常的临床表现。

三、临床治疗

（一）中医治疗

1. 内治法

（1）湿热蕴结

治法：清热利湿，解毒化瘀。

方药：八正散加减。

大黄10g，栀子12g，滑石20g，萹蓄20g，瞿麦20g，木通10g，车前子（包）30g，甘草梢10g，灯心草1.5g。可酌加白花蛇舌草60g，草河车30g，赤芍15g，川牛膝15g，生薏苡仁30g，土茯苓30g，黄柏12g等。

（2）气结血瘀

治法：理气散结，活血化瘀。

方药：膈下逐瘀汤加减。

桃仁10g，红花10g，当归5g，川芎10g，牡丹皮12g，赤芍20g，五灵脂10g，乌药10g，延胡索10g，香附10g，枳壳12g，甘草10g。可酌加马鞭草30g，木香12g，半枝莲30g等。

（3）肾虚毒蕴

治法：属肾癌手术后者，宜滋肾益气，解毒通淋；属化疗后或晚期者，宜健脾益肾、补气养血、软坚散结。

方药：手术后者以左归丸加减。

生地黄15g，熟地黄15g，山药30g，枸杞子15g，女贞子15g，川牛膝15g，龟板胶20g，生黄芪45g，当归20g，白术15g，云苓30g，太子参20g，瞿麦20g，土茯苓20g，半枝莲45g，马鞭草30g。

属化疗后或晚期者以八珍汤加减。

黄芪30g，当归20g，太子参30g，茯苓15g，干蟾皮10g，僵蚕10g，半枝莲60g，白花蛇舌草60g。

2. 外治法

（1）敷贴疗法：用肾癌止痛散涂敷，药为冰片3g，藤黄3g，麝香0.3g，生天南星20g，共为细末，酒醋各半调成糊状，涂敷于腰部肿块处，药干后换掉。用于治疗肾癌痛。

（2）涂擦疗法：①冰香止痛液：朱砂15g，乳香15g，没药15g，冰片30g。捣碎，装入盛有500mL米醋的瓶内，密封2天后取上清液装入小瓶备用。用时以棉签蘸药水涂痛处，稍干再涂。一般用药10～15分钟后疼痛消失，可维持2天以上。②止痛酊：蟾酥3g，细辛、生半夏、生天南星、生川乌、生草乌、全蝎、冰片各20g，研成粗末，浸入95%乙醇500mL中，密封一周后使用。用时外涂疼痛局部，可应急止痛，维持2～4天。

（二）西医治疗

同其他部位的恶性肿瘤一样，肾癌治疗的最主要目标是根治，其次是延长生存期，提高生活质量，减轻痛苦，为此早期治疗、积极治疗、综合治疗是三个主要准则。肾癌根本治疗方法是手术。生物反应调节剂的使用，内分泌疗法、化学治疗和中医药治疗作为辅助治疗的手段。

1. 手术治疗

（1）根治性肾切除术：是治愈肾癌的主要方法。适用于病变仅限于肾内，无远处转移，肝肾功能无异常者。手术原则是切除患肾、肾周脂肪和肾上腺。肾静脉和/或腔静脉内有癌栓应切开取出。

有作者报道根治性切除术的5年和10年生存率分别为52%和49%，而单纯肾切除术仅适用于：①晚期肾癌做姑息性切除，可缓解局部症状，如疼痛、出血、高热等；②全身情况差，不能耐受根治手术者。

（2）扩大根治肾切除术：适用于肾癌伴肾周淋巴结转移者，即根治性肾切除术加患肾区域淋巴结清扫术。

（3）肾癌的保守手术疗法：适用于单侧肾癌患者对侧肾功能明显低下，或者两肾同时患肾细胞癌的患者，采取只切除肾肿瘤或/和肾肿瘤周围部分健康组织的手术方法。这种疗法可以明显提高患者的3年生存期和生活质量。

（4）肾癌伴远处转移灶的处理：在肾癌根治性切除的同时或之后远处发生转移灶，如肿瘤单一或局限应积极进行手术切除，一般仅限于孤立性肺、脑和肋骨转移灶可能切除者。

2. 放射治疗

放射治疗对肾癌的治疗作用尚不肯定。目前主要作为手术前、后的辅助治疗，适用于：①肿瘤短期内增长快，毒性症状明显者。术前放疗可使肿瘤体积缩小、减少术中癌细胞的播散；放疗后局部水肿和肿瘤血管减少，有助于分离及手术操作。术前放疗剂量为45GY。②对Ⅱ、Ⅲ期肾癌或病变已扩展到邻近器官和肿瘤切除不彻底的病例，术后放疗可减少局部复发，剂量为45～50GY。③不能手术切除的晚期肾癌，放疗可减轻局部疼痛、血尿和缓解毒性症状。

3. 介入放射学治疗

目前已成为肾癌治疗中不可缺少的措施之一。

（1）肾动脉灌注化疗

适应证：为了提高对肾癌切除的局部控制率和降低远处转移率，无论早、中、晚期肾癌都应该争取肾动脉灌注化疗。对于早期肾包膜内局限性肿瘤，传统认为恶性程度低，极少发生血行和淋巴结转移，似不推荐手术前全身化疗，但术前或术后动脉区域灌注化疗作为提高疗效的措施之一，应推荐应用。对中晚期外周侵犯的肿瘤，则需并用肾动脉栓塞术才能达到理想的疗效。

（2）肾动脉栓塞治疗

适应证：对于早、中期肿瘤，为减少手术出血和肿瘤栓子逸出造成术中转移的机会，在手术前应积极进行肾动脉栓塞。肾癌大出血严重血尿，对症治疗不能止血者，应先行肾动脉栓塞止血，待全身情况好转后，再行手术治疗。中、晚期肿瘤外周广泛浸润粘连失去手术可能时，先行灌注和栓塞治疗，以减轻症状和延长生命；肿瘤坏死诱发机体的免疫机制，可促使肿瘤和转移病灶消退。

肾动脉栓塞应与灌注化疗配合使用。

4. 生物反应修饰剂疗法

肾癌是一种容易诱发免疫功能的肿瘤。生物反应修饰剂的使用可提高宿主对肿瘤的应答能力，阻止因手术、化疗所引起的机体免疫力的低下，并使之恢复。

（1）干扰素（IFN）：为特异性免疫药物的一种，通过对肿瘤的细胞毒作用抑制细胞内蛋白质合成，从而抑制肿瘤细胞的分裂。干扰素可以增强自然杀伤细胞的活性，是目前治疗转移性肾癌最有效的免疫药物。使用方法：IFN 3×10^6U/d，肌肉注射，每周连续5次，6周为一疗程，间隔1~2个月重复使用。副作用有流感样综合征发热、乏力、厌食等症状。有效率20%。

（2）白细胞介素Ⅱ（IL-2）：是一组参与效应淋巴细胞分化诱导作用和调节免疫的T细胞生长因子，具有溶解肿瘤细胞，破坏新生的未致敏的肿瘤细胞而不损害正常细胞的作用。用法：5×10^4/d，肌肉注射，每周5次，5~6周为一疗程。

（3）自身肿瘤免疫：用自身肾癌组织经低渗细胞溶解方法制备的肾癌细胞，放射处理后与佐剂混合制成瘤苗，在腋部、腹股沟部位做皮下注射。

5. 内分泌治疗

肾癌对激素有一定的依赖性，近年来越来越多地将激素治疗应用于肾癌患者，在诸多激素当中，以孕激素为多。激素疗法的副作用小，对晚期肾癌患者减轻症状，延长生存期有较好的作用。常用激素有：

（1）安宫黄体酮：每次100~200mg，每日3次口服。

（2）丙酸睾丸酮：每次100mg，每周3~5次肌肉注射。

（3）羟基孕酮：每次800mg，每周2次，肌肉注射。

（4）己烯雌酚：每次5~10mg，每日3次，口服。

（5）强的松：每次4mg，每日1次，口服。

黄体酮与皮质类固醇或激素与免疫制剂和化疗的联合应用，可增加对晚期肾癌的疗效，一般首选应用药物是安宫黄体酮。

6. 化学治疗

肾癌对化疗效果较不敏感，仅作为辅助性治疗方法。适用于：①临床分期中Ⅲ期病例，采用根治性肾癌切除术、区域淋巴结清扫术或单纯肾癌切除术后；②Ⅳ期病例采用单纯肾癌切除术后，为控制复发和转移而化疗；③Ⅲ期和Ⅳ期不能手术切除的患者，以化疗配合免疫治疗和激素治疗。据文献报道，常用的化疗药物有长春花碱（VLB）、丝裂霉素（MMC）、羟基脲（Hu）、优福定（UFT）、博莱霉素（BLM）、阿霉素（ADM）、5-氟尿嘧啶(5-Fu)、环磷酰胺（CTX）和顺氯氨铂（DDP）等。单个用药缓解率<15%，其中VLB的有效率较高达25%。因此目前大多数人主张联合用药，以提高杀伤癌细胞的协同作用和减少毒性反应，如VLB和CTX、Hu、孕酮和强的松、VLB和孕酮等。据报道MVB和MVP方案治疗晚期肾癌的有效率为36%。

①MVB方案：

VLB　4mg/m^2，iv

MTX　500~2000mg/m^2；ivgtt，VLB后4h

BLM　30mg/m^2，im，MTX后。

上述3种药物注射后10~20h，每隔3h口服CF15mg，24h后改为每6h口服15mg，共12次。2周重复1次。

②MVP方案：

VLB　4mg/m^2，iv

MTX　500~2000mg/m^2，ivgtt，VLB后4h，6h滴完

PEP　10mg/m^2，iv

CF用法同MVB方案。2周重复1次。

上述2方案应用过程中，应给予足够的液体并补充碳酸氢钠溶液。

7. 辅助治疗

（1）支持治疗：根据需要补充营养和各种维生素，贫血严重者予以输血。

（2）对症治疗

①已经明确诊断的肾癌病人，一旦出现腰部疼痛，无论是单侧或双侧出现，一般都应诊为肾癌痛，可表现为腰部钝痛、刺痛或肾绞痛，此与肾癌的分期有一定的关系。可用高乌甲素针 4 ~8mg 肌肉注射或加入 5% 葡萄糖中静滴，每日 1 次；疼痛剧烈时可选择口服曲马多、泰诺因、美施康定等，或肌注强痛定、吗啡针，仍不能止痛者，可慎重选用冬眠疗法。

②大出血：已明确诊断的肾癌病人，尿血量增多或全程血尿，甚者因肾包膜破裂而大出血，可用化疗栓塞止血法，即用特制的丝裂霉素微胶囊，经动脉导管行肾动脉内化疗栓塞术，既可阻断肿瘤的血液供应，使肿瘤部位及其周围的血管收缩，又使肿瘤局部区域具有高浓度的抗癌药以强烈地杀死癌细胞，且全身副反应小。据报道，此疗法可使大出血得到及时有效的控制，有效率达 100%，同时还可使 65% 的病人瘤体缩小一半。

四、中医专方选介

1. 段凤舞先生治肿瘤方

生地黄、熟地黄各 6g，山药 12g，山茱萸 12g，牡丹皮 10g，云苓 10g，泽泻 10g，骨碎补 10g，女贞子 10g，怀牛膝 10g，萹蓄 10g，阿胶（烊化）10g，桂枝 7g，猪苓 15g，龙葵 15g，石英 15g，生黄芪 30g，枸杞子 30g。每日 1 剂，水煎服。此方有益气养阴，清热利尿之功。适用于肾癌、膀胱癌，症见腰膝酸软，周身无力，小便不利，尿中带血，疼痛不适。

2. 基本方

马鞭草、白花蛇舌草、瞿麦、草河车、生薏苡仁各 30g，根据辨证所得，加减药物水煎服。此方有清热利尿之功，适用于肾癌各证型。治湿热蕴肾型以基本方合八正散加减；治瘀血内阻型以基本方合桃红四物汤；治脾肾两虚型以基本方合四物汤及右归饮加减。

3. 肾肿瘤侵及结肠适用

附片 60g（另包先煎），桂枝、杭芍、砂仁、泽泻、炙甘草各 9g，牡蛎、鳖甲、败酱草、薏苡仁、炮姜、茯苓各 15g，水煎服，每日 1 剂。

4. 肾癌侵犯结肠者适用

当归、赤芍、五灵脂、蒲黄、莪术、败酱草、延胡索各 15g，川芎、红花、柴胡、淮牛膝、三棱、郁金、香附各 9g，桔梗、甘草各 6g，生地黄 24g，桃仁 12g，大枣 3 枚。水煎服，每日 1 剂。

5. 肾癌术后蛋白尿适用

生黄芪、桑寄生各 30g，党参、淮山药、菟丝子、山茱萸、仙灵脾各 15g，熟地黄、泽泻、白术各 12g，枸杞子 20g，牡丹皮 13g。

第二十四章　膀胱癌

膀胱癌是泌尿系统最常见的恶性肿瘤，在发达国家或地区发病率较高，国外，膀胱癌的发病率在男性泌尿生殖系统肿瘤中仅次于前列腺癌，居第2位，国内则占首位。吸烟及接触某些芳香胺很可能是重要因素。本病多发于膀胱三角区，两侧壁及颈部。其主要临床表现为：血尿、尿路刺激征或排尿困难、转移症状。

膀胱癌属中医学的“尿血”“癃闭”“淋证”范畴。

一、临床诊断

（一）辨病诊断

膀胱癌90%以上是移行上皮细胞癌，其他是腺癌、鳞癌和从间叶组织发生的平滑肌肉瘤、海绵状血管瘤等。病理大体形态为乳头型和浸润型，但以乳头型为多见，占80%~90%，多为原发。根据细胞分化程度可将膀胱癌分为四级：Ⅰ级指细胞分化良好，通常不累及固有层；Ⅱ级显示细胞分化不良；Ⅲ级和Ⅳ级则细胞分化差，有严重间变。膀胱癌较早期者可无任何症状，出现症状时多属中晚期。

1. 症状

血尿、尿路刺激征（尿急、尿频、尿痛）、排尿困难、转移症状。

2. 体征

膀胱癌早期多无特殊的阳性体征；晚期，当癌组织出现局部浸润（转移）时，可出现浸润部位压痛；若位于膀胱顶部腺癌或其他部位则恶性程度高，很快侵犯至膀胱周围的实体性癌，可扪及下腹部肿块，当盆腔淋巴结大部分受肿瘤侵犯时，则出现同侧下肢回流受阻所致的水肿。若发生远处转移可触及浅表淋巴结肿大；由于太多失血和病情的加重，出现贫血、恶病质或全身衰竭。

3. 实验室检查

（1）尿液常规检查：可在离心后高倍显微镜视野下找到红细胞，以证实血尿的存在。

（2）膀胱镜检查和肿瘤组织活检：通过此法可以直接看到肿瘤存在与否及肿瘤部位、大小、形状、数目、浸润范围等，并可同时取活体组织检查做病检。对于高度怀疑膀胱癌的病人都应做此项检查，以及早诊断。

（3）尿脱落细胞检查：膀胱癌病人约 85% 以上在尿中可找到癌细胞，方法简便、阳性率高。

4. 影像学检查

（1）X 线造影检查：用膀胱造影检查可了解膀胱内的充盈缺损情况和肿瘤浸润的深度；肾盂和输尿管造影则有利于排除相应部位的恶性肿瘤，膀胱造影以分部的方法为佳。

（2）CT 检查：在揭示膀胱肿瘤和增大的转移淋巴结方面，CT 检查诊断的准确率在 80% 左右；通过分析膀胱壁的局部增厚以及确定膀胱周围脂肪边缘，有助于膀胱肿瘤的正确分期。

（3）B 超检查：用 B 超诊断膀胱肿瘤的正确性既与肿瘤的大小成正比，还与检查者的经验和判断能力有关。由于这种检查没有痛苦，可作为筛选手段。

（二）辨证诊断

膀胱癌患者因其尿中有血，分为尿血和血淋两种情况。临床上以排尿不痛或痛不明显者称为尿血。尿血而兼小便滴沥涩痛者称为血淋。肿瘤体积越大，或肿瘤发生在膀胱颈部，或血块形成后阻塞尿道，可出现排尿困难、尿潴留等，称为“癃闭”。如肿瘤巨大，手扪及可归为“癥积”。晚期浅表淋巴结转移者，可归为痰核或瘰疬。

1. 肾虚不固型

（1）临床表现：无痛性血尿，呈间歇性，伴腰膝酸软，神疲乏力，头昏耳鸣，舌质淡红，脉沉细无力。

（2）辨证要点：无痛性血尿，腰膝酸软，头昏耳鸣，舌质淡红，脉沉细无力。

2. 湿热下注型

（1）临床表现：尿血鲜红，尿频尿急，尿道灼痛，少腹作胀，食欲差，或有低热，舌苔白腻或黄腻，舌质红，脉滑数。

（2）辨证要点：尿血，尿道灼痛，舌质红，苔黄腻，脉滑数。

3. 瘀毒蕴结型

（1）临床表现：尿血成块，甚则尿出腐肉、恶臭、排尿困难或癃闭，少腹坠胀疼痛，可伴尿急、尿频，舌质暗有瘀点或瘀斑，脉沉弦。

（2）辨证要点：尿血成块，甚则尿出腐肉、恶臭、排尿困难或癃闭，舌质暗有瘀点或瘀斑，脉沉弦。

二、鉴别诊断

（一）膀胱结石痛

由于结石对膀胱、尿道黏膜的刺激、损伤，可引起出血，因此血尿是其主要症状。膀胱与后尿道结石多呈“终末血尿”，有时滴出数滴鲜血。此外病者常伴有耻骨上或会阴部钝痛或剧痛，明显的尿频、尿痛。有时有尿中断或排出小结石。X线透视照片检查有助于诊断。

（二）膀胱尿道炎

本病是最常引起血尿的疾病。女性多见，尤以生育期妇女为多。血尿多为终末血尿，严重者可呈全程血尿，同时伴有明显膀胱刺激症状，如尿频、尿急及尿痛等。发病多为急性，也可呈慢性而反复急性发作，尿液培养细菌为阳性，经抗菌消炎治疗后，症状很快控制。

三、临床治疗

（一）治疗思路提示

1. 审病因，辨尿色，分清虚实

以尿血为主症的病机有实证与虚证两类《丹溪心法·淋》：“血淋一证，须看血色分冷热。色鲜者，心、小肠实热；血瘀者，肾、膀胱虚冷。”清林佩琴《类证治裁》中说：“溺细与血淋异……痛属火盛，不痛属虚。”

多食辛热肥甘之品，或嗜酒太过，酿成湿热，下注膀胱，或下阴不洁，污秽之邪侵入膀胱酿成湿热，下注膀胱，烁灼血络，迫血妄行而尿血，且血色鲜红或有血块，伴热涩痛。久淋不愈，湿热耗伤正气或年老久病体弱导致肾气不足，不能摄血而尿血。血色淡红，呈间歇性，伴腰膝酸软，神疲乏力，头昏耳鸣。

2. 论治法，中西结合，双管齐下

中西医结合治疗是目前治疗膀胱癌最有效的方案。对有条件的病人均宜采用中西医结合的方法进行治疗。

（1）手术加中药：术前给予中药，对膀胱癌病人来说可以提高其对手术的耐受性及手术切除率；术后配合中药可促进机体功能尽快恢复，保护脏器的功能。

（2）放疗加中药：可减轻放射线对机体的毒害作用。

（3）化疗加中药：可减轻化疗毒副反应。表现在化疗的胃肠反应减轻，甚至不出现，骨髓抑制的程度亦可大大减轻，且增加了恢复的速度。

（二）中医治疗

1. 内治法

（1）肾虚不固

治法：补肾益气、固摄止血。

方药：肾气丸加减。

黄芪 15g，太子参 15g，女贞子 20g，旱莲草 10g，枸杞子 12g，菟丝子 12g，山茱萸 12g，白茅根 15g，山药 30g，云苓 20g，黄精 15g，大蓟 20g，小蓟 20g，白花蛇舌草 30g。

（2）湿热下注

治法：清热利湿、凉血止血。

方药：八正散加减。

萹蓄 30g，淡竹叶 30g，瞿麦 30g，木通 10g，车前子 30g，滑石 30g，黄柏 10g，龙葵 30g，大蓟 30g，小蓟 30g，白茅根 5g，蒲公英 30g，土茯苓 15g。

（3）瘀毒蕴结

治法：解毒祛瘀，清热通淋。

方药：消积方。

白英 30g，龙葵 30g，蛇莓 30g，土茯苓 30g，半枝莲 30g，当归 15g，三棱 15g，莪术 15g，黄柏 15g，白茅根 30g，苦参 15g，连翘 15g，赤小豆 20g，瞿麦 20g，萹蓄 20g。

2. 外治法

（1）针灸止血法：体针取三阴交、膀胱俞、次髎、小肠俞、三焦俞、阴陵泉、中封、然谷等穴。灸法取关元、气冲、阴陵泉等。

(2) 耳针法：取肾、膀胱、交感、外生殖器、皮质下等穴，常规耳针法应用。每日1次。

(3) 中药外敷治尿潴留：吴茱萸10g，细辛10g，茴香10g，乌药30g，荜茇30g，干姜30g，上药混合，加入少量冷水，然后带少量药汁外敷下腹部，每日2次。

(4) 推拿按摩：患者坐位，医生以一手握患腕，另一手施用揉拿手三阴法。点按劳宫、少府、大陵、神门以清营凉血，清泻心火；以拇指点按小肠俞、膀胱俞以清利湿热、疏利膀胱。施用推拿足三阴法，点按阴陵泉、三阴交、中极以清利湿热毒邪，通调小便，凉血止血。

（三）西医治疗

1. 手术治疗

膀胱癌的治疗原则以手术为主，具体手术范围和方法根据肿瘤的分期、恶性程度和病理类型以及肿瘤大小、部位、有无累及邻近器官等综合情况分析确定。

(1) 开放性膀胱手术：①膀胱肿瘤局部切除及电灼术：适用于肿瘤仅浸润黏膜或黏膜下层，恶性程度较低，基蒂较细的膀胱乳头状瘤。②部分膀胱切除术：适用于范围较局限的浸润性乳头状癌，位于远离膀胱三角区及膀胱颈部区域的肿瘤。③膀胱全切术：适用于肿瘤范围较大及分散的多发性肿瘤不宜做局部切除者，肿瘤位于膀胱三角区附近，或位于膀胱颈部的浸润性肿瘤。

(2) 经尿道膀胱肿瘤切除术：适用于分化好的表浅性膀胱肿瘤。

(3) 膀胱切除术后尿路改道：膀胱全切除术可与尿路改道手术同时实施，对于一般情况太差的患者，亦可先实施尿路改道术，3周后再实行膀胱全切除术。

2. 放射治疗

放射治疗效果不理想，目前主要用于晚期肿瘤病人的姑息治疗，或手术、化疗病人的辅助疗法。根据不同的肿瘤类型、浸润深度采取三种形式：膀胱腔内照射、膀胱组织内照射及体外照射。

3. 化学治疗

膀胱癌的化疗包括膀胱内灌注化疗及全身化疗。

（1）膀胱内灌注：常用化疗药物有①噻替哌（TSPA）；通常采用30～60mg溶解在60mL生理盐水中注入膀胱，每周1次，共6次。②丝裂霉素：被认为是较安全、有效的药物之一。方法是将40mg药物溶于60mL生理盐水中，每周1次膀胱灌注，连用6周，休息6周后再次评价病情，在12周评价时如果发现有残存病变，可以再给予膀胱灌注6周。③阿霉素（ADM）：将ADM40～50mg溶于50～60mL注射用水中，每周膀胱内给药1次，连用6次。ADM的副作用较大，常见的有局部化学性炎症反应及引起膀胱短暂痉挛。

（2）全身化疗：有效药物有DDP、MTX、ADM、CTX、VLB、5－Fu。

①M－VAP方案：

MTX　30mg/m^2　ivgtt　第1、15、22天

VLB　3mg/m^2　ivgtt　第3、15、22、天

ADM　30mg/m^2　ivgtt　第2天

DDP　70mg/m^2　ivgtt　第2天

每4周重复×2～4周期

如患者曾做过盆腔照射超过2500CGY，ADM的剂量减少到15mg/m^2。

如白细胞<2.5×10^9/L，血小板<100×10^9/L，或有黏膜炎，第22天的药物不用。

②FAP方案：

5－Fu　300mg/m^2　ivgtt　第1～5日

ADM　30mg/m^2　ivgtt　第1天

DDP　15mg/m^2　ivgtt　第1～5日

每3～4周用1次。

四、中医专方选介

1. 加味五苓散

猪苓、茯苓、白术、生黄芪各15g，泽泻、海金沙、海藻各18g，桂枝10g，生地榆、生薏苡仁、白花蛇舌草各30g。加减：血尿不止加琥珀、仙鹤草；小便混浊加车前子、射干；小便滴沥不尽加杜仲、菟丝子；小便坠胀疼痛加延胡索、香附、乌药；小便时痛不可忍加苍耳子，并加大海金沙用量；淋巴转移加黄药子、泽泻；肺转移加鱼腥草、瓜蒌；直肠转移加半枝莲、穿山甲；宫颈转移加石燕子。用法：每剂煎汁600mL，分3次服，每日1剂。40

天为1疗程。疗效不满意者坚持服用汤剂，疗效较好者按原方加5倍量改为散剂，每服10g，早晚各1次，白开水送服。疗效：共治31例晚期病人，症状好转，癌肿得到控制或稍有发展，存活5年以上者3例；症状减轻，癌肿发展较慢，存活2～5年者18例；症状时轻时重，癌肿发展较快，不满2年死亡者10例。治疗期间忌食无鳞鱼、各种动物头蹄肉。

2. 复方天芝麻汤

（1）鲜天芝麻90g，鲜黄花刺60g，半枝莲30g，沙氏鹿茸草、酢酱草各15g，山佩兰9g，水煎服。

（2）藤梨根90g，仙鹤草、忍冬藤各60g，白毛藤、虎杖、半枝莲各30g，凤尾草15g，川楝子12g，乌药9g，苦参、白芷各6g，水煎服。

杭州市肿瘤医院用上2方治疗膀胱癌有效。

第二十五章　睾丸恶性肿瘤

睾丸恶性肿瘤是发生于泌尿系统的恶性肿瘤，可能来源于生殖细胞和非生殖细胞。其中95%来源于生殖细胞，后者不到5%。到目前为止，睾丸恶性肿瘤的病因尚不十分明确，最具说服力的是睾丸下降不全（隐睾）与睾丸肿瘤发生的关系。其常见的症状是不断增大的阴囊或睾丸肿块（无痛性），有时伴疼痛。

在古代中医文献中没有睾丸肿瘤这个名称的记载，但有些病名如“子痈”“子痰”“子疝”可能包括了睾丸肿瘤所致的睾丸肿大破溃及腹腔转移的情况。现代中医学家根据其临床特点而撰名为“子岩”。

一、临床诊断

（一）辨病诊断

1. 症状

早期症状不明显，典型的临床表现为：①逐渐增大的无痛性肿块，睾丸沉重，有时觉阴囊或下腹部下坠感。②腹股沟牵拉感，在跳跃和跑步时明显，站立过久与劳累后始有局部症状加重，伴下坠感或轻度疼痛，当遇有偶然碰击或挤压时，可使疼痛加剧。如肿瘤内发生出血、坏死，可使睾丸迅速增大，很像急性炎症、睾丸扭转或嵌顿疝。腹腔内隐睾肿瘤出血或转移灶破裂时，可引起急性腹痛。③极少数恶性睾丸肿瘤患者的最初症状为肿瘤转移引起。④睾丸肿瘤偶可引起内分泌失调的症状。

2. 体征

体格检查睾丸最为重要。基本的体征为：①睾丸肿大，有些睾丸可完全为肿瘤所代替，虽可光滑，但正常的弹性消失，一般多无明显压痛。②睾丸肿瘤常为质地坚硬的肿块，有时患者双侧睾丸大小相近，但患侧较健侧有明显的沉重感。③透光试验阴性，无波动感。但少数晚期患者由于肿瘤对鞘膜的影响，并发积液或肿瘤出血而成血肿，但要注意睾丸肿瘤之大小并不与转移成正比。除检查阴囊外还应注意：锁骨上、腹股沟淋巴结是否肿大，有无肺部体征，乳房是否肿大，肝脏是否肿大，腹部有无肿块，有无下肢水肿，等等。

3. 影像学检查

（1）X线检查：可以发现恶性睾丸肿瘤有无转移，也可以通过胸片或骨片发现转移征象，推测睾丸肿瘤。

（2）B超检查：对已出现转移病灶，但临床不能确定睾丸内有明显病变，或睾丸肿瘤合并鞘膜积液时，超声检查较有帮助，睾丸内的低回声改变均应考虑肿瘤，但应结合临床进行分析，超声检查亦可用于诊断腹膜腔转移灶。

（3）CT：临床分期中，CT已取代静脉尿路造影及经足背淋巴造影。第三代或第四代的CT扫描功能将膈肌脚以上的主动脉旁、直径小于2cm的淋巴结转移灶显出。而高位CT还可以了解转移灶侵犯邻近软组织及脏器的程度。但CT阴性者不能排除腹部的较小的转移灶。胸部CT可以发现小如2mm的病变，但需结合临床检查判断。

（4）经足背淋巴造影：非常规诊断方法，略。

（5）核磁共振：较CT准确，但代价较高，与肿瘤标记物结合分析可提高临床分期的准确性。

（6）核素扫描：镓－67枸橼酸盐是由镓－67在回旋加速器内撞击产生。镓扫描较影像诊断提前出现阳性。由于镓可聚集于炎症组织中，做睾丸扫描时难以鉴别肿瘤或睾丸炎。

锝酸盐自肘静脉注射后，用γ射线照相机照相，摄取睾丸及附睾的动脉灌注像及实质期像。不同的睾丸病变出现不同的“区”。睾丸肿瘤的动脉灌注轻度增加，精原细胞瘤为睾丸内一致性“温区”，畸胎瘤为“温区”伴有“冷区”。

4. 实验室检查

实验室生化免疫测定：睾丸生殖细胞瘤能产生特异性标记蛋白，可用高度敏感的放射免疫法测出其微量。

睾丸肿瘤的瘤标有两类。其一为癌胚物质，包括甲胎蛋白（AFP）及人绒毛促性腺激素（hCG），另一类为细胞酶，如乳酸脱氢酶（LDH）、胎盘碱性磷酸酶（PLAP）及γ谷氨酰转移酶（GGT）等。

AFP 在胚胎癌、畸胎癌、卵黄囊肿瘤病人中含量升高，在绒毛膜上皮癌及纯精原细胞瘤病人中则不升高。

临床上均以 βhCG 作为睾丸肿瘤之瘤标，其含量在恶性睾丸肿瘤中均升高。

一般而言，睾丸切除后瘤标如持续升高，提示有转移病灶。

（二）辨证诊断

1. 痰瘀互结型

（1）临床表现：偶然发现睾丸肿大沉痛，或坠胀隐痛，无明显其他症状。舌质紫暗，苔白厚，脉弦涩。

（2）辨证要点：睾丸肿大沉重，或坠胀隐痛，舌质紫暗，脉弦涩。

2. 肝郁痰凝型

（1）临床表现：睾丸肿硬胀痛，或见下肢浮肿，或睾丸肿甚使皮肤破溃流脓血水、腥臭、烦躁易怒、胁肋胸脘胀痛或窜痛。舌体胖大，质暗红，苔厚腻，脉弦滑。

（2）辨证要点：睾丸肿硬胀痛，烦躁易怒，胁肋胸脘胀痛或窜痛，舌体胖大，苔厚腻，脉弦滑。

3. 肝肾阴虚型

（1）临床表现：睾丸肿大坚实，坠胀不适，头晕耳鸣，失眠多梦，潮热盗汗，腰膝酸软，口苦咽干，少腹胀痛，身体瘦弱，舌质红，苔薄白（或薄黄），脉沉细或细数。

（2）辨证要点：睾丸肿大坚实，坠胀不适，头晕耳鸣，潮热盗汗，口苦咽干，舌红苔少，脉细。

4. 气血两伤型

（1）临床表现：见睾丸肿瘤晚期或睾丸肿瘤术后。证见面色㿠白，倦怠乏力，少气懒言，头晕心悸等。舌淡苔白，脉细弱。

（2）辨证要点：面色㿠白，倦怠乏力，少气懒言，舌淡苔白，脉细弱。

二、鉴别诊断

（一）睾丸结核

多有其他部位结核病史，且较早侵犯阴囊及皮肤。结核最常侵犯附睾尾部，输精管往往受累而呈串珠结节。抗结核治疗有效。

（二）鞘膜积液或精液囊肿

通过透光试验，上述病透光良好，而睾丸肿瘤则不，特别是 B 超检查，也可鉴别囊性实质性肿块。

（三）睾丸炎及附睾炎

此病起病迅速，多有发热伴有明显的压痛，甚或剧烈疼痛，病侧睾丸肿大光滑、质软，压痛明显。局部温度增高，积极抗炎治疗后，短期可明显缓解。

（四）睾丸外伤性积血

有外伤可查，且可逐渐吸收。

（五）其他

睾丸梅毒病，病史和血清学检查有助于鉴别。

三、临床治疗

（一）治疗思路提示

1. 手术为先，综合治疗

无论睾丸肿瘤处于何期，均须先行睾丸高位切除术及精索结扎术，然后根据病理分期分别给予放疗、化疗、免疫治疗。

2. 详辨病因，分证治疗

因为睾丸肿瘤所处阶段不同，因而所用辨证方药也不同，但均可在辨证论治的基础上加用基本药物如枳实、败酱草、荔枝核、马鞭草、炒小茴香等。

3. 中西合璧，双管齐下，以期提高疗效

单纯中药、西药治疗睾丸肿瘤各有利弊，若能相互有机结合，可望相得益彰。

一般应根据病人患病时期长短、身体状况及放化疗情况，采用辨证与分期相结合的方法进行治疗。其在肝气郁结、血瘀痰凝期宜以祛邪为主，而在术后或疾病后期应予扶正益气养血为主。化疗期间出现胃肠道反应，应理气健脾和胃降逆为主。出现骨髓抑制应予健脾补肾、益髓填精为主。出现放疗反应，可予清热祛湿活血养阴之中药。综上所述，中西药合用，一方面为提

高放、化疗的效果、延长生存期，另一方面可减轻放、化疗的毒副反应，提高病人的耐受性，为进一步巩固治疗打下基础。

（二）中医治疗

1. 内治法

（1）痰瘀互结

治法：化瘀逐痰、软坚散结。

方药：少腹逐瘀汤加减。

川芎15g，当归30g，桃仁9g，红花9g，天南星10g，半夏10g，僵蚕20g，瓜蒌30g，茯苓30g，官桂3～9g，干姜6～10g，昆布30g，海藻30g，荔枝核30g。偏于寒者，重用干姜、官桂，加小茴香；偏于热者，去官桂、干姜，加入土茯苓、板蓝根、半枝莲、白花蛇舌草、山豆根等清热解毒；瘀阻为主者，重用祛瘀之品，加用三棱、莪术、水蛭、土鳖虫等。若体质较弱，酌情加入黄芪、党参、黄精、白术及左归丸等。

（2）肝郁痰凝

治法：理气疏肝，化痰散结。

方药：柴胡疏肝散合导痰汤加减。

柴胡9g，白芍12g，枳壳9g，胆南星15g，郁金10g，鸡内金10g，橘核10g，荔枝核30g，瓦楞子15g，夏枯草30g，白芥子15g，海藻30g，昆布30g，台乌药10g。

肝郁化火而见口渴苔黄者，加沙参15g，麦冬15g。

（3）肝肾阴虚

治法：滋补肝肾，软坚散结。

方药：知柏地黄丸加减。

熟地黄15g，牡丹皮12g，山茱萸10g，山药15g，枸杞子15g，女贞子5g，菟丝子15g，黄精30g，杜仲15g，鹿角胶10g，龟板胶10g，牡蛎30g，昆布20g，海藻15g，丹参30g，败酱草30g。

（4）气血两伤

治法：补益气血。

方药：人参养荣汤加减。

红参10g，黄芪30g，白术20g，陈皮10g，茯苓15g，白芍20g，当归30g，熟地黄15g，五味子15g，远志15g，官桂5g，炙甘草10g，荔枝核30g，海藻30g，昆布15g。

舌红去红参，加西洋参、沙参、麦冬；大便稀薄加黄精、莲子肉、益智仁。

2. 外治法

（1）喜神消瘤止痛散（膏）外敷止痛：主要药物组成为桃仁、红花、生乳香、生没药，刺猬皮、阿魏、冰片等。上药共研细末，用酒醋各半调成糊状（或用蜂蜜调制）贴于疼痛处。每24小时换药一次，7次为一疗程，可以反复使用，局部有溃烂忌用。

（2）生肌散（用于局部溃疡或溃烂的治疗）：麝香3g，冰片4.5g，全蝎15g，生大黄15g，甘草24g，雄黄24g，大海马30g，黄柏30g，广丹30g，炮山甲30g，姜黄45g。上药共为细末，取适量撒于患处，每日1~2次。

（3）板蓝根120g，金银花30g，连翘30g，皂角刺20g，黄柏30g。水煎，头煎内服，二煎冲洗局部，每日1剂。

（4）皮癌净：主要药物有红砒3g，指甲1.5g，头发1.5g，大枣（去核）1枚，碱发白面30g。先将红砒研细，与指甲、头发同放于大枣内，用碱发白面包好入木炭火中，烧成炭样，研细为末，装瓶备用；或用麻油调成50%膏剂。外用，粉末可直接敷于肿瘤疮面上，或用膏剂涂抹患处，每日或隔日1次。本药对失去化疗或放疗机会以及经放化疗无效者仍较适宜。

（三）西医治疗

治疗的第一步是经腹股沟的高位根治性睾丸切除和精索结扎术。以阴囊活检或经阴囊路径的睾丸切除术均属禁忌。切除病灶后需做活检。

虽然综合化疗对精原细胞瘤及非精原细胞瘤疗效均极高，但放疗及手术仍居重要地位。具体治疗方案的制订，应取决于病理及分期，以及病人病情、医院设施及医生经验。

1. 精原细胞瘤

（1）Ⅰ期：80%~90%精原细胞瘤属Ⅰ期，其中10%~15%可能有膈下隐匿转移病灶。睾丸切除后，对腹主动脉旁及同侧盆腔淋巴结行放射治疗是标准的治疗方案。放射野为膈下胸椎10水平主动脉旁两侧至腰椎4水平及同侧髂总及髂外淋巴结。放射量为25~30GY，分15~20次在3~4周内完成。对左侧睾丸肿瘤，因其淋巴直接引流至左肾门淋巴结，故应将其包括在放射野内。对于曾行同侧睾丸固定手术或疝修补术者，因正常淋巴引流途径已被打乱，对侧盆腔淋巴结亦应放射。经阴囊路径行睾丸切除者，须加阴囊放射野。

根据国外24组大宗病例回顾分析，采用上述方案治疗，3年无病生存率超过95%。如放射治疗后复发，病灶多不在放射野之内，仍可用补救性综合化疗治愈。因此Ⅰ期精原细胞瘤之治愈率几近100%。

（2）Ⅱ期：临床$Ⅱ_a$期，腹膜后转移淋巴结较小，照射野同临床Ⅰ期，临床$Ⅱ_b$期转移淋巴结较大，应根据转移灶大小设计照射野到充分包括转移淋巴结。腹腔转移广泛者，应进行全腹照射。临床Ⅱ期放射治疗剂量分割同临床Ⅰ期，照射中平面剂量25Gy后，$Ⅱ_a$期缩野增强照射转移淋巴结10Gy，中平面总剂量应达到35Gy/（4～5周）以上。$Ⅱ_b$期增强照射15Gy，总剂量达到40Gy。腹腔广泛转移全腹照射，应尽量采用移动条野照射技术，以减少放射反应；小的散在转移，移动条野照射中平面剂量25～28Gy，不加小野增强照射，大转移灶应加小野增强照射10Gy。

（3）对临床Ⅱ期睾丸精原细胞瘤要不要进行纵隔和左锁骨上区预防照射，目前仍有争议。Duncan等认为纵隔及左锁骨上区预防性照射并不能提高生存率，只要定期随访，以后如出现转移，只要及时发现，仍能为放疗或化疗治愈，因而不主张对纵隔及左锁骨上区进行预防性照射。但多数学者，如White、Hunter和Epstein等认为临床Ⅱ期，尤其$Ⅱ_b$期睾丸精原瘤，纵隔及左锁骨上淋巴结转移发生率可达20%左右，低剂量预防照射能有效消灭隐匿性转移灶而不产生明显的放射损伤，因而主张对临床Ⅱ期患者常规进行纵隔和左锁骨上区预防性照射。施学辉等根据上海医科大学肿瘤医院相关材料分析，认为临床Ⅱ期睾丸精原细胞瘤纵隔和左锁骨上区预防性存在指征，但同时认为影响临床Ⅱ期睾丸精原细胞瘤预后的因素是多方面的，其中一个最危险的因素可能发生远处转移，因此只做纵隔及左锁骨上区预防照射而不进行化疗，并不一定能有效提高生存率。主张对能耐受化疗者，先行纵隔及左锁骨上区预防性照射，再进行3～4个疗程化疗，转移灶巨大时，应先行2个疗程化疗，待肿瘤大部分退缩后再放疗，放疗后再作2～3个疗程化疗。

（4）临床Ⅱ期、Ⅲ期和Ⅳ期睾丸精原细胞瘤：均需进行放疗与化疗的综合治疗，Ⅲ期病例治疗方法同Ⅱb期，但纵隔及左锁骨上区转移淋巴结的照射剂量应达到（35～40Gy）/（5～6周），临床Ⅳ期病例治疗前已有远处转移，应以化疗为主，辅以放疗控制局部病灶，不作预防性照射。治疗以“夹心”治疗为合理，即：化疗－放疗－化疗。先作3个疗程化疗，再照射

(35~40Gy)/(5~6周)，再进行3~4个疗程化疗。

（5）睾丸精原细胞瘤的化疗用药

①睾丸精原细胞瘤对多种抗肿瘤药物敏感，我国首创的N-甲酰溶肉瘤素治疗睾丸精原细胞瘤，每晚睡前服用150~200mg，6~8g为一疗程，总有效率达91.3%，其中2/3患者完全缓解。

②睾丸肿瘤的全身联合化疗是比较有效的治疗方法，完全缓解率和长期生存率较高，常用的联合方案如下。

PEB方案：

PDD　20mg/m^2，静脉滴注，连用5日

Vp-16　100mg/m^2，静脉滴注，连用5日

BLM　300mg/d，静脉滴注，每周1次，连用3周

每3周为1周期，4个周期为1疗程

PVB方案：

PDD　20mg/m^2，静脉滴注，第1~5天，3周1次

VLB　0.2mg/m^2，静脉注射，第1~2天，3周用1次

BLM　30mg/d，静脉注射，每周1次，连用12周

3周为1周期

PEBA方案：

PDD　20mg/m^2，静脉滴注，连用5日

Vp-16　100mg/m^2，静脉注射，连用5日

BLM　30mg/m^2，静脉注射，每周1次，连用3周

ADM　40mg/d，静脉注射，每周期的第1日

POMB-ACE方案：

VCR　1mg/m^2，静脉注射，第1日

MTX　300mg/m^2，连续12小时静脉滴注，并用CF解救，第1日

BLM　15mg/m^2，连续24小时静脉滴注，第2、3日

PDD　120mg/m^2，连续12小时静脉滴注加水化，第4日

ACE方案：

Vp-16　100mg/m^2，静脉注射，第1~5日

ACD　0.5mg/次，静脉注射，第3、4、5日

CTX　500mg/m^2，静脉注射，第5日

选给POMB 2个疗程，再给ACE 1个疗程，以后两方案交替进行。

Newlands报道一组病人（1979～1986年），全组7年生存率为89%，其中100例初治者的7年生存率为92%。

近几年来，以PDD为主的联合化疗治疗播散性睾丸生殖细胞癌，完全缓解率达80%，不完全缓解者应用挽救化疗，30%的患者仍可以获得完全缓解；90%的完全缓解者能无癌长期生存。

2. 非精原细胞瘤

（1）外科治疗：由于睾丸肿瘤的病理极为复杂，因而在治疗方法上尚不一致，但无论对哪一类睾丸肿瘤均应先做睾丸切除，然后根据病理检查结果决定进一步的治疗。

①睾丸切除术：做腹股沟斜形切口，达阴囊上方，分离精索，在腹股沟内环处先将精索、血管结扎切断，然后再切除睾丸及其肿瘤。

注意事项：应先扎精索血管及输精管；切除精索的位置越高越好。施学辉等强调一定要采取腹股沟切口，以防阴囊切口为下一步治疗带来困难。

②腹膜后淋巴结清扫术：腹正中切口（从剑突至耻骨联合）。

优点：能充分暴露腹膜后间隙；使手术在直视下进行操作；肾蒂和大血管周围均能完善地暴露和彻底地清楚。

范围：包括同侧下2/3肾周筋膜内所有的淋巴、脂肪及结缔组织。采用改良的扩大的双侧腹膜后淋巴结清扫术。其方法大致是由两侧输尿管内侧开始，结扎两侧腰动、静脉，使腹主动脉和下腔静脉完全游离，可提起腹主动脉和下腔静脉，将腹膜后区域内的淋巴、脂肪组织全部清除，以达到完全彻底清除的目的。至于大血管后方是否需要做常规清除，意见并不一致。施学辉等根据临床观察认为，睾丸肿瘤腹膜后转移主要位于肠系膜上动脉根部水平以下的肾周围分叉水平之间的范围。对该区域做彻底的清除是提高手术疗效的关键，其不做大血管后方清除，结果疗效与清除者相似。

注意事项：开腹后应先探查肝、脾、肾及胰腺、腹膜后区域，注意有无转移或淋巴结肿大；在大血管旁剥离脂肪、淋巴结等组织有相当的危险性，手术应特别谨慎轻巧，以免损伤大血管；清除肾血管下的中央乳糜池时应小心提起肾血管，对乳糜池残端予以结扎或缝扎，以防术后乳糜漏；游离输尿管时应注意保护其伴行血管，以防输尿管游离过长而致血供不足引起坏死。

并发症：腹膜后清扫术是治疗睾丸非精原细胞恶性肿瘤最有效的方法，但此种手术仍有一定的并发症。如：肠粘连及肠梗阻；肺部并发症；淋巴管囊肿形成或乳糜性腹水；术后胰腺炎和应激性溃疡；伤口裂开及感染；切口疝；术后阳痿，射精不能及不育症，这是该手术最大缺点。

（2）放射治疗：临床Ⅰ期和$Ⅱ_a$期（腹膜后转移淋巴结最大直径＜2cm）可采用单纯放射治疗，$Ⅱ_b$期可用放射和手术综合治疗。放疗与腹膜后淋巴结清扫的疗效相似，但对性功能损伤小。放射和手术综合治疗可能产生更多的性功能损伤，因而目前多主张化疗和手术的综合治疗，并不主张放射与手术综合治疗。其放射野布置同精原细胞瘤，每周照射5次，每次180cGy，预放性照射总剂量45Gy/5周，治疗性照射应缩野增强照射转移病灶10Gy/周。临床Ⅱ期不做纵隔及锁骨上预防照射。

（3）化学治疗：化疗是治疗晚期非精原细胞瘤的主要手段。采用以顺铂为主的化疗方案是非常有效的治疗，长期生存率在80%以上，不完全缓解者应用挽救化疗，30%的患者仍可获得完全缓解。完全缓解率与转移灶大小及播散程度有关。印第安那大学医学中心1978～1983年应用PVB或PVB16方案治疗239例播散性睾丸癌，轻度、中度和广泛播散组无癌率分别为99%、91%和53%。Ein－born（1989）和Willians（1989）详尽介绍了印第安那大学医学中心治疗播散性睾丸癌的经验，可供借鉴，该中心以PVB或PVB16为第1线方案，4个疗程后肿瘤完全缓解者不作维持化疗；部分缓解，血清标志物升高者进行挽救化疗；血清标志物正常，可手术者，切除残存肿瘤；不能手术者，暂时观察，部分残留肿块系肿瘤坏死或放射纤维化可能自选退缩，不必进一步治疗。如血清标志物再度升高，或残留肿块增大，即行挽救性化疗，挽救性化疗通常采用PDD加首次化疗中未用过的搭配药物，VIP和VAB6为目前常用方案。

常用的几种化疗方案有：

①PVB方案：PDD每天$20mg/m^2$，静脉滴注，共5天。VLB第1天，0.2mg/kg，静脉注射，以上药物第22天重复疗程，共4个疗程。BLM每周30mg，静脉滴注，共12次。

②PVB16方案：PDD每天$20mg/m^2$，静脉滴注，共5天，Vp－16每天$100mg/m^2$，静脉滴注，共3天。以上药物3周重复疗程，共4疗程。BLM每周30mg，静脉滴注，共12次。

PVB方案自1974年使用以来，为了减轻药物的毒性反应和副作用，几经修改，至今仍为一线方案被广泛应用。该方案对晚期睾丸肿瘤完全缓解率可达50%～70%，复发率为10%。

四、中医专方选介

（1）茴香橘核丸。主要药物组成为茴香（盐制）、橘核（盐制）、肉桂、荜茇、乌药、桃仁、昆布、海藻、木通等。全药共奏温经止痛、疏肝散结之功效。对睾丸癌表现为烦躁、胁肋疼痛、小腹疼痛、阴囊坠胀，睾丸肿大坚硬者较为适宜。本药为水丸，每次 9g，口服，每日 2 次，空腹时温服或淡盐水送服。

（2）蟾蜍（中等大小），除去五脏后洗净，煎汁饮用，1 日 2 次，于饭后半小时口服，并用其汁涂抹肿物处，1 日 2 次。适用于睾丸胚胎癌（蟾汁本身具有抗肿瘤药物效能，可阻止肿瘤的发展，乃至消失）。

（3）党参、三棱、莪术、荔枝核各 15g，白术、茯苓、半夏、青皮、橘核各 12g，陈皮 10g，夏枯草 30g，甘草 3g，功用：益气健脾、除湿消痰、攻坚散结。适用于脾虚湿滞痰结之精原细胞瘤。表现为睾丸隐痛，肿大变硬，头面及四肢肿甚，有纵隔转移，舌苔黄微腻，脉数无力。

（4）麻黄 9g，桂枝 10g，白芍、杏仁、茯苓、白术各 12g，石膏、防己、黄芪各 24g，全瓜蒌 15g，夏枯草 30g，甘草 3g，水煎服。功用为宣散和营、清热散结、运脾除湿。适用于睾丸肿瘤，肿大变硬，头面、颈及四肢肿甚之精原细胞瘤。

（5）党参、白术、茯苓、薏苡仁、花粉、莪术、大青叶、淡竹叶各 12g，半枝莲、皂角、白花蛇舌草各 30g，蜂房 10g，甘草 3g，蟑螂 4 ~ 6 个（焙干、碾细、冲服）。上药煎水代茶饮，1 ~ 3 日 1 剂，连续服用。具有健脾利湿、解毒化瘀之作用。适用于附睾平滑肌肉瘤。

第二十六章 前列腺癌

前列腺癌是男性生殖系统的恶性肿瘤。在我国的发病率较欧美各国为低，但近20年有上升趋势。前列腺癌的病因，尚未完全清楚，但大量临床资料提示：在世界范围内前列腺癌的起因可能相仿，而环境的促发因素则有差异，临床发病率低的另一个原因是与诊断水平有关。

中医文献尚未见前列腺癌之病名，但有不少类似的记载和描述，本病属中医学淋证、癃闭、痛证、血证等范畴。前列腺癌一般发展较慢、无症状。在疾病晚期可出现疼痛、排尿障碍、血尿、全身性改变。

一、临床诊断

（一）辨病诊断

1. 症状与体征

前列腺癌早期症状和体征多不明显，隐匿性癌可无明显临床表现，多在因前列腺增生症而手术的标本中，或因其他疾病而死亡的尸体解剖检查时发现，有部分病人因转移灶而推断出前列腺癌。

（1）疼痛：疼痛是前列腺癌的主要症状之一，尤其在晚期骨盆、腰椎及神经周围淋巴结转移或受累时尤为突出，约31%患者有此症状，常表现为腰痛和后背痛，若盆神经受累，则可有持续性疼痛并向会阴、直肠和下肢放射，腰背疼痛也可能是并发肾盂积水或肾感染所致。

（2）排尿障碍：由于前列腺增大引起尿道受压及膀胱出口变窄而出现排尿困难，尿流变细、尿程延长、尿频、有时尿痛。随着肿瘤的增大，症状日益加剧，并时常出现急性尿潴留。

（3）血尿：大约10%的病人可出现血尿，有肉眼血尿或显微镜下血尿两种，严重的出血症状，常伴有癌肿转移的征象。

（4）全身性改变：单纯前列腺癌病例临床上一旦出现上述症状，并进行性加剧，多已是晚期，临床上出现背痛，多是转移的标志。由于疼痛、排尿障碍影响食欲及睡眠，身体日渐消瘦，尿道梗阻，可并发感染及尿毒症，日久则进行性消瘦、乏力、贫血等，常可转移至骨骼、淋巴结、直肠等组织器官。

2. 临床分期

多用 Jewett 改良分类法。

A 期：临床无表现，肛诊前列腺无改变，仅在镜检中发现肿瘤病灶。癌细胞分化良好。

A_1：肿瘤限于 1～2 个小区域内。

A_2：前列腺内有多发病灶或细胞分化不良者。

B 期：肿瘤限于前列腺内，肛诊可触及。

B_1：肿瘤限于前列腺一侧叶内，直径 1～1.5cm。

B_2：肿瘤累及一叶以上或直径超过 1.5cm 但未超过包膜。

C 期：肿瘤穿透前列腺包膜，侵及精囊、膀胱颈、盆腔两侧，但尚未转移。

C_1：肿瘤未侵及精囊。

C_2：累及精囊、盆腔器官。

D 期：临床病理均有转移。

D_1：盆腔淋巴结转移未超过主动脉分叉以上。

D_2：主动脉分叉以上淋巴结、骨骼和其他器官的转移。

（二）辨证诊断

1. 癃闭

（1）膀胱湿热型

①临床表现：小便点滴不通，或呈极少而短赤灼热，小腹胀满，口苦口黏，或口渴不欲饮，或大便不畅，苔根黄腻、舌质红，脉滑。

②辨证要点：小便点滴、小腹胀满，口渴不欲饮，或大便不畅，苔黄腻，脉数。

（2）肺热壅盛型

①临床表现：小便涓滴不通，或点滴不爽，咽干，口渴欲饮，呼吸短促，或有咳嗽，苔薄黄，脉数。

②辨证要点：小便点滴不爽、咽干、口渴欲饮、呼吸短促，苔薄黄，

脉数。

（3）肝郁气滞型

①临床表现：情志抑郁，或多烦善怒，小便不通或通而不畅，胸腹胀满，苔薄或薄黄，舌红，脉弦。

②辨证要点：情志抑郁，小便不通或通而不畅，胸腹胀满，苔薄黄，舌红，脉弦。

（4）尿路阻塞型

①临床表现：小便点滴而下，或尿如细线，甚则阻塞不能，小腹胀满疼痛，舌质紫暗，或有瘀点：脉涩。

②辨证要点：小便点滴或尿如细线，甚则阻塞不能，小腹胀痛，舌紫暗，脉涩。

（5）中气不足型

①临床表现：小腹坠胀，时欲小便而不得出，或量少而不畅，精神疲乏，食欲不振，气短而语声低细，舌质淡，苔薄，脉细弱。

②辨证要点：小腹坠胀时欲小便而不得出，或量少而不畅，舌淡、苔薄，脉细弱。

（6）肾阳衰惫型

①临床表现：小便不通或点滴不爽，排出无力，面色㿠白，神气怯弱，畏寒，腰膝冷而酸软无力，舌质淡，苔白，脉沉细而尺弱。

②辨证要点：小便不通或点滴不爽，排出无力，畏寒、腰膝冷而酸软无力，舌淡，苔白，脉沉细而尺弱。

2. 淋证

（1）热淋

①临床表现：小便短数，灼热刺痛，溺色黄赤，少腹拘急胀痛，口苦，呕恶，或有腰痛拒按，或有大便秘结，苔黄腻，脉濡数。

②辨证要点：小便短数，灼热刺痛，色黄，少腹胀痛，或腰痛拒按，或大便秘结，苔黄腻，脉濡数。

（2）气淋

①临床表现：实证见小便涩滞，滴沥不尽，少腹满痛，苔薄白，脉沉弦。虚证见少腹胀，尿有余沥，面色㿠白，舌质淡，脉虚细无力。

②辨证要点：实证见小便滴沥不尽，少腹胀满，苔薄白，脉沉弦。虚证

见少腹胀，尿余沥，舌淡，脉细无力。

（3）血淋

①临床表现：实证见小便热涩刺痛，尿色深红，或夹有血块，疼痛满急剧烈，或见心烦，苔黄，脉濡数。虚证见尿色淡红，尿痛涩滞不显著，腰酸膝软，神疲乏力，舌淡红，脉细数。

②辨证要点：实证见小便热涩刺痛，尿色红或夹有血块、疼痛剧烈，苔黄，脉濡数。虚证见尿色淡红，腰膝酸软乏力，舌淡红，脉细数。

（4）膏淋

①临床表现：实证见小便混浊如米泔水，置之沉淀如絮状，上有浮油如脂，或夹有凝块，或混有血液，尿道热涩疼痛，舌红，苔黄腻，脉滑数。虚证见病久不愈，反复发作，淋出如脂，涩痛反见减轻，但形体日渐消瘦，头昏无力，腰酸膝软，舌淡，苔腻，脉细弱无力。

②辨证要点：实证见小便白浊，有絮状沉淀物，上浮油如脂，尿道热涩疼痛，舌红、苔黄腻，脉滑数。虚证见病久，反复发作，淋出如脂，日渐形瘦无力，腰酸膝软，舌淡，苔腻，脉细无力。

（5）劳淋

①临床表现：小便不甚赤涩，但淋涩不已，时作时止，遇劳即发，腰酸膝软，神疲乏力，舌质淡，脉虚弱。

②辨证要点：小便淋涩不已，时作时止，遇劳即发，腰膝酸软，舌淡，脉虚弱。

3. 腰痛

（1）寒湿腰痛型

①临床表现：腰部冷痛重着，转侧不利，逐渐加重，静卧痛不减，遇阴雨天则加重，苔白腻，脉沉而迟缓。

②辨证要点：腰部冷痛，遇阴雨天则加重，静卧痛不减，苔白腻，脉沉而迟缓。

（2）湿热腰痛型

①临床表现：腰部弛痛，痛处伴有热感，热天或雨天疼痛加重，而活动后可减轻，小便赤短，苔黄腻，脉濡数或弦数。

②辨证要点：腰部弛痛，有热感，遇热天或雨天加重，活动后减轻，小便赤短，苔黄腻，脉濡数或弦数。

(3) 瘀血腰痛型

①临床表现：腰痛如刺，痛有定处，日轻夜重，轻者俯仰不便，重则不能转侧，痛处拒按，舌质暗紫，或有瘀斑，脉涩。

②辨证要点：腰痛如刺，日轻夜重，舌暗紫，脉涩。

(4) 肾虚腰痛型

①临床表现：腰痛以酸软为主，喜按喜揉，腿膝无力，遇劳更甚，卧则减轻，常反复发作。偏阳虚者，则少腹拘急，面色皖白，手足不温，少气乏力，舌淡，脉沉数。偏阴虚者，则心烦失眠，口燥咽干，面色潮红，手足心热，舌红少苔，脉弦细数。

②辨证要点：腰痛酸软，喜按喜揉，腿膝无力，遇劳甚，卧则减轻，易反复。偏阳虚者少腹拘急，面色皖白，手足不温、乏力、舌淡、脉沉数。偏阴虚者心烦失眠，口燥咽干，面潮红，手足心热，舌红少苔，脉弦细数。

二、鉴别诊断

(一) 前列腺增生症

前列腺增大亦可出现与前列腺癌相似的症状。但前列腺呈弥漫性增大，表面光滑，有弹性，无硬块，碱性磷酸酶、酸性磷酸酶无变化，超声断层检查前列腺体增大，前列腺内光点均匀，前列腺包膜反射连续，与周围组织界限清楚。

(二) 前列腺结核

此病有前列腺硬结，与前列腺癌相似。但病人年轻，有生殖系统其他器官如精囊、输精管、附睾结核病变，或有泌尿系统结核症状，有尿频、尿急、尿痛、尿道内分泌物、血清等。结核性结节为局部浸润，质地较硬。尿液、前列腺液、精液内有红、白细胞。X 线平片可见前列腺钙化阴影，前列腺活组织检查可见典型的结核病变等；而肿瘤结节有坚硬如石之感，且界限不清，固定。

(三) 非特异性肉芽肿性前列腺炎

此病肠指诊时前列腺有结节，易和前列腺癌相混淆。但癌结节一般呈弥散性，高低水平，无弹性。而前者的硬结发展较快，呈山峰样突起，由上处向下处斜行，软硬不一，但有弹性，X 线片和酸、碱性磷酸酶正常，但嗜酸性细胞明显增加；抗生素及消炎药治疗 1~2 个月，硬结变小，前列腺硬结穿刺活检，镜下有丰富的非干酪性肉芽肿，充满上皮样细胞，以泡沫细胞为主，周围有淋巴细胞、浆细胞、嗜酸性细胞、腺管常扩张破裂，充满炎症细胞。

（四）前列腺肉瘤

前列腺肉瘤发病年龄较轻，甚至发生于幼年。临床症状类似前列腺癌，肉瘤生长迅速，易于血行转移，直肠指诊肉瘤瘤体表面较为光滑，且质较软，犹如囊肿，很少有质坚硬的，多伴有肺、肝、骨骼等处转移的临床症状。

（五）原发性精囊癌

此病极罕见。临床上常有骨盆痛、血尿、血性精液及尿路梗阻症状。直肠指诊时，可发现精囊部位有硬韧肿块。一般精囊肿块常为其他癌蔓延或转移而来。

（六）变形性骨炎

前列腺癌骨转移应与此病相鉴别，两者血清碱性磷酸酶均增高，变形性骨炎患者的长骨皮质不增厚，骨髓腔不狭窄，若颅骨片呈典型的变形性骨炎病变，则其他骨骼的病变也多为此病。如果血清酸性磷酸酶值也增高，则骨骼病变可能由前列腺癌转移所致，X 线片检查有一定的参考价值。

（七）前列腺结石

前列腺结石有质地坚硬的结节，与前列腺癌相似，两者易于混淆，但临床表现不尽相同，直肠指诊时前列腺质韧，扪及结石质硬有捻发感，主要依据 X 线片检查鉴别。前列腺结石 X 线片可见前列腺区结石阴影，若合并前列腺癌，宜做活体组织检查以确诊。

三、临床治疗

（一）治疗思路提示

1. 治疗前列腺癌应病证合参

通过西医先进的检查手段做出明确诊断，再在中医整体观念指导下病证合参辨证论治。由于肿瘤的异质性形态学上的分期、分级不能全面评价肿瘤浸润的生物学行为，而肿瘤标志物是血液、体液或组织中能提示肿瘤存在的生化指标，其含量多少，存在与否及活性大小对判断肿瘤预后有重要价值。

2. 知常达变，灵活运用

（1）有学者对 A 期的肿瘤不主张采用根治术，但 Walsh 等（1980 年）报道了 53 例前列腺癌经会阴根治手术后随访 15 年的结果，15 年无肿瘤复发总存活率为25%；有前列腺外扩散（66%），15 年无肿瘤复发，存活率为13%；无前列腺外扩散（34%），15 年无肿瘤复发，存活率为50%。

（2）C 期：肿瘤穿透前列腺包膜，侵及精囊、膀胱颈、盆腔两侧，但尚未转移。

C_1：肿瘤未侵及精囊。

C_2：累及精囊、盆腔器官。

对前列腺癌施行根治手术，如患者全身情况较好，可与体外放疗一起进行联合治疗，一般是先做双侧睾丸切除，待局部病灶缩小后再进行放疗；放疗结束后立即行前列腺癌根治术。也可在病灶缩小后再做前列腺癌根治术，术后再行体外放疗。

（3）对年龄较轻、全身情况较好的前列腺癌患者，可先做盆腔淋巴结清除术，如无淋巴结转移或转移轻微者，可再行前列腺癌根治术。

（二）中医治疗

1. 癃闭

（1）膀胱湿热型

治法：清热利湿，通利小便。

方药：八正散加减。

木通 10g，车前子 20g（包煎），萹蓄、瞿麦、栀子、滑石各 15g，甘草 5g，大黄 10g，苍术、黄柏各 15g，竹叶 10g。

（2）肺热壅盛型

治法：清肺热，利水道。

方药：清肺饮加减。

黄芩、桑白皮、麦冬各 15g，车前子 20g，木通 10g，茯苓、栀子、竹叶、杏仁各 15g。

（3）肝郁气滞型

治法：疏调气机，通利小便。

方药：沉香散加减。

沉香 10g，陈皮 15g，当归 10g，王不留行 10g，石韦，冬葵子、滑石各 15g，龙胆草 10g。

（4）尿路阻塞型

治法：行瘀散结，通利水道。

方药：抵当丸加减。

当归尾10g，穿山甲片15g，桃仁10g，大黄5g，芒硝、红花、牛膝各10g。

（5）中气不足型

治法：升清降浊，化气利水。

方药：补中益气汤合春泽汤加减。

党参、黄芪、白术、陈皮各15g，甘草5g，当归、天麻、柴胡各10g，猪苓、泽泻、茯苓各15g。

（6）肾阳衰惫型

治法：温阳益气，补肾利尿。

方药：济生肾气丸加减。

肉桂、附子各10g，牛膝5g，车前子15g（包），茯苓、泽泻、牡丹皮、熟地黄、山茱萸各15g。

2. 淋证

（1）热淋

治法：清热利湿通淋。

方药：八正散加减。

用法同膀胱湿热。

（2）气淋

治法：实证宜利气疏导，虚证宜补中益气。

方药：实证以沉香散加减（用法同癃闭之肝郁气滞型）；虚证以补中益气汤加减（用法同癃闭之中气不足型）。

（3）血淋

治法：实证宜清热通淋，凉血止血。虚证宜滋阴清热，补虚止血。

方药：实证用小蓟饮子合导赤散。

小蓟30g，生地黄、蒲黄、藕节各15g，木通、竹叶、栀子各10g，滑石15g，当归、甘草各5g。

虚证用知柏地黄汤加减。

知母、黄柏各15g，生地黄20g，山茱萸、五味子各15g，茯苓20g，泽泻、牡丹皮各15g，旱莲草25g，阿胶15g（烊化），小蓟30g。

（4）膏淋

治法：实证宜清热利湿，分清泄浊；虚证宜补虚固涩。

方药：实证用萆薢分清饮加减。

萆薢、菖蒲、黄柏各15g，车前子20g（包），白术、茯苓、丹参各15g，莲子心5g，乌药、青皮各15g。

虚证用膏淋汤加减。

党参、山药各20g，地黄、芡实各25g，龙骨、牡蛎、白芍各30g。

（5）劳淋

治法：健脾益肾。

方药：无比山药丸加减。

山药30g，茯苓、泽泻各30g，熟地黄25g，山茱萸15g，巴戟天、菟丝子、杜仲各15g，牛膝、五味子各10g，肉苁蓉25g。

3. 腰痛

（1）寒湿腰痛型

治法：散寒行湿，温经通络。

方药：甘姜苓术汤加味。

干姜15g，甘草10g，茯苓、白术各15g，桂枝、牛膝各10g，杜仲、桑寄生、续断各15g。

（2）湿热腰痛型

治法：清热利湿，舒筋止痛。

方药：四妙丸加减。

苍术、黄柏各15g，薏苡仁30g，牛膝10g，木瓜20g，络石藤25g。

（3）瘀血腰痛型

治法：活血化瘀，理气止痛。

方药：身痛逐瘀汤加减。

当归、川芎、桃仁、红花各10g，没药、五灵脂、香附各5g，牛膝10g，土鳖虫15g，地龙20g。

（4）肾虚腰痛型

治法：偏阳虚者宜温补肾阳，偏阴虚者宜滋补肾阴。

方药：偏阳虚者以右归丸加减。

熟地黄、山药各20g，山茱萸、枸杞子各15g，杜仲、菟丝子20g，当归10g。

偏阴虚者以左归丸加减。

地黄、枸杞、山茱萸各15g，龟甲25g，菟丝子、鹿角胶各15g，牛膝10g。

（三）西医治疗

前列腺癌治疗方式包括：手术、放射治疗、内分泌治疗及化学药物治疗等。临床上应根据病人情况采用不同的方案，或采用联合治疗以期获得最佳效果。

1. 手术治疗

病人一般情况较好，能耐受手术，无转移征象，肿瘤局限于前列腺内或与直肠黏膜无粘连浸润，也无高度恶性的前列腺癌。手术包括二类：一类手术为切除前列腺和淋巴结清扫术，另一类是内分泌切除治疗，包括睾丸切除，肾上腺及垂体切除术。

前列腺癌根治术，适于①A期：临床无表现；肛诊前列腺无改变，仅在镜检中发现肿瘤病灶。癌细胞分化良好。②B_1期：肿瘤限于前列腺一侧叶内，直径1～1.5cm病人。由于临床上见到的前列腺癌多属于晚期，只有5%～10%的病例能行根治术。近年来，随着诊断水平的提高，发现了更多的早期病人。前列腺癌根治性切除术比例升高，由1984年的9%上升到1990年的23.7%，术前估计能行手术的病例，常因分期估计不足而升级，因此，前列腺癌行局部切除前宜先行盆腔探查，若发现有转移，应做前列腺癌根治术及盆腔淋巴结清扫术，如果转移达腹主动脉旁淋巴结，术后应补充放射治疗。

临床发现前列腺癌，大多是晚期病人，双侧睾丸摘除在前列腺癌的治疗中很重要，多数患者睾丸切除后症状明显改善或消失。无转移的5年生存率为31%，有转移为20%，肾上腺和垂体切除因手术效果差，并发症多，目前已很少采用。

2. 放射治疗

临床上前列腺癌中晚期病例较多，多伴有淋巴结转移，肿瘤分化越低转移率越高，前列腺癌淋巴结转移多发生在髂血管周围淋巴结和闭孔淋巴结。部分病例向上扩散到腹主动脉淋巴结或其他脏器。放射治疗有根治性照射和姑息性照射两类，根治性放疗适于病灶侵犯盆腔、膀胱和前列腺包膜的病人，照射范围包括盆腔和前列腺，如果腹主动脉旁淋巴结有浸润，照射亦可适当向上延伸到主动脉旁。盆腔淋巴结阳性时照射量达（50～55Gy）/（5～6周），盆腔淋巴结阴性时照射量 40Gy/4 周，然后将照射野缩小到前列腺，局部补充照射（20～30Gy）/（2～3 周）。姑息性照射适合于晚期广泛扩散的病例，如对骨转移和尿道梗阻等症状的治疗。

组织内照射是一种近距离治疗方法，将放射性同位素植入前列腺病灶处，使前列腺癌组织内受到高剂量照射，对周围正常组织影响较小，减少了放射损害，组织内照射仅用在肿瘤局限在前列腺处或补充外照射后前列腺剂量不足。常用放射性同位素有 ^{198}Au，^{125}I和^{192}Ir等。

盆腔器官接受放射治疗后会出现一些脏器的并发症，如放射性直肠炎、直肠狭窄、膀胱损害、尿频、尿血及性功能障碍。

单纯放射的结果，病灶局限于前列腺者 5 年无病生存率占 61%～75%，5 年生存率 72%～74%，10 年生存率为 43%～56%，病灶超出前列腺生存率明显下降，5 年生存率 43%～50%，10 年生存率为 20%～35%。

3. 内分泌治疗

前列腺癌是雄激素依赖性肿瘤，只要体内雄激素水平下降能使 70%～80% 的病人可以缓解，不同患者缓解期也不尽相同，10% 的病人生存期小于 6 个月，50% 小于 5 年，10% 能活过 10 年。

内分泌治疗有手术切除睾丸、肾上腺和垂体，后两种手术在前列腺癌治疗中应用不多，睾丸切除后体内雄激素水平下降，使病情较快获得缓解。

（1）雌激素类药物：常用药物为乙酚，乙酚可抑制睾丸酮化为双氢睾丸酮，后者不能与受体结合，乙酚也可反馈抑制垂体后叶释放促黄体激素降低体内睾丸酮水平，有效率 5%，与睾丸切除相同，二者联合应用不能增加效果，乙酚使用方法：每日 1～5mg，维持量为 1～3mg。副作用：胃肠道反应，阳痿、水钠潴留、心功能不全及血栓性静脉炎。其他雌激素类药物有雌醇和雌二醇等。

（2）抗雄激素类药物：这类激素在雄激素的靶器官内与受体竞争性结合，阻断雄激素对前列腺的作用，达到抑制肿瘤的目的。这类药物有孕激素类和非孕激素二类，孕激素类有①安宫黄体酮，每日 3 次，每次 100mg；②甲地孕酮，每日 1 次，每次 160mg。

非孕激素类有①酮康唑：原系抗真菌类药物，大剂量时可阻断睾丸和肾上腺内睾酮的合成，用法为每日 4 次，每次 200～400mg，1～2 日内体内睾酮水平下降至去势水平。②氨硝基丁酰胺：与癌细胞表面的雄激素受体结合，可阻滞雄激素的作用。用法为每日 3 次，每次 250mg。③促黄体素（LH）：是由脑垂体分泌的一种促性腺激素，而 LH 又受下丘脑的促黄体激素释放激素（LH－RH）调节，合成 LH－RH 类似物可抑制垂体分泌 LH，降低体内睾酮水平。这类药物如抑那通：为微囊型缓释剂，每 4 周 1 次，皮下注射 3.75mg。这类药物第一次用药后的 1～3 天，血中睾丸素出现一过性上升，使病人症状暂时加剧，可联合应用酮康唑等，减轻早期治疗中症状加重的不良反应。

（3）抗肾上腺类药物：这类药物有氨基导眠能和安体舒通等，可抑制雄激素在肾上腺内合成。适于睾丸切除后雌激素治疗无效者。用法为：氨基导眠能每日 4 次，每次 250mg，必要时加服氢化可的松；安体舒通每日 1 次，每次 100mg，治疗中应补钾。

4. 化学药物治疗

化学药物治疗对前列腺癌来说疗效不肯定，而且有很多毒副反应，临床仅用于肿瘤已波及前列腺包膜外及盆腔淋巴结转移病人。

单药化疗：ADM 60～75mg/m^2，静注，每 3 周 1 次。有效率 26%。CTX 1g/m^2，静注，每 3 周 1 次。有效率 46%。5－Fu 600mg/m^2，静注，每周 1 次。有效率 28%。

联合化疗（见表 26－1）：①CAF 方案：CTX 200mg/m^2，静脉注射，第 3～6 日；ADM 50mg/m^2，静脉注射，第 1 日；5－Fu 500mg/m^2，第 1～5 日。静脉滴注。②ED 方案：磷酸雌二醇氮芥 600mg/m^2，口服，每日 1 次；DDP 60mg/m^2，第 1、4、21、24 日，静脉滴注，然后每日 1 次。③AFD 方案：ADM 50mg/m^2，静脉注射，第 1 日；5－Fu 500mg/m^2，静脉滴注，第 1、8 日；DDP 50mg/m^2，静脉滴注，第 1 日。第 3～4 周重复 1 次。

表 26－1　　联合化疗方案与疗效

作　者	病例数	药物	疗　效
Merrin 等	18	ADM＋CTS	5 例稳定 4～10 个月
Lide 等	21	同上	7 例部分退化，4 例稳定
Eagan 等	18	CTX＋5－Fu	与 Merrin 报道的结果相似
CHlednoski 等	12	CTX＋ADM＋5－Fu	6 例稳定
Resnick 等	15	CTX＋MTS＋5－Fu	7 例稳定，1 例部分退化
Logothetis 等	65	ADM＋MMC＋5－Fu	48% 客观疗效（无完全退化）毒性反应严重，3 例死亡

四、中医专方选介

1. 人参车前汤（《症因脉治》）

人参、车前子各39g。每日1剂，水煎服。可益气利尿。适用于前列腺癌，正气亏虚，膀胱气弱，小便不利者。

2. 广泽汤（《辨证录》）

麦冬60g，生地黄30g，车前子、刘寄奴各9g。每日1剂，水煎服。功能滋阴生津，化瘀利尿。适用于前列腺癌肾阴不足，瘀热不解，小便不通，胀甚欲死者。

3. 木通汤（《奇效良方》）

木通、滑石各15g，牵牛子7.5g。用水400mL，加灯心草10茎，葱白1根，煎至200mL，空腹时服。本方逐水利尿，适用于前列腺癌患者，小便不通，少腹痛不可忍。

4. 木通散（《仁斋直指方》）

生干地黄、木通、荆芥、地骨皮、桑白皮（炒）、甘草（炙）、北梗各等份。上锉。每服9g，姜3片，水煎服。清热利尿。适用于前列腺癌，内有积热，小便不利。

5. 代抵当丸《医学心悟》）

生地黄、当归、赤芍各30g，川芎、五灵脂各23g，大黄（酒蒸）45g，砂糖为丸。每服9g，开水送下。可化瘀通淋。适用于前列腺癌，症见瘀血停蓄，血淋，茎中痛难忍者。

6. 代抵当汤（《血证论》）

大黄（酒炒）3g，莪术3g，穿山甲珠15g，红花3g，桃仁9g，牡丹皮9g，当归9g，牛膝6g，夜明砂9g。每日1剂，水煎服。可化瘀涤热。适用于前列腺癌瘀热下焦，小腹硬满，小便不利者。

7. 利气散（《朱氏集验方》）

绵黄芪、陈皮、甘草各等份。上药研为细末。每日1剂，水煎服。可益气利尿。适用于前列腺癌，老年气虚，小便秘涩不通。

8. 乳朱丸（《魏氏家藏方》）

钟乳粉、滑石各15g，朱砂（另研）7.5g。上药为细末，枣肉为丸，如梧桐子大。每服 30 丸，空腹时用灯心汤下。可清热利尿，解毒抗癌。适用于前列腺癌下焦热甚，小便不通。

9. 知柏地黄丸（《医宗金鉴》）

熟地黄 24g，山茱萸 12g，干山药 12g，泽泻 9g，茯苓（去皮）9g，牡丹皮 9g，知母 60g，黄柏 60g。上为末，炼蜜为丸，如梧桐子大。每服 3 丸，空心温水化下。本方滋阴降火，适用于前列腺癌、阴茎癌之肾阴不足、阴虚火旺者。

10. 参芪蓉仙汤（上海中医院方伯英方）

生黄芪 15g，潞党参 12g，仙灵脾 12g，肉苁蓉 6g，巴戟天 6g，枸杞子 12g，制首乌 12g，穿山甲 15g，牛膝 10g，制大黄 6g，炒黄柏 10g，知母 6g，土茯苓 15g，七叶一枝花 12g，白花蛇舌草 15g，杭白芍 12g，甘草 6g。每日 4 剂，水煎服。血尿，加小蓟、旱莲草、生地黄、阿胶等补虚止血；小便不畅，加沉香、郁金、台乌药以降逆破痰行滞，醒脾散寒；小便疼痛，加延胡索、王不留行、三棱、莪术以活血祛瘀，行气止痛；小便黄浊，下焦湿热者，加车前子、萹蓄、瞿麦、金钱草、滑石、萆薢等。本方可益气补肾，行气散结，适用于前列腺癌。

11. 济生肾气丸（《济生方》）

熟地黄 15g，炒山药 30g，山茱萸 30g，泽泻 30g，牡丹皮 30g，官桂 15g，炮附子 2 个，川牛膝 15g，车前子（酒蒸）30g。上为细末，炼蜜为丸，如梧桐子大。每服 70 丸，空腹米饮送下。本方温补肾阳，利尿通闭，适用于前列腺癌，症见肾阳不足，腹胀尿闭，腰膝冷痛者。

12. 既济汤（《医醇賸义》）

当归 6g，肉桂 1. 5g，沉香 1. 5g，广皮 3g，泽泻 45g，牛膝 6g，瞿麦 6g，车前子 6g，薏苡仁 12g，葵花子（炒、研）12g。每日 1 剂，水煎服。本方理气行水，适用于前列腺癌，膀胱胀，少腹满，小便癃闭。

13. 温通汤（《医学衷中参西录》）

椒目（炒、捣）6g，威灵仙 9g。每日 1 剂，水煎服。本方可温通小便，适用于前列腺癌，下焦受寒，小便不通。

14. 寒通汤（《医学衷中参西录》）

滑石 30g，生杭芍 30g，知母 24g，黄柏 24g。每日 1 剂，水煎服。本方清利湿热，适用于前列腺癌，下焦蕴蓄实热，膀胱肿胀，溺管闭塞，小便滴沥不通。

15. 治疗前列腺癌经验方

生黄芪、土茯苓、白花蛇舌草、穿山甲各15g，甜苁蓉、巴戟天、制大黄、知母、炙甘草各6g，党参、仙灵脾、枸杞子、制首乌、牛膝、七叶一枝花、杭白芍各12g，炒黄柏10g。每日1剂，水煎服。本方可益气补肾，化湿行瘀，清利水道，适用于肾气不足，膀胱气化失司，浊邪瘀血结成肿块阻于尿道之前列腺癌，伴血尿、尿滴沥不尽、尿痛、尿赤，苔黄腻、舌黯淡，脉沉弦细者。血尿重，加小蓟、旱莲草、生地黄、阿胶等补血止血；小便不畅，加沉香、郁金、台乌药等；小便疼痛，加延胡索、王不留行、三棱、莪术等；小便黄浊、下焦湿热、加车前子、萹蓄、瞿麦、金钱草、滑石、萆薢等。[朱白冰．方伯英治疗前列腺癌一则．上海中医药杂志，1988（1）：4]

第二十七章　多发性骨髓瘤

多发性骨髓瘤是分泌免疫球蛋白的单克隆浆细胞恶性增殖性疾病。又称为浆细胞骨髓瘤。单发者罕见。异常增生的浆细胞多侵犯骨质、骨髓和软组织以及产生 M 蛋白，引起骨性疼痛、溶骨性病变和病理性骨折、贫血、肾损害和免疫功能异常及高黏滞综合征等，引起死亡的主要原因为感染、全身衰竭，其中以感染为最多见，少数因出血死亡。有些多发性骨髓瘤患者长期化疗后血中出现白血病变化，称为浆细胞性白血病，其原因尚不清楚。中医学虽无多发性骨髓瘤一词，但根据其临床表现可将此病归入“骨疽”“骨痹”“骨蚀”等范畴。

一、临床诊断

（一）辨病诊断

1. 症状

多发性骨髓瘤起病缓慢，患者可有数月至十多年无症状期，有时可表现为全身乏力、体重减轻、血沉增快，M 球蛋白或不明原因的蛋白尿，称为临床前期，往往不被人们重视，确诊时多为晚期。多发性骨髓瘤的临床症状复杂多变，其首先表现的症状有所不同，其常见的症状如下：

（1）骨性疼痛：常表现为多处扁平骨的疼痛，如胸骨、肋骨、盆骨、脊椎等，约 50% 的患者以骨骼疼痛为首发症状就诊，疼痛部位以腰背部最多，胸肋次之，四肢及其他部位少见。疼痛性质为间歇性微痛，易被误诊为风湿痛，随病势进展，逐渐变为持续性剧痛，可因活动、负重或咳嗽时加重，休息或治疗后减轻，如椎体被侵破坏压迫神经可出现放射性疼痛。

（2）发热：骨髓瘤患者往往有不同程度的发热，有的以发热为首发症状，多为晚期表现，常是本病致死的主要原因。

（3）恶病质：约有 1/3 的患者出现头晕、乏力、消瘦、心慌等虚弱症状。

2. 体征

（1）骨骼肿物及病理性骨折：骨髓瘤细胞浸润骨骼明显时，可局部隆起形成肿块，其发病率可达90%，骨骼肿物多在扁骨，尤以胸骨、肋骨、头颅骨、锁骨、下颌骨等处多见，肿物可自豌豆至核桃大小，扪之质硬有弹性或声响、部分患者有压痛，可有骨骼畸形，主要在胸骨及脊椎，如胸骨柄及胸廓凹陷，胸肋、锁骨连接处发生串珠样结节，对本病有诊断意义。骨质破坏处易引起病理性骨折，多见于肋骨。

（2）贫血：常为首发症状，多为中度贫血，后期严重，可伴有血小板减少。

（3）部分病人肝脾肿大或淋巴结肿大：多发性骨髓瘤可因骨髓内外的浸润或由于产生大量M蛋白及多肽链而引起多系统的临床症状和体征。如并发高钙血症，可出现恶心、呕吐、脱水、嗜睡甚至昏迷、休克、心律失常。并发高黏滞综合征，出现乏力、食欲不振、头昏眼花、手足麻木、大脑及心功能障碍。肾脏损害时可出现蛋白尿、肾功能衰竭。浸润神经系统最常出现截瘫，侵及颅神经、周围神经、脑膜及脑组织时出现神经症状、颅压增高、局灶性体征等。还可出现淀粉样变性及出血倾向。骨髓外浸润的组织以脾、肝、淋巴结、肾脏为常见，其次为肾上腺、甲状腺、胸腺、胸膜、胰腺、卵巢、子宫、睾丸、心脏、心包膜、胃肠道、皮肤。

3. 实验室检查

（1）周围血象：早期为中度贫血，红细胞呈缗钱状，晚期常有全血细胞减少。约70%的患者外周血中可找到浆细胞。

（2）尿检查：35%～50%的患者尿中出现蛋白尿、管型尿、血尿。3/4患者尿凝溶蛋白阳性。

（3）骨髓检查：对多发性骨髓瘤具有特异性的诊断意义。由于骨髓病变呈局灶性、结节性分布，因此1次检查阴性不能排除本病，宜做多部位穿刺，骨髓有核细胞多呈增生活跃或明显活跃，骨髓涂片可见片状或散在浆细胞浸润，当浆细胞在10%以上，伴有形态异常可考虑骨髓瘤的可能。

（4）血沉：红细胞沉降率明显增快。

（5）血生化检查

①高球蛋白血症：为骨髓瘤的主要特征之一。血清总蛋白超过正常，球蛋白增多，白蛋白正常或减少，白球蛋白比例倒置。骨髓瘤患者在做血清蛋

白电泳分析时可见“M”带，其区域代表的异常免疫球蛋白称为M蛋白，为骨髓瘤的重要标志。

②钙磷代谢：虽然多发性骨髓瘤常有骨骼的溶骨性病变，但血清钙磷的变化并不突出，当肾功能不良时可见血清钙增高，血磷一般在正常范围内，或轻度增高。

③其他：可有高尿酸血症，严重时引起尿酸结石。肾功能衰竭时血清尿素氮、肌酐增高。部分患者伴有低胆固醇血症。

4. 影像学检查

X线检查：多发性骨髓瘤好发于脊柱、肋骨、颅骨和骨盆等含红骨髓的部位，长骨如股骨、肱骨在晚期时受累，膝、肘以下罕见受累。其骨骼X线表现可有以下3种类型：

①弥漫性骨质疏松：表现为骨小梁变薄和破坏，个别有骨质硬化。

②溶骨性破坏：有多个圆形、边缘清楚的如钻凿状或鼠咬状骨质缺损阴影，常见于颅骨、骨盆、脊柱、肱骨、股骨和肋骨。

③病理性骨折：可见于脊椎、肋骨、锁骨、股骨、肱骨等，以肋骨和脊椎为多见，脊椎呈压缩性骨折。

（二）辨证诊断

多发性骨髓瘤由于起病徐缓，首发症状复杂多变，早期不易明确诊断的特点，依据临床表现本病多属于中医的“骨疽”“骨痹”“骨蚀”等病范畴，但辨证分型均以病机为依据，故辨证诊断合而论之。

1. 瘀血阻痹型

（1）临床表现：胸肋、腰背、四肢等部位剧痛，痛有定处，按之痛甚，伴有胸闷，或有低热，入夜尤甚，咽干口燥，或有鼻衄、齿衄、肌衄，月经量多，肝脾及淋巴结肿大，舌质紫暗，或有瘀点瘀斑，脉沉细涩。

（2）辨证要点：骨痛剧烈，痛有定处，按之痛甚。

2. 肝肾阴虚型

（1）临床表现：头晕，耳鸣，口干欲饮，颧红盗汗，五心烦热，胸肋及腰背部疼痛，腰部转侧俯仰不利，双下肢酸软乏力，甚则麻木，肌肉萎缩，舌红少苔，脉沉细。

（2）辨证要点：胸肋及腰部疼痛，双下肢酸软乏力，伴头晕耳鸣，盗汗。

3. 热毒炽盛型

（1）临床表现：高热不退，烦躁不安，甚则神昏谵语，口干渴欲饮，周身骨痛剧烈，鼻衄，肌衄，齿衄，月经量多，大便干结，舌红苔黄，脉虚数。

（2）辨证要点：高热不退，周身骨痛剧烈，烦躁不安，甚则神昏谵语，动血。

4. 脾肾阳虚型

（1）临床表现：面浮肢肿，面色㿠白无华，食少便溏，头昏沉，喜睡，畏寒肢冷，恶心欲吐，腰膝脊背酸痛，乏力，心悸气短，舌淡暗，苔白腻，脉沉迟细无力。

（2）辨证要点：面色㿠白无华，面浮肢肿，腰膝脊背酸痛，乏力，畏寒肢冷。

二、鉴别诊断

（一）反应性浆细胞增多症

多由慢性炎症、伤寒、全身红斑狼疮、肝硬变、转移癌等引起，其骨髓中浆细胞增多，但一般不超过10%，且无形态异常。

（二）良性单克隆免疫球蛋白血症

该病无骨质破坏，骨髓象中浆细胞<20%，单克隆免疫球蛋白一般少于1g/dL且历经数年无变化。

（三）骨骼疼痛及骨质破坏表现

多发性骨髓瘤部分伴有骨骼病变者，须注意和骨转移癌、老年性骨质疏松、肾小管性酸中毒以及甲状旁腺功能亢进等相鉴别。

三、临床治疗

（一）治疗思路提示

1. 辨明虚实，掌握要点

多发性骨髓瘤多发于老年人，肝肾先虚于内，在此基础上外界邪毒乘虚而入，形成寒热搏结、瘀毒阻痹、日久化热的病理机制，正气虚衰是本病之根本，“肾主骨生髓”“肝主筋脉”，因此养肝肾、荣筋脉应贯彻于治疗的始终，不论首发症状怎样隐匿和复杂多变，都应时刻辨明虚实，把握要点。

2. 谨守病机，注重活瘀通络

多发性骨髓瘤是以瘀毒为主要病邪侵袭人体的疾病，瘀毒致病不但损伤肝肾，破骨耗髓，更能使经脉痹阻、络脉不通，所以多发性骨髓瘤除出现骨骼疼痛，骨质破坏外，往往伴有高黏滞血症等一系列瘀滞之象，在治疗时应谨守病机，注重活血化瘀，通络止疼，这是提高疗效的重要环节。

3. 中西结合，增效减毒

虽然中医药在多发性骨髓瘤的治疗中，取得了一定的疗效，但对于控制严重的病情发展，尚有许多不足之处。西医单纯的放化疗在控制病情发展的同时又会出现许多的毒副作用。中西医结合的治疗方法，可以起到优势互补的作用，通过中药的扶正增强机体的免疫功能一方面可以提高放化疗的疗效，提高化疗的完成率，另一方面通过活血解毒等可以减轻放化疗的毒副作用，达到提高生存质量，延长生存期的效果。

（二）中医治疗

1. 内治法

（1）瘀血阻痹

治法：活血行瘀，补肾通络。

方药：丹参20g，赤芍10g，川续断15g，牛膝15g，桃仁10g，红花10g，补骨脂12g，透骨草15g。

（2）肝肾阴虚

治法：益肾养肝，荣筋健骨。

方药：熟地黄15g，杜仲5g，旱莲草5g，首乌15g，桑寄生12g，女贞子15g，川续断12g，当归10g，白芍10g，狗脊15g，枸杞15g。

（3）脾肾阳虚

治法：温补脾肾，和胃生血。

方药：党参10g，黄芪15g，当归10g，白术10g，云苓12g，甘草10g，肉桂6g，肉苁蓉10g，生姜3片。

（4）热毒炽盛

治法：解毒活瘀，清热育阴。

方药：白花蛇舌草30g，蜂房12g，虎杖12g，大黄10g，水牛角30g，金银花15g，生地黄15g，玄参15g，龟甲30g。

2. 外治法

（1）毫针刺

①多发性骨髓瘤的辅助治疗：选取太溪、肾俞、命门、绝骨、涌泉、三阴交、委中、曲池，针刺。

②结合疼痛选穴：头痛者，选太阳、百会、风池、合谷；腰痛者，选身柱、委中；胁肋痛者，选期门、日月、章门、血海；胸痛者，选内关、膻中。

③放化疗后白细胞低于正常者，针刺足三里、血海、大椎、关元、三阴交。

（2）三棱针刺

高热不退者选穴，十宣、委中点刺放血2~3滴，隔日或数日1次。

（3）艾灸

①贫血或化疗后白细胞减少者选穴：足三里、曲池、气海、阳陵泉。

②化疗后恶心、呕吐者选穴：中脘、内关、建里。

以上诸穴每日灸1~2次，每穴3~5壮。

（4）穴位注射

①高黏滞血症：无出血指征者，患者取仰卧位，选足三里、曲池，每穴注0.5~1mL复方丹参注射液，每周2~3次，快速进出针。

②高热不退：选曲池、阳陵泉，每穴注入柴胡注射液或岩舒注射液0.5~1mL，用法同前。

（5）中药外敷

①化坚拔毒膜：主要药物有蜈蚣、木鳖子、生川乌、姜黄、细辛、穿山甲，加入透皮剂，加工制成糊状，具有活血解毒镇痛之功，将糊状膜剂涂于疼痛部位，约30分钟，即形成一层薄膜。

②镇痛灵：主要药物有生草乌、蟾酥、生天南星、生半夏、细辛、花椒，各等份，研细末。将镇痛灵2.5g混入加热软化后的黑膏药内，和匀后敷于痛处，隔日换药1次，连用7次为一疗程，具有解毒消肿、温阳止痛、化阴寒痼冷之功效。

（6）中药灌肠

适用于邪毒上泛，汤药难以口服的患者。

①制附片10g，党参10g，云苓15g，丹参15g，生地黄12g，厚朴10g，生大黄10g，煎制成灌肠液，保留灌肠。

②生大黄12g，黑大豆15g，生甘草3g，浓煎成150～200mL药液，灌肠每日1次，以每日排出大便1～2次为宜。

（三）西医治疗

迄今为止对多发性骨髓瘤仍没有根本的治疗方法，仍以化学治疗为主要手段，其他如放射治疗、手术治疗、生物反应调节剂治疗、骨髓移植以及中药治疗等，在缓解症状，提高生存质量和延长生存期等方面起着很重要的作用。

1. 化学治疗

是多发性骨髓瘤的主要疗法。以烷化剂药物治疗最多，常以苯丙氨酸氮芥及环磷酰胺为首选。化疗的目的是尽可能多地杀灭骨髓瘤细胞，降低M成分，化疗的水平尚不能完全根治本病，单药的有效率为20%～60%，联合化疗间歇用药，有效率可提高到41%～89%，常用的化疗方案如下：

（1）MP方案

苯丙氨酸氮芥　0.25mg/（kg·d）　口服　$d_{1\sim4}$

强的松　2mg/（kg·d）　口服 $d_{1\sim7}$。每6周给药1次。

（2）M2方案

环磷酰胺　10mg/kg　静脉滴注　d_1

卡氮芥　0.5～1.0mg/kg　静脉滴注　d_1

苯丙氨酸氮芥　0.1mg/（kg·d）　口服　$d_{1\sim7}$

强的松　1mg/（kg·d）　口服　$d_{1\sim14}$

长春新碱　0.03mg/kg　静脉注射　d_{21}

休息14天后重复。

（3）BCP方案

卡氮芥　75mg/（m^2·d）　静脉滴注　$d_{1\sim10}$

环磷酰胺　100mg/（m^2·d）　静脉滴注　$d_{1\sim10}$

强的松　80mg/d　口服 $d_{1\sim10}$。

休息28天后重复。

（4）VAD方案

长春新碱　0.4mg/（m^2·d）　静脉注射　$d_{1\sim4}$

阿霉素　9mg/（m^2·d）　静脉注射　$d_{1\sim4}$

地塞米松　40mg　口服　$d_{1\sim4}$

休息 28 天后重复。

2. 放射治疗

本法适用于孤立和髓外性浆细胞瘤，对多发性骨髓瘤患者主要用于局部止疼和减轻症状以及骨髓移植的预处理，对复发或耐药的多发性骨髓瘤患者也有学者应用。

3. 手术治疗

对多发性骨髓瘤侵及胸、腰椎，引起压迫脊髓导致下肢截瘫时，可行椎板切除减压术，术后辅以联合化疗等疗法。

4. 并发症的治疗

（1）骨痛：缓解疼痛可按癌痛三阶梯给药原则用药，尽量避免骨折，近年来有的学者应用骨膦 300mg，静滴，每天 1 次或 800mg，口服，每天 3 次；或阿可达（帕米膦酸二钠）300～600mg，静滴，每周 2 次，控制骨痛、骨破坏有一定的疗效，可使溶骨性病损进展变慢，骨折减少，疼痛缓解，同时可使血中钙含量回复正常或显著降低。骨质疏松者应用氟化钠 25mg，口服，每日 2 次；碳酸钙 1.0g，每天 4 次；维生素 D 5 万单位/次，每周 2 次。

（2）高黏滞血症：可用青霉胺 200～400mg/d；对于一些难治性多发性骨髓瘤患者，必要时进行血浆置换术可进一步提高化疗的疗效，800～1000mL，每天或隔日 1 次。

（3）高钙血症：对合并有高钙血症者，应鼓励其多饮水或静脉补充生理盐水，纠正脱水；应用利尿剂，使尿量控制在 1500～2500mL，促进钙的排泄；短期应用强的松 40～100mg/d，或地塞米松 20mg/d 以调节血钙；应用降血钙药物如降钙素 100IU，皮下注射，每天 2 次。对高血钙严重者进行血液透析以迅速降低血钙。

（4）肾功能衰竭：适当用等渗盐水静脉补液防止高钙血症；积极纠正酸中毒；如有高尿酸血症，给予别嘌呤醇，口服包醛氧化淀粉，严重者进行血液透析疗法可较好地控制肾衰；化疗时不用或少用经肾脏排泄的药物。

（5）感染：应及时治疗，对革兰氏阳性菌的反复感染，预防性给予青霉素治疗，或静脉注射 γ－球蛋白也有预防和治疗作用。

四、中医专方选介

1. 李淑瑾报道以党参 30g，麦冬 15g，五味子 10g，首乌 15g，桑寄生

15g，女贞子15g，牛膝30g，旱莲草30g，杜仲15g，天麻15g，丹参30g，全蝎6g，鸡血藤30g，川续断15g，蜈蚣2条，杭芍25g，甘草10g。每日1剂，水煎服，治疗胸、腰、骨盆多发性骨髓瘤1例，服药月余临床诸症好转，复查骨髓片，基本正常，生活如常人。[李淑瑾．中药治疗多发性骨髓瘤一例．天津中医，1989，(2)：44～45]

2. 李琰用药：①生地黄、熟地黄各15g，山药12g，云苓12g，女贞子12g，牡丹皮12g，菟丝子30g，赤、白芍各12g，延胡索9g，白蔹30g，白术15g，蒲公英30g，鸡血藤15g，甘草9g。用于肝肾阴虚并气滞血瘀者。②台参12g，白术12g，云苓12g，陈皮9g，枸杞15g，菟丝子30g，川断12g，牛膝12g，鸡血藤30g，补骨脂12g，丹参30g，甘草6g。用于脾肾两虚并气滞血瘀者。加减：贫血严重加黄芪当归补血汤、阿胶等；骨痛剧烈加制乳香、没药、延胡索、全蝎、蜈蚣；纳差腹胀加木香、砂仁、焦三仙、鸡内金等，每日1剂，水煎服。配合化疗COP方案和丙酸睾丸酮，治疗10例多发性骨髓瘤，完全缓解3例，部分缓解6例，未缓解1例。[李琰．中西医结合治疗10例多发性骨髓瘤．中西医结合杂志，1986，(9)：552]

3. 陈达中等报道。①瘀血阻络用药：丹参、赤芍、穿山甲、川断、桃仁、红花、地龙、益母草。②热毒炽盛用药：银翘、石膏、知母、粳米、芦根、白花蛇舌草、蒲公英。③气阴两虚用药：北沙参、黄芪、川断、狗脊、枸杞子、生地黄、熟地黄、石斛、麦冬、补骨脂、白蒺藜。共治疗18例，完全缓解5例，部分缓解10例，总缓解率为83.3%。[陈达中．中西医结合治疗多发性骨髓瘤18例．辽宁中医杂志，1986（12）：19]

4. 董筠用中西医结合治疗多发性骨髓瘤，中药以益肾健脾、解毒化瘀为大法，方用太子参、猪苓、鸡血藤各15g，黄芪、薏苡仁各20g，生地黄12g，白术、补骨脂各10g，白花蛇舌草、仙鹤草各30g，桃仁、红花、甘草各5g。肝肾阴虚明显者去补骨脂，加当归、枸杞、黄精等，气虚甚者重用黄芪；恶心呕吐、纳呆者加焦山楂、神曲、鸡内金、佛手等；热毒炽盛者加用黄芩、连翘、丹皮。每日1剂，分两次服。西药配合MP方案或VAD方案，共治9例，显效3例，有效4例，无效2例，有效率77.8%。[董筠．中西医结合治疗多发性骨髓瘤临床疗效观察．中医药学报，1998（6）：34～35]

第二十八章 恶性淋巴瘤

恶性淋巴瘤是淋巴结和/或结外部位淋巴组织的免疫细胞肿瘤，来源于淋巴细胞或组织细胞的恶变。恶性淋巴瘤的发病原因尚未阐明。恶性淋巴瘤从临床和病理上分为非霍奇金氏淋巴瘤（NHL）和霍奇金病（HD）。两者的病理和临床表现不同。在中医学中虽无“恶性淋巴瘤”病名，根据中医文献记载，恶性淋巴瘤非常类似古代所描述的“疵痈”“石疽”“石痰”“恶核”“失荣”。“胸腔淋巴瘤”多归于“肺积”，而“腹腔淋巴瘤”又属“积聚”范畴。

一、临床诊断

（一）辨病诊断

1. 症状

首见症状常是无痛性的颈部或锁骨上淋巴结肿大，少数患者首先出现纵隔、肠系膜淋巴结肿大，亦可首先发现于结外器官，压迫器官而引起相应的症状，如纵隔淋巴结肿大可致咳嗽、胸闷、气促、肺不张及上腔静脉压迫症状；发生于胃肠道者可出现腹痛、腹泻或腹块。不规则发热、盗汗、消瘦（体重在6个月内下降10%或以上）为全身症状的表现，晚期病人可发生贫血、恶病质。

2. 体征

淋巴结肿大特点为无痛性、表面光滑、活动，扪之质韧，饱满、均匀。早期活动，孤立或散在于颈部、腋下、腹股沟等处，晚期相互融合，与皮肤粘连，不活动，或形成溃疡。淋巴瘤增大多为渐进性。如HD（霍奇金病）、NHL（非霍奇金淋巴瘤）低度恶性淋巴瘤之淋巴结生长缓慢，有时经年无变化，高度恶性淋巴瘤生长迅速。

3. 辅助检查

（1）取淋巴结活检：及时进行淋巴结活检以肯定诊断，并做淋巴结涂片以提高活检阳性率，有时需反复检查。如疑纵隔病变，可取前斜角肌淋巴结活检，如有皮肤损害者可作皮肤活检。

（2）脱落细胞检查：可从患者痰及胸、腹水中查找恶性淋巴细胞。

（3）X 线检查

①拍片：对纵隔、肺、骨等病变部位拍片检查。

②造影：对食管、胃肠道及肾盂等泌尿系造影检查。

③淋巴管造影：以确定盆腔及腹膜后淋巴结是否受累。

（4）B 超检查：探明腹部肿块的范围、性质及与周围脏器的关系。

（5）CT 及 MRI：也可检查腹部淋巴结病变及脏器病变，能发现下肢淋巴结造影所不能发现的淋巴结。

（6）放射性核素肝、脾、骨骼扫描或闪烁造影可发现相应的病变。

（7）细胞形态学诊断：如有全血细胞减少，血清碱性磷酸酶升高，可做骨髓涂片及活检找里－斯氏细胞或淋巴瘤细胞，但缺乏 HD 组织学证据时不具有特征性。

4. 病理学分类

（1）霍奇金氏病分类的演进与临床意义，见表 28－1。

表 28－1　霍奇金病分类的演进与临床意义

Gall 与 Mallory（1942）	Jackson 与 Parker（1947）	Rye 会议（1965）	相对发生率（%）	相对预后
霍奇金淋巴瘤	副肉芽肿型	淋巴细胞为主型	10～15	最好
		结节硬化型	30～70	良好
	肉芽肿型	混合细胞型	20～40	不好
霍奇金肉瘤	肉瘤型	淋巴细胞消减型	5～10	最差

（2）非霍奇金氏淋巴瘤的分类

40 年代以前，非霍奇金氏淋巴瘤分为淋巴肉瘤、网状细胞肉瘤与巨滤泡性淋巴瘤三类。40 年代开始，不断提出新的分类方法，表 28－2、28－3、28－4所列三种当前在国际上最受重视。表 28－5 是美国 NCI 提出的最新分类方法，比较适合临床实际。

表 28－2　　非霍奇金淋巴瘤改进的 Rappaport 分类

结节性（滤泡性）
　高分化淋巴细胞型
　低分化淋巴细胞型
　淋巴细胞与组织细胞混合型
　组织细胞型
弥漫性
　高分化淋巴细胞型
　低分化淋巴细胞型
　淋巴细胞与组织细胞混合型
　组织细胞型
　未分化，Burkitt 型
　未分化，多形细胞型
　原淋巴细胞型

表 28－3　　非霍奇金淋巴瘤的 Lukes 与 Collins 分类

U 细胞（非 T，非 B）型
T 细胞型
　小淋巴细胞型
　蕈样霉菌病与 Sexary 综合征
　扭曲淋巴细胞型
　原免疫细胞（T）肉瘤
B 细胞型
　小淋巴细胞型（慢性淋巴细胞白血病）
　浆细胞样淋巴细胞型
　滤泡中心细胞型（滤泡性，弥漫性，滤泡与弥漫性，硬化性）
　　小裂细胞
　　大裂细胞
　　大小裂细胞（Burkitt）
　　大无裂细胞
　原免疫细胞（B）肉瘤
组织细胞型
不能分类

表 28－4　国际工作分类

低度恶性
A. 小淋巴细胞型
B. 滤泡性小裂细胞为主型
C. 滤泡性小裂与大细胞混合型
中度恶性
D. 滤泡性大细胞为主型
E. 弥漫性小裂细胞型
F. 弥漫性大、小细胞混合型
G. 弥漫性大细胞型
高度恶性
H. 大细胞、原免疫细胞型
I. 原淋巴细胞型：扭曲细胞与非扭曲细胞
J. 小无裂细胞（Burkitt）型
杂类：复合型、蕈样霉菌病、组织细胞型、骨髓外浆细胞、不能分类、其他

表 28－5　非霍奇金淋巴瘤三种分类的比较

国际试用分类	Rappaport 分类相应类型	Lukes 与 Collins 分类相应类型
低度恶性		
A. 小淋巴细胞型	高分化淋巴细胞型	小淋巴细胞型
B. 滤泡性小裂细胞为主型	结节性低分化淋巴细胞型	滤泡性小裂滤泡中心细胞型
C. 滤泡性小裂与大细胞混合型	结节性淋巴细胞、组织细胞混合型	滤泡性小裂与大裂滤泡中心细胞型
中度恶性		
D. 滤泡性大细胞为主型	结节性组织细胞型	滤泡性大裂与/或无裂滤泡中心细胞型
E. 弥漫性小裂细胞型	弥漫性低分化淋巴细胞型	小裂滤泡中心细胞型

续表

国际试用分类	Rappaport 分类相应类型	Lukes 与 Collins 分类相应类型
F. 弥漫性大、小细胞混合型	弥漫性淋巴细胞、组织细胞混合型	小裂、大裂或大无裂滤泡中心细胞型
高度恶性		
H. 大细胞、原免疫细胞型	弥漫性组织细胞型	T或B细胞型原免疫细胞肉瘤
I. 原免疫细胞型；扭曲细胞与/或非扭曲细胞	原淋巴结胞型	扭曲T细胞型
J. 小无裂细胞型	未分化，Burkitt 或多型细胞型	小无裂滤泡中心细胞型

国际分期

一般类型分期根据 AmmArbor 会议（1971 年）的修订，恶性淋巴瘤的分期见表 28－6。

表 28－6　恶性淋巴瘤的国际分期（Amm Arbor 会议，1971）

1. 四期

Ⅰ期：病变涉及一个淋巴结区（Ⅰ）或一个淋巴系统以外的器官或部位的局部侵犯。（ⅠE）

Ⅱ期：病变涉及膈肌一侧的两个或更多的淋巴结区（Ⅱ）或一个以上的淋巴结区伴发一个结外器官或组织的局部侵犯（ⅡE）

Ⅲ期：病变涉及膈肌两侧的淋巴结区（Ⅲ），或伴有结外器官或组织的局部侵犯（ⅢE），或脾脏的侵犯（S）或两者都受侵犯（ⅢES）

Ⅳ期：在淋巴结、脾脏、咽淋巴环之外，一个或多个结外器官或组织的广泛受侵，如骨髓（M）、肺实质（L）、胸膜（P）、肝脏（H）、骨骼（O）、皮肤（D）等，分别以相应字母注明

2. 每期又再分为 A 组或 B 组，以区别是否出现以下全身症状：

6 个月内原因不明的体重减轻 10%；38℃以上原因不明的发热、盗汗。未出现 A 组，出现者为 B 组

3. 根据解剖部位，淋巴区确定如下：

膈肌以上：咽淋巴环、颈部、纵隔或肺门、锁骨下、腋或胸部、滑车上与臂部

膈肌以下：脾脏、主动脉旁、髂部、腹股沟与股部、肠系膜、腘窝

（二）辨证诊断

1. 痰热互结型

（1）临床表现：时有发热恶寒，颈部可触及肿块、不红、不痛、质硬、舌红苔薄黄、脉弦而略数。

（2）辨证要点：颈部可触及肿块、舌红苔薄黄，脉弦而略数。

2. 寒痰凝滞型

（1）临床表现：颈部恶性淋巴瘤包括中医所认为的阴疽失荣、瘰疬等皮下、腋下硬结，质硬可动，不红不热，畏寒，舌淡苔白，脉沉细。

（2）辨证要点：硬结不红不热、畏寒，舌淡苔白，脉沉细。

3. 气滞血瘀型

（1）临床表现：心烦口渴，局部固定性疼痛，表浅淋巴结肿大，腹部可触及包块，肝脾肿大，舌质紫暗，苔薄黄，脉弦而略数。

（2）辨证要点：腹部触及包块，固定性疼痛，舌质紫暗，脉弦。

4. 肝肾两虚型

（1）临床表现：潮热盗汗，目昏腰酸，周身乏力，身体消瘦，纳差，寐欠安，多处淋巴结肿大，大小不一，质地较硬，舌质红苔黄，脉弦细略数。

（2）辨证要点：潮热盗汗，消瘦，多处淋巴结肿大，脉弦细略数。

5. 气血双亏型

（1）临床表现：面色㿠白，心悸气短，疲乏无力，精神萎靡，人渐消瘦，多处淋巴结肿大，坚硬如石，舌苔薄白，脉沉细无力。

（2）辨证要点：乏力少气懒言，消瘦，舌淡，脉无力。

二、鉴别诊断

（一）急性化脓性扁桃体炎

此病有不同程度的发热症状，扁桃体多双侧肿大，红、肿、痛，其上附有脓苔，扪之质较软，炎症控制后，扁桃体可缩小。而恶性淋巴瘤侵及扁桃体既可双侧也可单侧，扪之质地较硬、韧，晚期可侵及周围组织，确诊时可行扁桃体切除活检及病理组织学检查。

（二）慢性淋巴结炎

一般慢性淋巴结炎有急性期及感染灶，急性期腹股沟淋巴结肿大多伴有红、肿、热、痛或只有淋巴结肿大，急性期后，淋巴结缩小 0.5～1cm 且质地软，易活动。而恶性淋巴瘤的肿大淋巴结质地较硬而丰满为特点，必要时切除活检。

（三）淋巴结核

此病为一种特殊的慢性淋巴结炎，颈部淋巴结多见肿大，多伴肺结核发生，此病多出现消瘦、低热、盗汗等中毒现象，肿大的淋巴结质地硬，表面欠光滑或干酪样坏死而呈囊性改变或与皮肤粘连，活动度差，OT 试验呈阳性反应。

（四）结节病

此病多见于青少年及中年，肺门淋巴结对称性肿大，气管或锁骨上淋巴结易受累，但一般淋巴结多在 2cm 直径以内，确诊需做活检找到上皮样结节，Kvein 试验结节病 90% 呈阳性反应，血清中血管紧张素转换酶升高。

（五）组织细胞性坏死性淋巴结炎

此病临床多表现为持续性高热，但血象中白细胞数不高，抗生素治疗无效，颈部肿大的淋巴结直径多在 1～2cm，本病数周退热而愈。

三、临床治疗

（一）治疗思路提示

1. 辨别阴阳

恶性淋巴瘤的形成多由寒痰凝滞引起，多见皮色如常，不红不肿，伴全身一派寒象，治当温阳散寒，化阴和阳。

2. 辨明病位

由于恶性淋巴瘤病位不同，病因不同，治疗当有别。对颈部淋巴瘤多考虑痰气交阻而致，治宜化痰理气，软坚散结。纵隔淋巴瘤多属肺热阴虚夹痰，治宜养阴清热，滋阴润肺，祛瘀化痰。腹部淋巴结瘤多属气滞血瘀而致，治宜理气活血化瘀散结，故应辨明病位再诊断治疗。

3. 辨明寒热

寒证恶性淋巴瘤患者往往出现面色苍白、畏寒、肢冷、喜热饮、小便清长、大便溏、舌淡苔白、脉迟，治宜温之。热证多见面赤，发热、口喜冷饮、尿少便秘，舌红苔黄，脉洪数，治宜清之，并在临床中辨明真假寒热。

4. 辨别虚实

恶性淋巴瘤患者初起往往多见实证，而晚期多见虚证或虚实夹杂，在治疗上应根据邪正盛衰，急则治标，缓则治本，虚则补之，实则泻之，或攻补兼施。

（二）中医治疗

1. 内治法

（1）痰热互结

治法：清热化痰、软坚散结。

方药：黄连温胆汤加减。

黄连 10g，清半夏 9g，陈皮 10g，金银花 30g，连翘 15g，黄芩 9g，土茯苓 15g，天竺黄 9g，玄参 15g，半枝莲 15g。

（2）寒痰凝滞

治法：温阳化痰，软坚散结。

方药：阳和汤合消瘰丸加减。

熟地黄 20g，白芥子 10g，鹿角胶 10g，肉桂 4g，炮姜 5g，麻黄 10g，玄参 10g，土贝母 10g，猫爪草 30g，夏枯草 20g，生牡蛎 20g，甘草 6g。

（3）气滞血瘀

治法：活血化瘀，解毒化坚。

方药：失笑散合逐瘀汤加减。

蒲黄 10g，五灵脂 10g，赤芍 15g，丹参 15g，三七 10g，莪术 20g，蜂房 20g，蛇蜕 6g，鳖甲 15g，山慈菇 3g，甘草 6g。

（4）肝肾两虚

治法：补益肝肾，滋阴解毒。

方药：杞菊地黄丸合青蒿鳖甲汤加减。

生地黄 10g，山茱萸 10g，茯苓 10g，牡丹皮 10g，泽泻 10g，青蒿 15g，鳖甲 15g，地骨皮 15g，玄参 15g，生牡蛎 20g，夏枯草 20g，焦三仙 30g。

（5）气血双亏

治法：补益气血，化坚排毒。

方药：十全大补汤加减。

生晒参 10g，炒白术 9g，茯苓 9g，当归 10g，生地黄 9g，鸡血藤 15g，枸杞子 15g，生黄芪 30g，陈皮 6g，夏枯草 15g，山慈菇 9g。

2. 外治法

（1）初起：宜阿魏化痞膏外贴，每周换一次。

（2）溃后：①用20%蟾酥软膏（蟾酥20g，凡士林200g），调成膏，外敷盖纱布。数日后癌组织脱落，改用生肌玉红膏外敷。②皮癌净：将药粉直接撒在创面，纱布覆盖，每日或隔日1次，每次用量不超过0.5g，待创面结痂四周翘起时即可停药，再过数日待焦痂自行脱落，改用生肌药物。病变疮口大于5cm者，可分期分批敷药，以免发生中毒。

（3）淋巴瘤外洗法：龙葵30g，败酱草、蒲公英各15g，煎汤待温，浸洗患处，每日1次。

（4）验方：生山柰、生川乌、生草乌各等分，研粉末，烧酒外搽，日数次。

（5）单方：鲜独角莲适量，去粗皮捣成泥状，或用干品磨成细粉用温开水调成糊状敷贴肿瘤处。

（6）复方炉甘石糊：炉甘石250g，大黄250g，猫爪草250g，五倍子125g，黄丹125g，拉拉藤500g，硇砂375g，马钱子45g，白铅粉60g，冰片60g，丁香30g，黄连30g，蜈蚣15条。以上共研细末，用香油适量调制成膏或以少许醋调成糊剂。外用涂搽于癌灶局部，每日1~2次。

（7）针刺治疗

主穴：阴陵泉、阳陵泉、足三里、三阴交、肾俞。中等强度刺激，留针20分钟，每日1~2次，10日为一疗程。有扶正固本作用。

（8）灸法

灸足三里穴，用于气血双亏，有补脾益气温通气血之作用。

（9）耳针

交感、内分泌、肾上腺、皮质下、肝、肾。每次选2~3个穴交替使用。

（10）贴敷法

化坚拔毒膏：雄黄15g，乳香15g，没药15g，蟾酥2g，苦参15g，冰片2g，血竭12g，水蛭10g。诸药研末，调成膏剂外敷患处，每日一次。

（11）穴位注射

足三里、三阴交两穴，每穴注入黄芪注射液1mL，两穴交替使用。

（三）西医治疗

1. 放射治疗

照射方法有局部、不全及全淋巴结照射等三种。HD 放疗效果较好，NHL 对放疗也敏感，治疗量较 HD 大，复发率高。

2. 化学治疗

近 30 年来，化疗对 HD 疗效明显提高，即使对晚期患者，化疗联合放疗也有较高的治愈率。

NHL 化疗疗效取决于病理组织类型，按其恶性程度分为低度、中度、高度恶性组。现介绍常用的几种化疗方案。

（1）抗 HD 化疗方案

①MOPP 方案：

氮芥　$6mg/m^2$　静注 d_1，d_8

长春新碱　$1\sim2mg/m^2$　静注 d_1，d_8

甲基苄肼　$100mg/(m^2\cdot d)$　口服 $d_{1\sim14}$

泼尼松　$40mg/(m^2\cdot d)$　口服 $d_{1\sim14}$

②ABVD 方案：

阿霉素　$40mg/m^2$ 静注

博莱霉素　$10mg/m^2$　肌注 d_1，d_{15}

长春花碱　$6mg/m^2$ 静注，d_1，d_8

氮烯咪胺　$375mg/m^2$ 静滴，$d_{1\sim5}$。20 天为 1 疗程。

（2）抗 NHL 化疗方案

①COP 方案：

环磷酰胺　$400mg/m^2$　每日口服，$d_{1\sim5}$，每三周为一周期

长春新碱　$1\sim4mg/m^2$ 静注，d_1

泼尼松　$10mg/m^2$　每日口服，$d_{1\sim5}$

②CHOP 方案：

环磷酰胺　$750mg/m^2$ 静注，d_1

阿霉素　$50mg/m^2$ 静注，d_1

长春新碱　$1\sim4mg/m^2$ 静注，d_1

泼尼松　$10mg/m^2$ 每日口服，$d_{1\sim5}$

③COP－BLAMⅢ方案：

环磷酰胺　350mg/m^2 静注，d_1

长春新碱　1～2mg/（m^2·d），静脉滴注 d_1 及 d_2，或 1mg/m^2，静注，每隔疗程注射

泼尼松　40mg/m^2 口服，d_1

博莱霉素　7.5mg/m^2 每天静脉滴注，$d_{1\sim5}$，每隔疗程注射

阿霉素　35mg/m^2 静注，d_1

甲基苄肼　10mg/m^2 口服，$d_{1\sim5}$

④MACOP－B 方案：

甲氨蝶呤　400mg/m^2 静注，d_8，每四周为一周期，或连续应用 12 周

甲酰四氢叶酸钙 15mg 口服，每 6 小时 1 次，共 6 次，在甲氨蝶呤注射后 24 小时开始

阿霉素　50mg/m^2 静注，d_1，d_{15}

环磷酰胺　350mg/m^2 静注，d_1，d_5

长春新碱　1.4mg/m^2 静注，d_8，d_{22}

泼尼松　75mg/（m^2·d）每天口服，共 4 周或 12 周

博莱霉素　100mg/m^2 静注，d_{22}

以上化疗方案可根据病情联合应用，根据实际情况，药物剂量酌情减少或增加。

3. 干细胞移植

对一线药治疗不敏感或复发扩散到全身是本治疗的适应证。如骨髓未累及，可用自体骨髓或周围血干细胞移植。

4. 手术治疗

由于局部放疗较手术切除有更高缓解率，故手术仅限于活组织检查。

四、中医专方选介

1. 参芪扶正汤

黄芪、太子参、白术、大枣、云苓、党参、当归、生地黄、麦冬、阿胶、川断、牛膝、补骨脂、石韦、半夏、龙胆草、柴胡、白芍、郁金、香附。

2. 加减四物消瘰汤

潘敏球医师采用 VEPP 方案化疗 4～6 周。服用加减四物消瘰汤：当归、

川芎、赤芍、生地黄各10g，玄参、山慈菇、黄药子、海藻、昆布、夏枯草各15g，牡蛎、七叶一枝花各30g。水煎服。单服中药7例，肿块消失3例，基本消失1例，缩小1/2以上者2例，肿块大小保持不变1例。治疗后观察2年3例，1年2例，半年1例。1例在治疗后6个月死亡。服中药并化疗3例，肿块消失2例，基本消失1例。3例分别于治疗后6个月、8个月、10个月死亡。[潘敏球．加减四物消瘰汤治疗恶性淋巴瘤10例小结．北京中医，1985(05)]

第二十九章 白血病

白血病是造血组织的原发恶性疾病，是一种造血干细胞基因突变并呈克隆性增生的造血肿瘤性疾病。其病理特征是在骨髓及其他造血组织中，有广泛的某类型白血病细胞的异常增生，及其他组织被这些细胞浸润破坏；在血液中有该类型白细胞质和量的异常；由于白血病细胞影响正常造血，临床上常有贫血、发热、感染、出血和肝、脾、淋巴结不同程度的肿大等表现。

第一节 急性白血病

急性白血病多发生于儿童及青壮年，在35岁以前的恶性肿瘤患者中，该病是发病率及死亡率较高的恶性肿瘤之一。到目前为止，白血病的致病原因尚不明确，但已确认决非单一因素引起，较为公认的因素有病毒、电离辐射、药物、化学物质、免疫因素、遗传因素等。临床上常有贫血、发热、感染出血和肝、脾、淋巴结不同程度的肿大等表现。

急性白血病归属于“热劳”和“急劳”等范畴。

一、临床诊断

（一）辨病诊断

白血病的类型与治疗、预后有着密切的联系。目前国内外主要根据病程、周围白细胞数量及增生的白细胞类型进行分类：①根据自然的临床病程可分为急性白血病和慢性白血病，前者白血病细胞以原始细胞为主，后者白血病细胞比较成熟。②根据增生白细胞类型分为淋巴细胞性和非淋巴细胞性两类；③根据周围血液中白细胞的数量可分为白细胞增多性和白细胞不增多性白血病。

FAB分类是1976年法、美、英三国血液学家提出的急性白血病的分类方案。此方案将急性白血病分成淋巴细胞型和髓型白血病。目的在于明确各型急性白血病的细胞形态特征。其分类方法如下：①急性淋巴细胞白血病共分三种类型，即 L_1 型（小细胞淋巴细胞白血病）、L_2 型（大细胞性淋巴细胞性白血病）、L_3 型（Burkitt 型）。②急性髓性白血病共分为 8 型，即 M_1（原粒细胞白血病未分化型）、M_2（原粒细胞白血病分化型）、M_3（颗粒增多的早幼粒细胞白血病）、M_4（粒－单核细胞白血病）、M_5（单核细胞白血病）、M_6（红白血病）、M_7（急性巨核细胞白血病）、M_0（急性微分化髓系白血病）。

1. 症状

发热，出汗，出血，贫血等。

2. 体征

肝脾肿大，淋巴结肿大，神经系统损害，常有头痛、眼底出血、癫痫样痉挛发作、进行性意识障碍、脑膜刺激征、肢体瘫痪等。伴有皮肤及黏膜损害，如瘀点和瘀斑、荨麻疹、带状疱疹、多形性红斑等，另外，如胸骨压痛、胸腔积液、血尿、月经紊乱等也不少见。

3. 实验室检查

（1）血象：白细胞总数可增多或不增多，一般为 30×10^9/L 左右，可多至 $300\sim500\times10^9$/L，少至 0.3×10^9/L。约有半数患者白细胞减少，一般认为白细胞在早期常减少，晚期多增高。血片中可见原始细胞和幼稚细胞，前者可达 90% 以上。血红蛋白、血小板均减少，晚期明显减少，故出血时间延长，血块退缩不良，毛细血管脆性实验阳性。

（2）骨髓象：骨髓呈增生明显或极度活跃，常以一系细胞增生为主，原始＋幼稚细胞可达 90% 以上，可见白细胞裂孔现象，红细胞系极度减少，巨核细胞显著减少，血小板少见。

（3）组织化学染色和活体染色：对急性白血病的分型有帮助。过氧化酶染色应用最普通，粒细胞系列为阴性反应，单核细胞系列弱阳性或阳性反应，淋巴细胞系列则呈阴性反应。还有碱性磷酸酶染色、苏丹黑（脂肪）染色、糖原染色，尿液水解和热盐水试验等。

（4）淋巴结穿刺涂片检查：可用来协助区分白血病的类型。若涂片中见到较多的过氧化物酶阳性白血病细胞，则淋巴细胞性白血病即可排除。

（5）血液：出血时间、凝血时间延长，毛细血管脆性试验阳性，血浆白蛋白降低，α、β、γ 球蛋白降低，血尿酸升高及尿中排泄量增高。

（6）微量元素：急性白血病呈低锌高镁血症，白细胞内含锌量降低；大部分病人血浆铜含量升高，与此有关的 α 球蛋白也升高。

(7) 其他：脑脊液压力可高达 500 ~ 600mmH_2O，约半数病例含糖量降低，白细胞计数增高；血中维生素 B_{12}活力显著高于正常，叶酸明显降低；血浆铁多数偏高；24 小时尿液 17 – 酮类固醇排泄量明显低于正常；“急单”（急性单核细胞性白血病）时，血浆及尿的溶菌酶活性明显增高，“急粒”（急性粒细胞性白血病）也增高。

（二）辨证诊断

急性白血病归属于热劳和急劳等范畴。根据其他分类标准，还可因其出血，归属于血证；发热者，可归于温病；肝脾肿大明显者可归为积聚；淋巴结肿大明显者，可归为痰核或瘰疬。

1. 温热型

(1) 临床表现：鼻衄，牙宣、黏膜及皮肤瘀点瘀斑，或兼心烦便秘，或兼神志昏迷，舌质红绛少津，苔黄燥，脉弦滑数。

(2) 辨证要点：壮热，各种出血现象，舌质红绛，苔黄燥，脉数。

2. 湿热型

(1) 临床表现：午后潮热，头晕，脘闷纳差，骨节酸痛，胸胁胀满，口苦，尿黄，大便不爽；男子阴囊湿疹，睾丸肿痛；女子外阴瘙痒、带下黄臭；舌苔黄腻，脉弦数或滑数。

(2) 辨证要点：午后潮热，头昏，脘闷纳差，口苦口黏，尿黄，大便不爽，舌苔黄腻，脉弦数或滑数。

3. 阴虚型

(1) 临床表现：形体消瘦，目眩耳鸣，头痛头晕，睡眠不宁，口干咽燥，五心烦热，两胁不舒，腰酸腿软，小便短涩，大便干燥，舌嫩红少苔，脉弦细或兼数。

(2) 辨证要点：五心烦热，口干咽燥，头晕耳鸣，小便短涩，大便干燥，舌红少苔，脉细数。

4. 气阴两虚型

(1) 临床表现：心悸气短，食欲不振，面色苍黄，头晕耳鸣，失眠多梦，舌质胖有齿印，少苔，脉弦细无力。

(2) 辨证要点：心悸气短，头晕耳鸣，失眠多梦，舌质淡胖有齿印，少苔，脉细无力。

二、鉴别诊断

（一）传染性单核细胞增多症

病原体可能为EB病毒，是一种急性或亚急性传染病。常表现为不规则发热，头痛，全身肌肉疼痛，咽喉炎，淋巴结肿大，丘疹可类似伤寒的斑丘疹，血中淋巴细胞增多，并常有异常淋巴细胞出现，骨髓中也见有异常淋巴细胞出现，但原始淋巴细胞不增多。嗜异性凝集试验阳性（80%～90%），本病经过良好，大多数能自愈。

（二）类白血病反应

为人体因某种刺激（如感染、肿瘤、化学物质中毒、大量出血、急剧溶血以及休克、外伤等）所引起的造血系统发生的一种暂时性白细胞增生性反应。表现为周围血液中白细胞明显增多，或出现幼稚细胞。类白血病反应可分为粒细胞、淋巴细胞、单核细胞和嗜酸性粒细胞型，白细胞增多和不增多性。临床以急性白细胞增多性、粒细胞型类白血病反应最为多见。中性粒细胞型以化脓性感染为多见，淋巴细胞型以百日咳病毒感染为多见，单核细胞型以结核为多见，嗜酸性粒细胞型以寄生虫感染及肿瘤多见。与白血病相比，此病有以下特点，可资鉴别：①去除发病原因，血象可恢复正常。②一般无明显贫血和血小板减少。③症状表现多以原发病表现为主，缺乏典型急性白血病症状。④细胞形态具有严重中毒性改变。如毒性颗粒和空泡等。缺乏白血病时的细胞畸形、胞浆发育不平衡、染色体异常等。⑤类白血病细胞中毒颗粒内碱性磷酸酶显著增高，而“急粒”时则降低。⑥类白血病反应时的白细胞数多在（50～120）$\times 10^9$/L，很少超过200$\times 10^9$/L。⑦血中幼粒细胞所占百分比不高，原粒细胞不少见。⑧骨髓病理切片检查，除有增生及核左移外，多数保持正常结构。⑨嗜碱性粒细胞直接计数“慢粒”明显高于正常，“类白”则低于正常。⑩嗜酸性粒细胞类白血病反应，血及骨髓中以成熟嗜酸性粒细胞为主，主要急性白血病的鉴别见表29－1。

（三）再生障碍性贫血

此病为红骨髓显著减少、造血功能衰竭而引起的一组综合征，以全血细胞减少为主要临床表现，难与白细胞不增多性白血病区别，简称再障，多无肝、脾及淋巴结肿大，急性白血病周围血液离心浓缩涂片有时可找到白血病细胞。骨髓象检查是鉴别诊断的主要方法。

（四）粒细胞缺乏症

原发性病因不明，继发性因素有①传染病：如黑热病、严重败血症、肺炎等。②电离辐射：如X线、放射性同位素。③药物：如氨基比林及其类似化合物、磺胺类药物、砷剂、硫脲嘧啶、氯霉素等。

此病临床表现起病较急，伴寒战高热，头痛，咽喉痛，口腔、咽喉、直肠、阴道黏膜发生溃疡和坏死。白细胞急剧减少，粒细胞缺乏。一般无红细胞及血小板减少，周围血液中无幼稚细胞。骨髓象示成熟粒细胞缺乏。偶可出现短暂的原始粒细胞和早幼粒细胞，但常于数天后消失。

（五）恶性组织细胞病

此病原称恶性网状细胞病（简称恶网）。为组织细胞系的一种恶性增生性疾病。临床特点为起病急、病程短（多数在4~6个月内死亡），发热，衰竭，进行性肝脾、淋巴结肿大和全身性贫血。青壮年患者最多见，男女之比为(2~3)∶1。骨髓检查可找到相当数量的异型组织细胞，尤以有核红细胞为本病特点之一。肝功能不正常，乳酸脱氢酶增高。用同位素^{51}铬测得的红细胞生存期限明显短于正常。

表29－1　3种主要急性白血病的鉴别

白血病类型	急　淋	急　粒	急　单
一、主要病变细胞	原淋巴细胞	原粒细胞	原单核细胞
	>1	1	1或<1
二、全显染色核/浆比率核染色质	粗粒状，在核仁及核膜周围浓度	细砂状，分布均匀	纤细网状，分布不均
核仁	1~2个	3~5个	3~5个
Auer小体	无	常有	可见
核丝分型	浆透明，染色体短、粗	胞浆不透明，染色体细长	胞浆呈泡沫状，染色体粗长，边缘纤毛状
三、组织化学　染色	（－）	（＋）或（＋＋）	（－）或（±）
过氧化物酶 苏丹黑 糖原	少数到多数细胞中有阳性粗颗粒或块	阳性颗粒粗，分布于局部或全细胞，过多细胞阴性，有的胞浆呈弥漫染色，可有细颗粒	颗粒细而散在，有的胞浆呈弥漫染色，有细或粗颗粒在细胞边缘伪足处

续表

白血病类型	急 淋	急 粒	急 单
酯酶			
1. α 醋酸萘酚	（±）	（±）	（+++）表示氟化钠
2. α 醋酸萘酚 + 氟化钠	（±）	（±）	（±）抑制
碱性磷酸酶积分			
（中性粒细胞）	正常或增高	明显减低	不定
四、血清溶菌酶	正常或降低	常增加，也可正常	常明显增加

三、临床治疗

（一）治疗思路提示

1. 辨病因，热毒为本，体虚为标

以往认为，白血病是一个虚证。主要依据是白血病常见面色无华、眩晕心悸、形瘦体倦、食少嗜卧、脉虚大等一派虚损之象，治疗不外乎参芪归芍之类，但效果并不理想。

近年来发现白血病病人往往在起病时即见高热，且汗出而热仍不解，常伴有斑疹出血，神志昏狂，舌质红绛，脉轻取虽虚弱无力，重按却常弦急细数等，一派血分热盛之象。因为白血病可从温病论治，其病因是温热毒邪，但这种温热毒邪和一般的温病有所不同，它不是感受外来时令温热毒邪，而是禀受自先天，深伏于血分骨髓。温热毒邪深伏于骨髓，消耗人体精血，致使机体精亏血少，形体失充，故形体日渐羸瘦，血液生化不足，故呈现一派虚损之象。由于人体正气尚有一定调节作用，若温毒较轻，消灼精血速度亦慢，人体阴血虽有轻度失衡，但仍可维持相当长时间不致发病。若温毒渐盛，精血大亏，超过了正气的调节作用，加之外邪引发，白血病便因之而作。

2. 论治法，清热凉血，滋肾宣郁

《黄帝内经》云："热者寒之，温者清之，火郁发之。"叶天士更具体地指出温病热在营血的治疗大法为"入营犹可透热转气……入血就恐耗血动血，直须凉血散血"。白血病病因是热，自当清热解毒。白血病病在骨髓，比血还深，一发病常常扰血窜营，故当凉血散血。凉血即用寒凉之品解除血分热毒。

由于热在血分，动血闭窍，病情深重，故对白血病的治疗首先应用寒凉入血之品，直折其热。据颜德馨教授的经验，此时“药不厌凉，凉不厌早”。因为急性白血病的主症为高热和出血，此二者又是导致疾病恶化甚至患者死亡的重要因素，能否及早控制高热，制止出血，是治疗成败的关键。

白血病为热毒久伏骨髓之中，消灼人体精血，精血耗伤则正气不支，热毒更加肆虐，故而凉血的同时尚须配入甘寒育阴，咸寒滋肾之品，生阴血，填精髓，使精血生，血液得以稀释而运行畅利，亦能促使瘀滞之消散。

治疗白血病，除凉血散血外，还应注意宣畅气机，遂其里热外达之性，促使里热消散，此为治疗营血热盛不可忽视的重要途径。无论气分有无高热，亦应配以轻清宣透气分之品，畅达气机，宣开郁闭，以冀营血骨髓之热毒能透出气分而解。

3. 见微知著，抢占先机，先安未受邪之地

如何在白血病急性发作以及病情变化的前驱期，见微知著，防变于未然？对此，颜德馨教授在长期临床实践中总结出从脉搏的动态变化中掌握病情变化的方法。如脉搏从细缓转为洪数、弦滑，并见烦躁、失眠、遗精等症，是急性发作的先兆，其中尤以脉搏洪数为关键。反之，脉搏由洪数转为细缓，是从急性转为稳定的佳兆。虚证见实脉为“脉证不符”，为逆，说明病情进展；实证见虚脉，说明病情有退却之机，为顺。因此，急性白血病若见细缓脉转为洪数，即使未见高热，血象尚未变化，也可及早投以甘寒重剂，以扑灭高热于无形之中，控制出血，以免病势蔓延。此与先师仲景“见肝知病，知肝传脾，当先实脾”的做法实有异曲同功之妙，重在先安未受邪之地，以防疾病传变。

4. 中西结合，双管齐下，兼顾扶正与祛邪

单纯中药、西药治疗白血病各有利弊，若能有机结合，则可相得益彰。

一般应根据病人患病时间长短，身体状况及西药化疗情况，采用辨证分型与辨病分期相结合的方法进行治疗。急性白血病初期，未经过系统化疗，正气未衰，多以“邪实”为主，病情险恶，治疗上应以攻邪为主。化疗期大多数病例由于化疗会出现各种反应，其中尤以胃肠道反应最为多见，此时应注意调理脾胃，顾护胃气。贫血严重或骨髓抑制以致不能继续化疗时，则应予益肾护髓。病人经过多个疗程的联合化疗后，无论临床血象、骨髓象是否缓解，均会因病情变化，正气受损而虚象逐渐显露，此时再行化疗病人往往不能耐受。为了延长缓解期和生存期，治疗上多采用扶正培本之法，或益气养阴，或补气生血，或益肾填精。通过上述综合治疗，中西药物的结合运用一方面可以提高化疗的效果，延长缓解期，另一方面可以减轻化疗的副作用，提高病人的耐受性，为进一步巩固治疗打下基础。

（二）中医治疗

1. 内治法

（1）温热型

治法：清热解毒，凉血止血。

方药：清营汤、犀角地黄汤合五味消毒饮加减。

犀角1g（或水牛角30～60g），生地黄30g，蒲公英30g，地丁30g，生石膏30g，芦根30g，牡丹皮10g，连翘10g，金银花10g，竹叶10g，栀子10g，麦冬10g，赤芍15g，玄参15g，野菊花15g，黄连15g。

（2）湿热型

治法：清热祛湿。

方药：龙胆泻肝汤加减。

龙胆草15g，黄芩15g，栀子15g，柴胡15g，当归15g，生地黄15g，猪苓10g，泽泻10g，茯苓10g，夏枯草30g，芦根30g，青黛6g。

（3）阴虚内热型

治法：滋阴清热。

方药：杞菊地黄汤合二至丸加减。

枸杞、菊花、生地黄、熟地黄各15g，牡丹皮、茯苓、泽泻、天冬、麦冬各12g，阿胶（烊化）、知母、黄柏、女贞子、玄参各10g，怀山药15～30g，旱莲草30g，龟甲15g。

（4）气阴两虚型

治法：益气养阴。

方药：益胃汤合生脉饮加减。

人参5g，党参、黄芪各20g，生地黄、白芍、当归、麦冬、山茱萸、五味子、玉竹、龙眼肉、茯神各10g，远志9g，甘草6g，小麦30g。

2. 外治法

（1）毫针刺：主穴选取风池、大椎、曲池、合谷。湿热熏蒸加阳陵泉、太冲。毒热蕴郁加劳宫、涌泉、十二井穴。每次选主穴1～2个，配穴2～3

个，用提插补泻法先泻后补，留针30分钟，隔10分钟捻针1次。每日针治1次，2周为一疗程。

（2）三棱针刺：有高热神昏而无出血者可以三棱针在行间、十宣、足窍阴等穴点刺放血2～4滴。隔日或数日1次。

（3）耳针：取肾、肾上腺、皮质下、内分泌、神门。一般留针20～30分钟，留针期间可捻针以加强刺激。每日1次，10次为1疗程。

（4）穴位注射

治法一：

穴位：髓内（凡可骨穿部位均可）。

药物：长春新碱（VCR）、甲氨蝶呤（MTX）、阿糖胞苷（Ara－C）、氟美松、生理盐水。

方法：找好注射点，常规消毒，骨髓穿刺后，取VCR 1mg、MTX 5mg、Ara－C 50mg加生理盐水稀释至5mL，再加氟美松2～5mg，缓慢注入，注射后病人平卧或俯卧，按压穿刺处15分钟，每周1～2次，3次为1疗程。

治法二：

穴位：曲池。

药物：安痛定2mL，氟美松5mg。

方法：双侧曲池常规消毒，将上述药液分别注入两侧曲池穴内各1.5mL，注射后30分钟内出汗，体温开始下降，在1小时内体温恢复正常。如翌日体温复升，可重复1次。适用于急性白血病伴发热者。

（5）敷贴法：本法适用于急性白血病伴有肝脾及淋巴结肿大者。

药物：穿山甲10g，鳖甲10g，木鳖子9g，透骨草10g，桃仁10g，红花10g，乳香10g，没药10g，赤芍10g，三棱10g，莪术10g，血竭6g。

用法：将上述药物粉碎为粗末，装入猪尿脬内，再加入好白酒500mL，充分搅拌均匀，扎紧口子，敷于患处，7天左右更换一次。

（三）西医治疗

1. 化学治疗

是当前使用最广泛的主要治疗措施。

（1）治疗原则：应采取早期、联合、充分、间歇的治疗原则。急性白血病一经确诊，应立即进行化疗。为增加疗效，减少毒性及耐药性，应选择敏感性较高的2～4种药物联合，药物剂量原则上宜采用最大耐受剂量，以期杀灭更多的白血病细胞。化疗持续时间以超过白血病细胞倍增时间（4～5 天）为要。每疗程宜连续 5～7 天。治疗越充分，效果越好。但由于化疗在杀灭白血病细胞时亦杀灭正常血细胞，故化疗中间应有间歇，其间歇时间应以正常细胞得到恢复，而白血病细胞不增殖为原则，一般为 10～14 天。但某些对造血抑制较轻的药物，如长春新碱、强的松等可连续应用。化疗过程中应详细观察病情及药物毒性反应，定期检查血象，每疗程结束应复查骨髓象，借以指导下一步治疗。

（2）方法步骤：可分为诱导缓解和缓解后治疗。

①诱导缓解：即在较短时间内，采取最敏感的抗白血病药物联合治疗，使白血病细胞减少到一定程度，正常造血得以恢复，最终达到完全缓解（CR），CR 时患者体征完全消失，血红蛋白、血小板计数正常，外周血无白血病细胞，骨髓内原始＋早幼细胞低于5%，红系与巨核两个系列恢复正常。

②缓解后治疗：未治的白血病患者，体内的白血病细胞约为 1×10^{12}，CR 时仍有 10^8 个（即＜5%），若不继续治疗，可随时复发，一般为 2～3 个月。CR 后治疗包括巩固、强化和维持治疗：巩固治疗是指治疗后，换用其他高效、无交叉耐药的化疗药物，或间断应用大剂量化疗以杀灭残留白血病细胞，防止复发；维持治疗是指强化治疗后采用小剂量药物持续或序贯给药 3～5 年，使患者保持无病状态，进而争取治愈。

（3）急淋的化疗

①诱导缓解：治疗急淋的主要药物有强的松（P）、长春新碱（VCR）、左旋天冬酰胺酶（L－ASP）、柔红霉素（DNR）、甲氨蝶呤（MTX）、6－巯基嘌呤（6－MP）、环磷酰胺（CTX）等。用强的松和长春新碱（P＋V）对小儿急淋 CR 率达 85%～90%，但对成人仅为 40%～65%。首次缓解复发时，再度应用 P＋V 仍可有效，从而获得再次或更多次的缓解。如用 DNR 或 6－MP 可增加缓解率。当 P＋V 方案无效时，换用 L－ASP、CTX 和 Ara－C 等药物，对大约 50% 以上的病例仍可有效，由于 VCR 有一定的神经毒性，一般给药 6 周无效时，则需改变治疗方案。

②缓解后治疗：对高危急淋可采用 6－MP 75mg/d，MTX 15mg，每周 2 次口服每 2 个月原方案强化 1 次。1 年后改为 3 个月 1 次，连续 3 年。每 2～3 个月用强烈化疗（如 HDMTX、COAP、DAT 等）强化 1 次，治疗延续 3～5 年。

（4）急非淋的化疗：自阿糖胞苷和蒽环类抗生素应用以来，急非淋的 CR 率已达到 60%～75% 左右，若联合化疗加上缓解期的骨髓移植，可使残存的白血病细胞进一步减少或消灭，部分病人可因此长期生存。

①诱导缓解：目的与急淋相同。用于急非淋的常用药物有阿糖胞苷（Ara－C）、柔红霉素（DNR）、阿霉素（ADM）、6－硫代鸟嘌呤（6－TG）、5－氮杂胞嘧啶、高三尖杉酯碱（H）等。有效的新药有苯腙柔红霉素、阿克拉霉素、米托蒽醌等。国内常用的方案是HOAP、HA等，完全缓解率可达60%～80%。

治疗急性白血病的常用方案及药物剂量见表29－2。

表29－2　　治疗急性白血病常用的联合化疗方案

方案名称		药物	一般剂量和用法	备　注
治疗急淋方案	VMP	VCR	1.4mg/m^2 或 2mg iv，d_1，d_8，d_{15}，d_{21}	适用于初治
		6－MP	150mg/d，po，$d_{1\sim28}$	急淋
		Pred	35～40mg/m^2，po，$d_{1\sim28}$	长春新碱提前
	VDP	VCR	1.4mg/m^2 或 2mg iv，d_1，d_8，d_{15}，d_{21}	8～12h，iv
		DNR	20～40mg/w，iv，d_2，d_9，d_{16}，d_{22}	
		Pred	35～40mg/m^2，po，$d_{1\sim28}$	
	VAP	VCR	1.4mg/m^2 或 2mg iv，d_1，d_8，d_{15}，d_{21}	Ara－C缓慢
		L－ASP	100～200IU/kg，iv，drop，每周3次×9次	静推
		Pred	35～40mg/m^2，po，$d_{1\sim28}$	可提高疗效
	COP	CTX	600～800mg/m^2/w，iv×3次	
		VCR	1.4mg/m^2，或 2mg iv，d_1，d_{15}，d_{21}	
		Pred	40mg/m^2，po，每周5天×3周	
	COAP	CTX	600～800mg/m^2/w iv	
		VCR	1.4mg～2mg/m^2/w iv	
		Ara－C	50～100mg/12h，iv，drop×7天	
		Pred	40mg/m^2/d，po×7天	
治疗急非淋方案	HA	H	4mg iv drop $d_{1\sim7}$	
		Ara－C	50～100mg/12h iv，drop $d_{1\sim7}$	
	DA	DAR	20～40mg 第1，2，3天 iv	DNR可改为
		Ara－C	50～100mg/12h iv，drop $d_{1\sim7}$	ADR
	HOPA	H	4mg iv，drop 1～7天	
		VCR	1.4mg～2mg/m^2/w iv，d_1	
		Ara－C	50～100mg/12h iv，drop $d_{1\sim7}$	
		Pred	30～40mg/d po $d_{1\sim7}$	
	COAP	同急淋		

②缓解后化疗：一般采用原诱导方案巩固 2～3 个疗程，再换方案进行强化治疗，如 DA、DAT 或大剂量 Ara－C 等，以后再用原方案每月治疗一次。

③诱导分化：维甲酸具有促白血病早幼粒细胞分化成熟的作用。因此，对早幼粒细胞白血病（APL、M3）治疗有效。国内采用全反式维甲酸（45～100mg/m^2）分 3～4 次/日口服，连续应用直到 CR。对 APL 的 CR 率可达 82.7%。优点是不抑制骨髓，不发生 DIC，效高安全。主要副作用为黏膜干燥。

小剂量 Ara－C（10～15mg，皮下注射 14～21 天，间歇一周重复）和三尖杉酯碱（0.25～1mg/d）肌注或静注 20～30 天，间歇 2～3 周重复，亦具诱导分化作用，但较弱，主要毒性为骨髓抑制。适用于老年白血病，低增生白血病，MDS 中的 RAEB－T 等。维生素 D_3 亦有诱导分化作用，但疗效不如维甲酸。

2. 并发症的治疗

急性白血病的主要并发症有中枢神经系统白血病（脑白）、睾丸白血病、低钾血症以及发热、感染、出血和口腔溃疡等。

（1）脑膜白血病：近年来，随着急性白血病完全缓解率的提高，生存期长，脑膜白血病发病率逐年增加，尤以急淋多见，小儿脑白发生率高于成人。脑白可以发生在急性白血病病程的任何时期，但以缓解期为多见。治疗方式有①鞘注：急淋用 MTX＋Ara－C＋DXM，急非淋用 Ara－C＋MTX＋DXM 或 Ara－C＋MTX。剂量为 MTX 15mg，Ara－C 30mg，DXM 5mg 三联鞘注。第 1 周隔日 1 次，第 2 周每周 2 次，至脑脊液正常 2 次后改为每 1、2、3、6 周各 1 次，此后 6～9 周 1 次，直至全身化疗停药或脑白复发。②放疗：鞘注药物至脑脊液细胞恢复正常以后，进行颅脑加脊髓放疗。颅脑照射总剂量为 24Gy，每周 5 次，连续 3 周。第 4 周起脊髓照射，剂量及方法同颅脑照射。③发生脑白后，不管有无骨髓复发均需重新再诱导治疗。

（2）睾丸白血病：睾丸白血病多发生于急性白血病治疗后长期缓解过程中，在小儿急淋中较常见。治疗可以重新化疗诱导，睾丸对应用全身化疗对局部肿块消失一般反应良好，但停药后易复发，故需与局部放疗同时应用。放疗是目前最常用的方法，双侧睾丸照射，照射剂量为 20～40Gy，可显著控制病情，睾丸切除多不提倡。

（3）对症支持治疗：主要是防治感染，控制出血，预防和治疗尿酸性肾病，可给 5% 碳酸氢钠 250～500mL/d，碱化尿液，并用别嘌呤醇 300～600mg/d，分次口服，也可采取透析治疗。

四、中医专方选介

1. 抗白丹

郑金福等人以雄黄为主，配伍巴豆、生川乌、乳香、郁金、槟榔、朱砂、大枣，制成抗白丹，成人每天4~8丸，小儿1~4丸，连服3~5天，休息1天。单用本法治疗的急性白血病6例中，2例有效（急粒及红白血病各1例），本法合并化疗治疗的4例中，3例有效，（均为急粒）。维持缓解期最长达71个月，认为此药对急非淋疗效较好。[郑金福，等．抗白丹治疗急性白血病10例的初步报告．中医杂志，1983，24（6）：37]

2. 白血康

黄世林等报道用“白血康”（由青黛、太子参等组成）治疗急非淋白血病10例。开始口服剂量为每次5片，每日3次，饭后服。服药2天后，如无明显消化道反应，可增至12片/次，病情完全缓解后，继服1个月以资巩固。在此基础上加以辨证论治。①气阴两虚型配合黄芪、党参、生地黄、麦冬、何首乌、紫苏、茵陈、赤芍、板蓝根；②血毒热盛型用板蓝根、黄芩、知母、生地黄、麦冬、牡丹皮、赤芍、紫苏、紫草、茵陈、白芍、甘草、土茯苓；③瘀血蕴结型用三棱、赤芍、水蛭、麦冬、山慈菇、黄芪、紫苏、茵陈、板蓝根、紫草、茜草、蒲公英等，结果：8例初治病例中6例获得CR，时间为42~65天；部分缓解和获缓解各1例。2例复治病例分别于148天、152天获得完全缓解。[黄世林，等．中药为主治疗急性非淋巴细胞白血病．中医杂志,1991（11）：22]

3. 原明粉胶囊

马明等报道以黄芪、太子参、枸杞、女贞子、当归、黄精、阿胶、旱莲草、白花蛇舌草、青黛、半枝莲等为基本方，配合原明粉胶囊治疗急性白血病15例。部分病例加用六神丸或梅花点舌丹。热毒炽盛加生石膏、知母、水牛角、黄芩、生地黄等；阴虚内热加地骨皮、牡丹皮、银柴胡、天冬、麦冬等；症状明显加牡蛎、鳖甲、穿山甲、赤芍、柴胡等；出血严重加白茅根、侧柏叶、小蓟、三七粉或云南白药；骨髓抑制加熟地黄、淫羊藿、菟丝子、鸡血藤。根据细胞类型，选用联合化疗方案，常规给药；均加服别嘌呤醇。急淋或部分急非淋患者用甲氨蝶呤及地塞米松鞘内注射，或环己亚硝脲口服。并用支持疗法及对症处理。结果：完全缓解、部分缓解各4例，未缓解3例，

未完成治疗2例。[马明．造血系统疾病的病机与治则初探．新中医，1995，27（5）：7～8]

4. 清骨散

李立报道以《医学心悟》清骨散为基本方，结合辨证治疗白血病59例。邪毒肝火型合黄连解毒汤，加白花蛇舌草、半枝莲、龙胆草、地龙；血热妄行型加生地黄、阿胶、黄药子、栀子、白茅根、侧柏叶、紫草、水牛角；阴虚火旺型合青蒿鳖甲汤；气阴两虚型合参芪地黄汤，或两方交替使用；正虚瘀血阻滞型合血府逐瘀汤，加太子参、西洋参、猫爪草、牡蛎。结果：近期治愈19例，显效11例，有效20例，无效9例，总有效率84.7%。[李立，等．辨证治疗白血病59例疗效观察．河北中医，1995，17（2）：10～11]

5. 烧鸡丹

刘玺珍报道以老母鸡1只去内脏存毛，取阿胶、鳖甲、蜂蜡各60g，血竭、儿茶、三七、火硝、穿山甲、蜈蚣、水蛭、鹿茸各9g，各药装入鸡腹，缝合，外糊黄泥厚2cm，用柴火烧3～4小时，去泥拔毛，撕碎晾干，肉骨药共研为末。成人6～10g/d，分3次口服，儿童酌减。热毒炽盛：用水牛角、生地黄、金银花、连翘、玄参、银耳、地骨皮、白薇、当归、白芍、牡丹皮；气阴两虚：用太子参、银耳、黄芪、枸杞、山药、龟甲、黄精、熟地黄、当归、白术、茯苓、白芍、青蒿、地骨皮；正虚瘀血阻络：用太子参、银耳、白芍、牡蛎、生地黄、丹参、当归、秦艽、玄参、熟地黄、牡丹皮、土鳖虫。均1日1剂，水煎服。经治2～7个月后，近期治愈17例，显效10例，有效15例，用药15～30日，无效10例。[刘玺珍．烧鸡丹结合辨证论治治疗白血病52例近期疗效观察．河北中医，1991，（4）：1～2]

第二节　慢性白血病

慢性白血病起病缓慢，病程较长，个别患者多于体检或因其他病检查时被发现。在我国以慢性粒细胞白血病（简称“慢粒”）常见，多发生于中年人，很少发生在5岁以前。慢性淋巴细胞白血病（简称“慢淋”）很少见，且主要发生于老年人，欧美多见。

“慢粒”发病率占我国慢性白血病发病之首，平均生存期3年多，慢粒是一种与放射、化学、病毒、遗传和激素等有密切关系的血液系统恶性疾患。

中医学中没有慢粒病名，此病大致可归入“虚劳”“癥积”“血证”的范畴。

“慢淋”在我国发病率甚低，在慢性白血病中占不到10%，在全部急慢性白血病中占不到4%，故本节主要论述慢性粒细胞白血病。

一、临床诊断

（一）辨病诊断

1. 症状

周身乏力、头昏心慌、消瘦、多汗、食欲不振、腹胀、腹痛等。发热一般不超过38℃；早期出血量少，程度亦轻，后期约1/3病例表现不同程度的出血，如鼻衄、齿衄、便血、尿血、阴道出血、眼底出血、皮下出血，甚至颅内出血，偶有因脾出血和脾破裂急诊而发现本病。

此外，女性可有闭经，男性可有顽固性阴茎勃起，虽被认为是本病特征之一，但临床上罕见。晚期可有皮肤浸润和中枢神经系统白血病。

2. 体征

（1）肝脾和淋巴结肿大：是本病最突出的特征，早期病例无明显肿大，一般病例在就诊时都有中等度或重度脾肿大，严重者可超过脐部入盆腔。脾肿大的程度常与白细胞数有关，在病情缓解和白细胞数目下降时，脾脏逐渐缩小以至消失，急变时又可急剧增大。一旦出现脾栓塞或脾周围炎时，可有剧烈的腹痛、压痛和放射性左肩痛，脾区可听到摩擦音。肝肿大一般较轻，超过肋下5cm少见。晚期可见淋巴结肿大。

（2）骨痛：临床约75%的病例有胸骨压痛，在胸骨下部1/2或2/3处压痛亦是慢粒特征之一。与癌转移胸骨处分散的压痛点和骨髓痛时肋骨上有多处压痛可作区别。此外胫骨和腓骨之压痛也较常见。仅少数病例可有关节痛和肌痛。

3. 实验室检查

（1）血象：慢性期红细胞和血红蛋白可正常或轻度减少，加速期和急变期有中度或重度贫血，红细胞和血红蛋白明显减少。白细胞诊断时一般在$100 \sim 250 \times 10^9/L$，甚至可高达$1000 \times 10^9/L$，个别在$20 \times 10^9/L$时就被诊断。分类以中性中、晚幼粒细胞和杆状、分叶核粒细胞为主，原始＋早幼粒细胞一般不超过10%。并可见嗜碱性粒细胞增多，常同时伴嗜酸性粒细胞增多。有核红细胞易见，而巨核细胞碎片和微型巨核细胞偶见。血小板在慢性期约

1/3～1/2 的病例伴血小板增多，高者可达 $1000\times10^{9}/L$ 以上，少数病例可发生血小板减少或正常。

（2）骨髓象：骨髓增生呈极度活跃或明显活跃，粒细胞系统占绝大多数，粒红比例可增至（10～50）：1。分类与外周血象相似，以中性、中、晚幼粒细胞和杆状核粒细胞为主，有核浆发育不平衡现象，原＋早幼粒细胞不超过10%～15%，粒系有丝分裂及嗜酸、嗜碱细胞增多。大部分病例巨核细胞增多，血小板成堆分布，30%～40%的慢粒病人于病程不同阶段伴有骨髓纤维化。

（3）生化检查：在慢粒慢性期中性成熟粒细胞碱性磷酸酶活力减弱或缺乏，积分减低或阴性，偶尔因感染、妊娠、脾切除后等原因而升高。急变期亦可有不同程度的升高。白细胞中嘧啶脱氧核糖转移酶活力减低；血清维生素 B_{12} 水平增高，其数值可 15 倍于正常人，主要由于粒细胞碎解释放维生素 B_{12} 结合蛋白之故。此外，血浆叶酸活力显著降低，血清溶菌酶增高，如临床上出现溶菌酶尿者，提示预后差，血清及白细胞内锌含量减少，镁含量升高。

4. 并发症

（1）脾栓塞与脾破裂：患者突感脾区剧痛，发热、多汗以至休克，脾区拒按，并有明显触痛，脾脏可进行性肿大，同时脾区可闻及摩擦音，甚至产生血性腹水。

（2）尿酸性肾病：主要表现有腰痛、血尿、少尿或无尿，尿常规除见血尿外，约有一半患者还可见大量尿酸盐结晶，多数病例尿素氮、非蛋白氮增高，尿肌酐排出量减少，二氧化碳结合力下降，血尿酸和尿酸含量明显增高。

（二）辨证诊断

1. 热毒炽盛型

（1）临床表现：发热，未见感染灶，伴有骨痛、贫血、出汗、口渴、尿黄、便干，或有肝脾淋巴结肿大，苔黄，脉数或弦滑数。

（2）辨证要点：发热、口渴，汗出而热不解，各种出血症状。舌红苔黄，脉数。

2. 痰核瘀血型

（1）临床表现：积块坚硬，疼痛不移，神疲倦怠，不思饮食，消瘦形脱，面色萎黄或黧黑，自汗盗汗，肌肤甲错，妇女闭经，头晕心慌，唇甲少华，舌质淡或紫暗，脉弦细或沉细涩。

（2）辨证要点：肝、脾及淋巴结肿大，肌肤甲错，舌质、肌肤有瘀点或瘀斑，脉细涩。

3. 气阴（血）两虚型

（1）临床表现：乏力，低热，贫血，手足心热，自汗，盗汗，失眠，头晕，目眩，口渴思饮，或有口舌生疮，或有肝、脾、淋巴结肿大，舌质红，脉细数。

（2）辨证要点：神疲乏力，手足心热，自汗、盗汗、头晕目眩，舌红少苔，脉细数。

二、鉴别诊断

（一）骨髓纤维化

此病表现为脾大，白细胞数升高，外周血液中出现较多有核红细胞、红细胞碎片和红细胞畸形。骨髓穿刺多次、多部位干抽，涂片检查，增生减低，骨髓活检，发现纤维组织增生，可与慢粒鉴别。

（二）真性红细胞增多症

该病属骨髓增生异常综合征之一，表现为多血质，外周血液血红蛋白及红细胞增多，但成熟良好，白细胞及血小板亦增多，骨髓红细胞系、粒细胞系及巨核细胞系统均增生，而慢粒是粒细胞系统增生为主。

（三）原发性血小板增多症

该病血小板可高达（1.0～3.0）$\times 10^{12}$/L，临床常有皮肤黏膜出血及下肢、肠系膜、脾静脉血栓形成，外周血白细胞增高反偶见幼稚细胞，红细胞增高或正常，骨髓三系细胞均可增生，但以原始巨核细胞和幼稚巨核细胞增多为主要表现，可与慢粒鉴别。

（四）韩－薛－柯三氏症

此病常见于儿童，病理特点为组织细胞肉芽肿。典型病例有三大特征：尿崩症、眼球突出及颅骨等扁平骨呈不规则地图样缺损。并有发育迟缓、肥胖及淋巴结肿大等。肺部纤维化可并发左心衰竭。血象表现为全血性贫血。骨髓内可找到特殊性肉芽肿，含有充脂性巨噬细胞、淋巴细胞及嗜酸性粒细胞。

（五）嗜酸性肉芽肿

此病常见于青年人，病理特点为组织细胞增生，嗜酸性细胞浸润和纤维组织增生。主要表现为单个或多个骨骼破坏，多见于颅骨、肋骨、骨盆、肱骨及股骨。病变部位有疼痛和肿胀。X 线检查呈圆形或椭圆形，有地图样稀疏影，预后佳，骨骼损害经刮削术及 X 线照射后可以痊愈。

（六）类白血病反应

此病常有原发病，贫血不显著，血小板数正常，白细胞增多，粒细胞可有中毒颗粒，且幼稚细胞百分数较小，嗜碱粒细胞数一般不高，骨髓中一系增生，成熟细胞为主，脏器浸润不明显，中性粒细胞碱性磷酸酶积分增高，无 Ph染色体出现，预后好。

三、临床治疗

（一）治疗思路提示

1. 认清病因

慢性粒细胞白血病多有面色晦暗、疲乏无力、心悸气短、鼻衄或齿衄等气血不足、脏腑亏虚、元气虚弱的表现，应用清热解毒药物，特别是从清热解毒药青黛中提取的靛玉红治疗慢性粒细胞性白血病有明显疗效。结合此临床经验及实验研究结果分析，本病的发生有外邪（温热或温毒）侵入的外因，亦有气血亏耗、脏腑虚衰、元气不足之内因，是一种虚实夹杂的疾病。

归纳起来，引起慢粒的病邪有以下四个特点：①最易与营血搏结而形成癥积；②最易化热；③最难尽除；④消耗气血重，损伤脏腑深。认清以上病邪特点，对于提高治疗效果至关重要。

2. 把握病机

慢粒的病因虽有多种，但其实质为外邪（即毒邪）侵入人体，留居血脉之中，暗耗正气，阻滞血行，久则可见乏力气短，面色无华甚或黯黑；毒邪久居不去，壅聚于脾则成癥积，故腹满食少而痛处拒按。气虚血脉失统，或瘀阻脉道，则见血虚、头晕心悸，临床体征繁多，但无一不由毒邪而致。

从中医辨证角度出发，一般将慢粒分为三期：①毒邪搏结，正虚积成；②余邪内伏，郁而待发；③邪郁发热，营血炽热。也有学者根据慢粒症状的稳定和变化来分期辨证用药，把慢粒分为四期，分别为：稳定期，指正气虽虚而邪趋平伏的时期；急变或慢粒症状难以控制期；慢粒继发感染期和缓解后的气阴两亏期。

中医学的这些分期基本上是结合了现代医学的分期标准。概括地说：①稳定期为自出现临床体征被诊断到病情明显进展，此期为邪盛正实阶段，毒邪虽盛，伤人亦重，但正气尚实勉可御邪；②进行期为病情逐渐加重阶段，此时毒邪壅盛，正气虚衰，伴有脾肿大或兼有血证；③毒盛期为阴阳衰竭阶段，由于毒邪经久壅聚，正气衰败，瘀积剧增，原有症状加重，高热、出血、头痛身痛、呕吐甚或昏迷，大多数病人都死于此期。若辨治得当，治疗扶正及时，正气尚勉强可恢复，少数病人或可回到稳定期。有资料表明：慢粒患者在出现体征和血象改变以前5～6年的时间，体内造血干细胞已存在着畸变的Ph阳性细胞。亦即毒邪已隐居于人体血脉之中。故把握病机，认清毒邪隐伏这一特点至为重要。

（二）中医治疗

1. 内治法

（1）热毒炽盛

治法：清热凉血。

方药：犀角地黄汤或清营汤加味。

犀角1g（或水牛角30～60g），生地黄30g，赤芍15g，牡丹皮15g，生石膏30g，蒲公英30g，芦根30g，金银花12g，连翘12g，麦冬10g，玄参15g。

如有便血加白及、三七粉；尿血加大蓟、小蓟；齿龈出血加藕节、白茅根等。

（2）痰核瘀血

治法：化痰散结，活血化瘀。

方药：膈下逐瘀汤，加味瓜蒌散加减。

五灵脂10g，当归15g，川芎10g，桃仁10g，丹参30g，赤芍12g，乌药10g，延胡索10g，香附10g，胆南星12g，瓜蒌12g，贝母12g，海藻15g，半夏12g。

可再配以青黛、雄黄解毒祛瘀。

（3）气阴（血）两虚

治法：益气养阴（血）。

方药：益气养阴方加减。

沙参15g，党参15g，山药30g，人参10g，麦冬12g，浮小麦15g，山茱萸10g，牡蛎18g，五味子6g，酸枣仁12g，炙甘草10g，龙骨15g，生地黄10g，大枣10g。

气短乏力加黄芪、太子参；出血加白茅根、藕节、大蓟、小蓟。

2. 外治法

（1）茯苓拔毒膏：本方由茯苓、雄黄、矾石各等份，共研细末，可直接将药末撒敷患处，每日 1～2 次，或制备成软膏外涂，或用麻油调匀，涂抹患处，每日 1～2 次。本药既可使用于皮肤或软组织感染，又可用于各型白血病之白血病肝脾肿大。

（2）黄连解毒膏：本药由黄连、黄芩等组成，制备软膏，涂抹患处，每日 1～2 次。

（3）片仔癀软膏：本软膏由片仔癀改变剂型而成。可以本药涂于白血病合并有皮肤及软组织感染患处，每日 2～3 次。

（4）青黛末：对脾脏肿大者采用缩脾治疗，可用青黛研末，以醋调匀，外敷脾区。每日 1 次，连续用 10～15 天。

（5）消痞粉：水红花子、皮硝各 30g，樟脑、桃仁、土鳖虫各 12g，生南星、生半夏、穿山甲片、三棱、王不留行、白芥子、生川乌、生草乌各 15g，生白附、延胡索各 9g。上药共研细末，以蜜或醋调成糊状，加入麝香 1.2g，每用 0.3g，外敷脾区，每日 1 次。

（三）西医治疗

1. 单药化疗

（1）马利兰：为目前治疗“慢粒”有效的药物，缓解率达 95%。

用法：每天 4～8mg，最大不超过 12mg，当白细胞计数 $>100\times10^9/L$ 时，用量可大于 8mg，$100\times10^9/L$ 时，用量小于 8mg，$20\times10^9/L$ 时，减至 2mg，白细胞计数 $<10\times10^9/L$，血小板 $<100\times10^9/L$ 时多主张停药。维持用药看法不一，如白细胞计数在 $10\times10^9/L$ 时，每天 2～4mg 维持，或服数日停数日。一般治疗 2～3 周后白细胞下降，3～4 周可获得缓解。

副作用：主要有骨髓抑制，皮肤色素沉着，闭经，消化道反应，间质性肺纤维化和高尿酸血症。

（2）靛玉红：是我国在慢粒研究中的一项发现。

用法：每月 200～300mg，分 3 次口服，用药后白细胞总数在 14～42 天（平均 29.7 天）开始下降，部分病例白细胞下降前略有上升，经过 46～108 天（平均 71.6 天）取得骨髓缓解。

副作用：主要为消化道反应，可见腹痛，恶心，大便次数增多。可有血便，停药后即消失。

（3）羟基脲：本品能抑制嘌呤与嘧啶核糖核苷酸的酶促作用，从而阻断 DNA 合成。用于慢性粒细胞白血病，有较好的疗效。对马利兰无效者有效。

用法：成人每次 0.5g，一日 3～4 次，口服，待白细胞降到 $10\times10^9/L$ 时，改为维持量 0.5～1g/d；白细胞低于 $6.0\times10^9/L$ 时，应停药。

副作用：胃肠道反应，骨髓抑制及皮疹。

（4）羟基喜树碱：本品为从喜树的根皮、树皮及叶中提取的一种生物碱。每天 6mg，静滴，10 天为一疗程，治疗 2 疗程，疗程间隔 10 天。

副作用：胃肠道反应，如恶心、呕吐、食欲减退等，骨髓抑制及膀胱刺激征等。

（5）二溴甘露醇：本品为糖类烷化剂，能抑制 DNA、RNA 和蛋白质合成，使肿瘤细胞生长受到抑制，对慢性粒细胞白血病有一定疗效。

用法：成人 250mg/次，一日 2 次，口服，连服 2～4 周。当白细胞下降时，改用维持量 125～250mg/次，每周 2～3 次。

副作用：胃肠道反应，如恶心、呕吐、厌食及腹泻等，骨髓抑制，皮肤色素沉着及脱发等。

（6）嘧啶苯芥：每天 5～10mg，分次口服，3 天一疗程，休息 7 天，一般需 2～4 疗程，此后以每天 5mg，连服 5 天维持治疗。

副作用有胃肠道反应、骨髓抑制、皮肤瘙痒、嗜酸粒细胞增高。

（7）酪氨酸酶抑制剂——格列卫：600mg/d，qd po（急性期），慢性期 400mg/d，qd po，进餐前服用，并饮一大杯水，本品可治疗 Ph + CML（慢粒简写）的慢性期、加速期、康复期。

2. 联合化疗

（1）诱导治疗方案（慢性期）

①COAP 方案：CTX 400mg，iv，d_1、d_4；VCR 1～2mg，iv，d_1；Ara－C 50mg，iv，q12h，连用 5～7 天或 9 天；Pred 20mg，1 次/日，连用 5 天。停药 7～10 天后根据病情可重复应用，直到完全缓解。

②HT 方案：羟基脲（HU）0.5～1.0g，2～3 次/日，连用 7 天；6－MP 或6－TG 50mg，2～3 次/日，连用 7 天。休息 5～7 天重复应用，剂量视血象酌情加减直到完全缓解。

③HA 方案：HHT 4mg/d，iv，×3；Ara－C 100～150mg/d ×7，iv。休息 5～7 天重复应用，共 2～3 疗程，以后 HHT 1mg/d，iv，×20 天。

缓解后治疗：

①DA 方案：DNR 40～60mg/m^2，iv，1 次/日×3 天；Ara－C 100～200mg/m^2，iv，5～7 天。

②HA 方案：HHT 2～4mg/m^2，iv，1 次/日×3 天；Ara－C 100～200mg/m^2，iv，5～7 天。

③CA 方案：CTX 0.2～0.6g/d，iv，1 次/日×3 天；Ara－C 100～200mg/m^2，iv，5～7 天。

上述三方案每半年轮换 1 次，第 1 年每月 1 次，第 2 年 2 个月 1 次，第 3 年 3 个月 1 次。

（2）加速期治疗：多选用羟基脲及 6－TG。

（3）慢粒急变期治疗：当今在慢粒急变的防治方面仍无满意的方法。一旦急变，基本治疗原则按急性白血病联合化疗法进行，具体方案可按急变后的细胞类型确定。

四、中医专方选介

1. 慢粒丸

黄芩、苦参、黄柏、雄黄、当归、地丁、青蒿、诃子、猫爪草各 1 份，土鳖虫、水蛭各半份，做成蜜丸，每丸含生药 3g，治疗量 4.5～9.0g，维持量 3.0～6.0g/d，分两次服。治疗慢粒 12 例，总有效率 91.7%。[杨科．慢粒丸治疗慢性粒细胞白血病的疗效观察．北京医学，1989，11（4）：251]

2. 慢粒汤

党参、黄芪、白术、赤芍、马勃、首乌、黄药子、重楼、半枝莲、白花蛇舌草。本方益气活血、清热解毒。运用于慢性粒细胞白血病。水煎服，日 1 剂，早晚分服。气血两虚加黄精；肝肾阴虚加沙参、银柴胡、生石膏；癥瘕加三棱、莪术、红花、蓼实。并配用清热安宫丸、靛玉红、牛黄解毒片等，要急变时，积极配合化疗和西药治疗。40 例经治 2 年以上，存活 3 年的有 5 例；4、5 年各 3 例，6、7、8 年各 1 例，11 年以上 2 例，3 年以下 19 例，死亡 5 例。存活 7 年以上共 4 例。[陶淑春，等．中西医结合治疗慢性粒细胞白血病 40 例．辽宁中医杂志，1992（2）：34]

第三十章 成骨肉瘤

成骨肉瘤是指恶性增生的菱形间质细胞直接产生骨样组织或未成熟骨组织为主要结构的恶性肿瘤，也叫骨肉瘤。其恶性程度高，好发于青少年。其病因尚不明确。临床表现主要有：肿块疼痛剧烈、局部功能障碍、全身毒性反应、贫血等。

中医学虽无成骨肉瘤之病名，但根据文献描述可归于“骨瘤”“石疽”“骨疽”等范畴。

一、临床诊断

（一）辨病诊断

1. 临床诊断

（1）疼痛：成骨肉瘤的早期疼痛不明显，随着肿块的增长，肿瘤侵及敏感的骨膜，而出现间歇性隐痛，不久即转变为持续性剧痛，最后疼痛呈跳动性，夜间尤甚，难以忍受，应用一般止痛剂无效。

（2）一般疼痛 2~3 个月后，由于肿瘤穿破骨皮质，形成局部肿胀和肿块。肿块表面皮肤紧张发亮，皮温升高，静脉怒张，皮包暗红绛紫。肿瘤的质地根据肿瘤所含骨质多少而异。如是硬化性肿瘤，则质地如岩石样硬；如为溶骨性，质地如象皮，有压痛，偶尔可听到血管杂音。

（3）局部功能障碍：由于肿瘤毗邻关节，常可引起相邻关节的疼痛而活动受限。也可引起关节积液或肌肉萎缩。肿瘤生长较快，骨化较少的病例，在轻微外力作用下，就可发生病理性骨折。若肿瘤压迫神经、血管可出现相应症状。如脊椎骨肿瘤产生压迫症状可造成截瘫，甚至导致死亡。

（4）全身症状：初期全身情况尚佳。后期或肿瘤生长迅速时，由于消耗、中毒两方面的因素，患者很快出现发热、全身不适、贫血、进行性消瘦等恶病质状态。

2. 病理

（1）分类：骨肉瘤主要由肿瘤性骨母细胞、肿瘤性骨样组织和肿瘤骨三种成分组成。根据瘤细胞分化程度和瘤骨的多寡，可分为三型。如肿瘤分化较成熟，肿瘤骨多者称为硬化性或成骨性肉瘤；分化较原始，肿瘤骨少者，称为溶骨性骨肉瘤；介于二者之间者，称为混合性骨肉瘤。

成骨肉瘤不同的组织学类型恰好是根据肿瘤的不同基质来区分。如 ROSS 将骨肉瘤分成 5 种类型：骨母细胞型（44.5%），软骨线细胞型（26.6%），纤维母细胞型（8.6%），混合型（3.1%），再造变异型（17.2%）。Dahlin 等则将成骨肉瘤分为骨母细胞型、软骨母细胞型和纤维母细胞型三种。

（2）生长方式：位于长骨的成骨肉瘤，多起于骨干骺端，约距骨骺板 5cm 左右，肿瘤经髓腔一方面向骨干蔓延，其远端在髓腔内形成圆锥性的发展“核心”，由于它代表肿瘤生长最活跃的部分，细胞丰富，分化最差，而骨化不明显，在 X 线片上常不显影；因此在考虑截肢平面时应予注意。另一方面向骨髓端蔓延，在骨髓线未闭合前，肿瘤常局限在骨干骺端。骨骺线闭合以后，肿瘤即可蔓延至关节软骨下，骨骺板在一定程度上可阻止肿瘤发展。

肿瘤也可突破骨皮质到达骨膜下，当肿瘤发展到骨膜下时，骨膜即被肿瘤由骨面剥离，骨膜被顶掀抬高，于是从骨膜进入皮质的小血管被拉长，并与骨皮质成直角，在血管周围生成针状的反应性新生骨，骨呈放射状。在肿瘤与骨干相连处，新生骨常呈三角形（Codman 氏三角），或称“袖口状”骨膜反应，进一步发展可侵及邻近软组织，但骨皮质看来仍相当完整。肿瘤也可突破骨髓板及关节软骨而进入关节腔，甚至侵及邻近骨骼。

（3）大体外观：成骨肉瘤因生长迅速，供血不足，以致部分肿瘤坏死，形成含棕色或血色液体的假囊肿。根据成骨的多寡，以及继发出血、坏死等外观有所不同。如成骨极显著，肿瘤呈浅黄色，象牙质样硬；如成骨极少，肿瘤呈灰白色，质软似硬橡皮或柔软如肉芽状，其中杂以少量砂砾样骨质。有的肿瘤介于二者之间。若瘤组织呈紫红色，一般含有较丰富的血管。如生长迅速，血供丰富，则肿瘤组织内含有极多的扩张血管和血窦，易出血。如生长迅速，供血不足，肿瘤常易发生坏死和囊性变。

（4）镜下所见

①肉瘤性的纤维结缔组织：主要为菱形的瘤细胞组成。细胞体积大，胞核肥硕，胞浆丰富，染色深，并有病理性核分裂象。

②肿瘤性骨样组织及肿瘤性骨小梁：在前述肉瘤性的结缔组织内，可见到直接形成性骨样组织或肿瘤性骨小梁的演变过程。

③肿瘤性软骨：某些骨肉瘤，尤其是生长很快的骨肉瘤，可由多少不等的软骨形肉瘤形成，若软骨肉瘤多，易误诊为软骨肉瘤。

3. 实验室检查

（1）血液检查：患者有不同程度的贫血，白细胞计数增高或正常，血沉加快。

（2）生化检查：大部分患者出现血碱性磷酸酶增高，其值越高，说明成骨活动旺盛，故预后越差。手术、截肢和化疗以后，随访血碱性磷酸酶值，如再度升高，说明骨肉瘤有残余、复发或转移。

一般认为，血碱性磷酸酶与破骨细胞活动明显有关，大部分骨肉瘤骨破坏明显是其特征，产生出碱性磷酸酶。就瘤骨本身而言，溶骨型成骨肉组织内的碱性磷酸酶很容易进入血液内，因此可以明显升高，而成骨型的成骨肉瘤虽然瘤骨内碱性磷酸酶含量很丰富，但血浆内碱性磷酸酶并不一定很高。

经 Pric 细胞化学分析，在骨肉瘤组织中，肿瘤细胞带有丰富的碱性磷酸酶，染色强阳性（高水平的 AKP）。

4. 影像学检查

X 线检查：

（1）局部软组织肿胀：因肿瘤发生在骨膜深层，或肿瘤已由骨质内部突出，X 线片可显示边界清楚的圆形、卵圆形阴影及不规则的骨化改变。

（2）骨膜反应：为肿瘤的成骨和破骨活动所引起的一种反应。肿瘤恶性程度越高，或距骨膜越近，骨膜反应越明显。各种骨膜反应都有两个共同点：

①骨膜反应外层比内层密度高。因为外层骨小梁较内层细、密、含钙量高。

②骨膜反应和皮质间都有一个透亮间隙，由内层疏松的骨小梁与皮质间的较宽间隙所构成。

骨膜反应的 X 线常有以下 3 种表现。①线样及葱皮样骨膜反应：线样骨膜反应为一层很薄的骨膜新生骨，平行于骨干，分单层和多层。当肿瘤的成骨和破骨已扩展至骨膜反应附近时，则原有线样骨膜反应的外方又有一层新骨出现，又引起一层线样骨膜反应。葱皮样骨膜反应是一层较厚的骨膜新生骨，X 线表现为多层次，且每层均较线样骨膜反应厚，但密度较低。②垂直样骨膜反应：骨膜新生骨的骨小梁斜形排列或垂直于皮质，且外缘密度较高，光滑整齐，边缘清楚。常见于肿瘤生长活跃区域肿瘤侵犯皮质部位。③袖口征（Codaman 三角征）：为早期骨膜变化之征象。出现在骨膜突破皮质，形成软组织肿块的部位，是由骨化的瘤骨沿骨膜通向骨皮质的血管周围沉积而成。这些新生的骨小梁一般与骨干呈垂直排列，因此在 X 线片上显现斜状或日光放射状阴影。骨膜反应性增生迅速，越靠近肿瘤处新生越多，形成三角形。三角形底部骨质被肿瘤破坏，而表现为模糊和不规则。晚期时，Codaman 三角被侵蚀，而成毛发蓬松样的紊乱状态，在软组织中见有不规则的肿瘤新生骨。

（3）骨皮质改变：早期为轻度破坏和疏松样改变，瘤细胞浸润 Volkmann 管和 Havers 管，使管壁及周围骨质发生溶解破坏，上述管腔因而扩大，X 线表现为筛孔样或细条状透亮区。皮质进一步破坏，X 线表现为皮质表面凹凸不平，骨皮质内有不规则弯曲的隧道样缺陷，最后全部皮质被破坏，进而中断和消失，有时并发病理性骨折。

（4）松质骨和髓腔的改变：成骨肉瘤的显著特征改变为骨质增生，其中以肿瘤性新生骨形成为重要特点。此外，反应性骨质增生亦掺杂在内，在 X 线表现方面都显示为骨质硬化增生。在干骺端骨松质和髓腔内的发迹有以下几种：①均有毛玻璃样密度增高，多见于肿瘤向两端扩展的髓腔内，特别是肿瘤侵犯骨端时表现更明显。这种骨化主要由初级的肿瘤骨构成，较纤细和分散。②雾状、斑片状、团块状肿瘤新生骨形成：多见于肿瘤中心髓腔内，亦见于软组织肿块中。这种骨化由较成熟的肿瘤骨排列而成，有的区域排列紧密，有的区域排列疏松，是诊断骨肉瘤相当重要的依据之一。③反应性骨质硬化：多见于干骺端松质骨，可为中心性或偏心性，局限性或弥漫性密度增高，弥漫性者呈所谓“无结构”的髓腔硬化。④骨质破坏：多见于长骨的干骺端，可为斑片状、虫蚀状，亦可为巨大溶骨区域破坏大部分松质骨，残留一部分稀疏“粗糙”不规则的骨小梁。晚期肿瘤破坏骨骺板，使骨骺线呈断续不连状态，最终肿瘤突破骨箭板向骨骺浸润，引起骨骺骨质硬化和破坏等改变。

（二）辨证诊断

1. 阴寒凝滞，脉络不通型

（1）临床表现：肢体肿痛，痛有定处。肿块坚硬，皮色不变，青筋外露。

症状由轻至重，痛如针刺刀割，遇寒加重。舌紫暗苔白，脉沉迟或沉弦。

（2）辨证要点：局部肿痛，遇寒加重，皮色不变。

2. 气滞血瘀，毒热蕴结型

（1）临床表现：肢体肿胀灼痛；肿块坚硬如石，刺痛拒按，皮肤变紫，逐渐加重，难溃难消，时如火烧，肢体活动障碍，发热头痛，口干舌燥，大便干结，小便黄赤。舌质暗红有瘀斑，舌苔黄，脉弦数。

（2）辨证要点：肢体灼痛，肿块坚硬如石，刺痛拒按，发热口渴，舌质暗红有瘀斑，舌苔黄。

3. 肾虚髓伤，骨骼瘀毒型

（1）临床表现：灼痛肿胀疼痛难忍，朝轻暮重。皮色青紫，肢体活动障碍。身热口干，贫血消瘦，腰酸腿软，头晕目眩，遗精阳痿或月经不调。舌红少苔或舌暗干黑，脉细数。

（2）辨证要点：肢体肿胀，疼痛难忍，腰酸腿软，头晕目眩，全身极度虚乏。舌暗干黑，脉细数。

4. 脾肾两虚型

（1）临床表现：肢体包块隆起，胀痛，面色无华，四肢乏力，腰膝酸软，形体憔悴，饮食不佳。舌淡苔薄，脉细弱。多见于骨肉瘤晚期或发生截肢后期。

（2）辨证要点：肢体包块隆起胀痛，四肢乏力，形体憔悴，舌淡苔薄，脉细弱。

二、鉴别诊断

（一）软骨肉瘤

软骨肉瘤的常见发病年龄为30~60岁，儿童少见。好发于躯干的骨骼如骨盆、肋骨及脊柱。也可以发生在四肢骨，特别是股骨和肱骨近侧，偶尔也可发生在其他骨骼。

软骨肉瘤一般生长缓慢，而且晚期才发生转移。某些病人，特别是年龄小于20岁的，其病变可以进展较快，与成骨肉瘤极为相似。一般通过血行转移到肺，也可转移到其他脏器，很少转移到淋巴结。典型的临床表现是较长期的持续肿胀和疼痛。X线片常能提供软骨肉瘤的诊断依据，可见多数是在内生软骨瘤的基础上出现不规则致密点，骨皮质膨胀变薄，无肿瘤性骨样组织或骨小梁，预后较好。

（二）骨纤维肉瘤

骨纤维肉瘤多见于中年人，病灶多见于长骨干骺端，尤以股骨下端和胫骨上端发病率较高。起病缓慢，症状轻微，呈间歇性疼痛。X 线片上呈筛孔样和斑块状阴影。广泛骨质破坏，而骨膜反应很少，更无成骨表现。病理中无骨样组织和骨组织形成。

（三）尤文（Ewing）氏肉瘤

尤文氏肉瘤即骨未分化网状细胞瘤，临床表现较少见。发病年龄在10～25 岁，男性较多。最常见于上、下肢的长骨，有时亦可发生于扁平骨或脊柱。临床表现为局部疼痛肿胀，伴发热、贫血、血沉加快、白细胞增多。X 线上无特异性改变；虽然有肌硬化或骨质新生骨似的反应性新生骨形成，但一般常见的病变是溶骨性的。许多 Ewing 肉瘤患者的瘤细胞中含有糖原颗粒，电子显微镜和组织学检查有助于诊断。

（四）急慢性局限性骨髓炎

急性骨髓炎有红、肿、热、痛、功能障碍。慢性骨髓炎病程长，患部反复溃烂，流脓、窦道形成。X 线摄片，骨髓炎的骨感染中骨破坏、骨增生、骨膜反应三者是一致的、平衡的，成骨与破骨是相互联系而存在的，骨髓炎或骨脓肿在修复过程中，破坏周围都有成骨活动。骨肉瘤短期进展快，骨髓炎进展缓慢。

（五）血肿骨化

此病有外伤史，不恰当治疗史。骨干周围虽有骨化，但无明显破坏。

（六）其他原发性肿瘤的骨转移癌

此病多见于成人或老年人，骨膜反应远不如成骨肉瘤明显。

三、临床治疗

（一）治疗思路提示

以往成骨肉瘤一经活检证实，多采用紧急治疗措施——截肢术，或在成骨肉瘤所在部位近侧关节处行关节离断术或局部根治性手术，其 5 年生存率仅达 10%～20%。近几年来，由于采用了“新辅助化疗”，施行挽救肢体手术，对骨肉瘤经常发生的肺转移采取积极的手术（即肺楔形切除术）后，骨肉瘤的预后有了明显改变。其手术后生存率已提高到目前的50%～70%。

（二）中医治疗

1. 内治法

（1）阴寒凝滞

治法：温阳化滞、通络止痛。

方药：阳和汤合三骨汤加减。

熟地黄30g，麻黄、炮姜炭各1.5g，肉桂、甘草各3g，鹿角胶、乳香、没药、地龙、五灵脂、防己、木瓜、路路通各10g，补骨脂、透骨草、威灵仙各25g，白芥子、制川乌、制草乌各6g。

（2）毒热蕴结

治法：清热解毒，化瘀散结。

方药：消毒化瘀汤合散结灵加减。

银花藤、蒲公英、肿节风、威灵仙、龙葵、透骨草、补骨脂各30g，徐长卿、白屈菜、天花粉各20g，土鳖虫、地龙、血竭、当归、赤芍、路路通、黄柏、紫草各10g。

（3）肾虚髓伤

治法：补肾填髓，化瘀止痛。

方药：济生肾气汤合三骨汤加减。

桑寄生、丹参、女贞子、生薏苡仁各30g，生地黄、土茯苓、猪苓、骨碎补、补骨脂、透骨草各20g，山茱萸、旱莲草、车前子、牛膝、牡丹皮各10g，当归、全蝎、蛇蜕各6g。

（4）脾肾两虚

治法：温补脾肾。

方药：脾肾方加减。

补骨脂、鸡血藤各20g，党参、大枣、扁豆、虎杖各30g，鹿角胶、淫羊藿、仙茅各10g，胃寒肢冷加附片、肉桂、干姜等。

（5）截肢后中医治疗：截肢后，身体正气大虚，余毒仍要清理。因此治疗上，应以扶正为主，解毒为辅。以熟地黄、女贞子、当归、白术、红花各15g，黄芪、山药、党参、鹿衔草、白花蛇舌草各30g，丹参20g，泽兰10g，鹿角粉3g（冲服），煎服。

（6）化疗、放疗后的中医治疗：放疗和化疗两种方案在骨肉瘤的治疗中是不可缺少的，其不但能抑制肿瘤的增长和转移，而且能克服恶病质，延长患者寿命。然而两种方案均能对人体造成不同程度的损害，如疲劳、头昏、失眠，食欲下降，恶心呕吐，性欲减退及血象变化（白细胞减少，红细胞变化不大，大面积放疗总剂量高时，可引起血小板减少）。因此在治疗上应扶正固本为主。方选八珍汤加减：黄芪、党参各30g，当归、赤芍、茯苓、鸡血藤、虎杖、大枣各20g，菟丝子、白术各15g，女贞子、枸杞各12g，熟地黄10g，炙甘草6g。

（7）晚期肺转移的中医治疗应扶正祛邪并用：以生地黄30g，蛇莓、猪殃殃各25g，苍耳子、白花蛇舌草、半枝莲、狗骨、蛇六谷各15g，当归、红花、桃仁、丹参、龙葵、蟾蜍皮各9g，煎服。

2. 外治法

（1）明矾、冰片、樟脑各等分研末，广丹少许搅匀。

（2）当归尾、全瓜蒌、川芎、白芷、玄明粉、木鳖子、连翘、白及、白蔹、三棱、生地黄、黄芪、荆芥、防风、甘草、天花粉、栀子、白芍、木通、金银花、川断，以上各药均60g，麻油5000g，广丹2500g，熬成膏药。

用法：上述（1）方少许，均匀地撒在由（2）熬成的膏药上，贴在擦净的患处，每3日更换1次。

（3）蜈蚣、全蝎各9g，樟丹30g，斑蝥、白果皮各0.6g，生石膏15g，共研细末。

（4）明矾、生石膏各15g，天南星、蟾酥各15g，樟丹60g，红砒2.4g，乳香、没药各4.5g，炙甲片、白芷各9g，肉桂50g，共研细末。

（5）细生地黄、石见穿、煅牡蛎各15g，玄参、知母、山楂、神曲各9g，寒水石、地骨皮、半枝莲各30g，牡丹皮4.5g。

用法：将方（3）的药粉撒在小膏药上，远离臀部，循经贴上小膏药。1周后将方（4）的药粉撒在大膏药上，贴于患处臀部，方（5）为内服方，每日1剂，水煎分服。

（6）黑退散：生川乌、生草乌、生天南星、生半夏、磁石、公丁香、肉桂、制乳香各5g，制甘松、硇砂各9g，冰片、麝香各6g，上药除冰片、麝香外，各研细末和匀；再加入冰片、麝香研细后加入和匀，瓶装备用。

（7）阳和解凝膏：鲜牛蒡子根、叶、梗共1500g，鲜白凤仙根120g，川芎120g，香附、桂枝、大黄、当归、川乌、肉桂、草乌、地龙、僵蚕、赤芍、白芷、白薇、白及、乳香、没药各60g，续断、防风、荆芥、五灵脂、木香、香橼、陈皮各30g，苏合油120g，麝香30g，菜油5000g，白凤仙熬枯去渣，次日除乳香、没药、麝香、苏合油外，余药均大锅煎枯，去渣滤净，称准斤两，每500g油加黄丹210g，熬制成滴水成珠，不黏指为度，撤下锅来，将乳香、没药、麝香、苏合油入膏搅和，半月后用。

用法：将方（6）掺于阳和解凝膏上，贴于患处，3～5天更换1次，当骨肉瘤皮色变黑，表面静脉怒张时则停用。

（8）经验方：乳香、没药各120g，当归12g，巴豆30g，黄香250g，附子60g，去皮木鳖子60g，家槐条1把，官粉120g，肉桂60g，黄芪250g，香油2500g，川乌、草乌各30g。用法：熬制成膏药，贴于患处，具有活血化瘀，温经止痛之效。

（三）西医治疗

1. 化疗

目前多采用新辅治化疗。其方法是在术前化疗/手术/术后再化疗。其目的在于：①术前化疗，可以早期消灭全身微小转移灶。②为保留肢体手术创造良好条件。③根据手术取下的标本，进行组织学检查，了解术前化疗对治疗的作用，以指导术后化疗。术后继续化疗，将残留之活性肿瘤细胞杀灭，从而减少局部复发临床转移，以期最终达到临床根治。④在使用化疗时，一般都主张采用两种或两种以上毒性不同的药物联合使用。被公认疗效较好的综合治疗方案有如下几种：

（1）T_7治疗方案（Rosen，1981）

手术前：

BCM/CTX/ACD	d_1
VCR/HDMTX－CF	d_{14}
	d_{21}
VCR/HDMTX－CF	d_{28}
VCR/HDMTX－CF	d_{35}
ADM	d_{42}
VCR/HDMTX－CF	d_{56}
VCR/HDMTX－CF	d_{73}
手术	d_{70}（第10周）

第12周开始重复第4周以后的治疗方案，共计3疗程。

T_7 方案的剂量：

BCM	12mg/m^2
CTX	600mg/m^2
ADM	100mg/m^2
VCR	1.5mg/m^2
HDMTX	8～12g/m^2
CF	5～15mg，口服
	6小时1次×12次
ADM	50mg/（m^2·d）×2

（2）T_{12}治疗方案（Rosen，1985）

VDR　1.5mg/m^2，MTX 8～12mg/m^2，1次/周，静滴，两者同时于第1、3、4、7、8、9周应用。

BCD　（BLM　15mg/m^2，CTX　600mg/m^2，ACD　60mg/m^2）静滴，2次/周，第1、5周，第10周手术，术后根据病情采取不同化疗方法。

Ⅰ、Ⅱ级病人：

DDP　120mg/m^2，1次/周，静滴，第12、15、19、22、26、29周（合并水化）。ADM 30mg/m^2，2次/周，静滴，第12、15、19、22、26、29周。

BCD　（BCM 15mg/m^2、CTX 600mg/m^2、ACD 60mg/m^2），2次/周，静滴，第18、25、32周。

上述治疗重复两次，共3个疗程，总化疗时间为32周。

Ⅲ、Ⅳ级病人：随机分为2组，一组用BCD、HD－MTX，第二组用ADM、MTX。

第一组：BCD用量及用法同前，第12周应用。

HD－MTX 8～12mg/m^2，1次/周，静滴，第14、15周。

第二组：ADM 30mg/m^2，3次/周，静滴，第12、16周。

MTX 8～10g/m^2，1次/周，静滴，第15周。

此组治疗需要重复1次（两个疗程），化疗时间为24周。

近年来Rosen又提出行T_{12}治疗方案，其术前化疗与上述T_{12}相同，但术后经组织学检查属Ⅰ、Ⅱ级者，于第12周时给予ADM和DDP各一次，用法用量均与以上相同，第15周起再重复3个疗程，用药种类也可少于前者。如果术后组织学检查属于Ⅲ、Ⅳ级者，于第12周用1次BCD，第14、15周各用1次HD－MTX（用法也同前），总化疗时间为15周。

（3）T_4治疗方案（Rosen，1974）：VCR 1.5mg/m^2，1次/d，静滴，第1天MTX 200mg/kg，1次/d，静滴，第1、2天，CF 9mg，口服，应用MTX 2小时后给药，每6小时1次，共12次。CTX 1.2～1.8g/m^2，1次/日，静滴，第14天，42天。ADM 45mg/m^2，2次/日，静滴，第28天。6周为一疗程，共计6疗程。

（4）AP方案

ADR 69～75mg/m^2，静滴，d_1。

DDP 120mg/m^2，静滴，d_1，水化，3～4周后重复。

AP方案目前被认为是抗成骨肉瘤原发灶和转移最有效的联合方案之一，各种骨肉瘤对此化疗的良好反应率可达60%，且毒副作用小，此组合中还可加入MTX－CF，得到较好的反应率，并使5年以上无病生存率达到56%。

（5）大剂量甲氨蝶呤（HD－MTX）：作为有效治疗方式已经在成骨肉瘤临床上广泛使用，由于用药量比以往大得多，可产生严重的甚至致命的毒性反应，加肾功能损害、胃肠道反应、皮肤黏膜反应、继发性感染、出血等。因此，在使用大剂量MTX时，Sutow提出7条措施：①治疗前，骨髓和外周血良好。②病人无腹水，肝、肾功能良好。③MTX用5%葡萄糖溶液500mL静脉滴注6小时，MTX的剂量第1次冲击为50～70mg/kg，第2次为100mg/kg，第3次为150mg/kg。④静脉补液维持24小时，在48小时内要大量口服液体。⑤每3小时静脉注射CF 15mg，共9次，在输完MTX 3小时后开始给药，后每6小时肌肉注射15mg，共8次。⑥碱化尿液（pH>7）。在使用MTX的最初阶段，至少在24小时内。方法为Dianox 250mg，3次/日，5% $NaHCO_3$ 60～80mL的此比例液。这种方法，可使尿液pH值处于7.5以上。⑦在使用MTX的过程中，对病人要有规律点滴细致观察1周。经过解救、水化、碱化尿液等处理，患者药物中毒的危险可大为减少，目前国内多采用孙燕等编《临床肿瘤内科手册》中HD－MTX－CFR的常规方法，具体见表30－1。

2. 手术治疗

对于肿瘤巨大，侵犯主要神经、血管束，以及不能按计划实施化疗方案时，需实施截肢手术，或于肉瘤所在部位近侧关节处行关节离断术。

手术方式：

（1）单纯瘤段截除术：能彻底清除肿瘤，保留部分肢体功能。如局部肿瘤切除后，将前臂上移固定于胸壁；腓骨上段肿瘤截除术还能保持肢体功能。

（2）瘤段截除：同种异体关节移植或人工关节置换术。

（3）瘤段截除，灭活后再植术：灭活方法有高温煮沸，低温冷冻，酒精灭活。目的是杀灭残存的瘤细胞，再用一定的方法将截除骨置原处。可用于膝部或肱骨近端截除手术后。

（4）瘤段截除，远端肢体向近端移植术：如股骨远端肿瘤截除术后，将远端小腿作180°旋转上移，再植于股骨近侧残端，用踝关节代替膝关节的旋转整形术。虽不美观，但功能比假肢好。

表30－1　　HD－MXT－CFR疗法常规

日期	治疗措施	观察项目
治疗前1天	1. 小苏打2g，4次/日，（12时，16时，20时，2时） 2. 别嘌呤醇200mg，3次/日 3. 多饮水，1500mL/d（除吃饭外）。如病人不能饮水则需输液，用量应根据尿量而定。	1. 称体重，记出入量 2. Hb，WBC总数及分类，血小板计数 3. 抽血化验：SGPT，GGT，AKP，二絮，胆红质，BUN，尿酸，Gr，K^+，Na^+，Cl^-，血糖 4. 尿液分析 5. ECG
化疗第1天	1. 小苏打，别嘌呤醇同上 2. 5% $NaHCO_3$ 200mL静滴 5%G－S　500mL，静滴 5%G－N－S　500mL，静滴 15%KCl　10mL，静滴 3. 5%G－S　1000mL，静滴 VCR 2mg，静冲 0.9%N－S　20mL静滴 半小时后加MTX 1～5g，静滴4～6小时（MTX剂量和静滴时间根据医嘱而定） 4. 10%G－S　1000mL，静滴 5%G－N－S　500mL，静滴 5. CF9～15mg，im，6小时×12（开始用CF的时间与剂量根据医嘱决定） 6. 用保肝药如肝泰乐等	1. 严格记录出入量，使尿量维持在3000mL以上 2. 查尿常规 3. 每次排尿均测pH（pH维持在6.5以上）

续表

日期	治疗措施	观察项目
化疗第2天	1. 小苏打，别嘌呤醇同上 2. CF 同上 3. 5% $NaHCO_3$ 200mL，静滴 10% G－S 1000mL，静滴 5% G－N－S 1000mL，静滴 15% KCl 10mL，静滴（根据病人饮食量、尿量决定是否增加输液）	1. 记出入量 2. 尿常规 3. 每次尿测 pH 4. 抽血化验：BUN，Cr，尿酸，K^+，Na^+，Cl^-，CO_2，CP。
化疗第3天	1. 小苏打，别嘌呤醇同上 2. CF 同上 3. 输液同第 2 天。	1. 记出入量 2. 尿常规 3. 每天尿测 pH 4. 血象 5. 抽血化验：SGPT，AKP，胆红质，尿酸，肌酐
以后处理	停用小苏打、别嘌呤醇，CF 和输液（毒性反应较重可酌情延长解救措施） 1. 大剂量后第 14 天，如肝功能、ECG 正常时，可计划给 CTX 1～2g，静脉注射 1 次，或 ADM 30mg/d，静脉注射 2 次。 2. 大剂量化疗后 1 个月（在全面复查后），可根据医嘱作再次大剂量 MTX 化疗，大剂量化疗后第 10 天、第 20 天、复查肝功（直至肝功能恢复正常）	

美国现在用选择性截肢方法：J. Honon 等认为，除 X 线片和截肢部位骨髓的组织学检查证实肿瘤已经广泛侵及髓腔，否则，对于位于股骨下段成骨肉瘤病人，宁愿高位切除大腿，而不要采取使肢体更残缺的髋关节离断术。截除大腿后，残肢的局部复发率不高，这样对于存活的和最终死于肿瘤转移的患者来讲，生活质量可以得到大大改善。

英国大部分病员采用 Cade 法，就是截肢用于有生存机会的人，即在使用放射治疗后（放射剂量为 80GY）6 个月内无肺部转移者，使用 Cade 法，可避免在短期死亡前不必要的截肢，但要做出这种判断，往往有一定困难。

一般认为，截肢术的截肢部位在近端骨肿瘤病灶上至少距离 5～7cm，保留肢体的肿瘤切除治疗要求与骨髓有 5cm 的安全距离。而术前系统化疗，可以大量消灭微小病灶，从而使远期预后得到改善。

对已转移的成骨肉瘤病人，为了解除病理性骨折、大出血、关节挛缩、霉菌生长、感染和严重疼痛，也常可施行截肢术。

（5）肺转移瘤的手术切除：骨肉瘤有肺转移时，无论是单发还是多发病灶，都必须考虑开胸行肺楔形切除，病员的 5 年生存率可高达 27% ~31%，而未做肺部转移瘤切除者，其 5 年生存率约为 2%。肺部手术时间，一般在截肢手术后观察 2 ~3 个月无发展时。

3. 放射治疗

放射治疗对成骨肉瘤有辅助疗效，对肿瘤中有些成分可以用高剂量的放射线杀灭。在保留肢体时做根治性放疗加化疗，也可以起到使肿瘤缩小，延长生命的作用。根治性放射时，对原发灶整个骨先给 50Gy/周，然后对准病灶区缩野加量（20 ~30Gy）/（2 ~3 周），对骨肉瘤的局部复发和转移灶，放射也能起到姑息治疗作用。如有人报道，用大剂量 MTX 和放射来治疗肺部转移，肺部照射剂量为 15Gy 可使肿瘤消失。Rosen 指出：大剂量 MTX 可增加肿瘤的放射敏感性。

4. 热疗

骨肉瘤多发于四肢，易于局部加温，便于热疗，且常与化疗结合使用。肢体隔离灌注技术即是热疗和化疗相结合的治疗方法，一般通过微循环的加温来提高肿瘤内的温度，但因其同时也使整个患肢温度增加，故温度有限。研究显示，在保证肢体正常组织受到最小损伤的限度内，肿瘤内温度达 42℃时，二者能取得最大协同作用。

另一种热疗方法用于股骨下端等易于暴露的长管骨。病骨端需手术充分暴露，周围软组织全部遮盖，用 2450MHz 射频机距离病骨 6 ~10cm 处进行照射，其范围包括肿瘤近侧端 10cm 的骨干，每野照射 20 分钟，并监测骨内温度应 43℃以上，骨表面应超过 50℃。照射后缝合创口，石膏托固定肢体，有一定疗效。

5. 动脉插管治疗

对于局限但不能手术切除的部位（如骨盆），以及不适宜手术的成骨肉瘤，可以采用动脉插管给药治疗。骨盆及股骨上、下端肿瘤，可选用对侧会阴内动脉，将动脉导管插至股动脉。膝关节以下部位肿瘤，可在内收肌管之股动脉内收肌支，将动脉导管插入股动脉水平。上肢部位肿瘤，可经肘内上动脉将导管插入肱动脉的远端或近侧端。导管在皮肤内固定，用 1∶12500 单位肝素溶液充满导管，三通封闭。保持切口及三通接口的无菌状态，可提供几个疗程的化疗（如 MTX 或 ADM 等）给药治疗，并达到配合放疗到局部控制的目的。

四、中医专方选介

1. 止血开胃、升血保肝方

橘皮、竹茹、姜半夏、白豆蔻各10g，生黄芪、太子参各30g，女贞子、枸杞子、菟丝子、茵陈各15g。

2. 清热凉血、升血保肝方

生石膏30～60g，玄参、生地黄、麦冬、赤芍、牡丹皮、女贞子、茵陈各15g，生黄芪、太子参、枸杞各30g，旱莲草15～30g，清半夏30g。

根据临床资料可知，患骨肉瘤接受化疗的患者，由于化疗的毒副作用，往往出现呕吐、皮疹，骨髓抑制及其他全身反应，故制订上述二方。具体用法是：接受顺铂治疗的患者，消化道黏膜反应较重，用方1，特别严重的加沉香粉3g分冲。接受甲氨蝶呤、长春新碱治疗的患者，血液及骨髓抑制较明显，用方2，皮疹特别严重的加水牛角粉30g分冲。应用上述方法治疗32例骨肉瘤术后患者，并与26例对照组比较，全身和消化道反应、骨髓抑制、心、肝、肾功能损害的程度均较对照组明显减轻。

3. 经验方

（1）夏枯草、蜂房、地龙各9g，凤尾草、鹿衔草、珍珠母（先煎）、生石决明（先煎）各30g，海藻、昆布各12g，钩藤15g（后下），生甘草3g，水煎服，另服蜈蚣5g，每日2次，开水送服。

应用上方治疗颅内骨肉瘤、骨巨细胞瘤术后复发各1例，均获痊愈，颇具推广性。

（2）当归、桃仁、丹参、龙葵、蟾蜍皮各9g，生地黄30g，蛇莓、猪殃殃各25g，苍耳子、半枝莲、狗骨、白花蛇舌草、蛇六谷各15g，水煎内服。

应用上方治疗晚期骨肉瘤肺转移，疗效肯定。

第三十一章　软组织瘤

软组织系从间叶组织分化而来的质地柔软的组织，分布于全身，约占人体重量50%，包括真皮、皮下组织、纤维、肌肉、脂肪、血管、淋巴管、滑膜、肌腱、间皮与周围神经管等。这些组织发生的肿瘤统称为软组织肿瘤，分良性与恶性两类。软组织肉瘤来源复杂，分类繁多，以脂肪肉瘤及恶性纤维组织细胞瘤最常见。本病病因到目前尚不明确，临床上常因侵犯组织的不同而有不同的表现。

本病属中医筋瘤、肉瘤、血瘤、气瘤的范畴。

一、临床诊断

（一）辨病诊断

软组织肉瘤种类多，分类复杂，具体分类见表31－1（根据其组织来源分类）。

表31－1　　肉瘤分类

组织来源	肉瘤
1. 纤维组织 纤维肉瘤	成人型（多形型） 先天型和婴儿型 （胚胎型、胞巢型） 放射后瘢痕型 （烧伤、慢性感染等） 平滑肌肉瘤 上皮样平滑肌肉瘤
2. 肌肉组织	横纹肌肉瘤（胚胎发生、葡萄状、腺泡状、多形性）

续表

组织来源	肉瘤
3. 脂肪肉瘤	高分化脂肪样
	（炎性、硬化性）
	黏液性
	多形性
	圆形细胞
	未分化型
	恶性神经鞘瘤
	神经上皮瘤
4. 神经组织	神经母细胞瘤
	节神经母细胞瘤
	恶性副节神经瘤
	恶性血管外皮细胞瘤
	Kaposi 肉瘤
	血管肉瘤（恶性血管内皮细胞瘤）
5. 血管组织	血管内皮肉瘤
	淋巴管肉瘤
	恶性血管球瘤
	隆突样皮肤纤维瘤
6. 组织细胞	恶性纤维组织细胞瘤（多样性、黏液性、巨细胞性、炎性、血管瘤性）
7. 滑膜组织	滑膜肉瘤（上皮型、纤维型、混合型）恶性巨细胞瘤（腱鞘）
8. 骨与软骨	骨外骨肉瘤
9. 间质组织	间质肉瘤（上皮、纤维及混合型）
	黏液肉瘤
	恶性颗粒性肌母细胞瘤
	恶性间叶瘤
10. 其他	透明细胞肉瘤（软组织黑色素瘤）
	腺泡样组织肉瘤
	上皮样、脊索样、未分化肉瘤等

1. 症状

早期可无症状，位于四肢和体表的，可在无意中触到肿块，好发部位依次为下肢、躯干、上肢、腹膜后、头颈等。其次是外周神经压迫痛、麻痹和缺血症状，主要是由于肿瘤压迫神经和血管所致，与肿瘤的生长部位、速度和大小及是否压迫侵犯神经有关。也可表现为纵隔肿瘤、腹膜后肿瘤及头颈部肿瘤的症状。晚期常有体重下降、发热、不适感和伴癌综合征。

2. 体征

因肿瘤的部位与类型不同而有不同的体征。常可有大小不等的肿块。周围组织可有粘连，区域淋巴结可有肿大、活动受限或粘连及压痛，神经血管受侵犯和压迫，运动受限，上下腔静脉受压症状，慢性肠梗阻，出血、感染等相应体征。

横纹肌肉瘤中胚胎性横纹肌肉瘤多生长在头颈部的眼眶周围、外耳道、鼻腔、齿龈、舌和上颌窦等处，也多发于儿童的泌尿系统；多形性横纹肌肉瘤多发于横纹肌组织较发达的四肢和躯干部，其他部位少见。横纹肌肉瘤体积较大，直径多在10cm左右，无痛性，生长较快，表面经常发生破溃，边界大多不清。当肌肉放松时边界较清楚，触之有囊性感，质地较软。颈部、胸背部的横纹肌肉瘤可穿过胸壁向胸腔内生长，累及胸膜并产生胸水。

脂肪肉瘤好发于脂肪组织较多的皮下，也可发生于肌肉内及肌间隙中，多见于臀部及大腿。腹膜后脂肪肉瘤可经闭孔、坐骨大孔、耻骨弓甚至腹股沟韧带沿股管向外发展至臀部和大腿根部。脂肪肉瘤体积较大，直径可从数厘米到数十厘米，形状不规则，可从人体中的一些间隙和裂孔向外生长，导致器官受压、变形和移位，边界较清，质地柔软，多无疼痛，恶性程度高的表面温度较高。

纤维肉瘤约1/3以上好发于四肢，其次为胸壁、腹壁、头颈及腰背等处，多为圆球形或橄榄球样，体积大小不一，直径可在1～30cm左右。多无疼痛，生长到一定程度时，可有局部胀痛，质地可较软。

组织神经肉瘤体积较小，界限较清楚，质地较硬，也可呈囊性。或局部弥漫性生长而导致脑皮质弥漫性增厚。延髓和小脑部肿瘤多为弥漫型。神经母细胞多见于儿童，多以腹部肿块就诊，肿块可越过中线，甚至固定，压迫肾脏向下向外移位，可有钙化，也可侵犯骨髓及淋巴结。易早期发生血行播散，也能穿过包膜外侵，疼痛明显。

隆突性皮纤维肉瘤生长在体表，好发部位依次为胸壁、腹壁及背部，偶尔可见于四肢及头部，隆起高出皮面，与覆盖的皮肤紧密相连，表面密布扩张的小血管网，张力很大，呈球形或分叶状，边界清楚，一般直径为5cm左右；复发者常呈多个结节状，可深达筋膜或肌层，甚至侵犯骨质，生长迅速者可出现皮肤溃疡。局部皮肤变薄，具有典型的光泽。

间皮肉瘤好发于胸膜、腹膜及心包膜，多表现为大量血性及癌性胸、腹水及心包积液。可伴有疼痛，积液量大而顽固。

3. 辅助检查

（1）实验室检查：对肿块进行活检或对体腔积液进行离心沉淀查找肿瘤细胞，可明确诊断。

（2）X线检查：X线摄片可了解软组织肿瘤的范围、透明度以及其与邻近骨质的关系。如边界清晰，多为良性肿瘤；边界清晰内有钙化点，则为生长期较长的低度恶性肿瘤。高度恶性肉瘤则边界模糊，有骨膜反应甚至骨质破坏，多见于滑膜肉瘤等。脂肪肉瘤或实质性肿瘤囊性变则X线片肿瘤密度较低呈透明性。血管造影可观察肿瘤血供来源，瘤内血运及与大血管关系。胸片、脑片及骨骼片观察有无远处转移。

（3）超声显像检查：特点是经济、方便、无损伤。可检查肿瘤的体积范围、包膜边界、囊实性，与周围组织血管的关系，淋巴结是否受累及肉瘤内部组织回声，区别良性与恶性。恶性者体积大而边界不清，回声模糊，如滑膜肉瘤、横纹肌肉瘤、恶性纤维组织肉瘤等。良性者边界回声清晰，有明显包膜回声，肿瘤内部组织均匀且较低回声。同时超声检查可引导深部肿瘤穿刺活检。

（4）CT检查：对软组织具有密度和空间分辨能力，常用于软组织肉瘤的定性、定位检查。还可判断治疗后有无复发和转移，判断肿瘤的血供情况及其与大血管的关系需加用静脉造影的方法。但CT对血肿、脓肿和肿瘤之间的鉴别无价值。

（5）MRI检查：可弥补X线、CT的不足，可以纵切面把各种组织的层次同肿瘤的全部范围显示出来，特别是腹膜后软组织肉瘤、盆腔向臀部或大腿根部侵犯的肿瘤、腘窝部肿瘤以及肿瘤对骨质或骨髓侵袭程度的图像更为清晰，是诊断和治疗的很好依据。

（6）ECT检查：是利用注入体内的放射性核素被正常组织和肿瘤组织吸

收的不同浓度，经过计算机处理构成断层图像来检查肿瘤的一种方法，所以又称为放射性核素显像法。近年来也用于软组织肿瘤的检查。

（7）数字减影血管造影术：是检查肿瘤的一种新技术。广泛用于检查软组织肿瘤。软组织肉瘤表现为供血动脉增粗，并被包绕受侵，其周围血管则粗细不均，僵硬狭窄，甚至中断，常有增生的肿瘤血管，非常丰富，血流加快，还会出现动静脉瘘，在肿瘤区还可显示肿瘤染色征象。软组织良性肿瘤则表现为血管受压移位，除血管瘤外，肿瘤供血动脉也不增粗，更无血管被侵蚀现象，仅肿瘤区呈少血或缺血性改变，一般无肿瘤血管及肿瘤染色，肿瘤区血循环正常；血管瘤则显示供血动脉扩张扭曲，并有动静脉瘘征象，瘤区动脉分支增多迂曲呈不规则网状，静脉也曲折增多，呈结节不规则扩张。

（8）免疫组织化学检查：是利用极微量的组织抗体检测标记软组织肿瘤的组织来源，可弥补肿瘤病理形态学诊断的不足。

软组织肿瘤标识物的抗体有中间丝，包括角蛋白，是上皮细胞的标记物，波形蛋白是间叶细胞的标识物，结蛋白是平滑肌和横纹肌组织的特异性中间丝，层蛋白是构成平滑肌和神经鞘细胞的基底层；蛋白包括纤维连接蛋白，第8因子相关肌红蛋白，s-100蛋白；酶包括溶菌酶，神经特异性烯醇化酶。

目前，较可靠的软组织恶性肿瘤标记有：恶性纤维组织细胞瘤和隆突样皮肤纤维肉瘤的可靠标记物是X1抗胰蛋白酶，神经特异性烯醇化酶，结蛋白和层蛋白；横纹肌肉瘤红蛋白标记阳性，对于胚胎性横纹肌肉瘤结蛋白标记优于肌红蛋白；滑膜肉瘤和间皮肉瘤标记物较多，对xl抗胰蛋白酶、溶菌酶、纤维连接蛋白均可呈阳性；s-100蛋白和神经特异性烯醇化酶是神经源性肿瘤的标识物；对组织来源不明的肉瘤可先用波形蛋白和角蛋白，再用结蛋白和s-100蛋白或神经特异性烯醇化酶标记筛选出其组织来源，以明确诊断。

（9）肿瘤细胞核DNA含量检查：软组织肉瘤的体积大小与DNA含量成正比。DNA含量越高，恶性程度越高，预后较差。

（二）辨证诊断

肢体有单发或多发性肿块。依主要临床表现，可分四型：

1. 气滞血瘀型

（1）临床表现：四肢、肩背或胸腹等处有固定性疼痛，有单发或多发性肿块，表面色青紫或毛细血管迂回扩张，面色晦暗，脉弦或细涩，舌质紫暗。有瘀斑、瘀点。

（2）辨证要点：有固定性疼痛，面色灰暗，舌质紫暗，有瘀斑或瘀点。

2. 热毒蕴结型

（1）临床表现：发热、烦躁，身体一处或多处肿块，表面温度升高，或溃破腐臭，大便干结，小便短赤，脉弦数或滑数，舌质红，苔黄腻。

（2）辨证要点：发热烦躁，脉弦数或滑数，舌质红，苔黄腻。

3. 痰浊凝聚型

（1）临床表现：有单发或多发包块，两足浮肿，倦怠疲乏，胸满胁痛，呕吐痰涎，伴胸水或腹水，脉滑或濡，舌质淡，苔白腻。

（2）辨证要点：两足浮肿，伴胸水或腹水，苔白腻。

4. 气血亏虚型

（1）临床表现：倦怠，乏力，面色无华，心悸怔忡，低热消瘦，局部肿块日益增大，或淋巴结肿大，脉沉细，舌质淡，苔薄白。

（2）辨证要点：面色无华，低热消瘦，脉沉细。

二、鉴别诊断

（一）脂肪瘤

此病好发于脂肪组织较多的皮下，也可发生于肌肉及肌间隙中，多见于臀部及大腿。发生于腹腔后间隙者为巨大脂肪瘤。外形一般为圆球形、扁圆形、分叶状及不规则形。瘤体大小不一，表浅者体积较小，可多发或单发，质地较软，多无疼痛，表面温度与正常皮肤相仿或略低。

（二）纤维瘤

此病多发自皮内、皮下及浅筋膜等处，生长广泛。弹力纤维瘤绝大多数位于肩胛下角附近深部软组织内，也可发生于坐骨结节及股骨大粗隆附近的软组织内；韧带样瘤多发于女性腹壁肌肉及腱膜组织内；多数纤维瘤有包膜，边界清，体积小，呈球形或橄榄形，无皮肤粘连。腹壁韧带样瘤多顺肌纤维方向生长，边界不清，直径 1 ~ 10cm 不等，呈球形；腹壁外韧带样瘤呈侵袭性蔓延扩张，为片状纤维组织增生后并呈不规则形，边界不清。纤维瘤质地较硬，无疼痛。

（三）滑膜瘤

此病多发于手指、足趾，其次是腕部、膝部、肘部等处，呈弹丸状，直径多在1~3cm，多数边界清楚，少数呈浸润性生长者边界往往不清。滑膜肉瘤多发于肢体大关节周围，很少累及关节囊腔，体积较大，一般直径在10cm左右，也可超过20cm，质地可软也可较硬，有或无疼痛。

（四）良性神经鞘瘤

本病多发生在头颈部，以颈部迷走神经常见，也可见于舌、咽等处，其次是肢体，恶性神经鞘瘤还可发生在腹膜后间隙。良性神经鞘瘤一般为实体橄榄球形，体积不大，直径在1~4cm，边界清楚，触之肿瘤远端有触电感。恶性神经鞘瘤体积较大，最大直径可达20~30cm左右，为圆球形，极易破溃出血，偶可破坏深部骨质。

（五）血管瘤

此病多见于皮肤及皮下组织，可分为毛细血管型、海绵状型及肉芽肿型等，多呈弥漫性生长，边界不清，质地有压缩性，表面温度高于正常皮肤，毛细血管瘤皮肤为斑片状红色变化，海绵状血管瘤皮肤呈淡蓝色。数字减影血管造影检查显示供血动脉扩张扭曲，并有动静脉瘘征象，瘤区动脉分支增多迂曲，呈不规则网状，静脉也曲折增多，呈结节不规则扩张。

三、临床治疗

（一）治疗思路提示

治疗软组织肉瘤的关键是早期发现和早期治疗，临床疗效的提高则依赖于首次治疗的正确性和彻底性。只有控制其局部复发和远处转移，并能最大限度地保存其机体的功能，才能达到较好的临床疗效。手术要在肿瘤周围正常组织内进行，并辅以其他治疗方法才能获得较好的疗效。

（二）中医治疗

1. 内治法

（1）气滞血瘀

治法：理气活血化瘀，软坚散结。

方药：桃红四物汤加减。

桃仁9g，红花9g，当归尾15g，赤芍15g，枳壳9g，川芎9g，皂角刺9g，炙穿山甲9g，青皮9g，猪苓15g，海藻3g，昆布30g。

（2）热毒蕴结

治法：清热解毒，消肿散结。

方药：五味消毒饮加减。

金银花12g，野菊花15g，夏枯草15g，蒲公英15g，紫花地丁30g，板蓝根30g，七叶一枝花30g，白花蛇舌草30g，黄连6g。

（3）痰湿凝聚

治法：健脾化湿，化痰散结。

方药：海藻玉壶汤加减。

海藻30g，昆布30g，生牡蛎30g，薏苡仁30g，土茯苓30g，半夏9g，贝母9g，制天南星9g，白芥子9g，陈皮6g，青皮6g，炒白术15g。

（4）气血亏虚

治法：益气养血，扶正散结。

方药：八珍汤加减。

党参15g，黄芪15g，茯苓15g，炒白术15g，生地黄12g，熟地黄12g，白芍12g，当归12g，鸡血藤30g，灵芝30g，川芎9g，刺猬皮30g。

2. 外治法

（1）麝香回阳膏：麝香、梅片、红花、儿茶、乳香、没药、黄连、黄柏、血竭、黄芩、自然铜等共研细末，加蜜、陈醋，调均匀成膏状，外敷患处。用于局部红肿热痛或溃破腐臭者。

（2）蟾酥止痛膏：由蟾酥、生川乌、细辛、红花、七叶一枝花、冰片等中药组成，用橡胶氧化锌为基质加工制成中药橡皮膏，外敷患处。适用于软组织肉瘤疼痛甚者。

（三）西医治疗

1. 手术治疗

软组织肉瘤的手术治疗原则是在最大可能保留机体功能的前提下，做最适度的切除手术，以保证病人的生存质量。手术范围应根据肿瘤的病理类型、生长部位、浸润范围、转移情况、全身情况和以往的治疗经过来决定。

（1）腹膜后或头颈部软组织肉瘤手术治疗原则：按腹膜后及头颈部恶性肿瘤的手术原则治疗。

（2）肢体及躯干表面的软组织肉瘤手术范围

①局部广泛性切除术：适用于位于皮肤及（或）皮下的软组织肉瘤，一

般较易早期发现，多数直径≤5cm，其切除范围为：

未侵及深筋膜：皮肤切口应在扪及之肿瘤边缘旁3～4cm进行；达皮下时，再扩大2～3cm；一并切除到底相应之深筋膜；如已做手术活检，应将活检创道包括在切除范围内；如皮下组织直接位于骨表面，术前CT及骨扫描均无骨侵犯，可切除局部骨膜；手术野边缘可做术中冰冻切片检查；切口创面植皮瓣修复。

若已达深筋膜，但未侵入肌肉，应将上述范围再向深层扩展，切除筋膜下2～3cm厚度的肌肉。

②根治术：指在肿瘤周围的正常组织内进行手术，对与皮肤有粘连的肿瘤，不论是原来未曾手术过的还是手术后复发的，要求距肿瘤基部外3cm处做切口，连同复发者过去的手术疤痕一同切除，皮下组织再向外潜行分离4～5cm。已有区域淋巴结转移时，皮肤切口要包括区域淋巴结的整块切除，高度恶性的肿瘤皮下组织潜行分离面更大。凡来源于肌肉的肿瘤或累及附近肌肉的肿瘤，则要把有关肌肉从肌筋膜隔的起点至上点整条肌肉完全切除。主要神经受压移位或侵犯时，应仔细用神经剪刀把神经外膜连同肿瘤一同剪下，仍保留神经纤维的组织结构和生理功能。对主要血管尽最大可能予以保留，一般情况下动脉壁较厚，比较容易剥离。若静脉实在无法保留，则与肿瘤一同切除，切除后再行血管移植术。如无附近骨质破坏，仅行骨膜局部切除即可；若有骨质破坏可行部分骨段切除术，然后再予修复。肿瘤整块切除后，仔细止血，清理创面。还可用新配置的2mg氮芥/100mL生理盐水溶液或洗必泰、蒸馏水等浸泡创面4～5分钟，以消灭残留的肿瘤细胞。最后可根据创面的大小和保留的皮肤多少，选用直接缝合、游离植皮或皮片转移等方法修复创面。

③截肢术及关节断离术：适用于晚期的巨大肿瘤伴有溃疡大出血，而又无法止血；或伴有严重感染危及病人生命安全；或肿瘤生长迅速并引起剧烈疼痛，难以用药物控制；或肢体已有病理性骨折，失去活动能力等情况，无法用其他方法挽救时，方可考虑选用截肢术（见表31－2）。

表31－2　　软组织肉瘤截肢平面参考

软组织肉瘤部位	截肢平面
足部	小腿中上1/3交界处
小腿、膝关节	股骨小粗隆

续表

软组织肉瘤部位	截肢平面
大腿中、下 1/3	髋关节离断术
大腿上 1/3 臀及臀部	半骨盆切除术
手腕部	肘关节下截肢术
前臂	肘关节上截肢术
肘关节、上臂下 1/3	骨关节上截肢术
肩部、上臂上 1/3	前 1/4 截肢术

④局部复发和转移的手术治疗

软组织肉瘤局部复发，可考虑再次局部广泛切除或截肢术。

对孤立的肺转移灶，观察 3 个月以上无新病灶出现，在原发瘤已控制的情况下，可考虑转移瘤切除。

姑息性手术治疗：对于不能达到根治手术目标的患者，也可考虑行局部完整切除，即紧靠肿瘤假包膜外切除或术后进行放疗。

2. 放疗

（1）对局部软组织肉瘤患者，不论组织来源和病理学分级如何，只要做了保留肢体的切除术后，皆应行放疗。

（2）术后放疗：主要针对那些残留在手术野内的微小亚临床病灶，可起到抑制作用，而对那些团块状和结节状的大块瘤体往往难以奏效。对体积较大或恶性程度较高的软组织肉瘤，一定要先施行肿瘤广泛切除术，最低限度也要把巨大肿瘤切除。如未发现远处转移又无全身严重疾患，在手术伤口完全愈合拆线后 1 ~ 2 周内就可施行放射治疗。放射治疗面积要包括微小肿瘤灶可能涉及的范围。对 G_1 和直径 <5cm 的肿瘤床外或 X 线摄片所示病变外 5cm 的范围或整个手术野在内。对 $G_{2\sim3}$ 和直径 >5cm 的肿瘤，应把放射野扩大到肿瘤床外 7 ~ 10cm 的范围。这样就可消灭所有生长在假包膜以外的亚临床病灶。

（3）放射时要注意机体保护：对肢体的软组织肉瘤，在照射范围内必须留一条窄的正常组织区，并加以保护，可避免放射性损伤，保留局部的正常血运和淋巴回流，以免产生放射后的肢体严重水肿、纤维化，继发感染和剧烈疼痛等严重并发症和后遗症。对未被肿瘤侵犯的整段长骨和全关节腔，也要尽量避免全照射，防止发生放射性骨折或关节僵直等不良后果。照射在大腿根部的肿瘤，要注意保护双侧睾丸；照射躯干部的肿瘤，要注意保护内脏和脊髓。

（4）单纯放疗：不作为根治性治疗措施。

（5）术前放疗：首先，可使巨大肿瘤的体积缩小，并常会在肿瘤与正常组织之间产生一层组织反应区，有轻度水肿，易于手术分离，可使原不能切除的肿瘤得以切除；其次，大部分肿瘤细胞经放射后已失去活力，即使在手术野内留有肿瘤细胞，也无生存和复发的能力。术前放疗还可使肿瘤周围的脉管大多萎缩变细，甚至纤维化闭塞，失去循环能力，从而减少手术操作时挤压肿瘤向外扩散的机会。放疗后3~4周可行手术治疗。但术前放疗易导致术后创面不易愈合。

（6）放疗外照射治疗：对团块状和结节状肿瘤术后较明显的残余肿瘤难以奏效，可在术后采用组织间质后装放疗。

（7）放疗后的并发症：临床常见的是伤口经久不愈，其次是感染、血肿、皮片坏死，甚至会发生骨折。

3. 化学治疗

化疗对软组织肉瘤病人一般只作为一种术后辅助性治疗。对手术有困难的病人，可先行术前化疗。待肿瘤缩小后再做手术治疗。

（1）给药方法：以动脉插管注射法疗效较好。头颈部肿瘤可由颞浅动脉插管，上肢及胸腋部肿瘤可通过尺动脉插管，盆腔、臀部、会阴部及下肢肿瘤可通过股动脉插管。每日由导管注射化学药物直接进入肿瘤，局部的高浓度化疗药物可使肿瘤很快缩小，临床症状减轻。此法必须用在手术或放疗之前，因供应肿瘤区域的动脉尚未受到破坏，可充分发挥动脉供应化学药物的作用。术后化疗应在手术后短期内即开始应用，才可能减少远处转移，提高生存率。对复发和转移灶也应及早进行综合治疗。

①AD方案：

ADM　25~40mg/m^2，iv，每3周1次。

DTIC　200~400mg/m^2，ivgtt，连用3~5天，每3周1次，6~9周为一疗程。

②CVAD方案：

CTX　600~800mg/m^2，iv，每周1次。

VCR　1mg/m^2，静脉冲入，每周1次。

ADM　25~40mg/m^2，iv，每3周1次。

DTIC　200～400mg/m^2，ivgtt，连用3～5天，每3周1次，6～9周为一疗程。

③CVADIC方案：

CTX　500mg/m^2，iv，d_1

VCR　1.5mg/m^2，iv，d_1、d_5

ADM　50mg/m^2，iv，d_1

DTIC　200mg/m^2，ivgtt，$d_{1\sim5}$

22天为一个疗程。

④T2方案：

DACT　300～450μg/m^2，iv，$d_{1\sim5}$

ADR　20mg/m^2，iv，$d_{14\sim16}$

VCR　1.5～2.0mg/m^2，iv，d_{28}、d_{35}、d_{42}、d_{49}。

MTX　1200mg/m^2或40mg/kg，iv，$d_{28\sim42}$。8周为1周期，可重复应用5个周期。

⑤T6方案

DACT　300μg/m^2，iv，$d_{1\sim5}$

CTX　300mg/m^2，iv，$d_{1\sim5}$

BLM　6mg/m^2，iv，$d_{1\sim5}$

VCR　1.5mg/m^2，iv、d_1、d_8、d_{15}

ADR　12mg/m^2，iv，$d_{22\sim26}$

BCNU　90mg/m^2，iv，d_{43}

放疗：DA 60Gy/6w，第29天开始。

手术切除：第6～7周。化疗重复一周期。

（2）几种较常见软组织肉瘤的化疗方案

①儿童胚胎性横纹肌肉瘤术后化疗效果最明显。根据其病理检查分期Ⅰ期和Ⅱ期用药时间为1年，$Ⅱ_b$～Ⅲ期化疗2年。

开始用药阶段方案：

VCR　1.5mg/m^2，iv，d_1、d_8、d_{15}、d_{22}、d_{29}、d_{36}、d_{50}、d_{64}、d_{78}

KSM　0.4mg/m^2，iv，d_1、d_8、d_{15}、d_{22}、d_{29}、d_{36}

CTX　300mg/m^2，iv，d_1、d_8、d_{15}、d_{22}、d_{29}、d_{36}、d_{50}、d_{64}、d_{78}

应用一个周期后连续应用3个（Ⅰ、$Ⅱ_a$期）或7个（$Ⅱ_b$～Ⅲ）继续用药阶段的方案：

VCR　1.5mg/m^2，iv，每2周用1次。

CTX　300mg/m^2，iv，每2周1次。

KSM　0.4mg/m^2，iv，每周1次，连用6周，13周为一个用药阶段。

②神经母细胞瘤：

CVD方案：

CTX　750mg/m^2，iv，d_1

VCR　1.5mg/m^2，iv，d_5

DTIC　250mg/m^2，iv，$d_{1\sim5}$

每3周为一疗程。

CA方案：

CTX　250mg/m^2，iv，连用7天

ADM　35mg/m^2，iv，d_8.

每3周为一疗程。

DV方案：

DDP加VM26，VM26可通过血脑屏障，为治疗原发性脑肿瘤的新药。目前化疗对上述两种软组织肉瘤可取得满意的疗效。

第三十二章 恶性黑色素瘤

恶性黑色素瘤通常简称恶黑，是一种由黑色素细胞引起的恶性程度极高的恶性肿瘤，本病病因尚不十分明了，经研究发现与诸多因素有关，其中包括种族与遗传、日光照射、局部创伤和刺激、一些癌前病变及免疫功能下降等。本病主要发生于皮肤，也可发生于皮肤外部位（如颅内、眼、口腔、直肠、外生殖器等），占所有恶性肿瘤的1%～3%，占皮肤恶性肿瘤的6.8%～20%，居皮肤恶性肿瘤的第三位。其起病隐匿，临床表现复杂，大多数皮损开始为厚度参差不齐、边缘不整、颜色多变的色素沉着斑块，易造成误诊、漏诊；继而发展为局部浸润、结节、溃疡等，其发展较快，常出现局部淋巴结及内脏转移，预后较差，是对人类生命威胁最大的恶性肿瘤之一。

一、临床诊断

（一）辨病诊断

1. 临床诊断

恶黑多见于成年和老年人，青年人少见，12 岁以下儿童罕见，男女无显著差异。发生于老年人的恶黑，多来源于黑色素细胞，恶性程度低，生长缓慢；发生于青年人的恶黑，多来源于痣细胞，恶性程度高，生长迅速，转移较早。恶黑好发部位为足趾部，其次为下肢末端、头颈部、躯干部也可见。除此之外，恶黑尚可发生在阴道、肛门、口唇等黏膜处，应予注意。病变早期多为单发，症状为在正常皮肤上出现色素斑，或原有色素性皮肤病在短期内不断增大，色调不匀，着色加深，毛囊及皮纹破坏消失。随着皮损增大，形成斑块结节，甚至呈蕈状或菜花状增生，表面易破溃出血结痂，周围皮下色素沉着。肿物不断发展可出现皮下肿块、结节及卫星状损害。晚期多发生淋巴结及内脏转移，可出现黑尿、黑血症及恶病质，导致死亡。

无色素性黑色素瘤的皮损不显示色素，皮损表现类似炎症性溃疡或血管性肉芽肿。源自皮肤外的恶性黑色素瘤，转移到皮肤时，表现为多发性肿块、结节、黑色斑块或弥漫发黑等。

根据恶黑的临床表现及肿瘤的浸润深度，可将恶黑分为原位性恶黑、恶性黑色素瘤（侵袭性恶黑）两大类。原位性恶黑病变局限于表皮内，未侵及真皮，被认为是恶性黑色素瘤的一种早期形态，随着病变发展，将出现浸润性生长，转变成恶性黑色素瘤。侵袭性恶黑指病变突破基底侵入真皮层下组织，其恶性度高，易转移，预后差。

（1）原位性恶黑

①恶性雀斑痣：又称黑变性雀斑、恶性雀斑、Dubreuilh 癌前黑变病。可发生于任何年龄，但多见于老年人的暴露部位如面部，特别是颧颊部，极少见于非暴露部位。损害初为一边缘规则的色素斑点，着色不匀，直径多为几毫米，逐渐向外扩展可为几厘米，并常常一边扩大，一边自行消退，消退后可留色素减退区，无自觉症状。此型大多数病情进展极慢，约 2/3 病人在恶变前死于其他病因，1/3 病人皮损经 10 年以上最终恶变成恶性雀斑型黑色素瘤。

②Paget 样原位恶黑：原称浅表扩散原位恶黑，多见于中年患者的非暴露部位。损害较小，直径很少过 2. 5cm。呈黄褐、褐色或黑色，色调不一，边缘不规则。如发生侵袭性生长时，速度较快，可在 1 ~2 年内发生浸润，出现结节、溃疡、出血。

③肢端雀斑原位恶黑：多见于黑人及黄色人种，此型为我国恶黑的好发类型，在恶黑中占有相当比例，其致病原因与外伤有密切关系。好发于手掌、足底、甲床及甲床周围无毛部位，尤其好发于足底，故对于有瘙痒、疼痛感觉，着色加深，持续变大的足底部黑痣，应警惕恶变。当病变位于甲部时，约 2/3 位于甲下，其中左拇指尤易受累。表现为甲板纵裂，出现纵行色素带及黑褐色隆起肿物，表面破溃，流出略带黑色血性分泌物。此型恶变率高，应注意早期诊断。

（2）恶性黑色素瘤

①恶性雀斑样黑色素瘤：由恶性雀斑样痣恶变而来，约占恶黑的 5%，多见于老年人暴露部位。病变为在原有损害基础上出现一个或数个蓝黑结节，发展缓慢，可出现溃疡，较晚发生转移且多局限于局部淋巴结。

②浅表扩散性恶黑：最常见的一型，约占恶黑的 70%。由浅表扩散性原位恶黑发生侵袭性生长而来，恶变后皮损可出现局部浸润、结节、溃疡及

出血。

③结节性恶黑：是恶黑中恶性程度最高的一种，转移早，速度快，预后差，约占恶黑的15%。病变常来源于正常皮肤，起病隐匿，发展快，发现时多已表现为隆起的斑块结节黑色或青黑色，迅速增大，易发生溃疡。

2. 病理学变化

（1）原位恶黑：早期恶黑雀斑样痣可表现为表皮变平，基底层色素增加。真皮上部可出现少量黑色素细胞和轻度炎症浸润。典型损害切片中可见黑色素细胞沿表皮真皮交界不规则排列，细胞多呈梭形，形态大小不一，其底层黑色素细胞密集；真皮上部常呈带状炎症浸润，含大量黑色素细胞。

Paget 样原位恶黑的黑色素细胞主要位于表皮下部，瘤细胞大而圆，具有丰富的胞浆，呈巢状，与 Paget 细胞相似，真皮内可见噬黑色素细胞和炎症浸润。

肢端雀斑样原位恶黑早期表现类似恶性雀斑，在基底层出现黑色素细胞及色素增加，也可出现在表皮上部，色素细胞呈梭形 Paget 样细胞，真皮上部色素沉着显著，可见很多噬黑色素细胞。

（2）侵袭性恶黑：瘤细胞起源于表皮真皮交界处。典型切片表现为不规则的交界活跃，瘤细胞呈“双相”性生长。一方面自表皮向下侵入真皮，另一方面向上方侵入表皮，以至于表皮破溃。真皮内瘤细胞主要为上皮细胞型梭形细胞，一般以一型为主，上皮样细胞型较多见，极个别病例可见气球样细胞。瘤细胞有明显的非典型性，细胞大小不一，核染色质丰富，常可见到核分裂象。在恶黑中，黑色素的含量、分布差异较大，无黑色素性恶黑 HE 染色切片中寻找不到黑色素，需在银染色切片中才可发现为数不多的黑色素细胞，而用新鲜组织做冷冻切片 Dopu 反应呈阳性，对临床诊断有重大意义。

恶性雀斑样黑色素瘤的表皮内可见到不典型黑色素细胞，多呈纺锤形，其上方表皮萎缩变薄。瘤细胞自表皮向下侵入真皮，形成瘤细胞结节。此外，瘤细胞常侵犯毛囊的外根鞘，此现象有诊断意义。

浅表扩散型恶黑的表皮内也为不典型黑色素细胞，呈上皮样，具有“Paget”病外观，发生侵袭性生长后，真皮内可见瘤细胞结节，细胞呈上皮样型或病细胞样。肿瘤浸润周围可见表皮内黑色素细胞巢。

结节性恶黑的表皮无异常，真皮出现瘤细胞结节。邻近表皮内无病变，借此可与浅表扩散性恶黑所见之瘤细胞结节区分。

3. 组织学诊断

以下 5 条为组织学诊断恶黑的重要条件：①细胞的间变或异形性，表现为瘤细胞形态大小不等，核增大深染。②表皮真皮交界处的痣细胞呈不典型增生，表皮突之间的基底层黑色素细胞明显不典型连续性增生。③病细胞由表皮侵入真皮。④真皮内可见核分裂象（除幼年性黑色素瘤外）。⑤表皮全层出现瘤细胞。

根据 Clark 方法，可将恶黑侵袭程度分为 5 级，以判定预后和指导治疗。

1 级：瘤细胞仅限于表皮内。

2 级：瘤细胞侵入真皮乳头层。

3 级：瘤细胞侵入乳头下血管。

4 级：瘤细胞侵入真皮网状层。

5 级：瘤细胞侵入皮下（组织）。

（二）辨证诊断

1. 气滞血瘀型

（1）临床表现：局部乌黑，坚硬疼痛，伴郁闷不舒，或有胀痛串痛，或有肌肤甲错，舌质暗红，舌苔薄白，舌面或舌边有瘀斑、瘀点，舌底及腹壁静脉迂曲怒张，脉细涩。

（2）辨证要点：局部乌黑，郁闷不舒，伴有肌肤甲错，舌质瘀暗。

2. 湿毒浸淫型

（1）临床表现：肿块乌黑，紫红或溃烂，流脓血水或黄水，疼甚，伴身体困重；或痒、红肿，潮湿，心烦难寐，口渴欲饮或不欲饮，小便黄赤，大便秘结，舌质红，苔厚腻，脉滑数。

（2）辨证要点：肿块乌黑，溃烂，流脓血水或黄水，身体呆重，心烦难寐。

3. 气血双亏型

（1）临床表现：在肿瘤术后或放疗、化疗过程中，倦怠乏力，少气懒言，动则汗出，面色苍白或萎黄，头晕眼花，心悸失眠；若在术前，则肿瘤生长缓慢，色泽稍淡，或溃烂难愈，舌质淡，苔薄白，脉细弱。

（2）辨证要点：肿瘤生长缓慢，色泽稍淡，或溃烂难愈，全身表现为气血不足症状。

4. 肾气亏损型

（1）临床表现：老年体虚或孕期患者，腰膝酸软，小便频数，夜尿尤频，甚或余沥不尽；或伴头晕耳鸣，遗精早泄，或带下清冷，腰部冷痛。偏阳虚者，可见畏寒肢冷，头晕耳鸣，阳痿早泄；偏阴虚者，可见五心烦热，头晕健忘，心烦不寐，口干咽燥，面颊潮红，舌质嫩红，舌苔薄白，脉沉细或细数。

（2）辨证要点：老年体虚或孕期患者，腰膝酸软，小便频，夜尿尤频，甚或尿不尽；或伴头晕耳鸣，遗精早泄，或带下清冷，腰冷痛。偏阳虚者，可见畏寒肢冷，头晕耳鸣，阳痿早泄；偏阴虚者，可见五心烦热，不寐，口干咽燥，舌嫩红，苔薄白，脉沉细或细数。

二、鉴别诊断

（一）色细胞痣

此病又称色痣，是真皮黑色素细胞的良性肿瘤。多见于儿童或青春期约30岁以后，多数色痣可以逐渐消失（面部痣除外），皮损形态、大小、着色均不一，临床上要确定是否需要进行病理检查以排除恶变时，有以下临床指征：①色痣显著而迅速变大，着色发黑发亮；②年纪较大时（多指30岁以后）出现新的色素损害应予重视；③色痣经常自然发生破溃出血；④痣表面有结痂形成；⑤附近所属淋巴结肿大；⑥周围出现卫星状损害。

（二）幼年性黑色素瘤

此病又称梭形细胞痣，是色素细胞痣的一种特殊类型。多见于儿童，发病部位以面颊部为主。在病理表现中，恶黑和幼年性黑色素瘤均可出现核分裂象和形状怪异的细胞，使二者不易区分。但良性幼年性黑色素的怪形多核巨细胞周围常伴有水肿引起的透明腔隙，恶黑却无此现象。

（三）脂溢性角化病

此病较多见，好发于老年人头面部。早期皮损呈边界清楚的扁平斑片，呈淡瘤样，着色呈淡褐色，暗褐色甚至黑色，此时损害若发生炎症，或受到刺激而出现破溃、渗出则易与恶黑混淆。活检或手术后病理检查可区别。

（四）恶性蓝痣

此病可由细胞性蓝痣发生恶变而成，也可开始即为恶性蓝痣。病理切片中可见瘤细胞核呈多形性，出现丝状分裂，肿瘤细胞成簇，侵入真皮深部或皮下组织，但表皮无病变，无交界处活跃现象，可借此与恶黑鉴别。

三、临床治疗

（一）治疗思路提示

1. 活血化瘀法

清代医学家王清任曰：“气无形不能结块，结块者，必有形之血也，血受寒则凝结成块，血受热则煎熬成块。”可见寒凝或内热均有致瘀可能。恶性黑色素瘤的病因病机或辨证分型虽有异，但基本上基于瘀血阻滞肌肤而生，和其他的恶性肿瘤大同小异。现代医学从分子状态认识气滞血瘀，提出了血液的高凝状态是肿瘤发生的病理基础。在 1974 年 Michadsyid 提出了血液高凝状态与癌的关系学说，此学说认为：癌细胞释放物能够引起血液高凝，血液高凝又为癌转移创造条件，所以药物抗凝可提高癌治愈率，减小复发率，延长生存期。活血化瘀药物对恶性黑色素瘤的防治是通过多方面、多环节间接发挥作用的。首先，通过活血化瘀能解除血液的高凝状态，即降低血液的黏稠度和周围血管的阻力，又能促进纤维蛋白原的溶解，改善微循环，化解癌瘤周围形成的纤维蛋白网络，使抗癌药物和免疫活性细胞更容易进入癌细胞内发挥治疗作用。临床治疗恶性黑色素瘤应用活血化瘀药时，为了避免其对机体免疫力的抑制，应与扶正固本药物相配合。

2. 扶正固本法

《黄帝内经》曰：“正气存内，邪不可干”“邪之所凑，其气必虚”；《医宗必读》指出：“积之成也，正气不足而邪气踞之”；《外科正宗》更进一步指出：“正气虚，则成岩”。所以癌症发展是一个正虚的过程，在病灶的局部多表现为邪实，而整体则表现为正虚，正气内虚也是恶性黑色素瘤发生发展的根本原因。大多数的外界因素致病及黑痣的恶变过程，多是在人体正虚的情况下发生的，同时恶性黑色素瘤的现代治疗又多以手术、化疗等法为主，易造成患者机体脏腑阴阳气血经络失调，抑癌能力下降。因此，积极应用中药扶正固本则占有极其重要的位置。通过近十年应用扶正固本法治疗恶性黑色素瘤的临床观察，人们已经认识到了此法能明显提高患者生存率，减轻化疗毒副反应，提高治疗效果。当然，临床应用扶正固本法应辨证论治，根据气虚、血虚、阴虚、阳虚的不同而采用不同的治疗方法，而且应与其他治法相配合，以达尽善尽美。

（二）中医治疗

1. 内治法

（1）气滞血瘀

治法：活血行气，化瘀通络。

方药：桃红四物汤加味。

当归、川芎、赤芍各12g，桃仁、红花各10g，丹参30g，三七10g，穿山甲12g，威灵仙10g，水蛭、虻虫各6g，血竭12g，香附12g，陈皮10g。

若郁闷不舒，胀痛明显者，可加柴胡、薄荷、枳壳、郁金、延胡索；若肿块乌黑，刺痛明显者，加三棱、莪术各10g，麝香1.5g，蒲黄12g。

（2）湿毒浸淫

治法：清热燥湿，解毒消瘀。

方药：黄连解毒汤合犀黄丸加减。

黄连、黄芩、黄柏各15g，栀子15g，牛黄9g，制乳香、制没药各15g，麝香1.5g。

湿邪偏重，局部溃烂不收，流污水，加薏苡仁、金钱草、车前草、苍术；热毒扰及心营者，加犀角、生地黄、芍药、牡丹皮等。

（3）气血双亏

治法：益气养血，扶正培本。

方药：八珍汤加味。

人参10g，白术15g，茯苓10g，白芍10g，当归、熟地黄各12g，川芎、炙甘草各6g，黄芪30g，制首乌15g，木香6g，紫河车30g。若瘀毒未尽，加半边莲、半枝莲、白花蛇舌草。

若腹胀、纳差、恶心呕吐者，可加陈皮、焦三仙各12g，半夏10g，砂仁6g。

（4）肾气亏损

治法：补肾益气，壮腰健肾。

方药：六味地黄丸加味。

熟地黄、山药、山茱萸各15g，牡丹皮6g，泽泻、茯苓各10g，杜仲、川断各12g，桑螵蛸、覆盆子各15g，枸杞15g，冬虫夏草15g。

若偏肾阳虚者，加制附子6g，肉桂3g，淫羊藿12g；若肾阴虚者，加麦冬、玉竹各12g，沙参、女贞子各15g；肾精亏损者，加龟甲15g，鹿角胶20g，菟丝子20g。

2. 外治法

（1）三品一条枪：功用祛腐消瘤。将白矾、明矾二物研细末，入小罐内，烧制成块状加雄黄、红香二药（四药比例为45：69：7.2：3.6）共研细末备用。同时洗净创面撒药粉0.3～0.8g，3～5天换药一次，一般换药1～2次，局部癌组织全部坏死脱落，即可用八二丹撒于患处，使创面逐渐愈合。

（2）砒枣散：功用祛腐消瘤。红枣1枚，红砒1粒（如绿豆大），冰片少许。将红枣去核纳入红砒，置瓦上炭火煅烧存性，研末备用。同时洗净创面，撒药粉0.3～0.6g，每日1次，连续7～10天，恶肉自去。

（3）千金散：功用蚀恶肉化疮腐。药物有制乳香、没药各5g，轻粉15g，飞朱砂15g，煅白砒6g，赤石脂15g，炒五倍子15g，煅雄黄15g，醋制蛇含石15g。将各药研制和匀，掺入患处，每日1次，连续7～10天。

（4）砒矾散：功用去腐消瘤。白砒5g，明矾6g，马钱子3g，黄连素1g，普鲁卡因2g。常法煅制砒矾，合马钱子、黄连素、普鲁卡因共研细末，同时洗净创面（表面未溃者用刀剔去表皮），均匀撒上药粉，外盖油纱条或敷料，每日或隔日换药1次，直至肿瘤全部脱尽。

（5）蟾酥合剂：功用祛毒、化腐、散结。用酒化蟾酥、雄黄、铜绿、炒绿矾、轻粉、乳香、没药、枯矾、干蜗牛各3g，麝香、血竭、朱砂、煅炉甘石、煅寒水石、硼砂、灯草灰各1.5g。各研细末和匀，蟾酥另以烧酒化开为糊，徐徐和入药末，研末备用。同时洗净创面（未溃者用手术刀剔除表皮），撒上药粉，坚持换药，直至瘤体组织与正常组织分离而脱落。

（6）桃花散：功用止血。白石灰0.5g，大黄45g。先煎大黄成汁，白石灰用大黄汁泼成末，再炒石灰变成红色为度，筛细末备用。此药用于经上述治法后，肿瘤已溃但创面出血者。

（7）术后溃烂难愈可用珍珠粉10g，生肌散20g，象皮末20g，五倍子粉20g，黄柏末20g，青黛20g，枯矾20g，外敷于患处，每日1次，直至愈合。

（三）西医治疗

恶黑病情发展快，恶性程度高，病变多发生转移，预后较差。目前对恶黑的治疗有手术、化疗、免疫及放射等疗法，但均不够理想。治疗时采用何种方法应根据肿瘤病理分型和临床转移情况及患者的一般状况而定。目前，早期病变局部手术切除仍为首选方案。

1. 外科手术治疗

早期局部广泛切除是目前争取治愈的最好方法，所有切下的标本均需做病理检查，以确定是否已切除干净。

（1）原位性恶黑：切除范围应包括肿瘤周围正常皮肤0.5～1.0cm，深达皮下脂肪层。

（2）恶性雀斑样黑色素瘤

Ⅱ级：切除范围包括瘤外正常皮肤1.0cm以上。

Ⅲ级～Ⅳ级：切除范围包括瘤外正常皮肤2.0～4.0cm，若肿瘤厚度达1.5cm，需行局部淋巴结清除术。

Ⅳ～Ⅴ级：根据肿瘤位置及临床症状决定切除范围，并行局部淋巴结清除术。

（3）浅表扩散及结节型恶黑

①病变厚度<0.76mm者，切除范围包括瘤外2.0cm的正常组织，可不做预防性局部淋巴结清除术。

②病变厚度达0.76～1.5mm时，切除范围包括肿瘤在内的2.0～4.0cm正常皮肤，并做局部淋巴结切除。

③病变厚度大于1.5mm时，切除范围应达肿瘤周围4.0～6cm，并做局部淋巴切除。

④肢端恶性雀斑样黑色素瘤：对指甲或指节下恶性黑色素瘤宜行病灶上一个关节的离断术，术后行区域淋巴结切除。对掌跖处肿瘤，应根据解剖和功能考虑局部广泛切除。对切下标本应做不同区域和深度的组织病理检查，以确定肿瘤是否完全切除，否则，需行相应区域扩大切除术。

2. 预防性区域淋巴结切除术

目前对于何种情况下需行预防性区域淋巴结切除一直存有争议。从临床表现及浸润深度看，行淋巴结切除的指征有①原发病灶靠近淋巴结；②发病部位预后较差；③原发肿瘤出现增生破溃出血；④肿瘤侵入真皮深部。

若仅从肿瘤厚度考虑，多数学者认为：①病变厚度≤1mm时，转移危险不大，预防性区域淋巴结切除术对其远期效果无大影响。②病变厚度>3.5～4.0mm时，隐匿性远处转移的可能性很大，预后较差，行预防性区域淋巴结切除术意义不大。③病变厚度介于上述之间的病变，隐匿性淋巴结转移的概率相当高，预防性区域淋巴结切除对其预后影响相当大。

3. 放射治疗

此法很少用。对于老年患者不能耐受手术者方才考虑此法。方法为500～600rad/w，或采用热疗（42～45℃）半小时后再进行放疗，小量多次放疗则疗效不佳。放疗对于减轻内脏转移引起的压迫症状、中枢神经系统的转移病灶、骨骼转移引起的疼痛有较好作用，可用于发生转移行姑息治疗的患者。

4. 免疫治疗

方法很多，均在试用阶段。常用药物有卡介苗、短小棒状杆菌菌苗、溶血链球菌、干扰素、白细胞介素，方法有局部注射、瘤内注射、BCG皮肤划痕法等。

（1）用培养的恶黑细胞注射给患者，同时注射淋巴细胞，产生类似疫苗接种的效果，可使部分患者病情控制或完全缓解。

（2）对ONCB迟发超敏反应呈阳性的患者，向瘤体内行BCG注射，可使一些肿瘤结节吸收消退。DNCB反应阴性者效果不佳。

（3）将自发缓解的恶黑患者的全血，输给另一例恶黑病人，可使其病情得到一定缓解。

总之，尝试着用于恶黑的免疫方法很多，但较有希望的为前两者。

5. 化学治疗

疗效较差，只可作为辅助治疗或晚期姑息治疗，以缓解症状，延长生命。其适应证：①术后或术前辅助化疗，可提高治疗效果；②术后或治疗后复发转移；③晚期病变，心肝功能尚可者行姑息治疗。用药原则为长期联合、间歇用药，但应注意毒副作用。很少单独使用一种药物进行治疗。相对有效联合用药方案及有效率见表32－1。

表32－1　几种化疗药物联合应用对恶性黑色素瘤的疗效

化疗方案			有效率（%）
DDV方案			
DTIC	$250mg/m^2$	静滴 $d_{1\sim5}/3w$	
DDP	$100mg/m^2$	静滴 $d_1/3w$	44
VDS	$3mg/m^2$	静滴 $d_1/3w$	

续表

化疗方案			有效率（%）
CBD 方案			
CCNU	80mg/m^2	d_1/6w	
BLM	10mg/m^2	静注 $d_{3\sim7}$/6w	48
DDP	40mg/m^2	静注 d_8/6w	
DBT 方案			
DDP	25mg/m^2	静注 $d_{1\sim3}$/3w	
BCNU	150mg	静注 dL/6W	52.5
TAM	10mg/m^2	口服 2 次/d	
BVCD 方案			
BLM	15mg/m^2	皮下注射 $d_{1,4}$/(4～6w)	
VDS	3mg/m^2	静注 $d_{1,5}$/(4～6w)	
CCNU	80mg/m^2	口服 d_1/(4～6w)	45
DTIC	200mg/m^2	静注 $d_{1\sim5}$/(4～6w)	

6. 隔离灌注化疗

这是当病变发生在四肢时，通过肢体血液循环给药的一种治疗方法。适用于肿瘤未广泛转移，仅四肢多发、复发及沿播散路线扩散的转移灶，也可作为手术辅助治疗。方法是用止血带阻断一侧肢体血液循环，将超高剂量的化疗药物借助体外循环设备注入，同时进行隔离加温（40℃），可显著提高疗效。

7. 综合治疗

以手术切除为基础，同时联合化疗放疗等方法，以达治愈或缓解病情、延长生命的目的。

第三十三章　皮肤癌

皮肤癌是临床上较常见的恶性肿瘤之一，其发病率约为2.37/10万人口，主要发病年龄为50～60岁，男女之比为2∶1。皮肤癌的致病原因尚不明确，一般认为是多方面的，较为公认的原因之一为过度的阳光照射，皮损易发于头面部等身体暴露部位，特别是鼻翼、面颊部、眼眶周围是鳞状细胞癌、基底细胞癌的最常见部位。另外，四肢躯干部及外生殖器部位也可见。皮肤癌包括鳞状细胞癌、基底细胞癌、原位恶性淋巴瘤、卡波西肉瘤、转移癌及来自皮肤附件的汗腺癌、皮脂腺癌等。其中以鳞状细胞癌、基底细胞癌临床最为常见。

一、临床诊断

（一）辨病诊断

1. 症状与体征

（1）鳞状细胞癌：通常简称鳞癌，又称棘细胞癌、表皮样癌。可发生在皮肤或黏膜上，发病年龄以50～60岁为高峰，男多于女，好发于头面部、手背、包皮、龟头、四肢躯干也可见。病变多数是在某些皮肤病如着色性干皮病、日光性角化病、慢性溃疡、慢性放射性皮炎，寻常狼疮、斑痕疙瘩、黏膜白斑病等基础上发生，很少发生于正常皮肤上。初期损害为硬性隆起斑片、斑块，呈淡红或淡黄色；发展后可呈结节或疣状损害，皮损边缘较硬，表面粗糙，顶部常有角化钉刺，与基底粘连紧密，若强行剥离基底易出血。皮损不断发展，中央溃破脱落形成溃疡，结痂溃疡面深浅不一，表面糜烂多伴脓性分泌物，结脓痂，发出恶臭味。溃疡基底较硬，坚硬四周高起并外翻，边缘硬肿常可伴有一定程度的继发感染，因此多有局部疼痛的自觉症状。若肿瘤不溃破，则可呈乳头状或菜花状增生。发生于黏膜处的肿瘤，多在黏膜白斑、光化性唇炎等病变的基础上发生，早期往往表现为小溃疡，不易治愈，易反复出血。口腔黏膜处的鳞癌常见于唇部（唇癌）、舌部（舌癌），其次为颊黏膜、腭黏膜等。舌癌瘤体可呈头状型及溃疡型，可转移至颌上淋巴结。发生于包皮、龟头处的鳞癌称阴茎癌，其病因与包茎有密切关系；发生于女阴部的癌症称女阴癌，其病因与长期慢性刺激及外阴瘙痒有一定关系。对于发生于黏膜处的肿瘤，临床上易出现误诊、漏诊，应提高警惕，必要时行病理检查。

鳞癌发展较慢，以局部浸润为主，可不断扩大并向棘层浸润，侵入肌肉、软骨和骨骼，致使骨质受损，破坏器官以致毁容。晚期可见淋巴结转移，血行转移罕见。

（2）基底细胞上皮癌：又称基底细胞癌，侵蚀性溃疡。因此瘤发展较慢，很少转移，恶性程度低，预后较好。为消除患者恐惧心理，多建议避免使用基底细胞癌这一名称，而改用基底细胞瘤为要。

基底细胞癌在我国发病率较低，多见于中年以上，患者男多于女，好发于颜面及颈部，尤以眼眶周围鼻翼颧颞部多见。典型表现为有蜡样丘疹及小结节，发展形成边缘卷起的斑片，略高于皮面，表皮薄，仔细观察可见毛细血管扩张及雀斑状小黑点。也可呈多个斑片，成盘状斑块，中央易破溃形成糜烂溃疡；边缘卷起呈珍珠样颜色。晚期基底细胞癌可发生直接浸润扩散，很少转移。根据基底细胞癌临床及病理表现可以分以下四型。

①结节溃疡型：该型最常见，好发于面部，特别是颈部、鼻翼部，多为单发。表现为面部蜡样小结节及边缘珍珠样卷起的斑片等典型特征。皮损开始为针头至豆大蜡样小结节，不断增多并融合成一个圆形或椭圆形斑块、结节。中央易破溃形成溃疡，溃疡面不平坦，边缘呈珍珠样卷起，伴毛细血管扩张，中心稍凹陷，覆有棕色痂皮，强行剥脱易致基底出血。溃疡面可继续向深部发展达软骨及骨组织，此时溃疡称侵蚀性溃疡或 Jocobl 氏溃疡，若破坏骨骼则形成大溃疡。

②色素型：也多见于面部，表现同结节溃疡型，但结节呈明显褐黑色或黑色色素，易误诊为恶性黑色素瘤。

③局限性硬皮病样硬化型：又称硬斑病样型。皮损开始多是面部丘疹，之后发展为蜡黄色扁平硬化性斑块，边界不清，无卷起边缘，可不发生溃疡，伴毛细血管扩张；也可经很长时间才发生痂皮及破溃。此型与局限性硬皮病相似。

④浅表型：此型多见于躯干，损害为一或数块表浅性红斑或脱屑性斑块，

可向周围缓慢扩大，斑片周围有线型蜡样边缘，表面可有干燥性鳞屑及毛细血管扩张。此时应注意与银屑病、脂溢性皮炎区别。继续发展也可破溃形成小的浅表性溃疡和结痂。

2. 病原学诊断

（1）鳞癌：组织病理示鳞状细胞分化不一，可见分化好的角化细胞及分化不好的异形鳞状细胞，异形的表皮鳞状细胞瘤性增生，并可突破基底膜向真皮内侵袭性生长，沿淋巴扩散。异形的鳞状细胞瘤性增生，大小不等。胞浆红染，染色质丰富，可见丝状分裂象。此种细胞越多，肿瘤恶性程度越高。鳞癌病理上还具有角化的特点，即在瘤体内可见角化珠、鳞状涡，临床上根据异形鳞状细胞数量多少、细胞浸润深度及可见角化珠多少将鳞状细胞癌分为四级。

Ⅰ级鳞癌：异形鳞状细胞数不超过25%。浸润深度不超过汗腺水平。癌细胞大小不等，排列不一，可见不少角化珠。癌细胞与周围组织界线不清，并可见周围组织的真皮内呈炎症反应。此级鳞癌较少转移。

Ⅱ级鳞癌：异形鳞状细胞占25%～50%。侵入真皮，有少量角化珠，与周围组织的炎症较Ⅰ级为轻。

Ⅲ级鳞癌：异形鳞状细胞占50%～75%，偶见角化珠，核分裂明显，周围炎症不明显。

Ⅳ级鳞癌：瘤体几乎均为异形鳞状细胞，无角化珠，核分裂更显著。若瘤细胞呈梭形又无角化特点，此时需结合免疫组化，如角蛋白染色来协助诊断。

（2）基底细胞癌：组织病理示表皮萎缩或溃疡，瘤细胞呈梭形或卵圆形，细胞核大，深染，胞浆少，各细胞之间界限不清，看似融成一团块。各细胞大小、形态、染色上多较一致，无明显差异，无细胞间变，类似基底细胞，但细胞排列不一致。瘤细胞周围组织间质增生，沿瘤细胞周围呈栅状排列。在HE染色切片中，部分或全部瘤体可与周围间质分离，产生收缩间隙，这种现象是在制片过程中由人为原因所引起的。但是基底细胞上皮瘤中却具有特征性，可以有助于与其他肿瘤如鳞状细胞癌的区别，另外，四种类型的基底细胞上皮瘤病理表现也有所不同。色素型基底细胞癌在银染色时，可见瘤细胞团块间散在分布有黑色素细胞，胞浆内有黑色素颗粒，周围间隙内有很多噬黑素细胞；斑病样型基瘤中，结缔组织显著增生，瘤细胞在真皮内呈条索状排列，仅一或二层细胞，该型病变常较深。在浅表型基底细胞癌中，表皮常萎缩，表皮下瘤细胞呈不规则芽胞状向下侵入真皮；结节溃疡型基底细胞癌在组织学检查时有实体型、角化型、腺样型或囊肿型。基底细胞癌从组织学上可分为未分化和分化两大类，未分化的称为实体瘤，向毛发结构分化的称为角化型（毛发型），向皮脂腺分化的称为囊肿型，向大汗腺或小汗腺分化的称为腺样型。在一些分化的瘤体当中，瘤体可呈一种或多种分化倾向。

（二）辨证诊断

1. 肝郁血燥型

（1）临床表现：皮肤有小结节，质地坚硬，溃后不易收口，边缘高起色暗红，触则渗血不止，亦有如翻花或菜花状者，性情急躁，心烦易怒，胸胁苦满，舌边尖红，或有瘀斑，舌苔薄黄，脉弦细。

（2）辨证要点：皮肤结节质硬，触之渗血不止，边缘呈翻花状，色暗红；胸胁苦满，烦躁易怒。舌红有瘀斑，苔薄黄，脉弦细。

2. 脾虚痰凝型

（1）临床表现：皮肤肿物呈囊肿状，内含较多黏液，色呈蜡黄，逐渐增大，也可破溃流出恶臭液体，食少，或有腹胀消瘦，舌质暗红，苔腻，脉滑。可有咳吐痰涎，胸闷不爽。

（2）辨证要点：囊状肿物多黏液，溃出液恶臭，腹胀消瘦，可有咳痰，舌红苔腻，脉滑。

3. 血瘀痰结型

（1）临床表现：皮肤斑块状小结节，渐大，表面糜烂，边缘不规则且隆起，中心部萎缩呈瘢痕状或呈斑块状肿物，边缘有蜡样结节，发展较慢，但终成侵蚀性溃疡，难以收口，舌暗苔白，脉沉滑。

（2）辨证要点：肌肤甲错，皮肤结节中央糜烂，结黄色痂，边缘隆起，界限不清，舌暗红，有瘀斑，苔腻，脉沉滑。

4. 血热浊毒型

（1）临床表现：初起皮肤局部可见一米粒至黄豆大丘疹或结节，呈暗红色，中央可结黄褐色或暗灰色痂，边缘隆起坚硬，日久病损可逐渐扩大，甚至形成溃疡，渗液流血，其味恶臭；中心为渗液覆盖，久不能愈，也不形成较深溃口，如翻花或外突成菜花状，舌红绛，苔腻，脉弦滑。

（2）辨证要点：丘疹或结节暗红色，中央结灰色痂，边缘硬，溃破出液恶臭，久不愈，或破溃如翻花，舌红绛，苔腻，脉弦滑。

二、鉴别诊断

（一）鳞癌与角化棘皮瘤的区别

后者好发部位为面部、手背部，生长速度快，皮损呈半球形，中央火山口样凹陷，有角质栓，角质栓脱落可留下凹陷性疤痕而不是溃疡，本病有自限性，病理特征与Ⅰ级鳞癌相似。病理检查结合临床与众不同，可加以区别。

（二）基瘤与角化棘皮瘤的区别

基瘤皮损无角化现象及火山口凹陷，易形成溃疡，二者病理变化不同有助于鉴别。

（三）基底细胞癌与鳞癌的区别

基底细胞癌病程发展较鳞癌慢，很少转移，边缘由蜡样光泽的小结节组成，呈珍珠状卷起，一般无炎症反应。病理检查中，基底细胞癌在HE染色切片产生的收缩间隙，具有特征性，可与鳞癌鉴别。

（四）其他

基底细胞癌因其临床表现复杂，分型较多，有时易与脂溢性角化病、萎缩性扁平苔癣、局限性硬皮病等混淆，难于诊断，易延误治疗，须经组织病理检查才能确诊。故应提高对本病的临床认识，对可疑病变及时做出组织病理检查。

三、临床治疗

（一）治疗思路提示

1. 局部与整体

局部与整体是对立统一的辩证关系，在局部病变发展过程中，能影响全身各系统的病理变化，如精神情绪、饮食、体质强弱及各脏腑功能的协调等；相反，全身体质虚弱也会影响局部的治疗效果。我们在辨证治疗时必须弄清全身功能状况，同时也应仔细观察肿瘤局部病变，如大小、种类、性质、溃烂等，这是治疗中的关键。当整体状况较好时，可侧重于对局部肿物的攻伐，使之消散或控制其发展；而当患者病情恶化，身体衰弱，则应当以扶助正气为主，诸如健脾养胃，补气养血，以增强体质，增强抗病能力，以延长生存期。

2. 内治与外治

在皮肤癌的治疗中，内治以扶正为主，多用扶助正气之药物，以扶正固本，提高机体抵抗能力，使其早日战胜疾病，恢复健康；同时，适当加入攻伐之品（活血化瘀、软坚破积、虫类搜剔），以协助外用药清除肿瘤毒素。外治法对于皮肤癌是最直接的方法，通过外敷药可起到主要的治疗作用。但应掌握好外用药使用时机与剂量，结合内治法提高治疗效果。

3. 攻伐与时机

在皮肤癌的初期，病人起居饮食正常，无明显自觉症状，肿瘤局部多无破溃、身体尚健，治宜攻伐为主。突出一个“消”字，但不可伤正。到了中期，肿块增大已有破溃，伤津耗气，病人饮食减少，全身乏力，形体消瘦，已显正虚邪实，邪正相持，治宜攻补兼施。局部用药可以攻为主，内服药物当注意托补之法。到了后期，积块烂如翻花，或有转移，病人面黄肌瘦，正气大衰，此时当以扶正调理为主，或少佐祛邪，目的在于增强体质，局部用药量也不宜大，以防吸收中毒，以延长生存期为主。

（二）中医治疗

1. 内治法

（1）肝郁血燥

治法：疏肝理气，养血活血。

方药：丹栀逍遥散加减。

柴胡15g，栀子12g，桃仁10g，红花10g，牡丹皮12g，白术12g，香附12g，赤芍、白芍各10g，草河车10g，郁金12g，当归15g，黄芪、黄芩各10g，半枝莲15g。水煎服，每日1剂。

若胸闷者加厚朴10g，薤白12g；出血者加生地榆、生蒲黄各10g。

（2）脾虚痰凝

治法：健脾理气，燥湿化痰。

方药：参苓白术散加减。

人参10g，白术15g，云苓15g，陈皮12g，扁豆10g，山药、薏苡仁、夏枯草、山慈菇各15g，桔梗、砂仁、防己各6g，苍术、白芷各10g。水煎服，每日1剂。

若肿物破溃液多者加白鲜皮15g，地肤子15g；夜寐不宁者加远志12g；若有淋巴结转移，加犀黄丸同服以软坚散结。

（3）血瘀痰结

治法：活血化瘀，软坚散结。

方药：血府逐瘀汤加减。

当归、桃仁、牡丹皮、苏木、莪术、白僵蚕各10g，赤芍、白芍、瓜蒌、海藻、山慈菇各15g，牡蛎、白花蛇舌草各30g。若便溏可加党参、茯苓各15g。

腹胀纳呆可加陈皮、白术各10g；若皮肤干燥或痒者加防风10g，地肤子、金银花各20g。每日1剂，水煎服。

（4）血热湿毒

治法：清热凉血，除湿解毒。

方药：藿朴夏苓汤加减。

半夏、牡丹皮、蒲公英、紫花地丁、藿香各12g，杏仁、连翘各10g，茯苓、猪苓各20g，薏苡仁、白蔻各15g。

若发热者，可加地骨皮15g，青蒿10g；若肿块坚硬者，可加夏枯草、海藻各15g；痛甚可加延胡索15g，没药10g。每日1剂，水煎服。

2. 外治法

（1）贴敷法

①皮癌净：红砒3g，指甲、头发各0.5g，大枣（去核）1枚，碱发白面50g，先将红砒研末，再与其他药物一起加入去核枣中，用发面包好，然后放入桑枝炭中，煅成炭即可。上药研细面过筛，密封备用。使用时应注意将药涂在瘤体上，不可涂在正常皮肤上，瘤体较大时可分次涂药，用药后肿痛甚者，可减小涂药次数。瘤体表面干燥者，用香油调敷，每日换药1~2次。瘤体破溃者，可将药粉直接撒在瘤体表面。

②消瘤膏：硼砂、阿魏各等分，麝香少许，研细末后，用大蒜捣烂，混成膏，外敷肿瘤处，每日换药1次。

③蟾酥软膏：取蟾酥10g，溶于30mL液体中，加入磺胺软膏40g调匀，每次适量外涂肿瘤处，每日换药1次。

④鹿邑消瘤膏：血竭、紫草各30g，水蛭、穿山甲片、全蝎、僵蚕各15g，松香120~150g，研碎与蓖麻籽一起入锅内，加热融化，摊在牛皮纸上，用时

加麝香少许，贴患处，每3~4天换1次，贴前先用雄黄、生姜擦患处，效果较好。

⑤樟乳散：樟丹3g，乳香10g。共研细末，以香油调成糊状，涂于癌肿处，每日1次。

⑥蚀癌膏：马钱子、蜈蚣、紫草、全蝎各等分，各药焙干，研成细末，再制成软膏，涂于癌肿处，每日2次。

⑦改良硇砂散：硇砂9g，轻粉、雄黄、大黄、硼砂各3g，冰片0.15g，以上各药共研细末，用獾油或香油调成糊状，涂于癌肿部位，每日1次。

⑧仙人掌适量，去皮刺，捣烂如泥状，摊于纱布上，涂于患处，每日换药1次。

⑨黑倍膏：黑降丹60g（鸡蛋黄熬油，加适量头发末，过滤去渣即得），加研末五倍子15g，苦参15g，冰片6g。调匀后涂于癌肿处。

⑩信枣散：大枣10枚，研细末（以含信石0.2g为宜），密封于瓶中备用。用时以麻油调成糊状。根据肿瘤大小，采用分次敷药，依次递减的方法，肿瘤直径2cm以内，1次用药0.2g左右即可治愈；肿瘤直径达2cm以上者，酌情分次用药，每隔2~3周，最好在第1次药痂脱落后再用药，敷药范围应达肿瘤边缘外健康组织0.5cm，用药后，药物与癌肿组织结合成干燥的痂皮，癌肿渐渐坏死与正常组织分离，创面光滑整齐，同时上皮组织向创面中心生长。

⑪治疗癌性溃疡方：炉甘石60g，密陀僧60g，冰片105g，共研细末，与猪油250g调匀，成软膏状。涂患处，每日2次。

⑫外洗方：蛇床子30g，五倍子15g，龙葵30g，苦参30g，蒲公英20g，败酱草30g，白鲜皮30g，花椒15g，水煎熏洗患处。每日2次。

⑬白砒条：白砒10g，淀粉50g，加水适量，揉成面团，捻成线条状，等自然干燥后备用。一效膏：硇砂50g，炉甘石150g，冰片50g，滑石粉500g，淀粉100g，加适量麻油调成糊状。局部消毒后，于肿瘤周围间隔0.5~1cm处，插入砒条，深达肿瘤基底部，在周围成环形，外用一效膏。

⑭白降丹：水银36g，火硝60g，明矾30g，皂矾30g，硼砂30g，食盐30g。炼丹，研末。直接撒布于癌肿局部。每隔3~5天换药1次。或将白降丹黏于纸捻上插入癌肿基底部，用膏药封闭，每隔3~5天换药1次。

⑮金银花、丹参、蒲公英各30g，黄连、黄柏、白及、枯矾各20g，白蔹15g，煅珍珠、冰片各3g，马勃10g，75%酒精500mL。将冰片、煅珍珠、枯

矾研为细面，余药纳入酒精48小时，微火煎熬20分钟，过滤取汁，将枯矾、冰片、煅珍珠粉混入药液，备用。用时以药液涂于患处，每日4次。

⑯五虎丹：白砒、水银、牙硝、青矾、食盐各180g，炼丹，使用时将结晶研成粉末，撒于局部；或用浆糊调成糊状外敷；或用米饭赋形，搓成钉状（每只长2～3cm，直径2～3mm），视癌肿大小，分次嵌入1～6根，待肿块坏死脱落后，创面必撒红升丹，每2天换药1次，直至收口。用五虎丹和红升丹换药时，均应加贴普通膏药，密闭封口。运用此药应注意，肿瘤局部常有剧痛，对汞过敏者禁用。

⑰黎芦膏：将黎芦研成细末，以脂调成膏，涂于癌肿处，每日2次。

⑱农吉利流浸膏：将农吉利制成流浸膏，涂于患处，每日换药2次。

⑲木鳖油：番木鳖240g，天花粉10g，北细辛9g，蒲黄10g，白芷15g，蜈蚣30条，雄黄、紫草、穿山甲片各1.5g，将番木鳖水煮去皮毛，用香油300g，入以上各药（除番木鳖以外）熬至药枯去渣，次下番木鳖炸至黄色捞起，熬成的油加60g白蜡调匀，涂敷于患处，每日2次。

⑳铁石膏：石花草、铁杆蒿叶各250g，白英、千里光各500g，泡桐树根（中层皮）1500g，桑树根皮（中层皮）750g，生桐油90g，猪油500g，红粉12g，雄黄30g，熟香油120g，青粉9g，铜黄15g，全蝎3条，蜈蚣1条，先将前6味加水煎煮4～5小时，后过滤液浓缩成糖浆状，加入桐油后再煎1小时，加猪油再煎，放冷，再次加入红粉、雄黄、青粉、铜黄、香油、全蝎粉、蜈蚣粉，调和均匀，涂敷于癌肿疮面，隔日换药1次。

（2）针灸治疗

体针：主穴取肺俞、中府、脾俞、太渊、曲池、合谷、足三里、委中、阴陵泉。配穴取大肠俞、肺俞、风池、血海、绝骨、尺泽、膈俞等。每次选4～5穴，每日1次，用泻法或补泻兼施。

取肺俞、足三里、曲池、风门、丰隆及病变部位经络之穴等，每取2～3穴，选用维生素B_{12}100μg，或异丙嗪25mg，或0.26%普鲁卡因溶液2mL穴位注射，隔日1次。

耳穴：取神门、内分泌、肝、脾、皮质下、面颊等，补泻兼施，每日1次，每次留针20～30分钟。或王不留行，以胶布固定于穴位上反复按压。

（三）西医治疗

皮肤癌的治疗方法很多，有外科手术、冷冻疗法、激光疗法、刮除术、药物化疗及放射治疗等。选择治疗方法需根据肿瘤发病部位、病理类型、病变侵及范围和既往治疗史，以及患者的一般状态营养情况而定。因皮肤癌生长缓慢，转移较晚，故仍以早期手术切除为首选治疗方法。

1. 手术治疗

在一般情况下均应作为首选方法。本方法治愈率高，愈合快，疤痕小，既可达到治愈目的，又达到了最佳的美容效果，特别是对硬斑病样型基底细胞癌，只能采用手术切除方法。

（1）对于病灶较小、边界清楚的基底细胞癌，切除范围达肿瘤边缘0.5cm处，深度至脂肪层；对于较小、分化良好的鳞癌，切除范围应达肿瘤边缘0.5～1.0cm处的正常皮肤，深达皮下脂肪层，或肌膜层。对切除组织需做常规病理检查，以明确肿瘤是否切除干净。

（2）对于范围较大，浸润广的病灶，切除范围应包括肿瘤边缘3.0cm处的正常皮肤，必要时需行皮瓣转移或植皮术，以闭合创面。

（3）首次切除后边缘肿瘤未净者，应做扩大切除，特别是硬斑病样型基底细胞癌，应注意切除范围，否则术后容易复发。

（4）对于发生淋巴结转移患者，需行区域淋巴结清扫术。如果未发现淋巴结转移，一般不做预防性淋巴结切除。

（5）病理监控性手术 是一种专业性很强的治疗方法。用于肿瘤反复发作而其他治疗方法无效者。用此方法，若手术者操作适当，治愈率可高达98%～99%。因其技术及设备要求均较高，故尚少应用。方法为用一锋利刀片由浅向深层分片进行组织切割，每切下一薄片肿瘤组织立即在显微镜下观察是否有癌，直至切割下的标本在显微镜下不见癌为止。然后据情况或立即整形，以修复缺陷，或延期修复均可。

2. 刮除术及电干燥术

本法适用于分化良好，瘤体较小、较表浅的皮损。不用于较深的损害、复发患者或是硬斑病样型基底细胞癌。方法为利用癌细胞脆弱，先用刮勺刮去肿瘤组织，然后结合应用电干燥术，进一步消除肿瘤组织，并起止血作用，此过程可反复进行多次。本法操作简单，经济实用，可减少对正常组织的破坏，但愈合时间长，易产生疤痕。其治愈率及美容效果与操作者的技术水平及经验有关。

3. 放射治疗

本法疗效确切，对于失去治疗时机只行姑息性单纯放射治疗的皮肤癌有效率仍可达39%。此方法对肿瘤周围正常组织破坏少，适用于头面部因各种原因无法手术治疗的肿瘤，并且与外科手术结合治疗可提高手术治愈的概率；放射治疗也是晚期皮肤癌综合治疗常用的方法之一。治疗时应注意照射范围及射线剂量大小，以免出现放射性皮炎或溃疡，放疗也可形成萎缩性疤痕及继发新的恶性肿瘤，应予重视。

（1）适应证

①头面部肿瘤，尤其是位于眼眶周围及鼻翼处。如果病变较小且深，但未侵及软骨和骨骼，未发生转移时，放射治疗优于手术，可达到治疗及不影响美容的双重作用。治疗时宜应用电子束，以减少软骨受损之险；如果已出现区域淋巴结转移、放疗后效果不佳、复发者以及在疤痕基础上的癌变，应选择手术治疗。

②因各种原因不适宜手术切除或病人拒绝手术治疗，要求放疗者及皮肤癌晚期进行姑息治疗时。

③病灶范围大、浸润范围广者，需行皮瓣转移或植皮术时，可采用术前、术中放疗，术后对Ⅰ期修复病灶，给予适当剂量的照射，这对以往认为不能手术切除的破坏广泛的巨大皮肤癌提供了手术治疗的机会。

④经反复手术治疗后仍复发的病变可考虑采用放射治疗，但对于发生在疤痕上的癌，疗效较差。

（2）禁忌证：在放射性皮炎、狼疮性疤痕、寻常狼疮、着色性干皮病等基础上发生的基底细胞上皮瘤或鳞状细胞癌，以及放射治疗后复发的肿瘤，由于其癌组织的生理功能已不正常，修复和再生功能均已下降，故不宜采用放射治疗。对于硬斑病样基底细胞癌不宜应用放射治疗，是因癌组织对放射不敏感，若射线照射剂量过大，可出现放射性皮炎或溃疡，甚至继发新的恶性肿瘤。

（3）治疗方法：治疗时采用的射线，其组织半价层应与肿瘤累及深度相当。对于病变较深的肿瘤的照射，射线的组织半价层也应相对较深。若射线作用深度不足，常可引起治疗后肿瘤复发。判断照射剂量是否足够的标志是：包括照射范围内的肿瘤周围正常皮肤发生渗出性糜烂，肿瘤变平软，瘤体表面的颗粒状组织消失。有时肿瘤周围的正常皮肤虽已出现渗出性糜烂，但癌组织并未完全消失，则应对该处进行补充照射。

对于发生在鼻翼、眼眶周围、耳郭、胫前等处皮下组织较薄、位于骨或软骨上的肿瘤，经检查未波及骨或软骨组织者，可用放射治疗，宜用电子束，以免引起骨或软骨组织的损伤，因骨和软骨对射线的吸收远较软组织大。

基底细胞上皮癌与鳞状上皮癌对射线的敏感性接近。其疗效与病变范围大小有关。范围小者疗效高，大者疗效较差。据 Miescher 统计报道，基底细胞上皮癌和鳞状细胞癌病变直径小于 2cm 者治疗的失败率分别为 0.2% 和 3.5%；病变直径为 3.0 ~ 5.0cm 时，二者的治疗失败率可达 13%；病变直径大于 5.0cm 时，基底细胞上皮癌和鳞状细胞癌的治疗失败率可分别高达 39% 和 45%。

治疗时照射视野的大小选择是影响治愈率的另一个重要原因，治疗时应将照射视野扩大至周围 0.5 ~ 1.0cm 的正常皮肤。

4. 激光治疗

常采用二氧化碳激光，利用其激光束的高温破坏瘤组织。此方法虽然操作简单，但因治疗范围不易掌握，或过多破坏瘤周围正常组织或治疗不彻底，故仅限于很小较浅的损害及年老体质差无法手术治疗的患者。

5. 冷冻治疗

常用液氮冷冻方法，利用液氮反复接触皮损，低温冻融瘤组织而起破坏作用，冻融次数越多治疗效果越显著。此法操作简单易于掌握，经济实惠，治疗时间短，痛苦小，曾有报道治愈率超过 80%。但因冷冻后局部明显水肿、溃烂、愈合较慢，可继发感染和遗留较大疤痕，故临床上仅适用于较小而表浅而又不宜手术治疗的皮肤肿瘤。

6. Mohs 外科治疗

适用于原发灶范围较大，部位深且边界不清或手术、放疗综合治疗后广泛复发者。方法为将术中切下的肿瘤组织分区域做冰冻切片病理活检以确定和协助决定手术切除的范围和深度，如此反复进行直至切缘无癌为止。其治愈率很高复发率很低，在国外已较普遍采用。因费时费力，技术条件等原因，在国内尚未被广泛采用。

7. 化学药物治疗

（1）局部化疗

适用于老年人，肿瘤多发、浅表、复发者以及不适用其他方法治疗者，多与其他治疗方法联合应用。方法：①5% 氟尿嘧啶软膏外涂患处，每日 1 ~ 2 次，连续用 4 周。局部同时外用类固醇激素，可减轻炎症反应和疼痛。②氟尿嘧啶与血管收缩剂联用：2% 普鲁卡因 2 ~ 4mL，氟尿嘧啶 0.25 ~ 0.5g，去甲肾上腺素 0.5 ~1.0mL，混合后在皮下浸润性注射，3 ~5 天 1 次。③0.1% ~9.2%博莱霉素软膏外涂，每日 1 ~2 次，对鳞癌疗效较好。④5%秋水仙胺软膏外涂，对鳞癌、基底细胞癌均有明显疗效。

（2）全身化疗，仅在下列情况下考虑采用：重要脏器功能基本正常而肿瘤发生淋巴结或血行转移，或手术和/或放疗后疑有残留病变与转移。

①PM 方案：

PEP　2.5mg，im，Bid，$d_{1\sim6}$

MMC　10mg，iv 冲入，d_7

28 日重复 1 次，可用 4 ~6 次

②DA 方案：

DDP　$75mg/m^2$，ivgtt，d_1

ADM　$50mg/m^2$，iv 冲入，d_1

28 日重复

下　篇

诊疗参考

- 开拓建科思路
- 把握中药新药用药原则
- 规范临床诊疗方案

第三十四章 开办肿瘤专科基本思路与建科指南

第一节 了解病人来源，决定专科取舍

一、流行与发病情况

（一）发病情况

1. 发病动态

恶性肿瘤是常见病、多发病，危害人类健康最严重。恶性肿瘤比良性肿瘤少见，但恶性肿瘤的治愈率低，死亡率高，因此掌握各种恶性肿瘤在人群中的发病动态，对肿瘤防治研究工作具有重大意义。目前，在世界许多国家恶性肿瘤的发病率和死亡率都逐渐增加。据统计，在最佳工作年龄阶段(35～60岁)，在各种死因中肿瘤占首位，其给患者造成的痛苦，给家庭带来的精神、经济和人力负担，对社会生产力造成的影响都是无法估量的。在某些国家恶性肿瘤已上升为第一位死因。1991年全世界约有900万人发生癌症，死亡700万人，癌症患者大约2000万人；我国每年肿瘤发病140万人，死亡105万人，癌症患者180万人。据某市区1952～1972年恶性肿瘤死亡动态分析结果，男、女恶性肿瘤死亡率，1952年分别为45/10万及72/10万，1972年分别为213/10万及141/10万，从而可以看出恶性肿瘤死亡率在我国也逐年上升，尤以肺癌、肝癌、食管癌等增加明显，乳腺癌、大肠癌等也呈增加趋势。增加的主要原因可能与下列因素有关：①人群平均寿命的延长，老年人口的增加；②诊断设备技术的提高，诊断方法的改进；③医学知识及医疗条件的普及；④其他疾病死亡率的降低；⑤环境当中致癌物质的增加；⑥人民生活水平的提高，就诊率增加。

2. 发病率

根据肿瘤登记报告资料，我国某市区居民 1972～1974 年平均调整发病率（按世界标准人口调整）为：男性 218. 4/10 万，女性 168. 8/10 万。国外已发表的 60 多个人群发病统计资料中，男性发病率为 58. 9/10 万～371. 2/10 万，女性发病率为 79. 5/10 万～370. 4/10 万。

我国常见的恶性肿瘤有肺癌、胃癌、食管癌、肝癌、子宫颈癌、乳腺癌、结肠直肠癌、白血病、鼻咽癌、恶性淋巴瘤等。据 1990 年我国某省 15 个市县死亡登记报告，恶性肿瘤为 115. 4/10 万（中调率为 103. 43%）。占死亡总数的 18. 56%，居死因第二位，并集中于消化系统，食管癌、胃癌、肝癌占恶性肿瘤总死亡率的 70%，是中年人的第一位死因。

3. 患病率

综合应用有效的检查方法对肿瘤进行全面的普查，除可做到早发现、早诊断和早治疗，提高治愈率外，还能得到恶性肿瘤在人群中的患病率数据，作为病因及其他防治研究工作的参考。

4. 死亡率

据世界卫生组织公布的统计资料中，在 10 个国家或地区，恶性肿瘤已被列为第一位死因，在 22 个国家或地区已被列为第二位死因，仅次于冠心病和脑血管病。在大多数国家或地区恶性肿瘤的死亡率占总死亡率的 1/5 左右。

我国癌症的死亡率（据卫生部卫生统计中心的统计）：1990 年我国城市居民恶性肿瘤死亡率居总死因第一位，占 21. 88%；农村居民恶性肿瘤死亡率居总死因第二位，占 17. 47%。面临这样严重的威胁，医药卫生工作者的任务是十分艰巨的。

（二）分布规律

癌症发病率随地区不同而异，不同部位的癌症在世界各国分布也不相同，男女发病率在各国各地区分布亦不相同，其原因可能与饮食和环境有关。

1. 地区分布

根据已有的统计资料，各种恶性肿瘤在全世界各国分布极不一致，各有自己特殊的地理分布特点。即使在一个国家内，地区不同，肿瘤发病率也有显著差异。有些分布广泛，遍及全世界；有的在特定地区高发，其他地区罕见。例如在东南亚国家和我国华南地区鼻咽癌多见，日本胃癌高发，乳腺癌及肠癌少见；北美国家如美国、加拿大乳腺癌和大肠癌高发，肝癌罕见。

各种恶性肿瘤在我国不同地区分布也很不一致：华南以鼻咽癌较常见；华北、华中及川北以食管癌高发；华东长江口附近肝癌多发；东北及沿海各地胃癌常居首位；西北地区以消化道肿瘤为主。

肿瘤分布在城乡之间也有显著差别。如肝癌、食管癌在农村较多，肺癌在城市较多。这些可能是各地区环境致癌物质不同的反映。

2. 人群分布

肿瘤的人群分布主要有以下几种。①年龄：各种恶性肿瘤，随年龄的增长，发病率明显增高，唯5岁以内的儿童相反，常患白血病和中枢神经系统肿瘤。②性别：罹患恶性肿瘤者男性比女性为高。10岁以内男性发病较多，15~50岁女性发病较多，50岁以后男性发病又增多。③婚产情况：早婚多产的妇女宫颈癌多发，未生育的妇女乳腺癌和子宫内膜癌较多。④职业：目前已证实与职业有关的肿瘤越来越多。如扫烟囱工人多发生阴囊癌，长期接触乙-萘胺或联苯胺等的染料工人膀胱癌多发等。⑤种族：不同种族肿瘤发病率也有明显差异。鼻咽癌、肝癌中国人多见，原发性肝癌非洲班图人最多见；印度人口腔癌多发等。

不同人群肿瘤的分布特点不同，不一定是易感性不同，最主要的可能是生活习惯不同所致。

二、当地专科开展情况

某市为著名风景旅游区，也是多种恶性肿瘤的高发区，但却没有一所肿瘤专科医院。该市某中西医结合医院的院长在一次偶然的机会发现某医院肿瘤病区病人很多，不少肿瘤病人因住不进医院而滞留在附近的招待所，因而决心筹建一所设施完备、功能齐全，集手术、放疗、化疗、介入疗法以及生物免疫疗法和中医中药等综合治疗方法为一体的肿瘤专科医院。在上级领导的大力支持下，在有关部门的有力配合下，一所当地唯一的肿瘤专科医院宣告成立了，开业不到半年，床位使用率就达80%，业务收入与去年同期相比增长了80%以上。而某省会城市原有一家省级肿瘤专科医院，加上省医科大学三个附属医院，以及市级医院十余所，军队、铁路、公安、武警、电力等行业的职工医院、区级医院等大小医院合计不下百余所，加上各种各样的“专科门诊”“中心”，这当中除了一些有一定规模的大医院外，大部分肿瘤专科门诊量很小，床位使用率不足50%。还有一些所谓的肿瘤专科主要靠打广告来招徕病人，吹嘘所用的“祖传秘方”疗效如何神奇，多为夸张不实之词，诱使不少患者上当受骗，不仅造成了医疗资源的巨大浪费，亦加重了病人的负担，因此有关部门应当严加管理、统筹安排。

第二节　正确评估医院现有条件，做好开设肿瘤专科的专门投资

一、人、财、物的投资

上面提到的某市在原有中西医结合医院的基础上，筹建肿瘤专科医院的成功实践，主要在于有关领导切实有效地找到了一条立足现有条件，合理配置人、财、物资源的途径。

当时的思路是：在完善原中西医结合医院门诊大楼等基础设施的同时，兴建一栋集放、化疗自成一体的肿瘤病房楼。

但是，兴建一所楼房容易，创建肿瘤专科需要大量资金，这对于组建不久，尚在负债经营的某中西医结合医院来说，已是力不从心。何况肿瘤专科技术人才和高、精、尖现代医疗设备的引进更是无能为力，但已投入近百万元的肿瘤病房楼不容闲置。院领导想到了“借鸡生蛋”，市卫生局对他们的建设十分重视，组织有关人员反复进行可行性论证。根据本地卫生资源实际情况，拟定不要国家投资，不要国家编制，利用中西医结合原有的基础，筹建一所肿瘤专科医院；市卫生局领导号召市属各大医院有钱出钱，有力出力，把肿瘤医院搞上去，最后，经反复磋商、协调，中西医结合医院与另一家较有实力的医院“联姻”，由两家医院以股份制的形式，共同出资，完成了肿瘤病房设施的配套及其运作启动资金的筹措，为肿瘤专科医院的建设奠定了坚实的基础。

二、先进诊疗技术与设备的引进

没有国家编制，没有国家一分钱投资的肿瘤专科医院具有自身的优势：自主经营、独立核算；医院产权明晰，责任明确，实行民主管理。有了好的管理体制，加上较好的医疗设施及政策，如何不失时机地加强肿瘤医院的内涵建设就显得分外迫切。他们聘请省内外著名肿瘤专家、教授担任技术顾问，

采用现代化通讯技术与北京、上海等高水平的医疗机构进行学术交流和专家会诊；同时，派出临床医务人员到国内外进修学习，不断提高肿瘤疾病的诊疗水平，使该肿瘤专科医院在短时间得以迅速发展壮大。

第三节 注重肿瘤专科专病工程的系统性

一、制订计划重在落实

加强专科专病科室的建设，是中医、中西医结合医院内涵建设的重要组成部分。从一定意义上说，专科专病科室的建设，也是一个系统工程。它有利于中医学术的发展和专业队伍建设；有利于突出中医特色，提高临床疗效；有利于拓宽医疗市场，提高医院的社会效益与经济效益。这些已为许多地区和单位的经验所证实。近年来，“办好一个专科，救活一家医院”的事例层出不穷。

那么，究竟如何才能建好专科专病科室呢？尽管目前全国各地都把专科专病科室建设列入重要日程，但真正办出特色，并取得一定效益的并不多。综合分析前段全国中医、中西医结合专科专病科室建设的经验教训，笔者认为，应首先制订一个切实可行的规划，并在以下几个方面狠抓落实：①学科带头人的培养（或引进）及专业梯队的建设；②医药护技的协同配合、联合攻关；③适应专病治疗的系列方药；④国内外信息及学术交流。

陕西省岐山县中医院近年来抓专科专病建设卓有成效。他们提高“瞄准专科专病，依靠特色竞争”的发展思路，结合当地实际情况，制订了“一引进二培养三投资四科研”的专科专病科室发展规划，并在落实上狠下功夫，出台了一系列切实可行的政策和配套措施，使专科专病科室发展到15个，年门诊量达10多万人次，获得了很好的社会效益和经济效益。

二、做好科室系列配套

所谓做好科室系列配套，就是在围绕专科专病科室建设的同时，搞好门诊、病房、信息情况、实验基地、辅助科室的配套建设，以有效的整体规模来求得最大的效益。

大城市里大医院的人员、设备，科室设置基本配套，但要在激烈的市场竞争中占有一席之地，也必须注重专科建设，突出医院特色，努力提高医疗技术水平和医疗护理质量，取得患者和社会各界的信任。

河南省中医院自1986年建院开诊以来，坚持“人有专长、科有特色、院有重点”的方针，突出了专科建设。在专科建设和建立带头学科中把工作重点放在抓科室、抓落实上，坚持“以大带科，以科带院”，增强了医务人员钻研技术、建设专科的自觉性，从而突出了医院和专科建设。该院肿瘤科是河南省中医肿瘤专科专病中心，围绕该中心的建设，专科特色的形成，医院做了大量的工作来理顺、协调肿瘤科与其他科室的关系。医院专门制订了涉及各科室、多方面、包括16项内容的质量管理细则，重点抓了三级监控网络的相互衔接。一是自我监控，主要是使制度执行者个人在工作中自觉地用制度来规范自己的行为，及时发现问题，及时自我纠正。二是科室监控，主要是各科室在制度和规定的约束下进行查房、诊断、治疗、护理等业务活动。三是院级监控，院质控办、医政科、护理部是院级监控的职能部门，主要是对全院制度执行情况进行追踪检查，发现问题及时纠正，从而较好地增强了各科室人员执行制度的自觉性，在工作上积极配合，认真协调各方面的关系，在肿瘤专科健康发展的同时，也推动了全院的工作向更高的水平迈进。

而对于规模较小的基层医院来说，人才短缺、技术力量薄弱、设备匮乏、环境条件差等问题是普遍存在的。面对着人才密集、资金雄厚、设备先进的省、市级医院和大中型厂矿企业职工医院，如果走综合型发展路子，无论在技术、设备、资金投入和业务竞争上，都远远不能与其抗争。因此，基层医院要在大医院的夹缝中求得生存，进一步增强竞争力，必须本着“控制规模，突出专科，增强活力，促进发展”的原则，在医疗业务上坚持走小型专科的路子。在这方面，重庆市沙坪坝区卫生局的做法对我们可能有所启发。他们在总结以往经验的过程中认识到，小医院发展专科，由于受各种条件限制，西医专科难度大，不容易成功；而中医有投入少、方式灵活的特点，建立起来相对方便一些。因此，他们近年来对基层医院的专科建设，主要突出了中医专科项目。为了保证中医医院专科建设的顺利进行，他们在医院的干部配备、人才培养、经费保障和基本建设等方面，都从政策上给予倾斜。据统计，近3年，卫生局为该院引进技术人才17人，充实了一批专业技术骨干；在经费上，卫生局向政府争取专项发展经费30万元，又从卫生局设立的无息有偿设备基金中贷款20万元，主要用于医院的专科发展；此外，还克服各种困难，投入50余万元，为医院修建制剂室和增添有关设备，进一步完善了医院专科建设的配套设施。在卫生局的支持和医院的努力下，该院的中医专科水平和社会声誉日益提高。

第四节　肿瘤专科应突出“六专”“一高”

一、专病

在专科建设中突出专病，就是说要有自己的“拳头”，亦即特色。而专科特色的选择和确定，也必须从实际出发。广州市越秀区第二人民医院针对当地属鼻咽癌高发区这一实际情况，成立了“中国民间肿瘤防治协作研究中心”，聘请社会知名人士担任名誉董事长及名誉主任，聘请国内著名专家来院指导和诊疗。该中心凭借这些著名肿瘤专家教授的科技成果和技术实力，探索和开拓鼻咽癌防治的新技术、新方法、新药物，同时还率先在广东引进全省第一台“脉冲激光治癌机”，使一些大医院不思收治的中、晚期癌症患者在这里得到了良好的治疗。几年来，该中心走中西医结合的道路，以纯中草药制剂“扶正抗癌口服液”和“贴之消”等系列药品为主导，以激光化疗为辅助，共收治中晚期鼻咽癌患者 2 万多例，均取得了较好的疗效。河南安阳肿瘤医院以食管癌为龙头，优先扶植食管癌的研究项目，带动其他病种的研究，每年收治食管癌病人 3000 余例，形成了专病优势，在当地具有很高的知名度。

二、专地

所谓“专地”是指开设肿瘤专科要有专门的诊疗地点和场所。

随着卫生改革的逐步深入，一些竞争能力较弱的基层医院、卫生院面临随时被淘汰、兼并的可能，而走联合办医集团化的新路子，是优化卫生资源的一种可行之路。

天津鲜中药研究所大直沽医院依托该所的专家和技术优势，几年来，在中西医结合治疗恶性肿瘤，特别是应用鲜中药系列制剂治疗白血病、肺癌、肠癌方面具有独特的疗效，随着业务量的不断增大，使本来就只有一幢二层小楼的医院显得更加拥挤不堪，为了使医院的诊疗设施上档次、上水平，更好地为病人服务，医院与一家效益不好的工厂医院经过友好协商，携手合作，将地理位置较好的厂职工医院改为门诊部，而将原来的医院改建为住院部；同时，合理改善医疗布局，改善病人的医疗环境与职工的工作条件；医院从院门到科室都进行了装修，并合理配置科室设施，建造了120m^2可供职工开会、学习、娱乐的多功能礼堂；并多方筹资，扩建医疗大楼，使医疗用房的面积，由原来的1800m^2增加到5000m^2；同时进行了院内绿化，使院容院貌焕然一新，给患者提供了一个优美的就医环境。

三、专人

在专科建设中突出“专人”，就是要下力气培养专科专病所需要的专门人才，特别是高层次专业技术人才。

肿瘤专科涉及内、外、妇、儿各科及呼吸、消化、神经、循环等各个系统，专门人才的培养和使用更有其特殊性。

首先，要创造人才成长“小气候”。外因是变化的条件，内因是变化的根据，外因通过内因而起作用。如果说创造一个人才成长的社会大环境是培养和造就学科人才的土壤，那么营造一个人才成长的“小气候”则是造就学科人才的雨露。应该说比之过去，现在的社会环境对人才成长有利多了，国家大力发展国民经济的方针为科技工作开辟了大有作为的天地；知识分子作为工人阶级的一部分得到了充分的信任；对外开放政策为广大科技人员提供了国际学术交流的机会；生活水平、工作条件逐步得到改善；实行专业职务聘任制调动了绝大多数专业技术人员的工作积极性。但是，我们的专门人才生活在一个具体的小天地中。由于社会和历史的原因，这些“小天地”中的问题就更复杂、更具体。而且有一个好的大环境还不够，还应在基层单位创造一个有利于人才竞争、脱颖而出的“小气候”，努力营造一个有利于人才成长的氛围。一是选拔人才，在众多专业技术人员中，通过公开考试，考核选拔学科骨干，让人才脱颖而出。二是重点培养，对选拔出来的学科骨干送到国内外研修学习，参加学术会议，引进开展新技术。三是重点扶植，科研课题向学科骨干倾斜，先进设备向重点学科投入。四是政策优惠，对学科骨干和有突出贡献的人才除给予重奖外，在职称晋升中优先考虑。

其次，要善用人才，善养人才。善用是指发挥人才的最佳群体效能，这是用人的一个根本出发点。所有政策和措施要有利于造就一大批进取、高效能、团结的居于国内外领先水平的学科集体。在群体中要注意通才与专才的配合、闯型和稳型的互补。善用的同时还要大力提倡善养，善养首先是吸引、留住人才；要为人才创造必要的研究条件，同时要创造良好的精神环境。稳定人才关键是诚意，关键是人心。关心、了解、信任、支持、帮助专业技术人员是各级领导和管理人员的信条。此外，尚应注意到休养生息、养精蓄锐，保护人才的身心健康，使他们保持愉悦的心情和旺盛的精力。

最后，要给学科人才压担子。当前，我们的人才队伍正处于新老交替时期，大批一线骨干已步入老年，当务之急是让年轻人挑重担，尽快培养出一批未来的专科带头人。回顾历史，新中国成立后的整个50年代，许多研究部门都是少数40岁以上的“老先生”带领多数25岁以下的小青年承担着许多国家重大项目的研究，取得了丰硕的成果，做出了巨大的贡献，正是这种断层把一代青年推上社会实践的舞台。给中年的“老先生”肩上压担子，加速了这两批人才的同步成长。年龄的断层并不可怕，令人担忧的是现在的年龄和职称结构没有出现50年代那样的正三角形，而是呈现一种矩形，甚至是倒三角形。这种结构导致一大批50多岁的优秀专家周围没有形成人才梯队结构，多数专家在孤军作战，而一大批三四十岁甚至更年轻的优秀人才很少有施展才华的机会，造成人才资源的极大浪费。要消除这种危机和断层，就要给青年学科人才压担子，让他们放手去干，这样才有利于人才的成长和成熟。

四、专长

在肿瘤专科建设中突出专长，就是说无论大小医院，要有自己一整套不同于他人的独具特色的治疗方法。中国中医研究院西苑医院肿瘤科在实践中探索出一套中西医结合治疗肿瘤的新模式，它以减少病人痛苦、提高生存质量、延长生存期为出发点，结合患者人体差异选择丰富的、有效的治疗手段。患者是否选择放、化疗，首先要综合患者的病情程度与体质状况，但无论是否进行放、化疗，他们都把中医药治疗放在重要的地位，把中药分为扶正与祛邪两类，口服、灌肠、介入给药到肿瘤病灶等多种给药途径，辅之以气功、针灸、微波、激光疗法，还有适应各种病症的药膳进行调补。病人躺在床上，带上耳机，听着按宫、商、角、徵、羽五音演变而来的传统音乐，使身心得到放松，驱散灰色思维……。音乐作为治疗手段，见诸文献，但较少用之临床，这个科开展的音乐电疗，将传统医学与现代科学技术相结合，以声电同时作用于人体经穴，是一种非药物自然疗法。中国音乐治疗学会北京设备研制中心专门为此设计了一种综合治疗仪，可输出六路VCD、CD、录音、录像、收音。它可以同时输出多路音频和视频信息，供医师对治疗信号进行选择，在不治疗时，患者还可以选择中心控制台播出的广播节目。

五、专药

在肿瘤专科专病建设中突出专药，也是一个必须落实的重要问题。所谓“工欲善其事，必先利其器”，药物作为治疗疾病的重要手段，必须具有很强的针对性，才能保证确切的疗效。

天津鲜中药研究所大直沽医院通过对急性白血病和原发性支气管肺癌的长期研究，认为“阴虚内热”是其主要发病基础和病机转归；阴虚则阳无以制，阳气亢盛而产生内热，内热又进一步耗伤阴液，阴愈虚则火愈炽，火愈炽则阴更伤，如此反复，形成了特殊的阴虚内热体质。根据这一发病特点，经反复筛选验证，研制出了以大剂量甘寒养阴、清热解毒作用的鲜中药汁组成的系列制剂，用于治疗阴虚内热型的各种白血病和其他癌症，取得了良好的疗效。

哈尔滨医科大学第一临床医学院在民间验方的基础上制成癌灵 1 号，其主要成分是砷和汞，用于治疗白血病和肿瘤。据报道癌灵 1 号配合中药治疗急性早幼粒细胞性白血病（APL）32 例，CR 率可达65%。此后将癌灵1 号简化为单一的砷剂三氧化二砷，治疗 APL72 例。初治患者 30 例，CR 率为 73.3%，有效率90%；复发及难治 42 例，CR 率 52.3%，有效率 64.2%。该注射液毒副作用较少，且与全反式维甲酸（ATRA）等药物无交叉耐药。细胞形态学研究表明，三氧化二砷注射液对 APL 有诱导分化作用，并有可能通过“原浆毒”作用诱导细胞凋亡。是一种较为理想的诱导分化剂。

六、专械

专械的作用在一定程度上说并不亚于专药。专械大致分为两大类：诊断用专械和治疗用专械。要想使肿瘤专科专病建设上一个新的台阶，就必须结合当时当地的实际情况，尽可能地多配备一些专用器械，如 B 超、X 光机、各种内窥镜、CT、核磁共振仪、加速器、模拟定位机等。

七、高效

“六专”是高效的前提，“高效”是专科专病建设所刻意追求的目标。

我们在进行肿瘤专科专病的建设中，必须认真抓好以下几个环节，结合当地肿瘤发病情况，选准“专病”作为突破口；要为专科营造一个良好的医疗环境，建立巩固的根据地——专地；选拔、培养、使用好学科带头人；努力提高从业人员的业务技术水平，形成各自的特色，并以此为基础形成群体优势——专长，赢得规模效益；针对专病，开发研制或引进专药、专械；以此为基础而求高效，则高效可得。

第三十五章　卫生部颁发中药新药治疗肿瘤病的临床研究指导原则

第一节　中药新药治疗鼻咽癌的临床研究指导原则

一、诊断标准

1. 西医诊断标准

（1）临床表现与体征：涕血，鼻衄，鼻塞，耳鸣，听力减退，或中耳积液；患侧头痛，晚期加剧，侵犯第Ⅱ～Ⅳ对颅神经；颈淋巴结肿大，大小不一，质硬、粘连，可单侧或双侧。

（2）检查：影像学（X线、CT、MRI等）检查，鼻咽镜检查。

（3）病理学诊断：鼻咽部活检或颈淋巴结活检，病理形态提示来源于鼻咽部者可确诊。

2. 中医辨证标准

（1）肝郁气滞证：耳胀鼻塞，耳鸣耳聋，颈项肿核，情志抑郁，心烦易怒，舌红，苔薄黄或白。

（2）痰浊凝聚证：涕中带血，鼻塞或微咳，口苦，偶见头晕、头痛，舌质微红或正常，苔白腻，脉滑有力。

（3）气血凝结证：精神抑郁，烦躁易怒，口苦，梦多，舌有瘀斑，苔黄或白，脉弦滑。

（4）火热内困证：头痛剧烈或偏头痛，复视，舌、面歪斜，鼻塞、鼻衄，流浊涕，口苦咽干，心烦不寐，舌红，苔黄厚，脉弦滑或弦数。

3. 临床分期标准

Ⅰ期：$T_1N_0M_0$。

Ⅱ期：$T_2N_0M_0$，$T_{0-2}N_1M_0$。

Ⅲ期：$T_3N_0M_0$，$T_3N_1M_0$，$T_{0-3}N_2M_0$。

Ⅳ期：$T_4N_0M_0$，$T_4N_1M_0$，$T_4N_2M_0$，$T_{0-4}N_3M_0$，M_1。

注：①T_0 病虽用目前一般检查方法难以发现，但客观上确有病灶存在，同时颈淋巴结转移灶病理形态，提示来源于鼻咽，血清学检查阳性，且在以后病程发展的某个时期终于从鼻咽镜下明显表现出来。

②淋巴结转移虽限于颈上深部，但明显固定者，应归入 N_2。

4. TNM 标准

①T：原发瘤。

T_0：未见原发瘤。

T_1：肿瘤局限于鼻咽腔一壁或两壁交界处的局限病灶。

T_2：肿瘤侵犯两壁以上，但未超腔。

T_3：原发癌超腔，有颅神经侵犯或有颅底骨质破坏。

T_4：有 T_3 的两种以上。

②N：颈淋巴结。

N_0：未摸到颈淋巴结肿块。

N_1：颈深上部有活动的淋巴结肿块。(3cm×3cm 作参考)

N_2：颈深上部位以下至锁骨上有淋巴结转移，或淋巴结肿块活动受限制或固定。

N_3：颈淋巴结肿块大于 8cm×8cm，或锁骨上窝有转移淋巴结。

③M：远处转移。

M_0：无远处转移。

M_1：有客观指标证实远处转移。

5. 卡劳夫斯基评分法

一切正常，无不适或病征	100 分
能进行正常活动，有轻微病征	90 分
勉强可进行正常活动，有一些症状或体征	80 分
生活自理，但不能维持正常活动或积极工作	70 分
生活偶需帮助，但能照顾大部分个人的需求	60 分
需要颇多的帮助和经常的医疗护理	50 分
失去活动能力，需要特别的照顾和帮助	40 分

严重失去活动能力，要住医院，但暂未有死亡威胁　30分

病重、需住院及积极支持治疗　20分

垂危　10分

死亡　0分

二、试验病例标准

1. 纳入病例标准

符合本病诊断标准及中医辨证标准，体力状况（KNS）评分在60分以上，估计能存活3个月以上者，可纳入试验病例。

2. 排除病例标准（包括不适应证或剔除标准）

（1）年龄在18岁以下或65岁以上，妊娠或哺乳期妇女，过敏体质或对本药过敏者。

（2）正在接受放、化疗或放、化疗结束不足2个月者，或已有远处转移者。

（3）合并有心血管、脑血管、肝、肾和造血系统等严重原发性疾病，精神病患者。

（4）不符合纳入标准，未按规定用药，无法判断疗效，或资料不全等影响疗效或安全性判断者。

三、观测指标

1. 安全性观测

（1）一般体检项目。

（2）血、尿、便常规化验。

（3）心、肝、肾功能检查。

（4）根据药物可能出现的毒性反应做相应的安全性检查。

2. 疗效性观测

（1）相关症状及体征。

（2）必要的影像学检查。

（3）VCA－IGA，EA－IGA。

（4）细胞免疫检查。

四、疗效判定标准

1. 近期疗效判定标准

（1）可测量的病变

①CR：可见的病变完全消失，超过4周。

②PR：肿块缩小50%以上，超过4周。可采用双径测量或单径测量。

双径测量：单个病变，肿瘤面积（指肿块两个最大垂直径的乘积）缩小50%以上。

多个病变，多个肿块两个最大垂直径乘积之和缩小50%以上。

单径测量：线状肿块测得数值减少50%以上。

③NR：肿块缩小不及50%或增大未超过25%。

④PD：一个或多个病变增大25%以上或出现新的病变。

（2）不可测量的病变

①CR：所有症状、体征完全消失至少4周。

②PR：肿瘤大小估计减少≥50%至少4周。

③NR：病情无明显变化至少4周，肿瘤大小估计增大<25%，减少<50%。

④PD：新病灶出现或原有病变估计增大≥25%。

2. 生存时间（MST）

指治疗至死亡末次随访的时间，常用中位数表示。

3. 带癌或无癌生存（NED）

应在治疗记录上注明，如死亡应写明死亡原因。

4. 显效时间

指治疗开始到肿瘤出现客观缩小（一般指鼻咽部癌灶）的时间。

5. 复发时间（MRT）

指病灶经治疗显效至复发、长大的时间，常用中位数表示，如统计时仍未增大则用“+”表示，如3+月。

6. 健康状况的变化

以卡劳夫斯基评分为指标，在治疗前及每个疗程后均打分，描述治疗前后的变化。

7. 生存率

以1、2年甚至5年生存率表示，分期统计对比应采用生命表法计算。

五、临床试验的有关要求

试验病例采用住院病例和门诊病例，住院病例不少于总例数的1/3，门诊病例应严格控制可变因素，疗程为2～3个月。治疗结束再随访观察1个月，以判定近期疗效的肿瘤缓解情况；远期疗效与生存期应长期随访。

若研制的新药既有抗癌的作用，又可与放疗、化疗药物配合，有增加放、化疗的抗癌作用，则合并放、化疗的病例均不得少于100例，并必须另设100例，观察该药物的抗癌作用，观察其增效作用的病例应以化疗药物或放疗做对照组。

第二节　中药新药治疗原发性支气管肺癌的临床研究指导原则

原发性支气管肺癌，又称肺癌，是最常见的恶性肺肿瘤。本病相当于中医的肺积、息贲等病。

基本原则

一、病例选择标准

（一）诊断标准

1. 西医诊断标准

（1）临床诊断

符合下列各项之一者，可以确立临床诊断。

①有或无症状及体征，X线胸片见肺部有孤立性结节或肿块阴影，其边缘呈脑回状、分叶和细毛刺状，并在短期内（2～3个月）逐渐增大者，尤以经过短期积极药物治疗后可排除结核或其他炎性病变者。

②节段性肺炎在短期内（一般为2～3个月）发展为肺叶不张；或肺叶不张在短期内发展为全肺不张者；或在其相应部位的肺根部出现肿块，特别是生长性肿块者。

③上述肺部病灶伴有远处转移，邻近器官受侵或压迫症状表现者，如邻近骨破坏，肺门或/和纵隔淋巴结明显增大，短期内发展的上腔静脉压迫综合征、同侧喉返神经麻痹（排除结核和主动脉病变后）以及颈部交感神经节（排除手术创伤后）、臂丛神经、膈神经侵犯症等。

（2）细胞学诊断：痰液、纤维支气管镜毛刷、抽吸、冲洗等获得细胞学标本，镜下所见符合肺癌细胞学标准者，诊断可以确立。须注意除外上呼吸道甚至食管癌肿。

（3）病理学诊断：无明显可确认之肺外原发癌灶，必须符合下列各项之一者，方能确立病理学诊断。

①肺手术标本经病理、组织学证实者。

②行开胸探查，肺针穿刺或经纤维支气管镜检采得肺或支气管活检组织标本，经组织学诊断为原发性支气管肺癌者。

③颈和腋下淋巴结、胸壁、胸膜或皮下结节等转移灶活检，组织学表现符合原发性支气管肺癌，且肺或支气管壁内疑有肺癌存在，临床上又能排除其他器官原发癌者。

④经尸检发现肺有癌灶，组织学诊断符合原发性支气管肺癌者。

2. 中医辨证标准

（1）气虚痰湿证：咳嗽痰多，胸闷纳呆，神疲乏力，面色㿠白，大便溏薄，舌质淡胖，舌苔白腻，脉濡缓或濡滑。

（2）阴虚内热证：咳嗽无痰，或少痰，痰黄难咳，痰中带血，胸闷气促，心烦失眠，口干便秘，发热，舌质红，舌苔花剥，或光绛无苔，脉细数。

（3）气阴两虚证：咳嗽少痰，咳声低微，痰血，气促，神疲乏力，面色㿠白，恶风，自汗，或盗汗，口干不多饮，舌质红，苔薄，脉细弱。

（4）气滞血瘀证：咳嗽痰血，气促，胸胁胀满或刺痛，大便干结，舌质有瘀斑或紫暗，舌苔薄白，脉弦或涩。

（5）热毒炽盛证：高热，气促，咳嗽，痰黄稠或血痰，胸痛，口苦，口渴欲饮，便秘，尿短赤，舌质红，脉大而数。

3. 肺癌 TNM 病期分类 参照国际抗癌协会（UICC）在 1985 年修正的分类法。

（1）TNM 系统

①T：代表原发肺部病灶，根据肿瘤的大小、对周围器官组织的直接侵犯

与否及范围又可分为以下7类。

T_x：从支气管肺分泌物中找到恶性细胞，但X线胸片和支气管镜中不能发现病灶。

T_0：根据转移性淋巴结或远处转移能肯定来自肺，但肺内未能找到原发病灶。

T_{IS}：原位癌的病变局限于黏膜，未及黏膜下层者。

T_1：肿瘤最大直径≤3cm，四周围以肺脏或脏层胸膜；在纤维支气管镜镜检时，病变范围的远端未侵犯到叶支气管。

T_2：肿瘤最大直径>3cm，或不论肿瘤大小但侵及脏层胸膜，或累及肺门区伴不张或阻塞性肺炎。支气管镜中显示肿瘤的近端在叶支气管以内或距离隆突至少2cm。如有肺不张或阻塞性肺炎其范围应小于一侧全肺。

T_3：不论肿瘤大小，有较局限的肺外侵犯，如胸壁（包括未侵及椎体的肺上沟癌）、横隔、纵隔胸膜、心包，而不侵及心脏、大血管、气管、食管和椎体，或肿瘤在主支气管内，距隆突<2cm，但未侵及隆突者，T_3属手术切除之类。

T_4：不论肿瘤的大小，但有广泛的肺外侵犯，包括纵隔、心脏、大血管、气管、食管、椎体（包括肺上沟癌）、隆突和恶性胸腔积液。凡胸腔积液反复几次不能找到癌细胞，液体既非血性也非渗出液者，不能列为T_4。

②N：代表区域性（即胸内）淋巴结的转移，根据受累淋巴结部位可分为以下4类。

N_0：胸内无淋巴结转移。

N_1：转移或直接侵犯到支气管旁或/和同侧肺门淋巴结。

N_2：转移到同侧纵隔淋巴和隆突下淋巴结。

N_3：转移到对侧纵隔淋巴结和对侧肺门淋巴结，对侧或同侧的前斜角肌或锁骨上窝淋巴结。

③M：代表远处转移。

M_0：无远处转移。

M_1：有远处转移，要标明转移部位。

（2）TNM分期

隐匿癌：$T_XN_0M_0$

0期：$T_{IS}N_0M_0$

Ⅰ期：$T_1N_0M_0$

$T_2N_0M_0$

Ⅱ期：$T_1N_1M_0$

$T_2N_1M_0$

$Ⅲ_a$ 期：$T_3N_0M_0$

$T_3N_1M_0$

$T_{1\sim3}N_2M_0$

$Ⅲ_b$ 期：任何 T，N_3，M_0

T_4，任何 N，M_0

Ⅳ期：任何 T，任何 N，M_1

（二）试验病例标准

1. 纳入病例标准

（1）经病理学或细胞学证实为肺鳞癌、腺癌或大细胞癌、小细胞肺癌，且符合中医辨证的患者。

（2）不能手术的Ⅱ～Ⅳ期患者（包括经手术探查，未切除癌肿患者）。

（3）未经其他治疗，或经放化疗结束 2 个月以上者，或手术后复发者。

（4）体力状况（KNS）记分在 60 分以上者。

卡劳夫斯基评分法：

一切正常，无不适或病征	100 分
能进行正常活动，有轻微病征	90 分
勉强可进行正常活动，有一些症状或体征	80 分
生活自理，但不能维持正常活动或积极工作	70 分
生活偶需帮助，但能照顾大部分个人的需求	60 分
需要颇多的帮助和经常的医疗护理	50 分
失去活动能力，需要特别照顾和帮助	40 分
严重失去活动能力，要住医院，但暂未有死亡威胁	30 分
病重、需住院及积极支持治疗	20 分
垂危	10 分
死亡	0 分

（5）估计能存活 3 个月以上者。

2. 排除病例标准（包括不适应证或剔除标准）

（1）有心、肝、肾等严重疾病患者，及其功能严重障碍者，精神病患者。

（2）行手术切除、放射治疗的肺癌患者，正进行化疗或放化疗结束不足2个月者。

（3）对本药过敏者，年龄在18周岁以下或65岁以上者。

（4）不符合纳入标准，未按规定用药，无法判断疗效或资料不全等影响疗效或安全性判断者。

二、观测指标

1. 安全性观测

（1）一般体检项目。

（2）血、尿、便常规化验。

（3）心、肝、肾功能检查。

2. 疗效性观测

（1）有关症状及体征，中医证候，体重，体力状况等。

（2）胸部X线或CT检查。

（3）血常规、肝肾功能及免疫功能检查。

（4）痰液中脱落细胞检查。

（5）纤维支气管镜检。

（6）肺活组织检查。

（7）放射性核素肺扫描检查。

（8）其他如血清中生物活性物检查等。

以上（1）~（3）必做，其他可根据病症的需要及各医疗、科研单位条件选做。

三、疗效判定标准

1. 缓解率

X线片中肿瘤最大直径乘以其垂直径较治疗前缩小50%以上为有效，50%以下为无效。根据吸收程度又可分为①完全缓解（CR）：经X线片或/和支气管镜检查，病灶全部吸收者；②部分缓解（PR）：病灶缩小≥50%；③稳定（NR）：病灶缩小不到50%或扩大不足25%；④进展（PD）：病灶较治疗前扩大25%以上。

2. 生存时间（MST）

指治疗至死亡或末次随访的时间，常用中位数表示。

3. 带癌或无癌生存（NED）

应在治疗记录上注明，如死亡应写明死亡原因。

4. 显效时间

指治疗开始到肿瘤出现客观缩小（一般指X线胸片）的时间。

5. 复发时间（MRT）

指病灶经治疗显效至复发、长大的时间，常用中位数表示，如统计时仍未增大则用“+”号表示（如3^+月）。

6. 健康状况的变化

以Karnofsky评分为指标，在治疗前及每个疗程后均打分，描述治疗前后的变化。

7. 生存率

常用于小细胞肺癌化疗中，以1、2甚至5年生存率表示疗效，应采用生命表法计算，最好用Kaplan－Meire曲线表示，并经时序检验平衡其他可能影响因素。对小细胞肺癌评价疗效时，最好做纤维支气管镜检，证明是否为病理阴性，这是常用的评价CR方法之一。

四、观察、记录、总结的有关要求

按设计要求，统一表格，做出详细记录，认真写好病历。应注意观察不良反应或未预料到的毒副反应，并追踪观察。试验结束后，不能任意涂改病历，各种数据必须做统计学处理。

临床试验

一、Ⅰ期临床试验

目的在于观察人体对新药的反应和耐受性，探索安全有效的剂量，提出合理的给药方案和注意事项。有关试验设计（包括受试对象、初试剂量确定）、结果的观察与记录、不良反应的判断与处理、试验总结等具体事项，按

《新药审批办法》的有关规定执行。

二、Ⅱ期临床试验

本期的两个阶段，即对照治疗试验阶段与扩大对照治疗试验阶段，可以同时进行。试验设计的要求按《新药审批办法》执行。

（1）试验单位应为3～5个，每个单位病例不少于30例。

（2）治疗组病例不少于200例，其中主要证候不少于100例。对照组另设。

（3）试验病例选择，全部采用住院病例。

（4）对照组的设立要有科学性。对照组与治疗组病例之比不低于1∶3，设立对照组的观察单位，对照组病例不少于30例。对照药物应择优选用公认治疗同类病证的有效药物。尽量采用双盲法。不合并放化疗时亦可自身对照。

（5）药物剂量可根据Ⅰ期临床试验结果或根据中医药理论和临床经验而定。以2个月为1疗程。治疗结束，再观察1个月，以判定近期疗效的肿瘤缓解情况。远期疗效与生存期应长期随访。

（6）若研制的新药既有抗癌作用，又可与放疗、化疗药物配合，有增加放、化疗的抗癌作用，则合并放化疗的病例均不得少于100例，并必须另设100例，观察该药的抗癌作用。观察其增效作用的病例应以化疗药物或放疗做对照组。

（7）试验的全部结果由临床研究负责医院汇总，进行统计学处理和评价，并写出正式的新药临床试验总结。

三、Ⅲ期临床试验

新药得到卫生部批准试生产或上市后一段时间应进行Ⅲ期临床试验，目的是对新药进行社会性考察和评价。观察项目同Ⅱ期临床试验，重点考察新药疗效的可靠性及使用后的不良反应。有关要求均按《新药审批办法》执行。

临床验证

第四、第五类新药须进行临床验证，主要观察其疗效、不良反应、禁忌和注意事项等。

一、观察方法应采取分组对照的方法。改变剂型的新药，其对照品应采用原剂型药物；增加适应证的新药，应选择公认的治疗同类病证的有效药物进行对照。

二、观察例数不少于100例，其中主要证候不少于50例。对照组例数根据统计学需要而定。

三、临床验证设计与总结的要求与Ⅱ期临床试验相同。

承担中药新药临床研究医院的条件

一、临床试验、临床验证的负责医院应是卫生部临床药理基地；参加单位应以二甲以上医院为主。

二、临床研究的负责人应具备副主任医师（包括相当职称）以上职称，并对本病的研究有一定造诣。

第三节 中药新药治疗食管癌的临床研究指导原则

食管癌是我国常见的恶性肿瘤之一，中医称之为“噎膈”。

一、诊断标准

1. 西医诊断标准

（1）临床表现

①早期症状：进食时胸骨后、心窝部有烧灼感或针刺样不适感，食管内异物感，或进食时食物停滞感，或有呃逆，或吞咽疼痛，或哽噎感。

②中期症状：持续性进行性吞咽困难，逐渐加重，即开始进普通食物受阻，以后进半流质饮食、流质饮食咽下困难，严重时滴水不进，流涎，胸痛，消瘦。

③晚期症状：食管穿孔，若致纵隔炎可有持续高热、咳嗽、胸痛、脉数，穿入气管则进食时呛咳出食物，穿入大血管可大量呕血，声嘶，便血。

（2）体征：消瘦，体重减轻，贫血，锁骨上窝淋巴结肿大等，若肝转移则肝肿大，腹腔转移则出现腹水等。

（3）X线钡餐检查：食管黏膜紊乱，食管壁僵硬，蠕动减弱，充盈缺损或狭窄，周围软组织受侵和阴影等。

（4）食管镜检查：可见局部黏膜粗糙增厚，表面糜烂，易出血及浅表性溃疡，新生物及管腔狭窄等。

（5）食管细胞学检查及病理组织学诊断：食管拉网检查、食管镜检查时进行细胞学检查诊断以及食管镜检查时活检，肿大淋巴结活检，病理组织学确诊为食管癌。

2. 中医辨证标准

（1）肝胃不和证：进食发噎，胸膈胀满，嗳气，恶心纳差，舌苔薄，脉弦。

（2）脾虚痰湿证：进食发噎，面色无华，胸胁痞满隐痛，呕恶痰涎，便溏，日行数次，舌淡，苔厚腻或滑，脉弦滑。

（3）气滞血瘀证：进食发噎较重，嗳气闷胀，胸骨后刺痛，夜间较甚，呃逆呕吐，舌质暗或有瘀斑，脉涩。

（4）气血双亏证：面色㿠白，神疲乏力，消瘦，舌淡，苔薄白，脉细弱。

（5）热毒内结证：进食梗阻，食入即吐，发热，胸痛，大便干结，舌质红或绛，苔黄少津，脉弦数。

3. 临床分期

见表 35－1。

表 35－1　　食管癌临床分期表

分期		临床症状	病变范围	长度
早期	0	无明显症状，可进普通饮食，健康情况良好	局限于食管癌结膜层，食管舒张度良好，无淋巴转移（原位癌）	
	1	无症状，或轻度吞咽不适，胸骨后疼痛，间歇性梗阻感	局限于食管黏膜及黏膜下层，食管舒张度无明显改变，无淋巴结转移（早期浸润癌）	<3cm
中期	2	症状较明显，持续性吞咽不适感，健康状况尚好	局限于食管肌层及侵犯食管周径，无外侵及淋巴结转移	3～5cm
	3	症状显著，进行性吞咽困难或有持续性胸背不适疼痛，健康情况不良	癌已侵及食管周径或局部淋巴结转移	>5cm
晚期	4	症状严重，有显著恶病质	①癌已明显外侵 ②穿孔 ③远处转移或有上列 1 项并发症	>5cm

4. 食管癌国际 TNM 标准和分期

（1）UICC 国际 TNM 标准（1987 年）

①T：原发肿瘤。

T_X：原发肿瘤不能测定。

T_0：无原发肿瘤证据。

T_{is}：原位癌。

T_1：肿瘤只侵及黏膜固有层或黏膜下层。

T_2：肿瘤只侵及肌层。

T_3：肿瘤侵入食管纤维膜。

T_4：肿瘤侵及邻近器官。

②N：区域淋巴结。

N_X：区域淋巴结不能测定。

N_0：无区域淋巴结转移。

N_1：区域淋巴结转移。

注：食管癌的区域淋巴结定义如下：

颈段食管癌：颈部淋巴结，包括锁骨上淋巴结。

胸段食管癌：纵隔及胃周淋巴结，不包括腹腔动脉旁淋巴结。

③M：区域以外的淋巴结或器官转移。

M_0：无远处转移。

M_1：有远处转移。

（2）食管癌的 TNM 分期标准

0 期：$T_{is}T_0M_0$

Ⅰ期：$T_1N_0M_0$

$Ⅱ_a$ 期：$T_2N_0M_0$

$T_3N_0M_0$

$Ⅱ_b$ 期：$T_1N_1M_0$

$T_2N_1M_0$

Ⅲ期：$T_3N_1M_0$

T_4 任何 NM_0

Ⅳ期：任何 T 任何 NM_1

5. 卡劳夫斯基评分法

一切正常，无不适或病征	100 分
能进行正常活动，有轻微病征	90 分
勉强可进行正常活动，有一些症状或体征	80 分
生活自理，但不能维持正常活动或积极工作	70 分

生活偶需帮助，但能照顾大部分个人的需求	60 分
需要较多的帮助和经常的医疗护理	50 分
失去活动能力，需要特别的照顾和帮助	40 分
严重失去活动能力，要住医院，但暂未有死亡威胁	30 分
病重、需住院及积极支持治疗	20 分
垂危	10 分
死亡	0 分

二、试验病例标准

1. 纳入病例标准

符合本病诊断标准及中医辨证标准，不能手术的Ⅱ～Ⅳ期患者（包括经手术探查未切除肿瘤患者），或手术后复发者，或经放化疗结束 2 个月以上，体力状况（KNS）评分在 60 分以上，估计能存活 3 个月以上者，可纳入试验病例。

2. 排除病例标准（包括不适应证或剔除标准）

（1）年龄在 18 岁以下或 65 岁以上，妊娠或哺乳期妇女，过敏体质或对本药过敏者。

（2）合并有心血管、脑血管、肝、肾和造血系统等严重原发性疾病，精神病患者。

（3）不符合纳入标准，未按规定用药，无法判断疗效，或资料不全等影响疗效或安全性判断者。

三、观测指标

1. 安全性观测

（1）一般体检项目。

（2）血、尿、便常规化验。

（3）心、肝、肾功能检查。

（4）根据药物可能出现的毒性反应做相应的安全性检查。

药物毒性的评价：

①血液学表现：血小板、白细胞、红细胞、血红蛋白的变化。

②其他毒性：可分为 0～4 级。

表现：恶心、呕吐、口腔炎、脱发、特异性器官（肺、心、肾、神经系统、皮肤等）症状。

分级：

0 级：无毒性症状表现。

1 级：轻度毒性症状表现。

2 级：中度毒性症状表现。

3 级：严重毒性症状表现。

4 级：危及生命毒性症状表现。

③心、肝、肾功能检查情况。

2. 疗效性观测

（1）相关症状与体征。

（2）X 线钡餐检查。

（3）食管镜检查。

（4）食管脱落细胞学检查及病理学检查。

（5）相关的免疫学指标检查。

四、疗效判定标准

1. 缓解率

经各种检查（包括 X 线等）测量肿瘤，以其最大直径及最大垂直径的乘积表示肿瘤治疗前后的变化和疗效。根据吸收程度可分为：

（1）完全缓解（CR）：肿瘤病灶完全消失。

（2）部分缓解（PR）：病灶两径乘积缩小≥50%。

（3）稳定（NR）：病灶两径乘积缩小 <50% 或增大 <25%。

（4）进展（PD）：瘤灶两径乘积增大≥25%。

2. 生存时间（MST）

指治疗至死亡或末次随访时间，常用中位数表示。

3. 带癌或无癌生存（NED）

应在治疗记录上注明，如死亡应写明死亡原因。

4. 显效时间

指治疗开始到肿瘤出现客观缩小（一般指 X 线钡餐检查）的时间。

5. 复发时间（MRT）

指病灶经治疗显效至复发、增大的时间，常用中位数表示，如统计时仍未增大则以“+”表示，如3⁺月。

6. 健康状况的变化

以卡劳夫斯基评分为指标，在治疗前及每个疗程治疗后均打分，描述治疗前后的变化。

7. 生存率

以半年及1、2、3、5、10年生存率表示疗效，应采用生命表法计算。

8. 体重变化

以每月体重增加或减轻3kg计算。

五、临床试验的有关要求

试验病例全部采用住院病例。疗程为2个月。治疗结束，再观察1个月，以判定近期疗效的肿瘤缓解情况。远期疗效与生存期应长期随访。

若研制的新药既有抗癌作用，又可与放疗、化学药物配合，有增加放、化疗的抗癌作用，则合并放化疗的病例均不得少于100例，并必须另设100例，观察该药的抗癌作用。观察其增效作用的病例应以化疗药物或放疗做对照组。

第四节　中药新药治疗胃癌的临床研究指导原则

一、诊断标准

1. 西医诊断标准

（1）病史与症状：早期可无症状，40岁以上的患者，尤其是男性，可出现原因不明的上腹部胀满不适，疼痛，进行性贫血及消瘦，或溃疡病症状规律有改变等，食欲不振，呕吐，呕血或便血。

（2）体征：上腹部压痛，或可扪及包块，晚期可扪及浅表淋巴结肿大，较硬，腹水，贫血征象。

（3）大便溶血反应：连续3天持续性大便潜血试验阳性。

（4）胃液分析：胃液量减少，胃酸缺乏。

(5) 上消化道造影：蠕动障碍，胃黏膜破坏，胃排空时间改变（加快或延迟滞留），胃轮廓失常，边缘不规则的龛影及充盈缺损。

(6) 胃纤维内窥镜检查：可见肿瘤、巨大不规则溃疡等。

(7) 胃液脱落细胞学检查：找到典型的癌细胞。

(8) 手术病理标本、浅表淋巴结活检、胃镜病理标本等，明确胃癌病理学诊断者。

2. 中医辨证标准

(1) 脾胃虚弱证：胃脘隐痛或稍胀，喜按，食欲不振，神疲乏力，大便稀，舌淡苔白，脉弱。

(2) 痰湿困中证：胃脘胀闷而痛，呕恶痰涎，头晕身重，大便溏，舌苔白腻，脉滑濡。

(3) 气滞血瘀证：胃脘胀满，包块坚硬，针刺样疼痛，夜间为甚，舌质紫暗，或有瘀斑，苔薄白，脉沉涩。

(4) 气血双亏证：形体消瘦，面色无华，乏力心悸，胃脘疼痛，舌淡苔白，脉细弱。

3. 胃癌分期

由于胃癌位于腹腔内，目前的临床检查难于在术前确定其肿瘤浸润程度及转移情况，因此须结合手术所见及术后病理检查予以分期。国际抗癌协会曾制订了胃癌的TNM分类法，为了作参考，现将国际TNM分类法略加修改介绍于下：

(1) T：原发肿瘤。

为了便于估计肿瘤的范围及大小，将胃分为上、中、下3个区，在胃大小弯各分为3个等距离的点，并将相应的上下点连接，上1/3包括贲门及胃底，中段1/3为胃体，下1/3包括胃窦。

T_1：肿瘤不管其大小，只限于黏膜或黏膜下层（包括恶性带蒂息肉、恶性无蒂息肉样癌变、癌性溃疡、溃疡边缘或周围有癌性浸润）。

T_2：肿瘤侵及肌层，但大小不超过1个分区的1/2。

T_3：肿瘤侵及浆膜层，或虽未侵及浆膜层，但病变超过1个分区的1/2，但不超过1个分区。

T_4：肿瘤超过1个分区以上或累及周围组织。

(2) N：淋巴结转移情况。

如上所述，将胃引流淋巴结分为3组，根据肿瘤部位及淋巴结转移情况而分以下4级。

N_0：无淋巴结转移。

N_1：肿瘤邻近部位的浅组淋巴结转移，如胃窦部癌的幽门上、下淋巴结转移。

N_2：肿瘤远隔部位的浅组淋巴结转移（如胃窦部癌有贲门旁淋巴结转移），或如前所述的第2组淋巴结转移。

N_3：第3组淋巴结转移。

（3）M：远处转移情况。

M_0：无远处转移情况。

M_1：有远处转移情况。

根据以上分类，可将胃癌的病期分为4期。

Ⅰ期：无淋巴结转移的表浅型胃癌及肿瘤虽侵入肌层，但不超过1/2分区者。

Ⅱ期：有第1站淋巴结转移的表浅型胃癌及肿瘤侵入肌层，病变范围超过1个分区，以及没有或仅有邻近部位的浅组淋巴结转移的T_3肿瘤。

Ⅲ期：不论肿瘤大小，凡有远隔部位的浅组淋巴结转移，或附近之深组淋巴结转移，或者虽仅有邻近部位的浅组淋巴结转移，甚至无淋巴结转移但肿瘤大小超过1个分区或已累及周围组织者，甚至无淋巴结转移，但肿瘤大小超过1个分区已累及周围组织者。

Ⅳ期：不论肿瘤大小，凡有远处转移或肝门、腹腔动脉旁、腹主动脉旁结肠中动脉旁或肠系膜根部的淋巴结转移。

4. 卡劳夫斯基评分法

一切正常，无不适或病征	100分
能进行正常活动，有轻微病征	90分
勉强可进行正常活动，有一些症状或体征	80分
生活自理，但不能维持正常活动或积极工作	70分
生活偶需帮助，但能照顾大部分私人的需求	60分
需要颇多的帮助和经常的医疗护理	50分
失去活动能力，需要特别的照顾和帮助	40分
严重失去活动能力，要住医院，但暂未有死亡威胁	30分

病重、需住院及积极支持治疗 20分

垂危 10分

死亡 0分

二、试验病例标准

1. 纳入病例标准

符合本病诊断标准及中医辨证标准，不能手术的Ⅱ~Ⅳ期患者（包括经手术探查而未切除肿瘤患者），或手术后复发者，经放化疗结束2个月以上，体力状况（KNS）评分在60分以上，估计能存活3个月以上者可纳入试验病例。

2. 排除病例标准（包括不适应证或剔除标准）

（1）年龄在18岁以下或65岁以上，妊娠或哺乳期妇女，过敏体质或对本药过敏者。

（2）合并有心血管、脑血管、肝、肾和造血系统等严重原发性疾病，精神病患者。

（3）不符合纳入标准，未按规定用药，无法判断疗效，或资料不全等影响疗效或安全性判断者。

三、观测指标

1. 安全性观测

（1）一般体检项目。

（2）血、尿、便常规化验。

（3）心、肝、肾功能检查。

（4）根据药物可能出现的毒性反应的安全性检查。

药物毒性的评价：

①血液学表现：血小板、白细胞、红细胞、血红蛋白的变化。

②其他毒性：可分为0~4级。

表现：恶心、呕吐、口腔炎、脱发、特异性器官（肺、心、肾、神经系统、皮肤等）症状。

分级：

0级：无毒性症状表现。

1级：轻度毒性症状表现。

2级：中度毒性症状表现。

3级：严重毒性症状表现。

4级：危及生命毒性症状表现。

③心、肝、肾功能检查情况。

2. 疗效性观测

（1）有关症状及体征的变化。

（2）X线上消化道钡餐造影或气钡双重造影检查。

（3）胃纤维内窥镜检查。

（4）大便潜血试验。

（5）胃液分析。

（6）癌胚抗原（CEA）检测。

（7）B型超声波检查。

（8）CT检查。

（9）细胞免疫检查。

以上（1）~（3）项必做，其他可根据病情和临床研究的需要选做。

四、疗效判定标准

1. 缓解率

经各种检查（包括X线等）测量肿瘤，以其最大直径及最大垂直径的乘积表示肿瘤治疗前后的变化和疗效。根据吸收程度可分为：

（1）完全缓解（CR）：肿瘤病灶完全消失。

（2）部分缓解（PR）：肿瘤病灶两径乘积缩小≥50%。

（3）稳定（NR）：肿瘤病灶两径乘积缩小<50%或增大<25%。

（4）进展（PD）：肿瘤病灶两径乘积增大≥25%。

2. 生存时间（MST）

指治疗至死亡或末次随访的时间，常用中位数表示。

3. 带癌或无癌生存（NED）

应在治疗记录上注明，如死亡应写明死亡原因。

4. 显效时间

指治疗开始到肿瘤出现客观缩小（一般指X线钡餐检查）的时间。

5. 复发时间（MRT）

指病灶经治疗显效至复发、长大的时间，常用中位数表示，如统计的仍未增大则以“+”表示，如 3^{+} 月。

6. 健康状况的变化

以卡劳夫斯基评分为指标，在治疗前及每个疗程后均打分，描述治疗前后的变化。

7. 生存率

以半年、1、2、3、5、10 年生存率表示疗效，应采用生命表法计算，最好用 Paplan - Mein 曲线表示，并经时序检验平衡其他可能影响因素。

8. 体重变化

以每月体重增加或减轻 3kg 计算。

五、临床试验的有关要求

试验病例全部采用住院病例。疗程为 2 个月。治疗结束，再观察 1 个月，以判定近期疗效的肿瘤缓解情况。远期疗效与生存期应长期随访。

若研制的新药既有抗癌作用，又可与放疗、化学药配合，有增加放、化疗的抗癌作用，则合并放化疗的病例均不得少于 100 例，并必须另设 100 例，观察该药的抗癌作用，观察其增效作用的病例应以化疗药物或放疗做对照组。

第五节 中药新药治疗大肠癌的临床研究指导原则

大肠癌是我国常见恶性肿瘤之一，包括直肠癌和结肠癌。本病属中医的便血、脏毒、肠蕈、锁肛痔等范畴。

一、诊断标准

1. 西医诊断标准

（1）临床症状：有黏液血便，大便习惯改变，形状改变，便秘与便溏交替出现，肛门部下坠感，里急后重，腹胀，腹部隐痛，有时腹部可扪及包块或出现肠梗阻症状，贫血，乏力，消瘦等。

（2）肛门指诊：距肛门 8 ~9cm 以下的直肠癌，肛门指诊可触有肿块。肿块质硬，表面不光滑，触之易出血。晚期肿瘤固定而活动度小。

（3）内窥镜检查：可见肿块，呈菜花状，或有溃疡，易出血等。

（4）X线检查：钡灌肠检查及气钡双重造影，显示充盈缺损范围等。

（5）癌胚抗原（CEA）测定：阳性。

（6）大便潜血试验：连续3天试验持续阳性。

（7）病理组织学和细胞学检查为大肠癌。

2. 中医辨证标准

（1）脾虚证：便血紫暗，纳呆腹胀，腹部隐痛，或肛门下坠，面色无华，神疲懒言，便溏，舌质淡，苔白，脉弱。

（2）湿热证：大便不畅，里急后重，便血污秽，口苦而干，或发热，小便黄，舌红，苔黄腻，脉滑数。

（3）气血双亏证：病程日久，便血稀但腥臭，神疲乏力，面色㿠白，消瘦，舌淡苔白，脉细弱。

3. 大肠癌分期

（1）临床病理分期

①Ⅰ期（Dukes′A）。

$Ⅰ_0$：癌变限于黏膜层（原位癌）。

$Ⅰ_1$：病变侵入黏膜下层。

$Ⅰ_2$：病变侵及肠壁肌层。

②Ⅱ期（Dukes′B）。

病变侵及浆膜，或侵及周围组织和器官，但尚可一起作整块切除。

③Ⅲ期（Dukes′C）。

$Ⅲ_1$：伴病灶附近淋巴结转移（指肠壁旁或边缘血管淋巴结转移）。

$Ⅲ_2$：伴供应血管和系膜边缘附近淋巴结转移。

④Ⅳ期：（Dukes′D）。

$Ⅳ_1$：伴远处脏器转移（如肝、肺、骨、脑等处之转移）。

$Ⅳ_2$：伴远处之淋巴结转移（如锁骨上淋巴结转移等），或供应血管根部淋巴结广泛转移无法全部切除。

$Ⅳ_3$：伴腹膜广泛播散，无法全部切除。

$Ⅳ_4$：病变已广泛浸润邻近器官而无法全部切除。

（2）国际TNM分类法

①TNM的含意。

T：原发肿瘤。

T_{is}：原位癌。

T_0：临床未发现肿瘤。

T_1：癌限于黏膜或黏膜下层（包括腺瘤癌变）。

T_2：癌侵犯肌层或浆膜，但未超出肠壁。

T_3：癌穿透肠壁，并扩散至邻近组织或器官。

T_4：癌穿透肠壁，侵入邻近器官并已成瘘管。

T_5：T_3 或 T_4，直接扩散已超出邻近组织或器官。

T_X：侵犯深度不肯定。

N：区域淋巴结。

N_0：淋巴结无转移。

N_1：淋巴结已转移。

N_X：淋巴结转移情况未加描述或未记录。

M：远处转移。

M_0：无远处转移。

M_1：有远处转移。

M_X：未测定有无远处转移。

②国际 TNM 分期。

0 期（$T_{is}N_0M_0$）：组织学证明为原位癌。

$Ⅰ_A$ 期（$T_1N_0M_0$）：癌限于黏膜或黏膜下层，无区域淋巴结转移，无远处转移。

$Ⅰ_B$ 期（$T_2N_0M_0$，$T_2N_XM_0$）：癌侵犯肌层，但未超出浆膜，无区域淋巴结转移，无远处转移。

Ⅱ期（$T_{3\sim5}N_0M_0$，$T_{3\sim5}N_1M_0$）：癌穿透肠壁或浆膜，无区域淋巴结转移，无远处转移。

Ⅲ期（任何 T，N_1M_0）：任何深度的肠壁侵犯，区域淋巴结有转移，但远处无转移。

Ⅳ期（任何 T，任何 N，M_1）：任何深度的肠壁侵犯，区域淋巴结有或无转移，但有远处转移。

4. 卡劳夫斯基评分法

一切正常，无不适或病征 100 分

能进行正常活动，有轻微病征	90分
勉强可进行正常活动，有一些症状或体征	80分
生活自理，但不能维持正常活动或积极工作	70分
生活偶需帮助，但能照顾大部分个人的需求	60分
需要颇多的帮助和经常的医疗护理	50分
失去活动能力，需要特别的照顾和帮助	40分
严重失去活动能力，要住医院，但暂未有死亡威胁	30分
病重、需住院及积极支持治疗	20分
垂危	10分
死亡	0分

二、试验病例标准

1. 纳入病例标准

符合本病诊断标准及中医辨证标准，不能手术的Ⅱ～Ⅳ期患者（包括经手术探查未切除肿瘤患者），或手术后复发者，或经放化疗结束2个月以上，体力状况（KNS）评分在60分以上，估计能存活3个月以上者，可纳入试验病例。

2. 排除病例标准（包括不适应证或剔除标准）

（1）年龄在18岁以下或65岁以上，妊娠或哺乳期妇女，过敏体质或对本药过敏者。

（2）合并有心血管、脑血管、肝、肾和造血系统等严重原发性疾病，精神病患者。

（3）不符合纳入标准，未按规定用药，无法判断疗效，或资料不全等影响疗效或安全性判断者。

三、观测指标

1. 安全性观测

（1）一般体检项目

（2）血、尿、便常规化验。

（3）心、肝、肾功能检查。

（4）根据药物可能出现的毒性反应做相应的安全性检查。

药物毒性的评价：

①血液学表现：血小板、白细胞、红细胞、血红蛋白的变化。

②其他毒性：可分为0～4级。

表现：恶心、呕吐、口腔炎、脱发、特异性器官（肺、心、肾、神经系统、皮肤等）症状。

分级：

0级：无毒性症状表现。

1级：轻度毒性症状表现。

2级：中度毒性症状表现。

3级：严重毒性症状表现。

4级：危及生命毒性症状表现。

③心、肝、肾功能检查情况。

2. 疗效性观测

（1）有关的症状、体征。

（2）内窥镜检查。

（3）大肠X线检查（钡灌肠及钡餐检查）。

（4）癌胚抗原（CEA）检查。

（5）细胞免疫检查。

以上（1）、（2）项必做，其他可根据病情和临床研究的需要选做。

四、疗效判定标准

1. 缓解率

经各种检查（包括X线等）测量肿瘤，以其最大直径及最大垂直径的乘积表示肿瘤治疗前后的变化和疗效。根据吸收程度又可分为：

（1）完全缓解（CR）：经X线检查或/和内窥镜检查，病灶全部消失。

（2）部分缓解（PR）；病灶缩小≥50%。

（3）稳定（NR）：病灶缩小不到50%或增大不足25%。

（4）进展（PD）：病灶较治疗前增大25%以上。

2. 生存时间（MST）

指治疗至死亡或末次随访的时间，常用中位数表示。

3. 带癌或无癌生存（NED）

应在治疗记录上注明，如病人死亡应写明死亡原因。

4. 显效时间

指治疗开始到肿瘤出现客观缩小（一般指 X 线钡餐检查）的时间。

5. 复发时间（MRT）

指病灶经治疗显效至复发、长大的时间，常用中位数表示，如统计时仍未增大则用“+”号表示（如 3^{+} 月）。

6. 健康状况的变化

以卡劳夫斯基评分为指标，在治疗前、后均打分，描述治疗前后的变化。

7. 生存率

以半年、1、2、3、5、10 年生存率表示疗效，应采用生命表法计算，最好用 Kaplan－Mein 曲线表示，并经时序检验平衡其他可能影响因素。

8. 体重变化

以每月体重增加或减轻 3kg 计算。

五、临床试验的有关要求

试验病例全部采用住院病例。疗程为 2 个月。治疗结束，再观察 1 个月，以判定近期疗效的肿瘤缓解情况。远期疗效与生存期应长期随访。

若研制的新药既有抗癌作用，又可与放疗、化学药物配合，有增加放、化疗的抗癌作用，则合并放化疗的病例不得少于 100 例，并必须另设 100 例，观察该药的抗癌作用，观察其增效作用的病例应以化疗药物或放疗做对照组。

第六节　中药新药治疗原发性肝癌的临床研究指导原则

原发性肝癌是指自肝细胞或肝内胆管细胞发生的癌肿，为我国常见的恶性肿瘤之一。本病相当于中医的肝积、积聚。

基本原则

一、病例选择标准

（一）诊断标准

1. 西医诊断标准

（1）病理诊断

①肝组织学检查证实为原发性肝癌者。

②肝外组织的组织学检查证实为肝细胞癌者。

（2）临床诊断

1）如无其他肝癌证据，AFP 对流法阳性或放射免疫法≥400ng/mL，持续 4 周以上，并能排除妊娠、活动性肝病、生殖腺胚胎源性肿瘤及转移性肝癌者。

2）有或无临床表现，B 超、CT 等影像学检查有明确肝内实质性占位病变，能排除肝血管瘤和转移性肝癌，并具有下列条件之一者。

①AFP≥200ng/mL 或 γ－GT 明显增高。

②典型的原发性肝癌影像学表现。

③无黄疸而 AKP 或 γ－GT 明显增高。

④远处有明确的转移性病灶，或有血性腹水，或在腹水中找到癌细胞。

⑤明确的乙型肝炎标志阳性的肝硬化。

2. 中医辨证标准

（1）脾虚肝郁证

两胁胀痛，嗳气纳呆，泛吐酸水，舌淡，苔薄白，脉弦。

（2）气滞血瘀证

右胁下积块，按之质硬，胀痛或刺痛，窜及两胁，舌质紫暗或有瘀斑，苔薄白，脉弦或涩。

（3）湿热蕴结证

右胁下积块，增大较快，发热，口苦口干，或面目黄如橘子色，小便短赤，大便干或溏，舌红苔黄腻，脉弦滑数。

（4）湿瘀搏结证

右胁下积块，质硬，腹痛且胀，按之如囊裹水，小便少，或面目黄而晦暗，舌质暗淡，苔白腻滑，脉沉濡。

（5）肝肾阴虚证

右胁下积块疼痛，低热或午后潮热，五心烦热，或手足心热，口干喜饮，舌红少苔，脉弦细数。

3. 临床分期标准

Ⅰ期：无明确肝癌症状、体征，CT、B 超发现单个结节，直径小于 5cm 者。

Ⅱ期：症状较轻，一般情况尚好，超过Ⅰ期标准而无Ⅲ期证据者。

Ⅲ期：有明显恶病质、黄疸、腹水或肝外转移之一者。

（二）试验病例标准

1. 纳入病例标准

明确诊断为原发性肝癌，符合中医辨证标准，预计生存期在 2 个月以上，受试者体力状况尚好，可纳入试验病例。

2. 排除病例标准（包括不适应证或剔除标准）

（1）继发性肝癌患者。

（2）合并有心血管、肾脏等严重原发性疾病，精神病患者。

（3）年龄在 18 岁以下或 65 岁以上，妊娠期或哺乳期妇女，对本药过敏者。

（4）不符合纳入标准，未按规定用药，无法判断疗效或资料不全等影响疗效或安全性判断者。

二、观测指标

1. 安全性观测

（1）一般体检项目。

（2）血、尿、便常规化验。

（3）心、肝、肾功能检查。

2. 疗效性观测

（1）临床症状，如肝区疼痛、消化道症状、发热、上腹包块、出血现象、乏力消瘦等。

（2）临床体征，如肝肿大、脾肿大、腹水、黄疸、肝掌、蜘蛛痣及腹壁静脉扩张等。

（3）肝功能检查及有关酶学检查。

（4）甲胎蛋白测定。

（5）B 超、CT、核磁共振或活体组织检查等（根据诊断标准内容，结合各单位条件选做）。

（6）有条件者，可做腹腔镜和肝穿刺检查。

三、疗效判定标准

中医药治疗原发性肝癌，在减轻症状、改善生活质量及延长生存期方面有显著特点。同时，对癌产生一定作用，如使癌灶消失、缩小、稳定或发展缓慢。因此，它不仅治“病”，更重要的是治“人”。根据这个特点，制订以下疗效标准。

1. 治后生存期（治后生存率）

这是作为疗效判定的主要标准。所谓治后生存期，是指从治疗日开始，至死亡或末次随访日期为止。观察各期原发性肝癌的治疗后 2 个月（仅限于Ⅲ期）、6 个月、1 年、2 年、3 年、4 年、5 年、5 年以上的生存期及生存率。

2. 生活质量标准

考虑到早期患者亦有无症状者，或各期症状表现的不同，无法统一，故采用生活质量，也有着概括“症状”的含义。

由于 Zubzod 及 performance status 分级比较简单，为了更确切地观察新药的治“人”疗效，因此采用卡劳夫斯基评分标准：

一切正常，无不适或病征	100 分
能进行正常活动，有轻微病征	90 分
勉强可进行正常活动，有一些症状或体征	80 分
生活自理，但不能维持正常活动或工作	70 分
生活偶需帮助，但能照顾大部分个人的需求	60 分
需要颇多的帮助和经常的医疗护理	50 分
失去活动能力，需要特别照顾和帮助	40 分
严重失去活动能力，要住医院，但暂未有死亡威胁	30 分
病重、需住院及积极支持治疗	20 分
垂危	10 分

死亡　　0分

3. 癌灶客观疗效判定标准

以肿瘤体积的变化作为衡量疗效的标准，其规定如下：

（1）完全缓解：可见肿瘤消失并持续1个月以上。

（2）部分缓解：肿瘤两个最大的相互垂直的直径乘积缩小50%以上，并持续1个月以上。

（3）稳定：肿瘤两个最大的相互垂直的直径乘积缩小不足50%，增大不超过25%，并持续1个月以上。

（4）恶化：肿瘤两个最大的相互垂直的直径乘积增大超过25%。

四、观察、记录、总结的有关要求

按设计要求，统一表格，做出详细记录，认真写好病历。应注意观察不良反应或未预料到的毒副反应，并追踪观察。试验结束后，不能任意涂改病历，各种数据必须做统计学处理。

临床试验

一、Ⅰ期临床试验

目的在于观察人体对新药的反应和耐受性，探索安全有效的剂量，提出合理的给药方案和注意事项。有关试验设计（包括受试对象、初试剂量确定）、结果的观察与记录、不良反应的判断与处理、试验总结等具体事项，按《新药审批办法》的有关规定执行。

二、Ⅱ期临床试验

本期的两个阶段，即对照治疗试验阶段与扩大对照治疗试验阶段，可以同时进行。试验设计的要求按《新药审批办法》执行。

（1）试验单位应为3～5个，每个单位病例不少于30例。

（2）治疗组病例不少于200例，其中主要证候不少于100例。对照组另设。

（3）试验病例选择，全部采用住院病例。

（4）对照组的设立要有科学性。对照组与治疗组病例之比不低于1∶3，设立对照组的观察单位，对照组病例不少于30例。对照药物应择优选用公认治疗同类病证的有效药物。尽量采用双盲法。不合并放疗及化疗者，亦可自身对照。

（5）药物剂量可根据Ⅰ期临床试验结果或根据中医药理论和临床经验而定。Ⅰ～Ⅱ期病人以2个月为1疗程。Ⅰ期者随访应超过2年，Ⅱ期者超过1年。Ⅲ期病例1个月为1疗程，随访应超过2个月。

（6）若研制的新药既有抗癌作用，又可与放疗及化疗药物相结合，有抗癌增效作用，则合并放疗或化疗的病例均不得少于100例。必须另设100例，观察该药的抗癌作用。观察其增效作用的病例，应以化疗药物或放疗做对照组。

（7）试验的全部结果由临床研究负责医院汇总，进行统计学处理和评价，并写出正式的新药临床试验总结。

三、Ⅲ期临床试验

新药得到卫生部批准试生产或上市后一段时间应进行Ⅲ期临床试验，目的是对新药进行社会性考察和评价。观察项目同Ⅱ期临床试验，重点考察新药疗效的可靠性及使用后的不良反应。有关要求均按《新药审批办法》执行。

临床验证

第四、第五类新药须进行临床验证，主要观察其疗效、不良反应、禁忌和注意事项等。

一、观察方法应采取分组对照的方法。改变剂型的新药，其对照品应采用原剂型药物；增加适应证的新药，应选择公认的治疗同类病证的有效药物进行对照。

二、观察例数不少于100例，其中主要证候不少于50例。对照组例数根据统计学需要而定。

三、临床验证设计与总结的要求与Ⅱ期临床试验相同。

承担中药新药临床研究医院的条件

一、临床试验、临床验证的负责医院应是卫生部临床药理基地；参加单位应以二甲以上医院为主。

二、临床研究的负责人应具备副主任医师（包括相当职称）以上职称，并对本病研究有一定造诣。

第七节　中药新药治疗乳腺癌的临床研究指导原则

乳腺癌是女性常见恶性肿瘤之一，在我国亦是常见的恶性肿瘤之一。中医称之为乳岩。

一、诊断标准

1. 西医诊断标准

（1）临床表现

①肿块：逐渐增大，多为单发，多数肿块质硬韧，少数质软，边缘多不规则，肿块侵犯胸大肌或胸壁，活动度小而固定。

②疼痛：部分患者乳房病变局部有隐痛、钝痛。

③肿块与皮肤粘连，皮肤呈橘皮样改变，皮肤出现瘤结，晚期也可破溃。

④乳房轮廓改变：有乳腺弧形缺损或异常。

⑤乳头溢液：肿块伴乳头溢液，多为血性或浆血性等。

⑥乳头改变：乳头回缩且固定，乳头抬高。

⑦浅表淋巴结肿大：腋下、锁骨上下窝及胸骨旁淋巴结肿大。

（2）病理及细胞学诊断：乳腺肿块针吸、切取、活检及手术标本、有关区域淋巴结活检标本，经病理组织学确诊为乳腺癌。

乳头溢液细胞学检查，确诊为乳腺癌。

（3）X线检查诊断：X线片上显示为分叶状、圆形、椭圆形或不规则块影，肿块边缘不整齐，多有长短不一的毛刺或短粗的角状隆起，并在肿块阴影内有细小钙化点等。

（4）液晶热图像检查：乳腺癌热图像可表现为①肿块部有局限性热区，并有放射状走行的血管图形；②或以肿块为中心或肿块附近出现放射状、加粗迂曲、分支离心性走向的异常血管图形；③乳晕部近肿块侧出现热增加。

（5）近红外线乳腺扫描，可出现：①血管变粗、中断或局限性密集；②肿块影暗黑，边缘不清等。

（6）B超检查：呈不均质的弱回声肿块，形状不规则，边缘不整齐。部分乳腺癌边缘整齐，后壁不光整，出现“卵月征”等。

2. 中医辨证标准

（1）肝郁气滞证：精神刺激，性情抑郁或急躁发怒时症状加重，乳腺肿块胀痛，胸胁胀痛，苔白，脉弦。

（2）热毒蕴结证：乳腺肿块红硬疼痛，增大迅速，溃烂味臭，舌红苔黄，脉数。

（3）气血双亏证：形体消瘦，面色无华，乏力倦怠，心慌气短，舌淡苔白，脉细数。

（4）肝肾亏损证：乳腺肿块，头晕耳鸣，腰膝酸软，月经量少，前后不定期，或闭经，舌红，苔少薄白，脉沉细或沉细无力。

3. TNM 分类分期（参照国际抗癌联盟 1978 年实行标准）

（1）TNM 分类

①T：原发肿瘤

T_{is}：浸润前期癌（原位癌），非浸润导管癌，局限于乳头（乳腺内无明显肿块）的派杰氏病（有肿瘤 派杰氏病，则根据肿瘤大小而分类）。

T_0：乳腺内未触及肿瘤。

T_1：肿瘤最大直径≤2cm。

T_{1a}：与胸肌筋膜或胸肌无粘连。

T_{1b}：与胸肌筋膜或胸肌有粘连。

T_2：肿瘤最长径＞2cm，但≤5cm。

T_{2a}：与胸肌筋膜或胸肌无粘连。

T_{2b}：与胸肌筋膜或胸肌有粘连。

T_3：肿瘤最大直径＞5cm，或肿瘤≥2 个。

T_{3a}：与胸肌筋膜或胸肌无粘连。

T_{3b}：与胸肌筋膜或胸肌有粘连。

T_4：无论肿瘤大小，只要直径侵犯胸壁或皮肤（胸壁指肋骨、肋间肌和前锯肌，不包括胸大肌）。

T_{4a}：肿瘤与胸壁固定。

T_{4b}：乳房皮肤水肿、浸润或溃破（包括橘皮样改变，或有局限于同侧乳房范围的卫星状结节）。

T_{4c}：包括 T_{4a} 和 T_{4b}。

②N：区域淋巴结

N_0：同侧腋窝未触及淋巴结。

N_1：同侧腋窝触及活动的肿大淋巴结。

N_{1a}：考虑淋巴结内无转移。

N_{1b}：考虑淋巴结内无转移。

N_2：同侧腋窝淋巴结融合成团或与其他组织粘连。

N_3：同侧锁骨上、下淋巴结内有转移或上肢水肿（淋巴管堵塞所致）。

③M：远处转移

M_0：无远处转移。

M_1：有远处转移，包括皮肤浸润超过同侧乳房。

注：①肿瘤大小测定时，先测其最大直径，再测与其垂直的最长直径，计算单位为 cm。②局部皮肤有粘连，有凹陷（酒窝征）改变，乳头回缩，除 T_{4b} 外，和 T_1 ~ T_3 各项中皆不影响分期。③T_3 项中“或肿瘤≥2 个”为 1978 年天津座谈会讨论补充。

（2）TNM 分期

0 期：$T_{is}N_0M_0$。

Ⅰ期：$T_1N_0M_0$。

$Ⅱ_a$ 期：$T_0N_1M_0$，$T_1N_1M_0$，$T_2N_0M_0$。

$Ⅱ_b$ 期：$T_2N_1M_0$，$T_3N_0M_0$。

$Ⅲ_a$ 期：$T_0N_2M_0$，$T_1N_2M_0$，$T_2N_2M_0$，$T_3N_{1-2}M_0$

$Ⅲ_b$ 期：T_4 任何 NM_0，任何 TN_3M_0。

Ⅳ期：任何 T 任何 NT 和 M_1

4. 卡劳夫斯基评分法

一切正常，无不适或病征	100 分
能进行正常活动，有轻微病征	90 分
勉强可进行正常活动，有一些症状或体征	80 分
生活自理，但不能维持正常活动或工作	70 分
生活偶需帮助，但能照顾大部分个人的需求	60 分
需要颇多的帮助和经常的医疗护理	50 分
失去活动能力，需要特别照顾和帮助	40 分
严重失去活动能力，要住医院，但暂未有死亡威胁	30 分
病重、需住院及积极支持治疗	20 分
垂危	10 分
死亡	0 分

二、试验病例标准

1. 纳入病例标准

符合本病诊断标准及中医辨证标准，不能手术的Ⅱ～Ⅳ期患者（包括经手术探查未切除肿瘤患者），或手术后复发者，或经放化疗结束2个月以上，体力状况（KNS）评分在60分以上，估计能存活3个月以上者，可纳入试验病例。

2. 排除病例标准（包括不适应证或剔除标准）

（1）年龄在18岁以下或65岁以上，妊娠或哺乳期妇女，过敏体质或对本药过敏者。

（2）合并有心血管、脑血管、肝、肾和造血系统等严重原发性疾病，精神病患者。

（3）不符合纳入标准，未按规定用药，无法判断疗效，或资料不全等影响疗效或安全性判断者。

三、观测指标

1. 安全性观测

（1）一般体检项目。

（2）血、尿、便常规化验。

（3）心、肝、肾功能检查。

（4）根据药物可能出现的毒性反应做相应的安全性检查。

药物毒性的评价：

①血液学表现：血小板、白细胞、红细胞、血红蛋白的变化。

②其他毒性：可分为0～4级。

表现：恶心、呕吐、口腔炎、脱发、特异性器官（肺、心、肾、神经系统、皮肤等）症状。

分级：
- 0级：无毒性症状表现。
- 1级：轻度毒性症状表现。
- 2级：中度毒性症状表现。
- 3级：严重毒性症状表现。
- 4级：危及生命毒性症状表现。

2. 疗效性观测

（1）与该病有关的症状、体征，特别是肿瘤及区域淋巴结检查。

（2）乳腺X线检查。

（3）超声波检查。

（4）液晶热图像检查。

（5）近红外线乳腺扫描。

（6）晚期乳腺癌可进行生化方面检查，如血红蛋白、血浆蛋白、碱性磷酸酶、血浆钙和磷等。

（7）细胞免疫学检查。

以上（1）~（3）项必做，其他项目可根据病情及临床研究需要选做。

四、疗效判定标准

1. 缓解率

经各种检查（包括X线等），可测量肿瘤，以其最大直径及最大垂直径的乘积表示肿瘤治疗前后的变化和疗效。根据吸收程度可分为：

（1）完全缓解（CR）：肿瘤病灶完全消失。

（2）部分缓解（PR）：肿瘤病灶两径乘积缩小≥50%。

（3）稳定（NR）：肿瘤病灶两径乘积缩小<50%或增大<25%。

（4）进展（PD）：肿瘤病灶两径乘积增大≥25%。

2. 生存时间（MST）

指治疗至死亡或末次随访的时间，常用中位数表示。

3. 带癌生存或无癌生存期（NED）

应在治疗记录上注明，如病人死亡应写明死亡原因。

4. 复发时间（MRT）

指经治疗出现显效开始，至肿瘤再次增大或复发的时间，常以中位数表示，以天、周或月计。若统计时仍未增大，则以“+”表示，如3^+月。

5. 显效时间

自治疗开始到肿瘤出现客观缩小的时间。

6. 生存率

以6个月、1、2、3、5、10年生存率表示其疗效，采用生命表法计算。

最好用 Kaplan – Mein 曲线表示。并经时序检验，平衡其他可能影响的因素。

7. 健康状况评价

用卡劳夫斯基评分法。

8. 体重变化

以每月体重增加或减轻 3kg 计算。

五、临床试验的有关要求

试验病例全部采用住院病例。疗程为 2 个月。治疗结束，再观察 1 个月，以判定近期疗效的肿瘤缓解情况。要想知道远期疗效与生存期应长期随访。

若研制的新药既有抗癌作用，又可与放疗、化学药物配合，有增加放、化疗的抗癌作用，则合并放化疗的病例均不得少于100 例；并必须另设100 例，观察该药的抗癌作用。观察其增效作用的病例应以化疗药物或放疗做对照组。

第八节 中药新药治疗卵巢癌的临床研究指导原则

卵巢癌是妇科发病率最高的恶性肿瘤。本病属于中医的癥瘕范畴。

基本原则

一、病例选择标准

（一）诊断标准

1. 西医诊断标准

盆腔肿块迅速增大，伴有下腹痛及压痛，或合并腹水。妇科检查，子宫旁触及实体性肿物，多为双侧肿瘤，呈结节状。经腹腔镜检查，或后穹窿穿刺取出病变活体组织，或抽出腹水经检查，病理确诊为卵巢癌，包括卵巢上皮性囊腺癌（良性肿瘤恶变）、原发性囊腺癌、恶性畸胎瘤、颗粒细胞癌、生殖细胞癌、性腺母细胞瘤、继发性卵巢癌等。或经肿瘤手术后病理诊断确诊为卵巢癌者。

2. 中医辨证标准

（1）未手术和化疗者

①气滞证：情志不畅，心烦易怒；口苦咽干，胸胁作痛，少腹胀痛拒按，

舌质暗，脉沉弦。

②血瘀证：腹部刺痛，积块坚硬，拒按，面色晦暗，形体消瘦，肌肤甲错，舌质暗有瘀斑，脉沉涩或细涩。

③痰湿证：面虚浮肿，身倦无力，腹胀胃满，腹部积块作痛，带下量多，舌质暗，舌苔白腻，脉细濡或沉滑。

（2）手术后或化疗后者

①气虚证：面色苍白，气短心慌，恶心呕吐，纳谷不香、便溏自汗；舌淡胖或有齿痕，苔薄或白腻，脉细小。

②阴虚证：头晕失眠，潮热盗汗，心烦口渴欲冷饮，口舌生疮，或鼻衄，小便赤，大便秘结，舌质红或绛，苔薄或剥脱，脉细数。

③气阴两虚证：形体消瘦，面色苍白，神疲乏力，心悸气短，动则汗出，纳呆，口干不多饮，舌质淡红，脉沉细弱。

3. 疾病轻重分级（临床分期）

参照国际妇产科联盟 1975 年提出的分期。

Ⅰ期：肿瘤局限于卵巢。

$Ⅰ_a$：肿瘤局限于一侧卵巢，无腹水。

$Ⅰ_b$：肿瘤局限于两侧卵巢，无腹水。

$Ⅰ_c$：$Ⅰ_a$ 或 $Ⅰ_b$ 兼有腹水，或腹水涂片癌细胞阳性。

Ⅱ期：肿瘤累及一侧或两侧卵巢，有盆腔内扩散。

$Ⅱ_a$：扩散累及子宫或输卵管。

$Ⅱ_b$：扩散累及其他盆腔组织。

$Ⅱ_c$：$Ⅱ_a$ 或 $Ⅱ_b$ 兼有腹水或腹水涂片癌细胞阳性。

Ⅲ期：肿瘤Ⅱ期加盆腔以外腹腔内转移累及/或腹膜后淋巴结或小肠网膜转移。

Ⅳ期：肿瘤累及一侧或两侧卵巢，有远处转移，腹水涂片癌细胞阳性或有肝实质转移。

（二）试验病例标准

1. 纳入病例标准

符合上述诊断和中医辨证标准者均可纳入，但对原发性卵巢癌和继发性卵巢癌，对手术后、化疗后和未经其他治疗者均须分别观察。

2. 排除病例标准（包括不适应证或剔除标准）

（1）正在进行化疗或放疗者。

（2）晚期病势危重者。

（3）年龄在18岁以下或65岁以上者，对本药过敏者。

（4）合并有心血管、肝、肾和造血系统等严重原发性疾病，精神病患者。

（5）凡不符合纳入标准，未按规定用药，无法判断疗效或资料不全等影响疗效或安全性判断者。

二、观测指标

1. 安全性观测

（1）一般体检项目。

（2）血、尿、便常规化验。

（3）心、肝、肾功能检查。

2. 疗效性观测

（1）临床症状变化情况。

（2）局部体征的变化。

（3）体重的改变。

（4）细胞学检查（后穹窿穿刺、细针抽吸腹水），找癌细胞。

（5）病变局部病理组织学检查。

（6）癌胚抗原。

（7）甲胎蛋白检测。

（8）绒毛膜促性腺激素及雌激素测定。

以上（1）~（5）必做，其他可根据病证的需要及各医疗、科研单位的条件选做。

三、疗效判定标准

1. 治后生存期（治后生存率）

此项作为疗效的主要标准，治后生存期指从治疗日开始，至死亡或末次随访日期为止，对各期卵巢癌手术、化疗后或不能承受手术、化疗者用中药治疗，观察1个月、2个月、3个月、6个月、1年、2年、3年、4年、5年、5年以上生存期及生存率。

2. 生活质量标准

按卡劳夫斯基评分法进行评定。

一切正常，无不适或病征	100 分
能进行正常活动，有轻微病征	90 分
勉强可进行正常活动，有一些症状或体征	80 分
生活自理，但不能维持正常活动或积极工作	70 分
生活偶需帮助，但能照顾大部分个人的需求	60 分
需要颇多的帮助和经常的医疗护理	50 分
失去活动能力，需要特别照顾和帮助	40 分
严重失去活动能力，要住医院，但暂未有死亡威胁	30 分
病重、需住院及积极支持治疗	20 分
垂危	10 分
死亡	0 分

3. 癌灶客观疗效判定标准

（1）显效：B 超或 CT 随访中，癌灶缩小 50% 以上，并持续 3 个月。临床分期Ⅰ期持续 5 年以上，Ⅱ期持续 3 年以上，Ⅲ期持续 1 年以上者。

（2）有效：B 超或 CT 随访中，癌灶缩小不足 50% 或稳定而持续 6 个月以上。Ⅰ期持续 3 年以上，Ⅱ期持续 1 年以上，Ⅲ期持续半年以上者。

（3）无效：癌灶扩大，生活质量下降。

四、观察、记录、总结的有关要求

按设计要求，统一表格，做出详细记录，认真写好病历。应注意观察不良反应或未预料到的毒副反应，并追踪观察。试验结束后，不能任意涂改病历，对各种数据必须做统计学处理。

临床试验

一、Ⅰ期临床试验

目的在于观察人体对新药的反应和耐受性，探索安全有效的剂量，提出合理的给药方案和注意事项。有关试验设计（包括受试对象、初试剂量确定）、结果的观察与记录、不良反应的判断与处理、试验总结等具体事项，按

《新药审批办法》的有关规定执行。

二、Ⅱ期临床试验

本期的两个阶段，即对照治疗试验阶段与扩大对照治疗试验阶段，可以同时进行。试验设计的要求按《新药审批办法》执行。

（1）试验单位应为3~5个，每个单位病例不少于30例。

（2）治疗组病例不少于200例，其中主要证候不少于100例。对照组另设。

（3）试验病例选择，采用住院病例和门诊病例，住院病例不少于总例数的2/3，门诊病例应严格控制可变因素。

（4）对照组的设立要有科学性。对照组与治疗组病例之比不低于1∶3，设立对照组的观察单位，对照组病例不少于30例。对照药物应择优选用公认治疗同类病证的有效药物。尽量采用双盲法。

（5）药物剂量可根据Ⅰ期临床试验结果或根据中医药理论和临床经验而定。以2~3个月为1疗程。

（6）若研制的新药既有抗癌作用，又可与化疗药物或放疗相结合，有增加化疗或放疗的抗癌作用，则合并化疗或放疗的病例不得少于100例；另有100例，必须观察该药的抗癌作用。观察其增效作用的病例以化疗药物或放疗做对照组。

（7）试验的全部结果由临床研究负责医院汇总，进行统计学处理和评价，并写出正式的新药临床试验总结。

三、Ⅲ期临床试验

新药得到卫生部批准试生产或上市后一段时间应进行Ⅲ期临床试验，目的是对新药进行社会性考察和评价。观察项目同Ⅱ期临床试验，重点考察新药疗效的可靠性及使用后的不良反应。有关要求均按《新药审批办法》执行。

临床验证

对第四、第五类新药须进行临床验证，主要观察其疗效、不良反应、禁忌和注意事项等。

一、观察方法应采取分组对照的方法。改变剂型的新药，其对照品应采用原剂型药物；增加适应证的新药，应选择公认的治疗同类病证的有效药物进行对照。

二、观察例数不少于100例，其中主要证候不少于50例。对照组例数根据统计学需要而定。

三、临床验证设计与总结的要求与Ⅱ期临床试验相同。

承担中药新药临床研究医院的条件

一、临床试验、临床验证的负责医院应是卫生部临床药理基地；参加单位应以二甲以上医院为主。

二、临床研究的负责人应具备副主任医师（包括相当职称）以上职称，并对本病的研究有一定造诣。

第九节　中药新药治疗子宫颈癌的临床研究指导原则

子宫颈癌是妇女常见恶性肿瘤之一。本病症状表现属中医崩漏、带下等范畴。

一、诊断标准

1. 西医诊断标准

（1）临床表现：原位癌及早期浸润癌常无任何症状，多在普查中发现。浸润癌可见以下症状。

①阴道分泌物增多：具有不同程度的阴道分泌物增多，初期产生黏液性白带，随着癌组织的发展，癌组织出现坏死、脱落及继发感染，白带变混浊，如淘米水样或脓样带血，具有特殊的恶臭。

②阴道不规则流血：早期表现为少量血性白带及接触性阴道出血（常在性交、内诊检查时出现），继则可见阴道不规则出血；一般是先少后多，或时多时少。菜花型出血早，量多。晚期癌肿侵蚀大血管，可引起致命的大量阴道出血。由于长期的反复出血，患者可出现继发贫血。

③疼痛：为晚期宫颈癌的症状。当宫旁组织明显受侵，并已累及盆壁、闭孔神经、腰骶神经时，可出现严重持续性的腰骶部或坐骨神经疼痛。盆腔病变广泛时，可因静脉和淋巴回流受阻，而导致患侧下肢肿胀和疼痛。

④其他症状：晚期宫颈癌侵犯膀胱时，可引起尿频、尿痛或血尿，甚则

出现膀胱阴道瘘。两侧输尿管受压阻塞时，可见尿闭及尿毒症。若肿瘤向后压迫或侵犯直肠时，可有里急后重，便血或排便困难，甚至形成阴道直肠瘘。

（2）体征：早期宫颈癌无明显体征，或类似一般宫颈糜烂，随浸润癌的出现，妇科内诊检查，宫颈可表现为：糜烂型、菜花型（外生型）、结节型（内生型）、溃疡型（由于癌组织的坏死脱落，宫颈形成凹陷性溃疡，甚则宫颈消失被空洞所代替）。癌组织向外发展可侵犯阴道，致使阴道弹力降低乃至消失，甚则外阴受侵，宫颈癌与外阴癌同时存在。三合诊检查可发现主韧带、骶韧带、宫旁组织、盆壁、淋巴结受癌组织侵犯情况，甚则可形成冰冻骨盆，癌组织向内可由颈管延及宫体。

还应检查患者髂窝、腹股沟及锁骨上淋巴结有无肿大。

（3）阴道脱落细胞学检查为巴氏Ⅳ～Ⅴ级（1978 年全国第 1 次宫颈癌防治协作组织采用巴氏 5 级分类法）。

Ⅳ级：涂片含有异常细胞，形态符合原位癌。

$$\left.\begin{cases}\text{重度不典型增生}\\ \text{原位癌}\end{cases}\right\} = \text{CIN Ⅲ}$$

Ⅴ级：涂片含有异常细胞，形态符合鳞癌。

（4）在阴道镜下或碘试验下取宫颈活体组织，进行病理诊断。

1）原位癌

①鳞状上皮全层均为癌细胞。

②上皮分层结构消失，细胞极性消失，有时表层细胞可保持正常极向，但细胞具不典型性或称角化不良细胞。

③基底膜完整，癌细胞可沿腺体基底膜及柱状上皮之间生长（原位癌累及腺体），但无间质浸润。

2）早期浸润癌：癌组织只穿破基底膜，浸润深度不超过 5mm，宽度不超过 7mm，无癌灶融合，未侵犯间质内脉管。

3）鳞状上皮浸润癌：共分 3 级。

①高分化鳞癌：大细胞，有明显的角化珠形成。可见细胞间桥。癌细胞异型性较强，核分裂较少，无不正常核分裂。

②中分化鳞癌：大细胞，细胞异型性明显，核深染，不规则，核浆比例高，核分裂较多见。细胞间桥不明显。有少量或无角化珠。有单个角化不良细胞（胞浆红染，核浓缩不规则形）。

③低分化鳞癌：大细胞或小细胞。无角化珠形成，亦无细胞间桥，偶尔

可找到散在单个角化不良的细胞。细胞异型性和核分裂多见。

4）腺癌：高分化腺癌和分泌多量黏液，可呈黏液性腺癌结构。中分化腺癌的细胞和腺管的异型性明显增加，黏液分泌减少。低分化腺癌的癌细胞形成实性巢、索或片块，很少形成腺管。

5）宫颈腺鳞癌：癌组织内有明确的腺癌和鳞癌成分，称为腺鳞癌。

2. 临床分期（FIGO　1985）

（1）浸润前癌

0 期：原位癌。

（2）浸润癌

①Ⅰ期：癌瘤局限于子宫颈。

$Ⅰ_a$：子宫颈临床前癌，仅由显微镜诊断者。

$Ⅰ_{a1}$：显微镜证实之微小间质浸润。

$Ⅰ_{a2}$：取自上皮基底，浸润深度不超过 5mm，宽度不超过 7mm。

$Ⅰ_b$：病变超过 $Ⅰ_{a2}$范围，而不论其临床可见与否。

②Ⅱ期：癌瘤侵犯阴道，但未达下 1/3；侵犯宫旁组织，但未达盆壁。

$Ⅱ_a$：癌瘤侵犯阴道，但无宫旁浸润。

$Ⅱ_b$：有宫旁浸润，但未达盆壁。

③Ⅲ期：癌瘤侵犯阴道下 1/3，或延及盆壁。

$Ⅲ_a$：侵犯阴道下 1/3。

$Ⅲ_b$：癌瘤延及盆壁，与盆壁间无空隙。

④Ⅳ期：癌已扩散至盆腔外，或膀胱，或直肠黏膜已波及。

$Ⅳ_a$：膀胱或直肠黏膜已波及。

$Ⅳ_b$：盆腔以外的远处器官转移。

3. 卡劳夫斯基评分法

一切正常，无不适或病征	100 分
能进行正常活动，有轻微病征	90 分
勉强可行正常活动，有一些症状或体征	80 分
生活自理，但不能维持正常活动或积极工作	70 分
生活偶需帮助，但能照顾大部分个人的需求	60 分
需要颇多的帮助和经常的医疗护理	50 分
失去活动能力，需要特别的照顾和帮助	40 分

严重失去活动能力，要住医院，但暂未有死亡威胁 30分

病重、需住院及积极支持治疗 20分

垂危 10分

死亡 0分

4. 中医辨证标准

(1) 肝肾阴虚证

时有阴道出血，带下量较多，色黄或赤，头晕耳鸣，腰膝酸软，五心烦热，口干喜饮，大便燥结，小溲涩痛或短赤，舌质红，舌苔少或剥脱或无苔，脉象弦细或细数。

(2) 肝郁气滞证

时有阴道出血，夹有血块，带下时多，其色或白或黄或青，质稀，有秽臭，胸胁胀满，口苦咽干，少腹疼痛，舌质暗或有瘀点，苔薄白，脉象弦细或弦涩。

(3) 湿热瘀毒证

阴道出血反复发作，量或多或少或有血块，带下量多，色黄或白，或如米泔，或赤白相兼，味腥臭，尿黄，小腹疼痛，腰骶酸痛，身重体倦，胸闷纳差，舌质暗淡，舌苔黄腻，脉象滑数或弦数。

(4) 脾肾阳虚证

阴道出血崩、漏互见，带下量多，色白质清稀，或灰黑兼见，且恶臭，身倦乏力，纳差，精神不振，形寒畏冷，腰膝冷痛，小腹坠痛，大便溏薄，面黄体弱，舌体胖，边有齿痕，舌苔薄白或白腻，脉象沉弱或细弱。

(5) 心脾两虚证

阴道出血或崩或漏，或有血块，带下量多，或白或黄或赤，质稀，味腥臭，心悸怔忡，失眠或多梦，气短乏力，纳呆，便溏，面色萎黄，爪甲不荣，肢体瘦弱，舌质淡暗，舌体胖大，边有齿痕，舌苔薄白，脉象沉细或沉弱。

二、试验病例标准

1. 纳入病例标准

符合本病诊断标准及中医辨证标准者，可纳入试验病例。以原位癌、Ⅰ期、Ⅱ期病例为主要观察对象。

2. 排除病例标准（包括不适应证或剔除标准）

(1) 年龄在18岁以下或65岁以上，妊娠或哺乳期妇女，过敏体质或对

本药过敏者。

（2）非原发性宫颈癌，停止放、化疗不足2个月的患者。

（3）合并有心血管、脑血管、肝、肾和造血系统等严重原发性疾病，精神病患者。

（4）不符合纳入标准，未按规定用药，无法判断疗效，或资料不全等影响疗效或安全性判断者。

三、观测指标

1. 安全性观测

（1）一般体检项目。

（2）血、尿、便常规化验。

（3）心、肝、肾功能检查。

（4）根据药物可能出现的毒性反应做相应的安全性检查。

2. 疗效性观测

（1）相关症状及体征。

（2）阴道脱落细胞学检查，肉眼观察宫颈组织基本正常时可进行3次以上。

（3）阴道镜或碘试验检查。

（4）宫颈管刮术检查。

（5）病理检查。

（6）胸部X线检查。

（7）B超检查。

四、疗效判定标准

1. 临床痊愈

主要症状及病灶消失，阴道脱落细胞学检查连续3次均为阴性，浸润癌在阴道镜下或碘试验下取2次活检及宫颈管刮术病理检验均阴性。

2. 显效

主要症状明显改善或消失，卡劳夫斯基评分80分以上，病灶缩小1/2以上。

3. 有效

主要症状有所改善或明显改善，卡劳夫斯基评分 60 分以上，病灶缩小1/3以上。

4. 无效

主要症状无改善或加重，病灶无变化或发展。

原位癌、早浸癌及 I_a 期癌疗效统计仅分痊愈、无效两级。

五、临床试验的有关要求

试验病例全部采用住院病例。疗程为 2～3 个月，治疗结束再随访 1 个月。临床痊愈病例治疗结束后随访 1 年。

若需观察药物对放、化疗的增效、减毒作用，可参照本篇原则另行严格制订临床试验研究方案。

第十节　中药新药治疗急性白血病的临床研究指导原则

白血病为造血系统中常见的恶性病变。其特点为异常白细胞的过度增生，体内各组织器官受到广泛的浸润，在疾病过程中发生严重的贫血、发热和出血。本病属于中医虚劳、积聚、血证等范畴。

基本原则

一、病例选择标准

（一）诊断标准

1. 西医诊断标准

（1）急性非淋巴细胞白血病（ANLL）的细胞形态学分型（参照 1986 年天津白血病分类、分型讨论会标准）

1）原粒细胞的形态分型

Ⅰ型：典型原粒细胞，胞浆中无颗粒。

Ⅱ型：有原粒细胞的特征，胞浆量少，有少量细小颗粒。

原单核细胞的形态也为Ⅰ、Ⅱ两型，标准与原粒细胞相似。

2）ANLL 分型

①急性粒细胞白血病未分化病（M_1）：骨髓中原粒细胞（Ⅰ+Ⅱ型）≥90%（非红系细胞），早幼粒细胞很少，中性中幼粒细胞以下阶段不见或罕见。

②急性粒细胞白血病部分分化型（M_2）：分为 2 亚型。

M_{2a}：骨髓中原粒细胞（Ⅰ+Ⅱ型）在 30%～90%（非红系细胞），单核细胞<20%，早幼粒细胞以下阶段>10%。

M_{2b}：骨髓中异常的原始及早幼粒细胞明显增多，以异常的中性中幼粒细胞增生为主，其胞核常有核仁，有明显的核浆发育不平衡，此类细胞>30%。

③急性颗粒增多的早幼粒细胞白血病（M_3）：骨髓中以颗粒增多的异常早幼粒细胞增生为主，>30%（非红系细胞），其胞核大小不一，胞浆中有大小不等的颗粒。可分为 2 亚型。

粗颗粒型（M_{3a}）：嗜苯胺蓝颗粒粗大，密集甚或融合。

细颗粒型（M_{3b}）：嗜苯胺蓝颗粒密集而细小。

④急性粒-单核细胞白血病（M_4）：依原粒和单核细胞系形态不同，可包括下列 4 种亚型。

M_{4a}：原始和早幼粒细胞增生为主，原幼单和单核细胞>20%（非红系细胞）。

M_{4b}：原、幼单核细胞增生为主，原始和早幼粒细胞>20%（非红系细胞）。

M_{4c}：原始细胞既具粒系又具单核细胞系形态特征者>30%。

M_{4d}：除上述特点外，有嗜酸颗粒粗大而圆、着色较深的嗜酸粒细胞，占 5%～30%。

⑤急性单核细胞白血病（M_5）：分 2 亚型。

未分化型（M_{5a}）：骨髓中原始单核细胞（Ⅰ+Ⅱ型，非红系细胞）≥80%。

部分分化型（M_{5b}）：骨髓中原始和幼稚细胞>30%（非红系细胞），原单核细胞（Ⅰ+Ⅱ型）<80%。

⑥红白血病（M_6）：骨髓中红细胞系>50%，且常有形态学异常，原粒细胞（Ⅰ+Ⅱ型）或原始+幼单核细胞>30%；血片中原粒（Ⅰ+Ⅱ型）或原单细胞>5%；骨髓非红系细胞中原粒细胞（或原始+幼单核细胞）>20%。

⑦巨核细胞白血病（M_7）

未分化型：外周血有原巨核（小巨核）细胞，骨髓中原巨核细胞＞30%。原巨核细胞由组化电镜或单克隆抗体证实；骨髓造血细胞少时往往干抽，活检有原始和巨核细胞增多，网状纤维增加。

分化型：骨髓及外周血中以单圆核和多圆核病态巨核细胞为主。

（2）急性淋巴细胞白血病（ALL）的细胞形态学分型（参照1980年苏州全国白血病分类分型经验交流会标准）。

第一型（L_1）：原始和幼稚淋巴细胞以小细胞（直径可大至正常小淋巴细胞的两倍，约12μm）为主；核圆形，偶有凹陷及折叠，染色质较粗，结构较一致，核仁少而小，不清楚；胞浆少，轻或中度嗜碱。过氧化物酶或苏丹黑染色阳性；原始细胞一般不超过3%。

第二型（L_2）：原始和幼稚淋巴细胞以大细胞（直径可大于正常小淋巴细胞的两倍以上，＞12μm）为主，核形不规则，凹陷和折叠常见，染色质较疏松，结构较不一致，核仁较清楚，一个或多个；胞浆量常较多，有些细胞深染。

第三型（L_3）：原始和幼稚淋巴细胞大小较一致，以大细胞为主；核形较规则，染色质呈均匀细点状，核仁明显，一个或多个，呈小泡状；胞浆量较多，深蓝色，空泡常明显，呈蜂窝状。

2. 中医辨证标准

急性白血病主要临床表现为：发热、头晕、头痛、胸骨及四肢骨痛、贫血、出血、心悸、乏力、耳鸣、腰膝酸软，或伴癥瘕、痞块、瘰疬、痰核等。

（1）邪毒隐伏证：无明显症状，只有轻微周身不适，如疲乏无力，低热，肝脾轻度肿大，舌脉无明显变化。

（2）瘟毒入髓证：壮热，鼻齿衄血，或舌有血泡，周身皮肤瘀点瘀斑，心烦，便秘，或贫血，骨痛，舌质红，苔黄，脉弦滑数。

（3）血瘀证：皮肤瘀斑，癥瘕痞块，瘰疬，痰核，伴有贫血，发热，头晕，乏力，舌质红，舌边有瘀点，苔黄腻，或黄白相间，脉滑数或弦数。

（4）气血两虚证：面色㿠白无华，心悸气短，神疲肢倦，食少纳呆，头晕目眩，舌质淡胖，苔白，脉细弱。

（5）阴阳两虚证：头晕乏力，面色无华，口干咽燥，头晕目眩，耳鸣，手足心热，或畏寒，腰膝酸软，男子遗精，女子月经不调，舌质淡嫩，少苔或无苔，脉虚或细数。

3. 中医症状轻重分级

见表35－2。

表35－2 中医症状轻重分级表

症状	轻（+）	中（++）	重（+++）
（癥瘕、瘰疬）疼痛	呈胀闷隐痛，可以忍受，不需服药	疼痛时间较长，超过4小时，偶需服药才缓解	反复发作，疼痛剧烈，需服药才能缓解
胸骨及四肢骨痛	偶觉隐痛，不需服药	疼痛时间较长，偶需服药才能缓解	呈持续性疼痛，疼痛剧烈，需服药才能缓解
头晕、乏力	偶感头晕，乏力	时常感到头晕，乏力	整日感到头晕，乏力
发　热	偶有低热、不需服药	经常发热，偶需服药才能缓解	反复高热，需服药后才缓解
出　血	时有少量出血，一般不需用药	反复出血，量不多，偶需用药缓解	反复出血，量多，需用药才能缓解

（二）试验病例标准

1. 纳入病例标准

符合急性白血病西医诊断标准及中医辨证标准的患者，可纳入试验病例。

2. 排除病例标准（包括不适应证或剔除标准）

（1）年龄在18岁以下或65岁以上，妊娠或准备妊娠及哺乳期妇女，过敏体质及对本药过敏者。

（2）合并有其他心血管、脑血管、肝、肾及造血系统等严重原发性疾病，精神病患者。

（3）不符合纳入标准，未按规定用药，无法判断疗效，或资料不全等影响疗效或安全性判断者。

二、观测指标

1. 安全性观测

（1）一般体检项目。

（2）心、肝、肾功能检查。

（3）血、尿、便常规化验。

2. 疗效性观测

（1）相关症状及体征。

（2）末梢血象：每周检验 1 次。

（3）骨髓象。

三、疗效判定标准

1. 细胞形态疗效判定标准

（1）完全缓解

①骨髓象：原粒细胞Ⅰ+Ⅱ型（原单+幼单细胞或原淋+幼淋细胞）≤5%，红细胞及巨核细胞系正常。

M_{2b} 型——原粒Ⅰ型+Ⅱ型<5%，中性中幼粒细胞比例在正常范围。

M_3 型——原粒+甲幼粒≤5%。

M_4 型——原粒Ⅰ、Ⅱ型+原单及幼单细胞≤5%。

M_6 型——原粒Ⅰ、Ⅱ≤5%，原红+幼红以及红系细胞比例基本正常。

M_7 型——粒、红两系比例正常，原巨+幼巨细胞基本消失。

②血象：Hb≥100g/L（男）或 99g/L（女），中性粒细胞绝对值≥1.5×10^9/L，血小板≥100×10^9/L，外周血分类中无白血病细胞。

③临床无白血病细胞浸润所致的症状和体征，生活正常或接近正常。

（2）部分缓解：骨髓原粒细胞Ⅰ+Ⅱ型（原单+幼单或原淋+幼淋）>50%且≤20%，或临床表现、血象 2 项中有 1 项未达完全缓解标准者。

（3）未缓解：骨髓象、血象及临床表现 3 项均未达上述标准者。

2. 症状疗效判定标准

（1）显效：主要症状基本消失，或减轻 2 级以上。

（2）有效：主要症状减轻，无明显发热、出血、骨痛、痞块缩小，或症状减轻 1 级以上。

（3）无效：主要症状无变化，或恶化。

四、观察、记录、总结的有关要求

按临床研究设计要求，统一表格，做出详细记录，认真写好病历。应注意观察不良反应，并追踪观察。试验结束后，不能任意涂改病历，对各种数据必须做统计学处理。

临床试验

一、Ⅰ期临床试验

目的在于观察人体对新药的反应和耐受性，探索安全有效的剂量，提出合理的给药方案和注意事项。有关试验设计（包括受试对象、初试剂量确定）、结果的观察与记录、不良反应的判断及处理、试验总结等具体事项，按《新药审批办法》的有关规定执行。

二、Ⅱ期临床试验

本期的两个阶段，即对照治疗试验阶段与扩大对照治疗试验阶段，可以同时进行。

（1）试验单位应为3～5个，每个单位病例不少于30例。

（2）治疗组病例不少于300例，其中主要病证不少于100例。对照组另设。

（3）试验病例选择，采用住院病例和门诊病例，住院病例不少于总例数的2/3。门诊病例应严格控制可变因素。

（4）对照组的设立要有科学性。对照组与治疗组病例之比不低于1∶3，设立对照组的观察单位，对照组病例不少于30例。对照药物应择优选用公认治疗同类病证的有效药物。尽量采用双盲法。

（5）药物剂量可根据Ⅰ期临床试验结果或根据中医药理论和临床经验而定。以两个月为1个疗程，治疗结束再观察1个月。

（6）试验的全部结果由临床研究的负责医院汇总，进行统计学处理和评价，并写出正式的新药临床试验总结。

三、Ⅲ期临床试验

新药得到卫生部批准试生产或上市后一段时间应进行Ⅲ期临床试验，目的是对新药进行社会性考察和评价。观察项目同Ⅱ期临床试验，重点考察新药疗效的可靠性及使用后的不良反应。有关要求均按《新药审批办法》执行。

临床验证

第四、第五类新药须进行临床验证，主要观察其疗效、不良反应、禁忌和注意事项等。

一、观察方法应采取分组对照的方法。改变剂型的新药，其对照品应采用原剂型药物；增加适应证的新药，应选择公认的治疗同类病证的有效药物进行对照。

二、观察例数不少于100例，其中主要病证不少于50例。对照组例数根据统计学需要而定。

三、临床验证设计与总结的要求与Ⅱ期临床试验相同。

承担中药新药临床研究医院的条件

一、临床试验、临床验证的负责医院应是卫生部临床药理基地；参加单位应以二甲以上医院为主。

二、临床研究的负责人应具备副主任医师（包括相当职称）以上职称，并对本病的研究有一定造诣。

第十一节　中药新药治疗慢性白血病的临床研究指导原则

慢性白血病是一种与辐射、化学、病毒、遗传和激素等有密切关系的血液系统恶性疾患，其病变实质是造血干细胞水平上的异常增殖。本病属中医虚劳、癥瘕、积聚、血证等范畴。

基本原则

一、病例选择标准

（一）诊断标准

1. 西医诊断标准

（1）慢性粒细胞白血病（慢性期，参照1989年贵阳第二届全国白血病治疗讨论会标准）。

①贫血或脾大。

②外周血白细胞 $>30\times10^9/L$，粒系核左移，原粒 + 早幼粒 < 10%。

③外周血淋巴细胞 < 10%。

④骨髓粒系增生，以中间阶段细胞为主；原粒 + 幼粒 < 15%，嗜碱性粒细胞增多。

⑤中性粒细胞碱性磷酸酶积分降低或消失。

⑥pH 染色体阳性。

（2）慢性淋巴细胞白血病（CLL）

1）临床表现

①可有疲乏、消瘦、低热、贫血或出血表现。

②可有淋巴结（包括颈部、腋窝、腹股沟）及肝、脾肿大。

2）实验室检查

①外周血 WBC $>10\times10^9/L$，成熟淋巴细胞≥60%，成熟淋巴细胞绝对值 $>6\times10^9/L$，持续增高时间≥3 个月（每月至少检查 1 次 WBC 和分类）。可除外其他引起淋巴细胞增多疾患，如病毒感染、传染性单核细胞增多症、结核等。

②骨髓增生活跃及以上，成熟淋巴细胞≥40%。

③组织学检查（骨髓、淋巴结、器官活检）显示以成熟淋巴细胞为主的浸润表现。

3）可排除淋巴瘤合并白血病和幼淋细胞白血病

外周血成熟淋巴细胞绝对值持续增高而无其他原因解释者，应高度怀疑本病。在较长期观察下，仍高或继续增高，结合骨髓及其他上述所见，可诊断为本病。

2. 临床分期标准

（1）慢性粒细胞白血病（参照 1989 年贵阳全国第二届白血病治疗讨论会标准）

1）慢性期

①临床表现：无症状或有低热、乏力、多汗、体重减轻等症状。

②血象：白细胞计数增高，主要为中性中、晚幼粒和杆状粒细胞。原始（Ⅰ+Ⅱ型）≤10%，嗜酸性粒细胞和嗜碱性粒细胞增多，可有少量的幼红细胞。

③骨髓象：增生明显至极度活跃，以粒系增生为主，中、晚幼粒和杆状核粒细胞增多。原始粒细胞（Ⅰ+Ⅱ型）≤10%。

④染色体：有pH染色体。

⑤CFU-GM培养、集落或集簇较正常明显增加。

2）加速期：具下列两项者。

①不明原因的发热，贫血，出血加重，和（或）骨骼疼痛。

②脾脏进行性肿大。

③非药物引起的血小板进行性减少或增高。

④原始细胞（Ⅰ+Ⅱ型）在血中及（或）骨髓中>10%。

⑤外周血嗜碱粒细胞>20%。

⑥骨髓中显著的胶原纤维增生。

⑦出现pH以外的其他染色体异常。

⑧对传统的抗慢粒药物治疗无效。

⑨CFU-GM增殖和分化缺陷，集簇增多，集簇和集落的比值增高。

3）急变期：具下列之一项者。

①原始细胞（Ⅰ+Ⅱ型）或原淋+幼淋，或原单+幼单在外周血或骨髓中≥20%。

②外周血中原始粒+早幼粒细胞≥30%。

③骨髓中原始粒+早幼粒细胞≥50%。

④有髓外原始细胞浸润。

此期临床症状、体征比加速期更恶化，CFU-GM培养呈小簇生长或不生长。

（2）慢性淋巴细胞白血病

①Ⅰ期：淋巴细胞增多或/和淋巴结肿大。

②Ⅱ期：Ⅰ期+肝大或脾大或血小板减少（$<100\times10^9/L$）。

③Ⅲ期：Ⅰ期或Ⅱ期+贫血（Hb<110g/L）。

3. 中医辨证标准

慢性白血病的主要临床表现为：发热，贫血，出血，乏力，骨痛，癥瘕，积聚，腰膝酸软等。

（1）邪盛正虚证：正气虽虚而邪趋平伏，表现周身疲倦无力，偶有手足心热，面色无华，腰膝酸软，舌质红，脉弦细数。

（2）毒邪壅盛证：邪毒壅盛，正气虚衰，癥瘕，积聚，瘰疬，或兼有发热，出血，骨痛，舌质红，脉弦细数。

（3）阴阳两虚证：邪毒日久，阴阳衰竭，正气衰败，积聚剧增，高热，出血，全身骨痛，舌质红，脉虚大而数。

4. 中医症状轻重分级

见表 35－3。

表 35－3　　症状轻重分级表

症状	轻（+）	中（++）	重（+++）
神疲肢倦，头晕乏力	偶感头晕，乏力	时常感到头晕，乏力，休息后好转	静卧时感神疲肢倦，周身乏力
癥瘕、积聚、瘰疬、痰核疼痛	呈胀闷隐痛，可以忍受，不需服药	疼痛时持续时间在 4 小时以上，偶需服药缓解	积块处疼痛剧烈，反复发作，需服药后才能缓解
鼻衄齿衄，牙宣血泡，皮肤瘀点瘀斑	偶见鼻齿衄血，皮肤散见瘀点瘀斑	经常鼻齿衄血，量不多，皮肤瘀点瘀斑	反复鼻齿衄血，量多，甚则齿龈、舌有血泡，肌衄
壮热，烦躁，心神不安，便秘	偶见发热，心烦不安	间断性壮热，心烦不安	持续性壮热，烦躁不安，便秘
口干咽燥，手足心热	偶见口干咽燥	经常口干咽燥，偶有手足心热	持续口干咽燥，手足心热
胸骨及四肢骨痛	呈持续性隐痛，不需服药，可以忍受	间断性全身骨痛，偶需用药缓解	呈持续性胸骨及四肢骨痛，需用药缓解

（二）试验病例标准

1. 纳入病例标准

符合慢性白血病西医诊断标准及中医辨证标准的患者，可纳入试验病例。以稳定期为主要观察对象。

2. 排除病例标准（包括不适应证或剔除标准）

（1）年龄在 18 岁以下或 65 岁以上，妊娠或准备妊娠或哺乳期妇女，过敏体质及对本药过敏者。

（2）合并有其他心血管、脑血管、肝、肾及造血系统等严重原发性疾病，精神病患者。

（3）不符合纳入标准，未按规定用药，无法判断疗效，或资料不全等影响疗效或安全性判断者。

二、观测指标

1. 安全性观测

（1）一般体检项目。

（2）心、肝、肾功能检查。

（3）血、尿、便常规化验。

2. 疗效性观测

（1）相关症状及体征。

（2）末梢血象：每周检验 1 次，如有病情变化应随时检测。

（3）骨髓象。

三、疗效判定标准

1. 综合疗效判定标准

（1）完全缓解：无贫血、出血、感染及白血病细胞浸润表现，血红蛋白 $>100g/L$，白细胞总数 $<10\times10^9/L$，分类无幼稚细胞，血小板 $100\sim400\times10^9/L$；骨髓象正常。

（2）部分缓解：临床表现、血象、骨髓象 3 项中有 1 项或 2 项未达完全缓解标准。

（3）未缓解：临床表现、血象、骨髓象 3 项中均未达到部分缓解标准。

2. 症状疗效判定标准

（1）显效：主要症状消失或减轻 2 级以上者。

（2）有效：主要症状减轻 1 级以上者。

（3）无效：主要症状减轻不足 1 级或恶化者。

四、观察、记录、总结的有关要求

按临床研究设计要求，统一表格，做出详细记录，认真写好病历，应注意观察不良反应，并追踪观察。试验结束后，不能任意涂改病历，各种数据必须做统计学处理。

临床试验

一、Ⅰ期临床试验

目的在于观察人体对新药的反应和耐受性，探索安全有效的剂量，提出合理的给药方案和注意事项。有关试验设计（包括受试对象、初试剂量确定）、结果的观察与记录、不良反应的判断与处理、试验总结等具体事项，按《新药审批办法》的有关规定执行。

二、Ⅱ期临床试验

本期的两个阶段，即对照治疗试验阶段与扩大对照治疗试验阶段，可以同时进行。试验设计的要求按《新药审批办法》执行。

（1）试验单位应为3~5个，每个单位病例不少于30例。

（2）治疗组病例不少于200例，其中主要病证不少于100例。对照组另设。

（3）试验病例选择，采用住院病例和门诊病例。住院病例不少于总例数的1/2，门诊病例应严格控制可变因素。

（4）对照组的设立要有科学性。对照组与治疗组病例之比不低于1∶3，设立对照组的观察单位，对照组病例不少于30例。对照药物应择优选用公认治疗同类病证的有效药物。尽量采用双盲法。

（5）药物剂量可根据Ⅰ期临床试验结果或根据中医药理论和临床经验而定。以两个月为1个疗程，随访1个月。

（6）试验的全部结果由临床研究负责医院汇总，进行统计学处理和评价，并写出正式的新药临床试验总结。

三、Ⅲ期临床试验

新药得到卫生部批准试生产或上市后一段时间应进行Ⅲ期临床试验，目的是对新药进行社会性考察和评价。观察项目同Ⅱ期临床试验，重点考察新药疗效的可靠性及使用后的不良反应。有关要求均按《新药审批办法》执行。

临床验证

第四、第五类新药须进行临床验证，主要观察其疗效、不良反应、禁忌和注意事项等。

一、观察方法应采取分组对照的方法。改变剂型的新药，其对照品应采用原剂型药物；增加适应证的新药，应选择公认的治疗同类病证的有效药物进行对照。

二、观察例数不少于100例，其中主要病证不少于50例。对照组例数根据统计学需要而定。

三、临床验证设计与总结的要求与Ⅱ期临床试验相同。

承担中药新药临床研究医院的条件

一、临床试验、临床验证的负责医院应是卫生部临床药理基地；参加单位应以二甲以上医院为主。

二、临床研究的负责人应具备副主任医师（包括相当职称）以上职称，并对本病的研究有一定造诣。

第十二节　中药新药治疗恶性骨肿瘤的临床研究指导原则

凡发生于骨内的恶性肿瘤，不论其为原发或继发，都称为恶性骨肿瘤。本病属中医骨瘤、骨疽、石瘤、肉瘤等范畴。

一、诊断标准

1. 西医诊断标准

骨肉瘤诊断标准：

（1）多见于青少年。

（2）好发于四肢长骨，多见于股骨下端和胫骨上端。

（3）局部疼痛，以夜间为甚；局部肿胀，表浅皮肤紧张发亮，有静脉怒张，伴血管杂音，活动功能受限。

（4）血红蛋白、血浆蛋白降低，血碱性磷酸酶增高。

（5）X线片显示骨肿瘤阴影及软组织肿胀阴影，病变呈溶骨性破坏；侵蚀骨皮质，有骨膜反应，呈日光放射样，后期出现Codman三角。

（6）病理组织活检可确诊。

（7）核素扫描、血管造影、CT检查可辅助诊断。

其他恶性骨肿瘤的诊断与骨肉瘤类同又各有特点，确诊需病理组织活检。

2. 中医辨证标准

（1）热毒蕴结证：病变局部疼痛，肿胀或肿块，局部或皮肤温度较高，或皮色潮红，或布有青筋。可有发热及精神倦怠，食纳不香，口干渴，便干结，尿短赤，舌质偏红，苔薄或薄黄，脉或弦数。

（2）痰瘀变阻证：肿瘤所在部位持续疼痛，入夜尤剧，肿块坚硬，固定不移，局部肤色或见略紫或见血管曲张，舌质或紫暗或有瘀斑，脉涩或弦细。

（3）邪盛正虚证：局部疼痛，肿块坚硬，固定不移，面色苍白，形体瘦弱，神疲倦怠，唇甲淡白，舌质偏红或胖，苔薄或腻，脉虚细或沉迟。

3. 生活质量评分（卡劳夫斯基评分）标准

一切正常，无不适或病证	100 分
能进行正常活动，有轻微病证	90 分
勉强可进行正常活动，有一些症状或体征	80 分
生活自理，但不能维持正常活动或积极工作	70 分
生活偶需帮助，但能照顾大部分个人的需求	60 分
需要颇多的帮助和经常的医疗护理	50 分
失去活动能力，需要特别的照顾和帮助	40 分
严重失去活动能力，要住医院，但暂未有死亡威胁	30 分
病重、需住院及积极支持治疗	20 分
垂危	10 分
死亡	0 分

二、试验病例标准

1. 纳入病例标准

符合本病诊断标准及中医辨证标准者，可纳入试验病例。应预期至少还能存活足够时间以完成最低限度的观察。合并其他抗肿瘤治疗者应按治疗方法划出独立的观察组。

2. 排除病例标准（包括不适应证或剔除标准）

（1）年龄在 18 岁以下或 65 岁以上，妊娠或哺乳期妇女，过敏体质或对本药过敏者。

（2）合并有心血管、脑血管、肝、肾和造血系统等严重原发性疾病，精神病患者。

（3）不符合纳入标准，未按规定用药，无法判断疗效，或资料不全等影响疗效或安全性判断者。

三、观测指标

1. 安全性观测

（1）一般体检项目。

（2）血、尿、便常规化验。

（3）心、肝、肾功能检查。

（4）根据药物可能出现的毒性反应做相应的安全性检查。

2. 疗效性观测

（1）肿瘤局部症状及体征。

（2）全身情况。

（3）X线或CT、核素扫描等检查。

四、疗效判定标准

1. 治疗生存期

指治疗开始至死亡或末次随访日期为止。随访观察治疗后3个月、6个月、1年、3年、5年以上的生存期及生存率。

2. 生活质量评分

3. 瘤体客观疗效判定标准

（1）完全缓解：治疗期间肿瘤完全消失，并持续4周。

（2）部分缓解：肿瘤体积缩小≥50%（最大径与其垂直径的乘积），持续4周，并且未出现新的肿瘤迹象。

（3）无变化：肿瘤体积缩小<50%，增大不超过25%，持续4周，并且未出现新的肿瘤迹象。

（4）恶化：肿瘤体积增大>25%，或出现新的肿瘤。

五、临床试验的有关要求

试验病例全部采用住院病例。疗程为1～3个月，以判定近期疗效的缓解情况。远期疗效与生存期应长期观察。

若研制的新药既有抗癌作用又可与放疗、化疗、手术配合，以提高放疗、化疗或手术的疗效，则合并放疗、化疗或手术的病例均不得少于100例。观察其增效作用的病例应以放疗、化疗或手术作对照组。

第三十六章 肿瘤病中医诊疗方案及临床路径

第一节 胃癌中医诊疗方案（试行）

一、诊断

（一）疾病诊断

诊断标准：

参照卫生部《胃癌诊疗规范》（2011年版）和《NCCN胃癌临床实践指南》（中国版，2010年第1版）。胃癌的诊断多依据临床表现、影像学检查、内镜及组织病理学等进行综合判断，其中组织病理学检查结果是诊断胃癌的金标准。

（1）临床症状

胃癌缺少特异性临床症状，早期胃癌常无症状。常见的临床症状有上腹部不适或疼痛、食欲减退、消瘦、乏力、恶心、呕吐、呕血或黑便、腹泻、便秘、发热等。

（2）体征

在早期或部分局部进展期胃癌常无明显体征。晚期胃癌患者可扪及上腹部包块，发生远处转移时，根据转移部位，可出现相应的体征。出现上消化道穿孔、出血或消化道梗阻等情况时，可出现相应体征。

（3）辅助检查

内镜检查：①胃镜检查：是确诊胃癌的必需检查手段，可确定肿瘤位置，获得组织标本以行病理检查。必要时可酌情选用色素内镜或放大内镜。②超声胃镜检查：有助于评价胃癌浸润深度、判断胃周淋巴结转移状况，用于胃癌的术前分期。③腹腔镜：对怀疑有腹膜转移或腹腔内播散者，可考虑腹腔镜检查。

病理学诊断：组织病理学诊断是胃癌的确诊和治疗依据。

实验室检查：①血液检查。血常规、血液生化学、血清肿瘤标志物等检查。②尿液、粪便常规、粪隐血试验。

影像检查：①计算机断层扫描（CT）；②磁共振（MRI）检查；③上消化道造影；④胸部 X 线检查；⑤超声检查；⑥PET－CT；⑦骨扫描。

（4）原发病灶及部位的诊断

①根治术后病例：根据术后病理，明确诊断为胃癌。

②非根治术后及晚期病例：未手术患者根据胃镜加活检病理，已行姑息术/改道术/探查术后的患者根据术后病理，明确诊断为胃癌。

③对于胃镜见符合胃癌的恶性表现但未取到病理标本者，可以诊断为“胃恶性肿瘤”，并应继续取病理以明确诊断。

（5）复发或转移病灶的诊断

胃镜/超声内镜（EUS）以及活检病理学检查可以明确复发。以影像学检查，包括 MSCT、MRI、胃镜/超声内镜（EUS）、B 超、消化道造影等，必要时行 PET/CT；浅表淋巴结活检可以诊断肿瘤转移。

（6）腹膜/网膜/肠系膜转移的诊断

除了 Krukenberg's 瘤、左锁骨上转移、肝转移等常见的转移部位，腹膜/网膜/肠系膜亦是胃癌常见的转移。对于粟粒样或 <1cm 的腹膜/网膜/肠系膜转移灶，CT 及 MRI 等影像学手段常无法及时发现，但患者多可出现腹腔积液、肠梗阻等肿瘤相关症状，该部分患者的诊断目前尚无统一标准，推荐病理学检查结合 PET－CT 等以助于明确诊断，包括：腹腔积液找脱落细胞、正电子发射断层成像（PET－CT）、腹腔镜探查、手术探查、转移病灶的病理诊断。

（二）证候诊断

依据《中华人民共和国国家标准·中医临床诊疗术语证候部分》GB/T 16751.2—1997、《中药新药临床研究指导原则》（郑筱萸，中国医药科技出版社，2002 年）、《中医诊断学》（第 5～7 版）、胃癌协作分组共 10 家单位提供的胃癌（晚期胃癌为主）辨证分型，综合形成 8 类基本证型的辨证标准（见下），而复合证型则以基本证型为组合，如脾虚痰湿、气血两虚、热毒阴虚等。

1. 脾气虚证

以食少、腹胀、便溏与气虚症状共见，舌淡苔白，脉缓弱为辨证要点。

2. 胃阴虚证

以胃脘嘈杂、灼痛，饥不欲食与虚热症状共见，舌红少苔乏津，脉细数为辨证要点。

3. 血虚证

以体表肌肤黏膜组织呈现淡白以及全身虚弱，舌质淡，脉细无力为辨证要点。

4. 脾肾阳虚证

以久泄久痢、水肿、腰腹冷痛等与虚寒症状共见，舌淡胖，苔白滑，脉沉迟无力为辨证要点。

5. 热毒证

以胃脘灼痛、消谷善饥等与实火症状共见，舌红苔黄，脉滑数为辨证要点。

6. 痰湿证

以脾胃纳运功能障碍及痰湿内盛症状共见，苔腻为辨证要点。

7. 血瘀证

以固定疼痛、肿块、出血、瘀血色脉征，舌质紫暗，或见瘀斑瘀点，脉多细涩，或结、代、无脉为辨证要点。

8. 肝胃不和证

以脘胁胀痛、嗳气、吞酸、情绪抑郁，舌淡红、苔薄白或薄黄，脉弦为辨证要点。

二、治疗方案

（一）辨证选择口服中药汤剂

8 类基本证型用药规范如下述；复合证型则以基本证型用药有机组合。

1. 脾气虚证

治法：健脾益气。

推荐方药：四君子汤加减。党参、白术、茯苓、炙甘草等。

2. 胃阴虚证

治法：养阴生津。

推荐方药：益胃汤加减。沙参、麦冬、生地黄、玉竹、冰糖等。

3. 血虚证

治法：补血益气。

推荐方药：四物汤加减。当归、熟地黄、白芍、川芎等。

4. 脾肾阳虚证

治法：温补脾肾。

推荐方药：附子理中汤合右归丸加减。人参、干姜、附子、熟地黄、山药、山茱萸、枸杞、鹿角胶、菟丝子、杜仲、当归、肉桂、炙甘草等。

5. 热毒证

治法：清热解毒。

推荐方药：清胃散或泻心汤加减。红藤、藤梨根、龙葵、半枝莲、黄连、生地黄、牡丹皮、当归身等。

6. 痰湿证

治法：化痰利湿。

推荐方药：二陈汤加减。半夏、橘红、白茯苓、炙甘草等。

7. 血瘀证

治法：活血化瘀。

推荐方药：膈下逐瘀汤加减。五灵脂、当归、川芎、桃仁、牡丹皮、赤芍、乌药、延胡索、甘草、香附、红花、枳壳等。

8. 肝胃不和证

治法：疏肝和胃。

推荐方药：柴胡疏肝散加减。柴胡、枳壳、芍药、陈皮、香附、川芎、炙甘草等。

9. 对症加减

呃逆、呕吐：酌选旋覆花、代赭石、橘皮、姜竹茹、柿蒂、半夏、生姜等。

厌食（食欲减退）：酌选焦山楂、焦六曲、莱菔子、鸡内金等。

反酸：酌选吴茱萸、黄连、煅瓦楞子、乌贼骨、煅螺丝壳等。

腹泻：酌选石榴皮、秦皮、赤石脂、诃子等。

便秘：酌选火麻仁、郁李仁、瓜蒌子、肉苁蓉、大黄等。

贫血：酌选黄芪、当归、鸡血藤、大枣、阿胶等。

出血：酌选三七粉、白及粉、乌贼骨粉、大黄粉、仙鹤草、血见愁、茜草等。

胃脘痛：酌选延胡索、川楝子、白芍、甘草、徐长卿、枳壳、香橼、八月札等。

黄疸：酌选茵陈、栀子、大黄、金钱草等。

腹水、肢肿、尿少：酌选猪苓、茯苓、泽泻、桂枝、车前子、冬瓜皮、防己等。

发热：酌选银柴胡、白薇、生石膏、板蓝根、紫花地丁、蒲公英等。

10. 辨病用药

在辨证论治的基础上，可以加用具有明确抗癌作用的中草药，如山慈菇、壁虎、夏枯草、白花蛇舌草、藤梨根、野葡萄藤、半边莲、半枝莲、龙葵、蛇莓等。

（二）辨证选择口服中成药

根据病情选择应用安替可胶囊、消癌平片、华蟾素片等中成药，也可依据当地实际情况选择应用其常用中成药。对各医院院内制剂，酌情使用。

（三）辨证选择静脉滴注中药注射液

根据病情选择应用华蟾素注射液、消癌平注射液、鸦胆子油乳剂、康莱特注射液、榄香烯注射液、复方苦参注射液、艾迪注射液等，也可依据当地实际情况选择应用其常用中药注射液。

（四）外治法

根据病情选择中药导管滴入法、贴敷疗法等外治法。

1. 中药导管滴入法

此法适应于消化道不完全性梗阻者、消化道恶性肿瘤患者伴有腹胀症状者、无法耐受口服中药者，以增加用药途径。

用药：大黄、芒硝、枳壳、八月札、大腹皮、红藤、壁虎、槟榔等，按中医辨证用药、随证加减。

方法：将中药浓煎至150mL后凉至40℃放入输液瓶中，若行胃滴，则使患者留置胃管，取输液皮条将输液瓶与胃管连接后，控制滴速为40滴/分，缓慢将中药滴入，并夹闭胃管，尽可能使中药在体内保留时间延长（大于1小时）。若行肛滴，则取输液皮条将输液瓶与十二指肠引流管连接后，令患者侧卧取胸膝位，将该管自肛门口缓慢插入至少30cm，控制滴速为40滴/分，缓慢将中药滴入，并尽可能使中药在肠中保留时间延长（大于1小时）。以上胃滴和肛滴治疗每日一次，14日为一疗程。

2. 贴敷疗法

如用中药外敷（皮硝）治疗腹胀及腹腔转移出现腹水，用蟾乌巴布膏外用治疗癌性疼痛等。

（五）针灸治疗

根据病情及临床实际可选择应用体针、电针、耳穴埋籽等。

常用穴位：脾俞、胃俞、公孙、丰隆、照海、足三里，内关、列缺、上脘、中脘、下脘、三阴交、阴陵泉、血海、气海、关元、章门。根据病情选取穴位，提插补泻，也可配合电针加强刺激增强疗效。如对顽固性呃逆者可针刺双侧内关、足三里，平补平泻。对胃癌呕吐者可针刺内关、足三里、公孙，平补平泻以降胃气止呕。

耳穴埋籽适用于缓解恶心呕吐症状，取穴主要为：神门、交感、胃。操作方法：用胶布将王不留行籽或磁珠贴于穴位上，每日按压3~5次，每次10~15下，每贴7日。

（六）其他疗法

根据病情需要选择现代技术，如超声胃镜，内镜支架植入术、ERCP术或PTCD术缓解胃肠道梗阻及胆道梗阻等。可根据病情酌情选用中医诊疗设备，如射频肿瘤治疗仪等。

（七）内科基础治疗

主要包括出血、梗阻、倾倒综合征、疼痛等并发症的预防和治疗。具体参考《临床诊疗指南——肿瘤分册》（中华医学会编著，人民卫生出版社，2005年，第1版）。

（八）护理

包括基础护理，如体位选择、饮食、口腔护理，中医辨证护理，心理护理，并发症的预防与护理等。

三、疗效评价

（一）评价标准

1. 总生存期

观察中医治疗对患者生存期的影响。总生存期（OS）指患者从入组之日至任何原因的死亡（或失访）之间的时间。

2. 中医证候

显效：症状消失，或症状积分减少≥2/3。

有效：症状减轻，积分减少≥1/3，<2/3。

无效：症状无减轻甚或加重，积分减少<1/3。

3. 生活质量

观察中医药对患者生活质量的影响，对治疗前后进行生活质量判定。

4. 临床获益反应

观察病人的 KPS 评分或 ECOG 评分和体重变化、患者的疼痛强度、镇痛药物消耗量等。

5. 肿瘤评价

（1）无进展生存期（PFS）：观察中医治疗对患者无进展生存期的影响。

（2）有效率：观察中医药治疗对患者的瘤体变化。

①对靶病灶的评价。

完全缓解（CR）：所有靶病灶消失。

部分缓解（PR）：靶病灶最长径之和与基线状态比较，至少减少 30%。

病变进展（PD）：靶病灶最长径之和与治疗开始之后所记录到的最小的靶病灶最长径之和比较，增加 20%，或者出现一个或多个新病灶。

病变稳定（SD）：介于部分缓解和疾病进展之间。

②对非靶病灶的评价。

完全缓解（CR）：所有非靶病灶消失和肿瘤标志物恢复正常。

未完全缓解/稳定（IR/SD）：存在一个或多个非靶病灶和/或肿瘤标志物持续高于正常值。

病变进展（PD）：出现一个或多个新病灶和/或已有的非靶病灶明确进展。

6. 毒副反应

观察中医药的毒副反应。

评定标准：以 WHO 标准分级（度）评价其程度。

（二）评价方法

对照患者入院前后的病情变化情况，采用以下方法进行评价：

1. 总生存期

记录患者从入组之日至任何原因的死亡（或失访）之间的时间。

2. 中医证候

参照《中药新药临床研究指导原则》中的脾气虚、胃阴虚、肝郁脾虚、胃热、寒湿困脾、肝胃不和中的相关中医证候标准进行评价。观察中医治疗对患者临床症状，如胃痛、腹胀、食少、泛酸、乏力、消瘦及大便性状改变等中医症状的改善情况，症状分级量化表见附件。

评定指标：中医症状根据临床观察分为4级：（0）无症状；（1）轻度；（2）中度；（3）重度。治疗情况根据症状出现的情况记录。

评价方法：治疗前后症状总积分情况比较（治疗前/治疗后）。

3. 生活质量

参照生命质量调查表进行评价。

4. 临床获益反应

对体力状况主要采用KPS/ECOG评分评价，对体重变化根据量化表格制定的分层指标变化评价疗效。

5. 肿瘤评价

（1）无进展生存期：记录患者从入组之日至客观的肿瘤进展或死亡（或失访）之间的时间。

（2）有效率：对瘤体变化采用国际通用疗效评价标准进行评价。

6. 毒副反应

采用WHO标准分级（度）评价其程度。

附件：

胃癌症状分级量化表

症状	轻（1）	中（2）	重（3）
胃痛	偶有疼痛，每天持续时间少于1小时	时有疼痛，每天持续时间在1～2小时	疼痛明显，每天持续时间在2小时以上
腹胀	轻度胀满，食后腹胀，半小时内缓解	腹部胀满，食后腹胀明显，半小时到1小时内缓解	腹部明显发胀，食后尤甚，1小时内不能缓解
食少	食量减少低于1/3	食量减少1/3～1/2	食量减少1/2以上
嗳气	每日4次以下	每日4～9次	每日10次及以上
泛酸	偶有	时有	频频
呕吐	欲呕	呕吐每日2～4次	呕吐频作，每日4次以上
便溏	大便软不成形，日行2～3次	烂便、溏便，日行4～5次或稀便日行1～2次	稀水样便，日行3次及以上

续表

症状	轻（1）	中（2）	重（3）
便结	偏硬，每日一次	硬结，便难，2～3 日大便一次	硬结，伴腹胀，难解，3 日以上大便一次
黑便	大便色褐，潜血 +	大便黑褐，潜血 ++ ~ +++	大便黑如柏油，潜血 ++++或伴呕血、晕厥
乏力	不耐劳力，但可坚持日常活动	勉强坚持日常活动	四肢无力，不能坚持日常活动
消瘦	轻度消瘦，体重较前下降 2kg	消瘦，体重较前下降 2～4kg	明显消瘦，体重较前下降 4kg 以上

第二节　胃癌中医临床路径

路径说明：本路径适用于西医诊断为胃癌，有肿瘤病灶的住院患者。

一、胃癌中医临床路径标准住院流程

（一）适用对象

第一诊断为胃恶性肿瘤（ICD－10 编码：C16.902）。

（二）诊断依据

1. 疾病诊断和分期

诊断：参照中华人民共和国卫生部的《胃癌诊疗规范（2011 年版）》。

分期：参照 AJCC/UICC 胃癌 TNM 分期系统（2010 年第 7 版）。

2. 证候诊断

参照国家中医药管理局重点专科协作组制定的《胃癌中医诊疗方案（试行）》。

胃癌临床常见证候：脾气虚证、胃阴虚证、血虚证、脾肾阳虚证、热毒证、痰湿证、血瘀证、肝胃不和证。

（三）治疗方案的选择

参照国家中医药管理局重点专科协作组制定的《胃癌中医诊疗方案（试行）》。

1. 诊断明确，第一诊断为胃癌，并且有肿瘤病灶的患者。

2. 患者适合并接受中医治疗。

（四）标准住院日

标准住院日≤21 天。

（五）进入路径标准

1. 第一诊断符合胃恶性肿瘤的患者。

2. 有肿瘤病灶的患者。

3. 患者因年龄、体质或个人意愿等缘故不适宜或不愿接受肿瘤西医治疗。

4. 患者同时具有其他疾病，若在治疗期间无须特殊处理，也不影响第一诊断的临床路径流程实施时，可以进入本路径。

（六）中医证候学观察

四诊合参，收集该病种不同证候的主症、次症、体征、舌、脉特点。注意证候的动态变化。

（七）入院检查项目

1. 必需的检查项目

（1）血常规、尿常规、便常规 + 隐血。

（2）肝功能、肾功能、电解质、血糖、出凝血时间 + D 二聚体。

（3）肿瘤标志物。

（4）心电图。

（5）胸、腹部影像学检查。

2. 可选择的检查项目

根据病情需要而定，如免疫功能检测、胃镜及病理学检查、胸部影像学检查、骨扫描。

（八）治疗方案

1. 辨证选择口服中药汤剂或中成药

基本证型的治则用药如下述；复合证型的治则以基本证型的治则用药有机组合。

（1）脾气虚证：健脾益气。

（2）胃阴虚证：养阴生津。

（3）血虚证：补血益气。

（4）脾肾阳虚证：温补脾肾。

（5）热毒证：清热解毒。

（6）痰湿证：化痰利湿。

（7）血瘀证：活血化瘀。

（8）肝胃不和证：疏肝和胃。

2. 其他疗法

（1）辨证选择中药注射液静脉滴注。

（2）外治法：根据病情选择中药导管滴入法、贴敷疗法等外治法。

（3）针灸治疗：可根据不同病情选用不同的治疗方法。

（4）其他方法：根据病情需要选择 ERCP、PDCD、射频治疗等。

（5）内科基础治疗。

（6）护理：基础护理、辨证护理、心理护理、并发症的预防与护理等。

（九）完成路径标准

1. 临床症状胃痛、腹胀、食少、泛酸、乏力、消瘦及大便性状改变等有改善。

2. 病灶稳定。

3. 初步形成个体化的治疗方案。

（十）有无变异及原因分析

1. 治疗期间出现严重的并发症或并发症，导致住院时间延长，住院费用增加，退出本路径。

2. 疾病进展，退出本路径。

3. 因患者及其家属意愿而影响本路径执行，退出本路径。

二、胃癌中医临床路径住院表单

适用对象：第一诊断为胃癌（ICD 编码：ENA000 内科癌病、ICD－10 编码：C16.902）

患者姓名：______性别：____年龄：____岁　　职业：______

门诊号：____________　　住院号：____________

住院日期：____年____月____日　　出院日期：____年____月____日

标准住院日≤21 天　　实际住院日：______天

时间	____年____月____日 （第 1 天）	____年____月____日 （第 2 天）	____年____月____日 （第 3～14 天，第 1 周期）
主要诊疗工作	□询问病史及体格检查 □中医四诊信息采集 □进行中医证候判断 □书写病历 □开具常规检查、化验单 □与患者或家属沟通，交代病情及注意事项	□上级医生查房确定中医药综合治疗方案（参照胃癌中医诊疗方案） □完成病程和查房记录 □根据辅助检查结果，确定治疗方案及日期 □向患者及家属交代治疗期间注意事项	□中医四诊信息采集 □进行中医证候判断 □调整中药处方 1～2 次 □注意观察不良反应并及时采取相应的治疗措施 □上级医生查房，根据病情调整治疗方案 □完成病程和查房记录
重点医嘱	长期医嘱： □肿瘤科常规护理 □分级护理 □饮食类型 □中药治疗 临时医嘱： □入院检查 □血常规、尿常规、便常规＋隐血 □肝功能、肾功能、电解质 □血糖、出凝血时间＋D 二聚体 □肿瘤标志物 □心电图 □胸腹部影像学检查 □胃镜及病理学检查 □其他检查	长期医嘱： □肿瘤科常规护理 □分级护理 □饮食类型 □辨证选择口服中药汤剂 临时医嘱： □对症处理	长期医嘱： □肿瘤科常规护理 □分级护理 □饮食类型 □辨证选择口服中药汤剂 □辨证选择中药注射剂 □外治法 □针灸治疗 □其他疗法 临时医嘱 □血常规 □心电图 □对症处理
主要护理工作	□入院介绍 □指导患者进行相关辅助检查 □按照医嘱执行诊疗护理措施	□观察患者病情变化 □指导陪护工作 □定时巡视病房	□观察患者病情变化 □指导陪护工作 □定时巡视病房
病情变异记录	□无 □有，原因： 1. 2.	□无 □有，原因： 1. 2.	□无 □有，原因： 1. 2.

时间	____年____月____日 （第15～20天，第2周期）	____年____月____日 （第21天，出院日）
主要诊疗工作	□中医四诊信息采集 □进行中医证候判断 □调整中药处方1～2次 □疗效、预后与出院 □上级医生查房，根据复查（血常规、肝肾功能、心电图等）结果，确定患者是否可以出院。	□住院医师完成出院记录、病案首页等 □向患者交代出院后的注意事项，如复查时间、门诊随诊、下一周期治疗时间
重点医嘱	长期医嘱： □肿瘤科常规护理 □分级护理 □饮食类型 □中药内服 □中药注射剂 □中药导管滴入法治疗 □针灸治疗 □其他疗法 临时医嘱： □血常规 □肝功能、肾功能、电解质 □肿瘤标志物 □心电图 □对症处理	长期医嘱： □停用长期医嘱 临时医嘱： □出院带药 □门诊随访
主要护理工作	□观察患者病情变化 □指导陪护工作 □定时巡视病房	□协助患者办理出院手续 □出院指导，指导出院带药的煎法服法 □定时巡视病房
病情变异记录	□无 □有，　原因： 1. 2.	□无 □有，　原因： 1. 2.
责任护士签名		
医师签名		

第三节　结直肠癌中医诊疗方案（试行）

一、诊断

（一）疾病诊断

诊断：结、直肠癌分期的标准方案，参照2011年NCCN结肠癌、直肠癌TNM分期。

（二）证候诊断

1. 脾肾阳虚证

腹胀隐痛，久泻不止，大便夹血，血色黯淡，或腹部肿块，面色萎黄，四肢不温，舌质淡胖，苔薄白，脉沉细或沉迟。

2. 肝肾阴虚证

腹胀痛，大便形状细扁，或带黏液脓血或便干，腰膝酸软，失眠，口干咽燥，烦躁易怒，头昏耳鸣，口苦，肋胁胀痛，五心烦热，脉细数，舌红少苔。

3. 气血两亏证

体瘦腹满、面色苍白、肌肤甲错，食少乏力，神疲乏力，头昏心悸，舌质淡，苔薄白，脉细弱。

4. 痰湿内停证

里急后重，大便脓血，腹部阵痛、舌质红或紫暗，苔腻，脉滑。

5. 瘀毒内结证

面色黯滞，腹痛固定不移，大便脓血，血色紫暗，口唇黯紫，或舌有瘀斑，或脉涩，或有固定痛处。

二、治疗方案

（一）辨证选择口服中药汤剂

1. 脾肾阳虚证

治法：温阳健脾。

推荐方药：四神丸或附子理中汤加减。补骨脂、吴茱萸、肉豆蔻、五味子、人参、白术、干姜、附子、甘草等。

2. 肝肾阴虚证

治法：滋阴补肝肾。

推荐方药：知柏地黄汤合清肠饮加减。熟地黄、山茱萸、山药、泽泻、茯苓、牡丹皮、知母、黄柏、金银花、当归、地榆等。

3. 气血两亏证

治法：益气养血。

推荐方药：八珍汤或归脾汤加减。当归、川芎、熟地黄、白芍药、人参、白术、茯苓、甘草等。

4. 痰湿内停证

治法：化痰利湿。

推荐方药：二陈汤或葛根芩连汤加减。陈皮、半夏、茯苓、葛根、黄芩、黄连等。

5. 瘀毒内结证

治法：化瘀软坚。

推荐方药：膈下逐瘀汤加减。当归、川芎、桃仁、牡丹皮、赤芍、乌药、延胡索、甘草、香附、红花、枳壳、五灵脂、炮山甲、乳香、没药等。

对症加减：

恶心：加姜半夏、广陈皮、黄连、紫苏等。

乏力：加女贞子、旱莲草、生黄芪、当归、补骨脂、菟丝子、大枣等。

腹泻：党参、干姜、黄芩、黄连、半夏、大枣、甘草等。

便秘：加大黄（后下）、枳实、厚朴、麻子仁、瓜蒌仁、肉苁蓉、莱菔子等。

腹胀：加薏苡仁、陈皮、鸡内金、炒麦芽、神曲、砂仁、扁豆等。

（二）辨病用药

在辨证论治的基础上，可以加用具有明确抗癌作用的中草药，如白花蛇舌草、半枝莲、半边莲、漏芦、藤梨根、红藤、蛇六谷、苦参、红豆杉、马齿苋、败酱草、白英、龙葵、土茯苓等。

（三）辨证选择口服中成药

根据病情选择应用华蟾素片、复方斑蝥胶囊、安替可胶囊、西黄丸、西黄胶囊、平消胶囊、小金胶囊、康力新胶囊、贞芪扶正胶囊、健脾益肾颗粒等。

（四）辨证选择静脉滴注中药注射液

根据病情选择应用复方苦参注射液、榄香烯乳注射液、华蟾素注射液、榄香烯注射液、鸦胆子油乳注射液、参芪扶正注射液、生脉注射液、参麦注射液、参附注射液、艾迪注射液、康艾注射液等。

（五）外治法

根据病情选择中药泡洗、中药灌肠、贴敷疗法、中药熏药治疗等外治法。

1. 肛滴法

适应证：消化道完全性或不完全性梗阻；消化道恶性肿瘤患者伴有腹胀症状者；无法耐受口服中药者，增加用药途径。

禁忌证：门静脉癌栓，严重痔疮，痔静脉曲张，消化道出血等。

推荐用药：生大黄 9g、枳实 15g、当归 9g、壁虎 3 条、柴胡 9g、黄芪 15g、槟榔 9g、黄柏 9g。

方法：中药保留灌肠技术标准为取胃、十二指肠引流管 1 根，经消毒后备用。疗程为一个月。取 250mL 洁净输液瓶 1 只，中药浓煎至 150mL 后至 40℃放入输液瓶中备用。取输液皮条将输液瓶与胃、十二指肠引流管连接后，以石蜡油将待插入管端润滑后，令患者侧卧取胸膝位，将该管自肛门口缓慢插入至少 30cm，以输液控制阀控制滴速为 60 滴/分，以输液方式缓慢将中药滴入，并尽可能使中药在肠中保留时间延长（大于 2 小时）。

2. 保留灌肠疗法

适应证：直肠癌放疗后局部炎症、疼痛、肿胀者。

推荐用药：生大黄 20g、黄柏 15g、栀子 15g、蒲公英 30g、金银花 20g、红花 15g、苦参 20g。

方法：将上方药物加水 800mL，煎至 200mL。从肛门插入导尿管 20 ~ 30cm 深，注药后保留 1 ~ 2 小时。每日 1 次，30 天为一疗程。局部红肿热痛者可用上方适量加水令其坐盆。腹痛、脓血便或便血甚者，将栀子换为栀子炭，加罂粟壳 15g、五倍子 15g，收敛止血。对有高热、腹水者加白花蛇舌草 30g、徐长卿 30g、芒硝 15g。

3. 四妙散外敷

适应证：腹水、不全肠梗阻、腹部肿块疼痛。

推荐用药：甘遂 1g、大戟 1g、芫花 1g、商陆 1g、麝香 0.25g（或冰片 3g）。

方法：取甘遂、大戟、芫花、商陆药物粉末各 1 袋（每袋 1g）用米醋或蜂蜜调和成直径 3 ~ 4cm，厚度 0.3 ~ 0.5cm 大小的药饼，将 1/2 瓶麝香（0.25g/瓶）夹置于药饼之中，正面贴于肚脐眼或关元穴（脐下三寸），用医用大贴膜 1 个固定，3 天更换一次。

注意事项：用药期间如有局部皮肤溃破、皮疹、瘙痒、疼痛等不适反应，暂停用药，待症状缓解后酌情使用。

4. 中药泡洗法

适应证：手足综合征或化疗后手足麻木不仁。

推荐用药：川乌、草乌各 10g、透骨草 30g、艾叶 30g、红花 30g。

方法：将上方药物煎取 200mL，加入温水 1000mL 中，每日手足浸泡约 20 分钟，每日 1 次，每周 5 天。

（六）针灸治疗

根据病情及临床实际可选择应用体针、头针、电针、耳针、腕踝针、眼针、灸法、穴位埋线和拔罐等方法。

1. 结直肠癌肠梗阻治疗

取穴：内关、足三里、天枢、下巨虚、中脘。

方法：平补平泻，留针 30 分钟，每日 1 次，连续针 3 天。

2. 骨髓抑制治疗

取穴：主穴取足三里、三阴交、血海、膈俞；配穴取太冲、太溪。

方法：行多补少泻手法，每日或隔日针刺 1 次，6 次为一疗程，一般治疗 1 ~ 3 疗程。

3. 耳穴按压疗法对化疗后胃肠道反应

取穴：恶心呕吐取内分泌、胃；食欲不振取胃、内分泌、交感；呃逆取食道、贲门。

方法：用胶布将王不留行贴于穴上，每日按摩 3 ~ 4 次，每贴 7 日。

（七）其他疗法

根据病情需要选择，如食疗可改善患者消化道反应，音疗、心理治疗可改善抑郁状态，腹腔给药可治疗腹水等，可根据病情酌情选用中医诊疗设备如按摩椅、音疗设备等。

（八）内科基础治疗

内科基础治疗主要包括疼痛、合并感染及发热等并发症的预防和治疗。具体参考《临床诊疗指南——肿瘤分册》（中华医学会编著，人民卫生出版社）。

（九）护理

护理包括体位选择、饮食、口腔护理、呼吸道护理、中医辨证护理、并发症的预防与护理等。

三、疗效评价

（一）评价标准

1. 中医证候

观察中医药治疗对患者临床症状，如腹痛、恶心、呕吐、乏力、食欲不振等中医证候的改善情况。

评定指标：中医症状根据临床观察分为10级。参照疼痛10级分类法有，（0）级：无症状。（1～3）级：轻度症状，能耐受。（4～6）级：中度症状，常难以耐受。（7～10）级：重度症状，不能耐受，需要对症治疗。此分级方法由患者本人进行评判。

好转：主要症状或体征缓解，并维持4周以上。

稳定：主要症状或体征无明显变化，或患者无与肿瘤相关的主要症状或体征。

恶化：主要症状或体征加重。

2. 生存质量

观察中医药对患者生活质量的影响，治疗前后行生活质量判定。

评定指标：卡氏评分。

显效：治疗后比治疗前提高20分以上。

有效：治疗后比治疗前提高10分以上。

稳定：治疗后比治疗前提高不足10分或没有变化。

无效：治疗后比治疗前下降。

3. 体重变化

除外体腔积液、浮肿等因素引起的体重变化。

好转：体重增加 >2Kg，并维持4周以上。

稳定：体重增加或减少≤2Kg。

恶化：体重减少 >2Kg。

4. 客观疗效

观察中医药治疗对患者的瘤体变化。

评定标准：

（1）目标病灶的评价

完全缓解（CR）：所有目标病灶消失，至少维持4周。

部分缓解（PR）：基线病灶最大径之和至少减少30%，至少维持4周。

病变进展（PD）：基线病灶最大径之和至少增加20%或出现新病灶。

病变稳定（SD）：基线病灶最大径之和有减少但未达PR或有增加但未达PD。

（2）非目标病灶的评价

完全缓解（CR）：所有非目标病灶消失和肿瘤标志物恢复正常。

未完全缓解/病变稳定（IR/SD）：一个或多个非目标病灶持续存在和/或肿瘤标志物高于正常。

病变进展（PD）：出现新病灶和/或非目标病灶明确进展。

（二）评价方法

对照患者入院前后的病情变化情况，采用以下方法进行评价：

1. 综合疗效评定指标

（1）中医证候

主要采用疾病相关主症评分变化评价。选择1～2项主要症状或体征变化，要求与肿瘤相关，并能反映患者的主要痛苦，如腹痛、恶心、呕吐、乏力等。

（2）生存质量

治疗前后症状评分情况比较，主要采用KPS评分评价，体重变化、ECOG评分等作为参考。

（3）客观疗效

对瘤体变化采用国际通用RECIST评价标准进行评价。

（4）化验指标

血象、肝肾功能、肿瘤标记物、免疫功能的检测方法参照化验室的相关要求执行。

2. 近期综合疗效评定

有效：瘤体变化、主症变化、KPS 评分变化、体重变化，上述 4 项，在稳定的基础上，≥1 项好转。

稳定：瘤体变化、主症变化、KPS 评分变化、体重变化，上述 4 项全部稳定。

恶化：瘤体变化、主症变化、KPS 评分变化、体重变化，上述 4 项，≥1 项恶化。

3. 远期疗效评定

以中位生存期为评定指标。

第四节　结直肠癌中医临床路径

路径说明：本路径适用于西医诊断为结肠癌或直肠癌，不能手术或手术后转移复发，不适合化疗的住院患者。

一、结直肠癌中医临床路径标准住院流程

（一）适用对象

第一诊断为结肠恶性肿瘤（ICD10 编码为：C18.902）或直肠恶性肿瘤（ICD10 编码为：C20xx01）。

（二）诊断依据

1. 疾病诊断和分期

参照 2011 年 NCCN 结肠癌、直肠癌 TNM 分期。

2. 证候诊断

参照国家中医药管理局重点专科协作组制定的《结直肠癌中医诊疗方案（试行）》。

结直肠癌临床常见证候：脾肾阳虚证、肝肾阴虚证、气血两亏证、痰湿内停证、瘀毒内阻证。

（三）治疗方案的选择

参照国家中医药管理局重点专科协作组制定的《结直肠癌中医诊疗方案

（试行）》。

1. 诊断明确，第一诊断为结肠癌或直肠癌。

2. 患者适合并接受中医治疗。

（四）标准住院日

标准住院日≤21 天。

（五）进入路径标准

1. 第一诊断必须符合结肠癌或直肠癌，结肠恶性肿瘤疾病或直肠恶性肿瘤疾病的患者。

2. 患者因病情、年龄、体质或个人意愿等缘故，不适宜或不愿接受肿瘤西医治疗，适合并接受中医治疗者。

3. 患者同时具有其他疾病，若在治疗期间无须特殊处理，也不影响第一诊断的临床路径流程实施时，可以进入本路径。

（六）中医证候学观察

四诊合参，收集该病种不同证候的主症、次症、体征、舌、脉特点。注意证候的动态变化。

（七）入院检查项目

1. 必需的检查项目

（1）血常规、尿常规、便常规 + 隐血。

（2）肝功能、肾功能、电解质。

（3）心电图。

（4）肿瘤标志物。

（5）胸、腹、盆部影像学检查。

2. 可选择的检查项目

根据病情需要而定，如免疫功能检测、胸部影像学检查、骨扫描、肠镜、SPECT、基因检测等。

（八）治疗方案

1. 辨证选择口服中药汤剂或中成药

（1）脾肾阳虚证：温阳健脾。

（2）肝肾阴虚证：滋补肝肾。

（3）气血两亏证：益气养血。

（4）痰湿内停证：化痰利湿。

（5）瘀毒内阻证：活血化瘀。

2. 其他疗法

（1）选择中药注射液静脉滴注。

（2）外治法：根据病情选择中药泡洗、中药灌肠、贴敷疗法、中药熏药等外治法。

（3）针灸治疗：可根据不同病情选用不同的治疗方法。

（4）根据病情需要选择泡洗、食疗、音疗、热疗等。

（5）内科基础治疗

（6）护理：辨证施护。

（九）随诊计划

住院建议：每隔1~3个月返院，一年4~6次住院治疗。

门诊建议：每2~4周返院：外地患者每3月电话随访一次。

（十）退出路径标准

1. 腹痛、恶心、呕吐、乏力等主症至少一项减轻。

2. 病情稳定。

3. 制定出个体化的治疗方案，有远期目标和近期目标。

（十一）有无变异及原因分析

1. 治疗期间出现严重的并发症或并发症，导致住院时间延长，住院费用增加。

2. 因患者及其家属意愿而影响本路径执行，退出本路径。

二、结直肠癌中医临床路径住院表单

适用对象：第一诊断为结肠癌或直肠癌（ICD编码：BNA000内科癌病、ICD-10编码：C18.902或C20xx01）

患者姓名：______性别：____年龄：____岁　　职业：______

门诊号：____________　　住院号：____________

住院日期：____年____月____日　　出院日期：____年____月____日

标准住院日≤21天　　实际住院日：______天

时间	____年____月____日 （第1天）	____年____月____日 （第2天）	____年____月____日 （第3～14天）
主要诊疗工作	□询问病史及体格检查 □中医四诊信息采集 □进行中医证候判断 □疾病相关主症及分级（10级） 主症1. ______ 分级______ 主症2. ______ 分级______ □KPS评分______ □体重______ □书写并完成首诊病历 □开具常规检查、化验单 □开具中医综合治疗初步方案	□住院医师完成住院病历书写 □上级医生查房补充、修改并完善中医药综合治疗方案 □根据辅助检查结果，确定治疗方案及日期 □向患者及家属沟通，交代治疗期间注意事项 □完成病程和查房记录	□科主任查房修订治疗目的和中医综合治疗方案 □每4～7天一次中医四诊信息采集 □进行中医证候判断 □每周一次近期疗效评价 □调整中药处方1～2次 □观察疾病相关主症及分级并及时采取相应的治疗措施 1. ______，______ 2. ______，______ □完成病程和查房记录 □向患者、家属沟通科查房制定的方案并签署知情同意
重点医嘱	长期医嘱： □肿瘤科常规护理 □分级护理 □饮食类型 □中医综合治疗（辨证汤药、静点和口服抗肿瘤制剂、中医非药物治疗方法） 临时医嘱： □入院检查 □血常规、尿常规+镜检、便常规+潜血 □肝功能、肾功能、电解质、血糖、血脂 □肿瘤标志物 □B超：双锁骨上淋巴结、腹腔脏器及腹膜后淋巴结、盆腔脏器和淋巴结 □心电图、超声心动 □胸腹盆部影像学检查（近一月没有做者） □肠镜及病理学检查（既往没有做者） □免疫功能：T \ B淋巴细胞群 □其他检查	长期医嘱： □肿瘤科常规护理 □分级护理 □饮食类型 中医综合治疗（多选） □辨证论治汤药 □辨证中成药口服 □中药注射液 □中药外敷 □针灸 □中药灌肠 □中药泡洗 □中医食疗 □中医音疗 □其他	长期医嘱： □肿瘤科常规护理 □分级护理 □饮食类型 中医综合治疗（多选） □辨证论治汤药 □辨证中成药口服 □中药注射液 □中药外敷 □针灸 □中药灌肠 □中药泡洗 □中医食疗 □中医音疗 □其他 临时医嘱 □血常规 □肝肾功能 □对症处理

续表

时间	____年____月____日 （第1天）	____年____月____日 （第2天）	____年____月____日 （第3～14天）
主要护理工作	□入院介绍 □指导患者进行相关辅助检查 □按照医嘱执行诊疗护理措施	□观察患者病情变化 □指导陪护工作 □定时巡视病房	□观察患者病情变化 □指导陪护工作 □定时巡视病房
病情变异记录	□无 □有，原因： 1. 2.	□无 □有，原因： 1. 2.	□无 □有，原因： 1. 2.
责任护士签名			
医师签名			

时间	____年____月____日 （第15～20天）	____年____月____日 （第21天，出院日）
主要诊疗工作	□中医四诊信息采集 □进行中医证候判断 □调整中药处方1～2次 □注意观察疾病相关主症及分级并及时采取相应的治疗措施1. ____ 2. ____ □KPS评分______ □体重______ □疗效：中______、西______ 预后与出院评估上级医生查房，根据复查（血常规、肝肾功能等）结果，确定患者是否可以出院。	□住院医师完成出院记录、病案首页等 □向患者交代出院后的注意事项，如复查时间、门诊随诊、下一周期治疗时间，写入出院小结中 □诊断证明 □出院小结

续表

时间	___年___月___日 （第15～20天）	____年___月___日 （第21天，出院日）
重点医嘱	长期医嘱： □肿瘤科常规护理 □分级护理 □饮食类型 中医综合治疗（多选） □辨证论治汤药 □辨证中成药口服 □中药注射剂 □中药外敷 □针灸治疗 □中药灌肠 □中药泡洗 □食疗 □音疗 □其他疗法 临时医嘱： □血常规 □肝功能、肾功能、电解质	长期医嘱： □停用长期医嘱 临时医嘱： □出院带药（辨证论治汤药、中成药、基础治疗西药） □门诊随访
主要护理工作	□观察患者病情变化 □指导陪护工作 □定时巡视病房	□协助患者办理出院手续 □出院指导，指导出院带药的煎法服法
病情变异记录	□无 □有，原因： 1. 2.	□无 □有，原因： 1. 2.
责任护士签名		
医师签名		

第五节 肝癌中医诊疗方案（试行）

一、诊断

（一）疾病诊断

1. 诊断标准

参考2001年中国抗癌协会肝癌专业委员会制定的《原发性肝癌临床诊断标准》。

（1）病理诊断：肝内或肝外病理学检查证实为原发性肝癌者。

（2）临床诊断：①AFP≥400μg/L，能排除妊娠、活动性肝病、生殖腺胚胎源性肿瘤及转移性肝癌等，并能触及肿大、坚硬及有结节状的肝脏或经影像学检查有肝癌特征的占位性病变者。②AFP＜400μg/L，能排除妊娠、活动性肝病、生殖腺胚胎源性肿瘤及转移性肝癌等，并经两种影像学检查有肝癌特征性占位病变；或有两种肝癌标志物（AFP异质体、异常凝血酶原、γ-gT同工酶Ⅱ、α-L-岩藻糖苷酶及CA19-9等）阳性及经一种影像学检查具有肝癌特征性占位性病变者。③有肝癌的临床表现，并有肯定的肝外远处转移病灶（包括肉眼可见的血性腹水或在其中发现癌细胞），并能排除转移性肝癌者。

Child-Pugh肝功能改良分级法

临床与生化检测指标	异常程度计分		
	1	2	3
肝性脑病（分级）	无	1～2	3～4
腹水	无	轻	中度以上
胆红素（μmol/L）	＜34.2	34.2～51.3	＞51.3
白蛋白（g/L）	≥35	28～34	＜28
凝血酶原时间延长（秒）	1～4	4～6	＞6
特殊：针对原发性胆汁性肝硬化（胆红素）	＜68.4	68.4～170	＞170

2. 临床分期

参照中国抗癌协会肝癌专业委员会制定的原发性肝癌临床分期标准。

原发性肝癌的临床分期

分期	肿瘤	癌栓	淋巴结肿大（肝门、腹腔）	远处转移	肝功能分级 Child－Pugh	对应分期 1977年	对应分期 TNM
Ia	单个最大直径≤3cm	无	无	无	A	Ⅰ	Ⅰ/Ⅱ
Ib	单个或两个最大直径之和≤5cm，在半肝	无	无	无	A	Ⅰ/Ⅱ	Ⅱ
Ⅱa	单个或两个最大直径之和≤10cm，在半肝；或≤5cm在左右两半肝	无	无	无	A	Ⅰ/Ⅱ	Ⅱ/ⅢA
Ⅱb	单个或两个最大直径之和>10cm，在半肝；或>5cm，在左右两半肝；或多个	无	无	无	A	Ⅰ/Ⅱ	Ⅱ/ⅢA ⅢB/ⅣA
	任何	门脉分支、肝静脉或胆管	无	无	A或B	Ⅱ	
Ⅲa	任何	门脉主干、下腔静脉	或有	或有	A或B	Ⅱ/Ⅲ	ⅢB/ⅣA/ⅣB
Ⅲb	任何	任何	任何	任何	C	Ⅲ	IA－ⅣB

注：三种分期方法并非能完全对应。

（二）证候诊断

1. 肝郁脾虚证

上腹肿块胀闷不适，消瘦乏力，倦怠短气，腹胀纳少，进食后胀甚，口干不喜饮，大便溏数，小便黄短，甚则出现腹水、黄疸、下肢浮肿，舌质胖、舌苔白，脉弦细。

2. 肝胆湿热证

头重身困，身目黄染，心烦易怒，发热口渴，口干而苦，胸脘痞闷，胁肋胀痛灼热，腹部胀满，胁下痞块，纳呆呕恶，小便短少黄赤，大便秘结或不爽，舌质红、舌苔黄腻，脉弦数或弦滑。

3. 肝热血瘀证

上腹肿块石硬，胀顶疼痛拒按，或胸胁疼痛拒按，或胸胁炽痛不适，烦热，口干唇燥，大便干结，小便黄或短赤，甚则肌肤甲错，舌质红或暗红，舌苔白厚，脉弦数或弦滑有力。

4. 脾虚湿困证

腹大胀满，神疲乏力，身重纳呆，肢重足肿，尿少。口黏不欲饮，时觉恶心，大便溏烂，舌淡，舌边有齿痕，苔厚腻，脉细弦或滑或濡。

5. 肝肾阴虚证

鼓胀肢肿，蛙腹青筋，四肢柴瘦，短气喘促，唇红口干，纳呆畏食，烦躁不眠，溺短便数，甚或循衣摸床，上下血溢，舌质红绛、舌光无苔，脉细数无力，或脉如雀啄。

二、治疗方案

（一）辨证选择口服中药汤剂

1. 肝郁脾虚证

治法：健脾益气，疏肝软坚。

推荐方药：逍遥散合四君子汤加减。党参、白术、茯苓、桃仁、柴胡、当归、白芍、八月札、川朴、栀子、莪术、生甘草等。

2. 肝胆湿热证

治法：清热利湿，凉血解毒。

推荐方药：茵陈蒿汤加味。绵茵陈、栀子、大黄、金钱草、猪苓、柴胡、白芍、郁金、川楝子、枳壳、半枝莲、七叶一枝花、车前草、泽泻等。

3. 肝热血瘀证

治法：清肝凉血，解毒祛瘀。

推荐方药：龙胆泻肝汤合下瘀血汤加减。龙胆草、半枝莲、栀子、泽泻、木通、车前子、生地黄、柴胡、桃仁、莪术、大黄、茜根、牡丹皮、生甘草等。

4. 脾虚湿困证

治法：健脾益气，利湿解毒。

方药：四君子汤合五皮饮加减。黄芪、党参、白术、茯苓皮、香附、枳壳、陈皮、大腹皮、冬瓜皮、泽泻、薏苡仁、龙葵、桃仁、莪术、半枝莲、甘草等。

5. 肝肾阴虚证

治则：清热养阴，软坚散结。

方药：一贯煎加味。生地黄、沙参、麦冬、当归、枸杞子、桑椹、川楝子、赤芍、鳖甲（先煎）、女贞子、旱莲草、牡丹皮等。

在辨证论治的基础上，可以加用2~4味具有明确抗癌作用的中草药，如半枝莲、蜈蚣、八月札、穿山甲、七叶一枝花、山慈菇、白花蛇舌草、龙葵草、肿节风、冬凌草等。

（二）辨证选择口服中成药

根据病情选择应用西黄丸、金克槐耳颗粒、肝复乐、金龙胶囊、安康欣胶囊、小金丸、化癥回生片、鸦胆子油软胶囊、平消胶囊、金水宝胶囊、百令胶囊等。

（三）辨证选择静脉滴注中药注射液

根据病情选择应用康莱特注射液、复方苦参注射液、斑蝥酸钠注射液、榄香烯乳注射液、鸦胆子油乳注射液、艾迪注射液、消癌平注射液、康艾注射液、华蟾素注射液、亚砷酸注射液等。

（四）外治法

根据病情酌情使用活血化瘀、清热解毒等中药、中成药进行外敷治疗、中药泡洗、中药熏洗等。

（五）针灸治疗

根据病情及临床实际可选择应用体针、头针、电针、耳针、腕踝针、眼针、灸法、穴位埋线、穴位敷贴、耳穴压豆和拔罐等方法。针灸治疗的取穴以肝俞、足三里为主穴，配以阳陵泉、期门、章门、三阴交等；穴位敷贴以章门、期门、肝俞、内关、公孙为主穴，疼痛者配外关、足三里、阳陵泉；腹水配气海、三阴交、阴陵泉等。

（六）其他疗法

根据病情酌情选用中医诊疗设备，如射频消融治疗、中药介入治疗、深部热疗、免疫系统治疗等。

（七）内科基础治疗

内科基础治疗主要包括对疼痛、黄疸、出血、感染及发热等并发症的预防和治疗。具体参考《临床诊疗指南——肿瘤分册》（中华医学会编著，人民卫生出版社）。

（八）护理

护理包括体位选择、饮食、口腔护理、呼吸道护理、中医辨证护理、对并发症的预防与护理等。

三、疗效评价

（一）评价标准

1. 中医证候

观察中医药治疗对患者临床症状的改善情况，如胁痛、腹胀、疲乏无力、纳呆等中医证候。

评定指标：中医症状根据临床观察分为 4 级。（0）无症状、（1）轻度、（2）中度、（3）重度，治疗情况根据症状出现的情况记录。

评价方法：治疗前后症状总积分情况比较（疗前/疗后）。

显效：症状消失，或症状积分减少≥2/3。

有效：症状减轻，积分减少≥1/3，≤2/3。

无效：症状无减轻或减轻＜1/3。

2. 生存质量

观察中医药治疗对患者生活质量的影响，治疗前后行生活质量判定。

评定指标：卡氏评分。

评价方法：治疗前后评分情况比较。

显效：治疗后比治疗前提高 20 分以上。

有效：治疗后比治疗前提高 10 分以上。

稳定：治疗后比治疗前提高不足 10 分或没有变化。

无效：治疗后比治疗前下降。

3. 客观疗效

观察中医药治疗对患者瘤体的变化情况。评定标准如下：

完全缓解（CR）：全部病灶消失，无新病灶出现，肿瘤标志物降至正常，并至少维持4周。

部分缓解（PR）：肿瘤最长径之和缩小≥30%以上，并至少维持4周。

病变进展（PD）：最大径增大≥20%，或出现新病灶。

病变稳定（SD）：肿瘤最长径之和缩小未达PR，或增大未达PD。

（二）评价方法

对照患者入院前后的病情变化情况，采用以下方法进行评价：

1. 中医证候

中医证候参照《中药新药临床研究指导原则》的肝癌中医证候标准进行评价。

2. 生存质量

主要采用KPS评分评价。

3. 客观疗效

对瘤体变化采用国际通用RECIST评价标准进行评价。

4. 化验指标

对血常规、肝功能、肾功能、肿瘤标记物等的检测方法参照化验室的相关要求执行。

附件：

原发性肝癌症状分级量化表

症状	轻	中	重
胁痛	胁肋部不适偶有疼痛，生活及睡眠不受干扰	疼痛明显，发作较频，不能忍受，要求服用止痛药	疼痛剧烈，难以忍受，生活及睡眠受干扰。须服止痛药，生活、睡眠严重受干扰
胸闷善叹息	胸闷不适偶有叹息	胸闷较明显，时见叹息	胸闷明显，时时叹息
痞块	肋下未触及痞块，但经特殊检查可见占位性病变	肋下触及痞块，在3cm以内，质较硬，表面可不平	肋下触及痞块，在3cm以上，质坚硬，表面可触及结节
纳呆	饮食无味	食欲差	无食欲
食少	食量稍减	食量减少1/3	食量减少2/3及2/3以上
脘闷	胃脘不适	胃脘闷胀不舒	胃脘闷胀明显
情绪抑郁	情绪低落，言语减少	忧郁寡言，表情淡漠	悲观失望，沉默不语

续表

症状	轻	中	重
嗳气	偶有嗳气，嗳声较轻	嗳气较频，嗳声较响	嗳气频作，嗳声响亮
恶心呕吐	偶有恶心、欲呕	常有恶心，呕吐每日2~4次	恶心不息，呕吐频作，每日4次以上
大便溏泄	大便稀软不成形，日行2~3次	烂便、溏便，日行4~5次或稀便日行1~2次	稀水样便，日行3次以上
神疲乏力	精神不振，不耐劳力，但可坚持日常轻体力活动	精神疲乏，勉强坚持日常轻体力活动	精神极度疲乏，四肢无力，不能坚持日常活动
腹胀	腹部轻度胀满，食后腹胀，半小时缓解	腹部胀满，食后腹胀明显，半小时到1小时内缓解	腹部明显发胀，食后尤甚，2小时内不能缓解
面色晦暗	面色萎暗，不润泽	面色黯黑，无光	面色黧黑，干枯
形体消瘦	轻度消瘦，体重较前下降2kg	消瘦，体重较前下降2~4kg	明显消瘦，体重较前下降4kg以上
大便干结	大便干结，每日一行	大便秘结，排便困难，每2日一行	大便秘结，排便艰难，3日及3日以上一行
口黏不欲饮	口淡不爽，不思饮。口中发黏，唾液偏稠	口中黏腻，唾液黏稠不思饮，饮后无不适	不欲饮，饮后恶心
心烦	偶有心烦	时有心中烦恼	常常心烦如焚
易怒	偶有怒气	易怒	常常发怒
黄疸	轻微目黄	目、身、溲发黄	目、身、溲深黄，皮肤瘙痒
口苦	晨起口微苦	口中发苦，食而无味	口中甚苦，食不知味
口干咽燥	口、咽微干，饮水可缓解	口干少津，咽干，饮水后能缓解	口干、咽燥、欲饮水，饮水后也难缓解
溲赤	小便发黄	小便黄而少	小便黄赤不利
发热	午后间断低热（37.2℃~37.9℃）	持续低热	发热不退（38℃及38℃以上）
烦渴	轻度口渴，日饮水量达2000mL	口渴明显，日饮水量达2000~2500mL	烦渴，频繁饮水，日饮水量大于2500mL

续表

症状	轻	中	重
五心烦热	晚间手足心微热，偶有心烦	手足心热，不欲盖衣被，时有心烦	手足心灼热，不欲盖衣被，握冷物则舒，终日心烦不宁
头晕	头晕眼花，时发时止	头晕，如坐舟车，行走不稳	眩晕易仆，视物旋转，站立不稳
耳鸣	耳鸣轻微，间歇发作或仅在安静环境中出现	耳鸣较重，时时显现，在嘈杂环境中仍有耳鸣，或伴轻度听力障碍	耳鸣严重，昼夜不停，影响工作和睡眠，或伴有中度以上听力障碍
腰酸	晨起腰酸，捶打可止	持续腰酸，劳则加重	腰酸如折，休息不止
膝软	轻微膝软无力	膝软不任重物	膝软无力，不欲行走
失眠	睡而不稳，晨醒过早	每日睡眠不足4小时	彻夜难眠
盗汗	寐则汗微出	寐则汗出，但不湿衣	寐则汗出如水，湿衣
出血	偶有牙宣、鼻衄、肌衄或便血	反复牙宣、鼻衄、肌衄、便血或吐血，量不多	牙宣、鼻衄、肌衄、便血或吐血，量多难止
鼓胀	腹大胀满	腹部胀大，按之如水囊，青筋可见	腹大如鼓，脐心突起，青筋暴露
青筋暴露	腹壁上青筋隐约可见	腹壁上青筋显露	青筋显露并有迂曲

第六节　肝癌中医临床路径（试行）

路径说明：本路径适用于西医诊断为原发性肝癌的住院患者。

一、肝癌中医临床路径标准住院流程

（一）适用对象

第一诊断为原发性肝癌（ICD－10编码：C22）。

（二）诊断依据

1. 疾病诊断

参考《2001年中国抗癌协会肝癌专业委员会制定的原发性肝癌临床诊断标准》。

2. 证候诊断

参照国家中医药管理局重点专科协作组制定的《肝癌中医诊疗方案（试行)》。

肝癌临床常见证候：肝郁脾虚证、肝胆湿热证、肝热血瘀证、脾虚湿困证、肝肾阴虚证。

（三）治疗方案的选择

参照国家中医药管理局重点专科协作组制定的《肝癌中医诊疗方案（试行)》。

1. 诊断明确，第一诊断为原发性肝癌。

2. 患者适合并接受中医治疗。

（四）标准住院日

标准住院日≤21 天。

（五）进入路径标准

1. 第一诊断必须符合原发性肝癌。

2. 当患者合并其他疾病，但住院期间无须特殊处理也不影响第一诊断时，可以进入路径。

（六）中医证候学观察

四诊合参，收集该病种不同证候的主症、次症、体征、舌、脉特点。注意证候的动态变化。

（七）入院检查项目

1. 必需的检查项目

（1）血常规、尿常规、便常规。

（2）肝功能、肾功能、电解质、血糖。

（3）凝血功能。

（4）乙肝两对半、乙型肝炎 DNA 测定。

（5）肿瘤标志物（AFP/AFU 等）。

（6）胸部正侧位 X 线片。

（7）心电图。

（8）上腹 CT 或 B 超。

2. 可选择的检查项目

根据病情需要而定，如上腹 MRI 或 PET/CT 或超声造影检查、丙型肝炎病毒抗体等。

（八）治疗方法

1. 辨证选择口服中药汤剂或中成药

（1）肝郁脾虚证：健脾益气，疏肝软坚。

（2）肝胆湿热证：清热利湿，凉血解毒。

（3）肝热血瘀证：清肝凉血，解毒祛瘀。

（4）脾虚湿困证：健脾益气，利湿解毒。

（5）肝肾阴虚证：清热养阴，软坚散结。

2. 其他疗法

（1）辨证选择中药注射液静脉滴注。

（2）针灸治疗：可根据病情辨证取穴。

（3）中药外敷疗法：根据病情需要选择。

（4）推拿治疗：根据病情选用。

（5）根据病情选用射频消融治疗、中药介入治疗、深部热疗、免疫系统治疗等。

（6）内科基础治疗。

（7）护理：基础护理及辨证施护。

（九）退出路径标准

1. 胁痛、腹胀等主要症状明显改善。

2. 疗程结束，无明显并发症。

3. 初步形成个体化的治疗方案。

（十）有无变异及原因分析

1. 治疗期间出现严重的并发症或并发症，导致住院时间延长，住院费用增加。

2. 因患者及其家属意愿而影响本路径执行，退出本路径。

二、肝癌中医临床路径住院表单

适用对象：第一诊断为原发性肝癌（TCD 编码：BNA000 内科癌病，ICD－10：C22）

患者姓名：______性别：____年龄：____岁　　职业：______

门诊号：________　　住院号：________

住院日期：____年____月____日　　出院日期：____年____月____日

标准住院日≤21 天　　实际住院日：______天

时间	____年____月____日 （第 1 天）	____年____月____日 （第 2 天）	____年____月____日 （第 3～14 天，第 1 周期）
主要诊疗工作	□询问病史及体格检查 □中医四诊信息采集 □中医证型判断 □书写首次病程记录 □开具常规检查、化验单 □向病人或家属交代病情及注意事项	□住院医师完成病历书写 □上级医师查房确定中医药综合治疗方案（参照肝癌中医诊疗方案） □根据辅助检查结果，确定治疗方案及日期 □向患者及家属交代治疗期间注意事项	□中医四诊信息采集 □中医证型判断 □调整中药处方 2～3 次 □注意观察不良反应并及时采取相应的治疗措施
重点医嘱	长期医嘱： □肿瘤科常规护理 □分级护理 □饮食 □中药治疗（汤剂、口服及注射中成药） □支持治疗 临时医嘱： □血常规、尿常规、便常规 □肝功能、肾功能、电解质、血糖、凝血功能 □乙肝两对半、乙型肝炎 DNA 测定 □肿瘤标志物（AFP/AFU 等） □心电图 □胸片 □上腹部 CT 或 B 超	长期医嘱： □肿瘤科常规护理 □分级护理 □饮食 □中药治疗（汤剂、口服及注射中成药） □支持治疗 临时医嘱： □中医药特色治疗（选用） 1.　　2. 3.　　4. □其他治疗（选用） 1.　　2. 3.　　4.	长期医嘱： □肿瘤科常规护理 □分级护理 □饮食 □中药治疗（汤剂、口服及注射中成药） □支持治疗 临时医嘱： □复查血常规 □中医药特色治疗（选用） 1.　　2. 3.　　4. □其他治疗（选用） 1.　　2. 3.　　4.

续表

时间	____年____月____日 （第1天）	____年____月____日 （第2天）	____年____月____日 （第3～14天，第1周期）
主要护理工作	□入院介绍（病房环境、设施等） □指导患者进行相关辅助检查 □按照医嘱执行诊疗护理措施	□按照医嘱执行诊疗护理措施 □中医情志疏导、健康教育 □指导陪护工作 □定时巡视病房	□按照医嘱执行诊疗护理措施 □中医情志疏导、健康教育 □观察患者病情变化 □定时巡视病房
病情变异记录	□无 □有，原因： 1. 2.	□无 □有，原因： 1. 2.	□无 □有，原因： 1. 2.
责任护士签名			
医师签名			

时间	____年____月____日 （第15～20天，第2周期）	____年____月____日 （第21天，出院日）
主要诊疗工作	□中医四诊信息采集 □进行中医证候判断 □调整中药处方1～2次 □疗效、预后与出院评估 □上级医师查房，根据复查血常规、肝功能、肾功能、心电图等结果，确定患者是否可以出院	□住院医师完成出院记录、病案首页等 □向患者交代出院后的注意事项，如复查时间、门诊随诊、下一周期治疗时间

续表

<table>
<tr><td>时间</td><td>____年____月____日
（第 15 ~ 20 天，第 2 周期）</td><td>____年____月____日
（第 21 天，出院日）</td></tr>
<tr><td>重点医嘱</td><td>长期医嘱：
□肿瘤科常规护理
□分级护理
□饮食
□中药治疗（汤剂、口服及注射中成药）
□支持治疗
临时医嘱：
□中医药特色治疗（选用）
1. 2.
3. 4.
□其他治疗（选用）
1. 2.
3. 4.
□血常规、尿常规、便常规
□肝功能、肾功能、电解质、血糖、凝血功能
□肿瘤标志物（AFP/AFU 等）</td><td>长期医嘱：
□停用长期医嘱
临时医嘱：
□出院带药
□门诊随访</td></tr>
<tr><td>主要护理工作</td><td>□观察患者病情变化
□指导陪护工作
□定时巡视病房</td><td>□协助患者办理出院手续
□出院指导，指导出院带药的煎法服法</td></tr>
<tr><td>病情变异记录</td><td>□无
□有，原因：
1.
2.</td><td>□无
□有，原因：
1.
2.</td></tr>
<tr><td>主管护士签名</td><td colspan="2"></td></tr>
<tr><td>医师签名</td><td colspan="2"></td></tr>
</table>

第七节　乳腺癌中医诊疗方案（试行）

一、诊断

（一）疾病诊断

1. 诊断标准

参照《NCCN 乳腺癌临床实践指南》（2010 版），病理学诊断为必需条件。

2. 疾病分期

根据临床检查及手术病理结果，参照美国癌症联合委员会（AJCC）第 7 版癌症分期标准作出分期诊断。

（二）证候诊断

1. 气滞痰凝证

乳房肿块胀痛，两胁作胀，心烦易怒。或口苦咽干，头晕目眩。舌苔薄白或薄黄。脉弦滑。

2. 冲任失调证

乳房肿块胀痛，两胁作胀，头晕目眩。或月经失调，腰膝酸软，五心烦热，目涩，口干。舌质红，苔少有龟裂。脉细数无力。

3. 毒热蕴结证

乳房肿块迅速增大，疼痛或红肿甚至溃烂翻花，分泌物臭秽或伴有倦怠乏力，食少纳差等。或发热，心烦，口干，便秘。舌质暗红，舌苔黄白或黄厚腻。脉弦数或滑数。

4. 气血两虚证

疲倦乏力，精神不振，恶心，食欲不振，失眠多梦，口干少津，二便失调，白细胞下降等。舌淡，苔薄白。脉沉细弱。

5. 气阴两虚证

乏力、口干苦、喜饮，纳差，乏力，腰膝酸软，五心烦热。舌质干红，少苔或薄苔。脉细数或弦细。

6. 瘀毒互结证

肿瘤增长迅速，神疲乏力，纳差消瘦，面色晦暗。或伴有疼痛，多为刺痛或胀痛，痛有定处；或伴有乳房肿物坚韧，若溃破则腐肉色败不鲜。舌淡或淡暗，苔白。脉细数或弦细。

二、治疗方案

（一）辨证选择口服中药汤剂

1. 气滞痰凝证

治法：舒肝理气，化痰散结。

推荐方药：海藻玉壶汤加减。海藻、昆布、柴胡、青皮、郁金、连翘、白芍、云苓、半夏、浙贝、草河车、山慈菇、白芷等。

2. 冲任失调证

治法：调理冲任，滋补肝肾。

推荐方药：逍遥散合左归饮加减。郁金、柴胡、当归、生地黄、白芍、牛膝、橘叶，菟丝子、枸杞子、生山药、茯苓、夏枯草等。

3. 毒热蕴结证

治法：清热解毒、消肿溃坚。

推荐方药：仙方活命饮加减。金银花、紫花地丁、皂角刺、乳香、没药、浙贝、赤芍、山慈菇、白芷、蒲公英、玄参、夏枯草、龙葵、当归等。

4. 气血两虚证

治法：益气养血，健脾补肾。

推荐方药：八珍汤加减。生黄芪、太子参、白术、茯苓、女贞子、枸杞子、山茱萸、熟地黄、白芍、鸡内金、焦三仙、鸡血藤、阿胶等。

5. 气阴两虚证

治法：益气养阴，兼以解毒。

推荐方药：沙参麦冬汤加减。北沙参、麦冬、玉竹、生黄芪、白术、天花粉、女贞子、枸杞子、焦三仙、夏枯草、花粉、浙贝母、猫爪草等。

6. 瘀毒互结证

治法：益气化瘀解毒。

推荐方药：桃红四物汤加减。桃仁、红花、生黄芪、党参、鹿角霜、熟地黄、川芎、龙葵、半枝莲、全蝎、土茯苓、白芍、延胡索、水蛭等。

自汗明显者加浮小麦；患侧上臂肿胀加络石藤、桑枝、路路通；便秘者加制大黄，火麻仁；眠差者加夜交藤、炒枣仁；呕吐加砂仁、半夏；白细胞减少及贫血加阿胶、紫河车；血小板减少加茜草、大枣，鹿角胶；免疫功能低下加仙灵脾；解毒抗癌加半枝莲、浙贝母、蜂房、山慈菇、木鳖子、夏枯草、龙葵等（根据病情可选择数味药物）。

（二）辨证选择口服中成药

根据病情选择应用益气养血、健脾补肾类中成药如贞芪扶正胶囊（颗粒）、健脾益肾颗粒、参芪十一味颗粒、生血丸、生血宝颗粒等，或化瘀散结、解毒消肿类中成药如西黄丸（胶囊）、小金丸（胶囊）等。

（三）辨证选择静脉滴注中药注射液

根据患者病情，中医辨证结合辨病选用参芪扶正注射液、生脉注射液、参附注射液、康艾注射液、榄香烯注射液、艾迪注射液、鸦胆子注射液、华蟾素注射液、复方苦参注射液等。

（四）外治法

根据病情选择穴位贴敷疗法、中药泡洗、中药封包治疗、热奄包治疗等外治法。用于乳腺癌上肢淋巴水肿，手足综合征，末梢神经病变、恶性胸腔积液等。

1. 中药联合理疗治疗患侧上肢淋巴水肿

（1）中药

推荐方药：柴胡、郁金、路路通、当归、鸡血藤、络石藤、海风藤、车前子、水蛭、桂枝。水煎内服兼外洗，每日一剂。

（2）理疗

中医按摩治疗：首先按摩淋巴水肿肢体附近的正常功能的淋巴管以改善淋巴回流，然后反复按摩水肿肢体，从远心端到近心端方向进行向心性按摩。

压力泵治疗：使用气压式血液循环驱动治疗仪，将可充气的袖套置于水肿肢体，间断地充气，使水肿液向心流动，每次治疗15分钟，每日一次。

2. 中药泡洗治疗末梢神经病变

治疗方法：生黄芪、当归、红花、黑附片、川乌、鸡血藤、络石藤、海风藤、路路通等，装入布袋中加水2000mL，煎煮30分钟，晾至适宜温度

（水温 35℃～40℃），泡洗双手、双足，每次 30 分钟，每日早、晚各 1 次。

3. 中药外敷治疗恶性胸腔积液

治疗方法：生黄芪 60g，牵牛子 20g，桂枝 10g，猪苓 20g，莪术 30g，桃仁 10g，薏苡仁 60g 等。水煮 2 次，浓缩后酌加冰片少许及赋型剂。外涂患侧胸壁，外覆保鲜膜保持湿润，每 24 小时换药一次，两次之间间隔 2～4 小时。

（五）针灸治疗

根据病情及临床实际可选择应用体针、头针、电针、耳针、腕踝针、眼针、灸法、穴位埋线和拔罐等方法。本法用于化疗所致免疫功能低下、恶心呕吐、便秘等消化道反应、手足麻木等神经毒性、失眠焦虑抑郁状态等。

1. 针刺治疗肿瘤合并焦虑抑郁状态

适应证：焦虑抑郁。

取穴：肺俞、心俞、膈俞、肝俞、脾俞、肾俞。

手法：将针向脊柱方向斜刺 0.5 寸。捻转至患者产生酸麻胀感为度。留针 30 分钟。

疗程：每周 5 次，共观察六周。根据辨证论治，可随证加减适当穴位。

2. 针刺治疗恶心呕吐

适应证：恶心呕吐。

取穴：双侧内关、足三里、太冲及中脘，对呕吐特别严重者，加经外奇穴“止吐穴”（掌面腕横纹正中下 0.5 寸）。

手法：患者取仰卧位，穴位常规消毒后，用 25～40mm 毫针，快速刺入皮下，足三里针刺 1.5～2.0cm，内关穴针刺 0.5cm，中脘穴针刺 1.0cm，太冲穴平刺 1.0cm，至“得气”后，在双侧内关穴同时施快速轻提轻插手法 10～15 次，在反复提插过程中，嘱患者深呼吸 2～3 次；在足三里、中脘、太冲穴施以平补平泻手法；在止吐穴用针尖刺向中指端（针体呈 15°～30°），大幅度捻转强刺激。留针 30～60 分钟，每隔 10 分钟行针 1 次。

疗程：每日治疗 1～2 次。5 天为 1 疗程。

3. 隔姜灸治疗白细胞减少症

适应症：白细胞减少症。

取穴：大椎、脾俞、隔俞、胃俞、肾俞。

操作方法：在施灸腧穴部位涂少量凡士林，取鲜姜一片（当中刺数孔），置于应灸腧穴部位，其上置艾柱，点燃，施灸 3 ~ 5 壮。观察局部皮肤红晕而不起疱为度，防止艾灰脱落烫伤患者。灸毕，用镊子取出艾柱，姜片放于弯盘中，清洁局部皮肤。

（六）其他疗法

可根据病情选择，如用足浴法治疗肢体麻木，耳穴埋豆法治疗恶心呕吐等，也可根据病情酌情选用中医诊疗设备，如气压式血液循环驱动仪等。

（七）内科基础治疗

内科基础治疗主要包括对疼痛、合并感染及发热等并发症的预防和治疗。具体参考《临床诊疗指南——肿瘤分册》（中华医学会编著，人民卫生出版社，2005 年 11 月出版）。

（八）护理

护理包括饮食、口腔护理、呼吸道护理、中医辨证护理、并发症的预防与护理等。

三、疗效评价

（一）评价标准

1. 中医症状

观察中医药治疗对患者临床症状，如疲乏无力、食欲不振、睡眠障碍、焦虑、抑郁、疼痛、大小便等的改善情况。

评定指标：中医症状根据临床观察分为 4 级。（0）无症状、（1）轻度、（2）中度、（3）重度，治疗情况根据症状出现的情况记录。

评价方法：治疗前后症状总积分情况比较（疗前/疗后）。

显效：症状消失，或症状积分减少≥2/3。

有效：症状减轻，积分减少≥1/3，≤2/3。

无效：症状无减轻或减轻＜1/3。

2. 生存质量

观察中医药对患者生活质量的影响，治疗前后进行生活质量判定。

评定指标：卡氏评分（KPS）。

评价方法：治疗前后症状评分情况比较。

显效：治疗后比治疗前提高 20 分以上。

有效：治疗后比治疗前提高 10 分以上。

稳定：治疗后比治疗前提高不足 10 分或没有变化。

无效：治疗后比治疗前下降。

3. 客观疗效

观察中医药治疗对患者的瘤体变化。

评定标准：

（1）对目标病灶的评价

完全缓解（CR）：所有目标病灶消失，至少维持 4 周。

部分缓解（PR）：基线病灶最大径之和至少减少 30%，至少维持 4 周。

病变进展（PD）：基线病灶最大径之和至少增加 20% 或出现新病灶。

病变稳定（SD）：基线病灶最大径之和有减少但未达 PR 或有增加但未达 PD。

（2）对非目标病灶的评价

完全缓解（CR）：所有非目标病灶消失和肿瘤标志物恢复正常。

未完全缓解/病变稳定（IR/SD）：一个或多个非目标病灶持续存在和/或肿瘤标志物高于正常。

病变进展（PD）：出现新病灶和/或非目标病灶明确进展。

（二）评价方法

对照患者入院前后的病情变化情况，采用以下方法进行评价：

1. 中医症状

中医症状评价标准，参照《中药新药临床研究指导原则》相关病种或证候，经专家讨论后制定。

2. 生存质量

主要采用 KPS 评分评价。

3. 客观疗效

对瘤体变化采用国际通用 RECIST 评价标准进行评价。

4. 化验指标

对血象、肝肾功能、肿瘤标记物、免疫功能的检测方法参照化验室的相关要求执行。

附件：

乳腺癌中医症状分级量化评价表

症状	轻（1）	中（2）	重（3）
发热	37.2℃～37.5℃	37.6℃～38℃	38.1℃以上
神疲乏力	稍感倦怠乏力	容易乏力，四肢乏力	四肢乏力，瞌睡懒言
食欲不振	食量不减，但觉乏味	食量减少1/3	食量减少1/2
口干咽燥	稍觉口干，少饮水	口干较明显，饮水量较平常增加0.5至1倍	口干明显，饮水量较平常增加1倍以上
心悸	偶感心悸	常有心悸，1日3次以上	严重心悸，需药物治疗
自汗盗汗	偶有自汗盗汗	动则出汗，有盗汗	不活动亦自汗，盗汗量较多
心烦失眠	偶有情绪不宁及失眠	有时情绪不稳定，易烦躁发愁，夜眠易醒	易烦躁发怒，易失眠
疼痛	偶有发作，隐隐作痛，不影响正常工作	发作频繁，疼痛重，影响工作	反复发作，疼痛剧烈难以忍受
胸闷	轻微胸憋	胸闷明显，时见叹息	胸闷如窒
恶心呕吐	偶有恶心、呕吐	常有恶心，每天呕吐1～2次	每天呕吐3次以上
腹泻	便软或稍烂，成堆不成形，2～3次/日	烂便，便溏，4～5次/日或稀便1～2次/日	稀便，3次/日以上
便秘	大便干结，每日一行	大便秘结，两日一行	大便艰难，数日一行
舌苔	舌质偏红、偏淡，苔薄黄	舌红、体胖边有齿印，苔腻	舌红绛、舌边有齿印，苔黄，少津
脉象	弦细、濡	弦细数、濡滑	细弱、濡细、细数

第八节 乳腺癌中医临床路径（试行）

路径说明：本路径适用于西医诊断为乳腺癌的住院患者。

一、乳腺癌中医临床路径标准住院流程

（一）适用对象

中医诊断：第一诊断为乳癌病（TCD编码：BWA040）。

西医诊断：第一诊断为乳腺恶性肿瘤（ICD10 编码：C50.902）。

（二）诊断依据

1. 疾病诊断

参照《NCCN 乳腺癌临床实践指南（2010 中国版）》。

2. 疾病分期

根据临床检查及手术病理结果，参照美国癌症联合委员会（AJCC）第七版癌症分期标准作出分期诊断。

3. 证候诊断

参照国家中医药管理局重点专科协作组制定的《乳腺癌中医诊疗方案（试行）》。

乳癌病（乳腺癌）临床常见证候：气滞痰凝证、冲任失调证、毒热蕴结证、气血两虚证、气阴两虚证、瘀毒互结证。

（三）治疗方案的选择

参照国家中医药管理局重点专科协作组制定的《乳腺癌中医诊疗方案（试行）》。

（四）标准住院日

标准住院日≤21 天。

（五）进入路径标准

1. 第一诊断必须符合乳癌病（TCD 编码：BWA040）和乳腺恶性肿瘤（ICD10 编码：C50.902）的患者。

2. 患者适合并愿意接受中医治疗。

3. 患者同时合并其他疾病，但住院期间无须特殊处理，也不影响第一诊断临床路径流程实施时，可以进入本路径。

（六）中医证候学观察

四诊合参，收集该病种不同证候的主症、次症、体征、舌、脉特点。注意证候的动态变化。

（七）入院检查项目

1. 必需的检查项目

（1）血常规 + 血型、尿常规、便常规。

（2）生化全项（包括肝功能、肾功能）。

（3）凝血指标。

（4）肿瘤标志物：CEA、CA153、CA125。

（5）心电图。

（6）胸部正侧位 X 线片。

（7）腹部彩超。

2. 可选择的检查项目

T 细胞亚群分析、超声心动图、乳腺及引流区彩超、CT、核磁共振、骨扫描等。以上项目根据患者病情加以选择。

（八）治疗方法

1. 辨证选择口服中药汤剂

（1）气滞痰凝证：化痰解郁。

（2）冲任失调证：调理冲任。

（3）毒热蕴结证：解毒散结。

（4）气血两虚证：益气养血。

（5）气阴两虚证：益气养阴。

（6）瘀毒互结证：化瘀解毒。

2. 其他疗法

（1）辨证选择口服中成药。

（2）辨证选择应用静脉滴注中药注射液。

（3）外治法：根据病情需要选择中药泡洗治疗、穴位贴敷治疗等。

（4）针灸治疗：可根据不同病情选用不同的治疗方法。

（5）根据病情选用耳穴埋豆法或中医诊疗设备等。

（6）内科基础治疗

（7）护理：辨证施护。

（九）退出路径标准

1. 乏力、疼痛等主要临床症状缓解。

2. 病情稳定。

（十）有无变异及原因分析

1. 治疗期间出现严重的并发症或合并症，导致住院时间延长，住院费用增加。

2. 因患者及其家属意愿而影响本路径执行，退出本路径。

二、乳腺癌中医临床路径住院表单

适用对象：第一诊断为乳癌病（乳腺癌）（TCD：BWA040 乳癌病、ICD10：C50.902 乳腺恶性肿瘤）

患者姓名：______性别：____年龄：____岁　　职业：______

门诊号：____________　　住院号：____________

住院日期：____年____月____日　　出院日期：____年____月____日

标准住院日≤21 天　　实际住院日：______天

时间	____年____月____日 （第 1 天）	____年____月____日 （第 2～3 天）	____年____月____日 （第 4～7 天）
主要诊疗工作	□询问病史及体格检查 □采集中医四诊信息 □进行中医证候判断 □书写病历 □开具常规检查、化验单	□住院医师完成病历书写 □主治医师查房初步确定中医药综合治疗方案（参照乳癌病中医诊疗方案） □向患者及家属交代治疗期间注意事项	□中医四诊信息采集 □主任医师查房，进行中医证候判断；根据辅助检查结果，确定治疗方案及日期 □调整中药处方 □注意观察不良反应并及时采取相应的治疗措施
重点医嘱	长期医嘱： □乳癌病常规护理 □分级护理 □普食 □中药治疗 临时医嘱： □血、尿、便常规，生化检查，凝血功能。 □T/B 淋巴细胞亚群分析 □妇科肿瘤标志物 □艾滋梅毒系列 □乙肝全套、丙肝抗体 □乳腺及引流区彩超 □心电图 □胸片 □腹部 B 超 □CT □MRI □骨扫描	长期医嘱： □乳腺科常规护理 □分级护理 □普食 □中药内服 中医药特色外治法（选作） □中药穴位贴敷治疗 □中药泡洗 □针灸	长期医嘱： □乳腺科常规护理 □分级护理 □普食 □中药内服（辨证施治） □中药注射剂 临时医嘱： □血常规 □心电图 中医药特色外治法（选作） □中药穴位贴敷治疗 □中药泡洗 □针灸

续表

时间	____年____月____日 （第1天）	____年____月____日 （第2～3天）	____年____月____日 （第4～7天）
主要护理工作	□入院介绍（病房环境、设施等） □指导患者进行相关辅助检查 □按照医嘱执行诊疗护理措施	□观察患者病情变化 □指导陪护工作 □定时巡视病房	□观察患者病情变化 □指导陪护工作 □定时巡视病房
病情变异记录	□无 □有，原因： 1. 2.	□无 □有，原因： 1. 2.	□无 □有，原因： 1. 2.
责任护士签名			
医师签名			

时间	____年____月____日 （第8～14天）	____年____月____日 （第15～20天）	____年____月____日 （第21天，出院日）
主要诊疗工作	□中医四诊信息采集 □进行中医证候判断 □调整中药处方 □注意观察不良反应并及时采取相应的治疗措施	□中医四诊信息采集 □进行中医证候判断 □上级医师查房，根据复查（血常规、肝肾功能、心电图等）结果，确定是否符合出院标准。	□住院医师完成出院记录、病案首页等 □向患者交代出院后的注意事项，如：复查时间、门诊随诊、下周期治疗时间。

续表

时间	____年____月____日 （第 8～14 天）	____年____月____日 （第 15～20 天）	____年____月____日 （第 21 天，出院日）
重点医嘱	长期医嘱： □乳腺科常规护理 □分级护理 □普食 □中药内服 □中医药特色外治法（选作） □中药穴位贴敷治疗 □中药泡洗 □针灸	长期医嘱： □乳腺科常规护理 □分级护理 □普食 □中药治疗 临时医嘱： □复查项目： □血常规 □肝肾功能 □凝血功能 □T/B 淋巴细胞亚群分析 □肿瘤标志物 □乳腺及引流区彩超 □心电图 □胸片 □腹部 B 超 □CT □MRI □骨扫描	出院医嘱： □出院带药 □门诊随诊
主要护理工作	□观察患者病情变化 □指导陪护工作 □定时巡视病房	□观察患者病情变化 □指导陪护工作 □定时巡视病房	□协助患者办理出院手续 □出院指导，指导出院带药的煎法服法，告知出院后相关注意事项
病情变异记录	□无 □有，原因： 1. 2.	□无 □有，原因： 1. 2.	□无 □有，原因： 1. 2.
护士签名			
医师签名			

第九节　胰腺癌中医诊疗方案（试行）

一、诊断

（一）疾病诊断

诊断标准：

参照 NCCN 胰腺癌诊断标准。所有病例推荐细胞学/病理学诊断作为金标准。凡具下列条件者，诊断可确立：

（1）胰腺手术标本经病理、组织学证实者。

（2）剖腹探查、腹腔镜探查、胰腺穿刺采得胰腺活检组织标本，大网膜、肝等部位转移灶活检组织标本经组织学诊断为胰腺癌者。

（3）淋巴结、腹壁或皮下结节等转移灶活检，组织学表现符合胰腺癌，并且疑有胰腺癌存在，临床上又能排除其他器官原发癌者。

（4）胰腺原发灶细针穿刺、转移灶细针穿刺等细胞学标本、胰液及十二指肠引流液、腹腔冲洗液及腹水，镜下所见符合胰腺癌细胞学标准者。

综上，胰腺癌的诊断多依据临床表现、影像学检查、病理学和细胞学检查以及血清学检查进行综合判断，其中病理学、细胞学检查结果是诊断胰腺癌的金标准。

（二）证候诊断

1. 湿热蕴结证

上腹部胀满不适或胀痛，纳差，同时可有发热，口苦口干，大便干燥或闭结，或黄疸，小便短赤，舌质红或淡，苔黄腻，脉细弦。

2. 热毒壅盛证

右胁疼痛，恶心纳差，口苦，口干，大便干燥或闭结，小便短赤，舌质红或红绛，苔黄或腻，脉弦或弦滑数。

3. 湿阻中焦证

恶心纳差，口淡乏味，大便溏薄，舌质淡，苔白腻，脉濡或细。

4. 阴虚内热证

烦热口干，低热盗汗，形体消瘦，或鼻衄齿衄，舌红少苔或光剥有裂纹，脉细弦数或细涩。

5. 气血亏虚证

动则气促，纳少腹胀，面色萎黄或淡白无华，大便溏薄，小便清长，舌淡苔白，脉细弱。

二、治疗方案

（一）辨证选择口服中药汤剂

1. 湿热蕴结证

治法：清热化湿。

推荐方药：三仁汤加减。生薏苡仁、淡竹叶、半夏、白花蛇舌草、半枝莲、蛇六谷、绞股蓝、白豆蔻等。

2. 热毒壅盛证

治法：清热解毒。

推荐方药：

①大柴胡汤加减：柴胡、黄芩、半夏、大黄、枳实、白芍、生姜、大枣等。

②黄连解毒汤加减：黄连、黄芩、黄柏、栀子等。

3. 湿阻中焦证

治法：燥湿健脾。

推荐方药：

①二陈汤加减：半夏、陈皮、茯苓、甘草等。

②平胃散加减：苍术、厚朴、陈皮等。

4. 阴虚内热证

治法：养阴保津。

推荐方药：

①一贯煎加减：沙参、麦冬、生地黄、枸杞、山药等。

②玉女煎加减：生石膏、熟地黄、知母、麦冬、牛膝等。

5. 气血两虚证

治法：益气补血。

推荐方药：

①八珍汤加减：党参、茯苓、白术、甘草、当归、白芍、生地黄、牛膝等。

②归脾汤加减：党参、生黄芪、白术、甘草、当归、茯神、白扁豆、酸枣仁、远志、木香等。

6. 对症加减

黄疸：加茵陈、青蒿、栀子等。

腹痛：加延胡索、木香、八月札、香附等。

痞块：加壁虎、干蟾皮、蜂房、山慈菇、浙贝、藤梨根等。

出血：加三七、茜草、蒲黄、白茅根、大蓟、小蓟等。

便秘：加大黄、虎杖、蒲公英等。

腹泻：加防风、土茯苓等。

厌食：加六曲、山楂、鸡内金、莱菔子等。

腹水：加车前子、大腹皮、泽泻、猪苓等。

血瘀：加三七、红藤、虎杖等。

7. 辨病用药

在上述辨证论治的基础上，可以加用 2 ~ 3 味具有明确抗肿瘤作用的中草药。

（二）辨证选择口服中成药

根据病情选择应用：消癌平片、华蟾素片、八宝丹、西黄丸（胶囊）、鸦胆子口服乳液、榄香烯口服乳液、平消胶囊（片）、金龙胶囊、养正消积胶囊、肿节风片、康莱特软胶囊、槐耳颗粒、百令胶囊/金水宝胶囊、保和丸等。

（三）辨证选择静脉中药注射液

根据病情选择应用：消癌平注射液、鸦胆子注射液、榄香烯注射液、肿节风注射液、华蟾素注射液、康莱特注射液、复方苦参注射液等。

（四）外治法

根据病情选择敷贴疗法、中药泡洗、中药熏药治疗等外治法。

（五）针灸治疗

根据病情及临床实际应用可选择应用体针、头针、电针、耳针、腕踝针、眼针、灸法、穴位注射、穴位埋线和拔罐等方法。

推荐取穴：

主穴：胰腺俞（经外奇穴）、三焦俞（背俞穴）。

配穴：足三里（足阳明经下合穴）、阳陵泉（足少阳经下合穴）、阿是穴、尺泽、天枢、内庭、公孙、三阴交、胆俞、胃俞、中脘等。

（六）热疗

根据病情及临床实际应用可选择高强度聚焦超声、射频消融等治疗。

（七）中药介入/灌注

根据病情及临床实际应用可选择中药介入/灌注治疗（选药见静脉中药注射液用药）。

（八）其他疗法

根据病情需要选择，如足三里穴位注射治疗化疗后白细胞减少症，涌泉穴电刺激预防/治疗化疗引起的恶心呕吐，中药腔内灌注治疗恶性胸/腹水等。

（九）内科基础治疗

内科基础治疗主要包括对疼痛、腹水及肝转移等并发症的预防和治疗。具体参考《临床诊疗指南——肿瘤分册》（中华医学会编著，人民卫生出版社）。

（十）护理

护理包括基础护理、中医辨证护理、饮食护理、并发症的护理、健康教育等。

1. 基础护理

内容略。

2. 辨证护理

（1）湿热蕴结证：患者上腹部胀满，发热，口苦口干，大便干燥或闭结，注意忌韭菜、羊肉、芒果等热性食蔬。

（2）热毒炽盛证：患者多潮热、盗汗、夜寐不安，应该注意监测体温，保持病区夜间安静。

（3）阴虚内热证：适量食用养阴清热的食物，如藕汁、莲子、鲜芦根。

（4）湿阻中焦证：以中药汤剂浓煎，少量分次热服。

（5）气血亏虚证：适量食用补益气血的食物，不宜过量运动。

3. 饮食护理

不吃烧焦和烤糊的食品，少吃高脂、高油、多盐的食物。在饮食中增加纤维类、胡萝卜素、维生素E和必要的矿物质，控制食盐摄入，避免暴饮暴食。

4. 并发症护理

针对阻塞性黄疸、腹水、消化道出血进行护理。

5. 健康教育

慎起居，生活要有规律；调畅情志，避免七情过极；适当进行体育锻炼，劳逸结合。

三、疗效评价

（一）评价标准

对照患者入院前后的病情变化情况，采用以下方法进行评价：

1. 中医证候

参考中华人民共和国中医药行业标准1994年版，填写胰腺癌中医症状分级量化评估表（见附件）。

2. 生存质量

主要采用KPS评分标准。

3. 客观疗效

对瘤体变化采用国际通用RECIST评价标准进行评价。

4. 化验指标

对血象、肝肾功能、肿瘤标记物、免疫功能的检测方法参照化验室的相关要求执行。

（二）评价方法

1. 临床证候改善情况

参考胰腺癌中医症状分级量化评估表：治疗后临床证候积分值比治疗前积分值下降≥70%为显著改善；积分值下降≥30%为部分改善；积分值无变化者为无改善。

2. 近期疗效的标准

采用RECIST标准，将疗效分为：完全缓解（CR）、部分缓解（PR）、稳定（SD）和进展（PD）。

3. 肿瘤无进展时间

即治疗后肿瘤的稳定（SD）时间。

4. 行为状况评分标准

以 Karnofsky 行为状况评分标准为指标，在治疗前及每个疗程结束后均进行评分，凡在疗程结束后较结束前评分增加≥10 者为行为状况“提高改善”，评分减少≥10 者为“降低”，评分增减在 10 以内者为“稳定”。

附件：

胰腺癌中医症状分级量化评估表

症状	无（0 分）	轻（1 分）	中（2 分）	重（3 分）	得分
上腹部或腰背部疼痛	无疼痛不适	上腹部不适偶有疼痛，生活及睡眠不受干扰	上腹或腰背部疼痛明显，发作频繁，不能忍受，需用止痛药	疼痛剧烈，难以忍受，生活及睡眠严重受干扰，需用止痛药	
黄疸	无明显肤目黄染	巩膜轻度黄染，无皮肤黄染	肤目均见黄染	全身黄染明显，皮肤瘙痒，大便呈灰白色	
纳呆食少	食欲食量正常	饮食无味，食量基本正常	食欲差，食量下降一半左右	无食欲，食量极少	
腹泻	大便日 1 ~ 2 次，便质正常	大便日 3 ~ 4 次，便质偏稀	大便 5 ~ 6 次，便质清稀或夹杂不消化饮食	每日 7 次以上，便质清稀或夹杂不消化饮食	
呕血便血	无	偶有，隐血 + ~ ++	反复出现，隐血 > ++	可见咖啡样液体或黑便	
形体消瘦	体重无明显下降	轻度消瘦，体重较前下降 2kg	消瘦，体重较前下降 2 ~ 4kg	明显消瘦，体重较前下降 4kg 以上	
神疲乏力	精神振奋	精神不振，可坚持轻体力活动	精神疲乏，勉强可坚持日常活动	精神极度疲乏，四肢无力，不能坚持日常活动	
呃逆呕吐	无	偶见	反复出现，需用止吐药	呕吐严重，食入即吐，止吐药不易止住	
自汗盗汗	无	偶见	动则汗出，有盗汗	不动亦汗出，盗汗量多	
总分					

第十节 胰腺癌中医临床路径（试行）

路径说明：本路径适用于西医诊断为胰腺癌的住院患者。

一、胰腺癌中医临床路径标准住院流程

(一) 适用对象

第一诊断为胰腺癌（ICD－10 编码：C25.901）。

(二) 诊断依据

1. 疾病诊断

参照 NCCN 胰腺癌诊断标准。

2. 证候诊断

参照国家中医药管理局重点专科协作组制定的《胰腺癌中医诊疗方案（试行)》。

胰腺癌临床常见症候：湿热蕴结证、热毒壅盛证、湿阻中焦证、阴虚内热证、气血亏虚证。

(三) 治疗方案的选择

参照国家中医药管理局重点专科协作组制定的《胰腺癌中医诊疗方案（试行)》。

1. 诊断明确，第一诊断符合胰腺癌。
2. 患者适合并接受中医治疗。

(四) 标准住院日

标准住院日≤21 天。

(五) 进入路径标准

1. 第一诊断必须符合胰腺癌的患者。
2. 患者不适合手术，放化疗失败或拒绝放化疗的患者。
3. 患者同时具有其他疾病，若在治疗期间无须特殊处理，也不影响第一诊断的临床路径流程实施时，也可以进入本路径。

(六) 中医证候学观察

四诊合参，收集该病种不同证候的主症、次症、体征、舌、脉特点。注

意证候的动态变化。

（七）入院检查项目

1. 必需的检查项目

（1）血常规、尿常规、便常规。

（2）肝功能、肾功能、电解质、淀粉酶、空腹血糖、餐后 2 小时血糖。

（3）心电图。

（4）肿瘤标志物：CA199，CA242，CEA，CA724 等。

（5）胸、腹部影像学检查。

（6）胰腺原发病灶或者转移灶细胞学及病理学检查。

2. 可选择的项目

根据病情需要而定，如 PET－CT、脑部影像学检查、骨扫描等。

（八）治疗方案

1. 辨证选择口服中药汤剂治疗

（1）湿热蕴结证：清热化毒。

（2）热毒壅盛证：清热解毒。

（3）湿阻中焦证：燥湿健脾。

（4）阴虚内热证：养阴保津。

（5）气血亏虚证：益气补血。

（6）对症用药加减。

（7）辨病用药。

2. 其他疗法

（1）辨证选择口服中成药。

（2）辨证选择静脉滴注中药注射液。

（3）外治法。

（4）针灸治疗。

（5）热疗。

（6）中药介入、灌注。

（7）内科基础治疗。

（8）护理：基础护理结合辨证施护。

（九）出院标准

1. 腹痛、恶心呕吐、消瘦、乏力等主要症状缓解。

2. 病情稳定。

3. 初步形成个体化的治疗方案，定期门诊。

（十）有无变异及原因分析

1. 治疗期间出现严重的并发症或并发症，导致住院时间延长，住院费用增加。

2. 因患者及家属意愿而影响本路径执行，退出本路径。

二、胰腺癌中医临床路径住院表单

适用对象：第一诊断为胰腺癌（TCD 编码：BNA000 内科癌病、ICD－10 编码：C25.901）

患者姓名：______性别：____年龄：____岁　　　职业：______

门诊号：____________　　　住院号：____________

住院日期：____年____月____日　　　出院日期：____年____月____日

标准住院日≤21 天　　　实际住院日：______天

时间	__年__月__日（第 1 天）	__年__月__日（第 2 天）	__年__月__日（第 3～14 天，第 1 周期）	__年__月__日（第 15～20 天，第 1 周期）	__年__月__日（第 21 天，出院日）
主要诊疗工作	□询问病史、体格检查 □中医四诊信息采集 □进行中医证候判断 □书写病历 □开具常规检查、化验单 □向患者及家属交代病情和注意事项	□上级医师查房确定中医综合治疗方案（参照胰腺癌中医诊疗方案） □完成病历和查房记录 □根据辅助检查结果，确定治疗方案及日期 □向患者及家属交代治疗期间注意事项	□中医四诊信息采集 □进行中医证候判断 □调整中药处方 1～2 次 □注意观察不良反应并及时采取相应的治疗措施 □上级医师查房，根据病情调整治疗方案 □完成病历和查房记录	□中医四诊信息采集 □进行中医证候判断 □调整中药处方 1～2 次 □疗效、预后与出院评估 □上级医师查房，根据复查（血常规、肝肾功能、心电图等）结果，确定患者是否可以出院	□住院医师完成出院记录、病案首页等 □向患者交代出院后的注意事项，如复查时间、门诊随诊、下一周期治疗时间

续表

时间	__年__月__日 （第1天）	__年__月__日 （第2天）	__年__月__日 （第3～14天，第1周期）	__年__月__日 （第15～20天，第1周期）	__年__月__日 （第21天，出院日）
重点医嘱	长期医嘱： □肿瘤科常规护理 □分级护理 □普食 □中药治疗 临时医嘱： □入院检查 □血常规、尿常规、便常规； □肝功能、肾功能、电解质 □ 血、尿淀粉酶 □空腹血糖、餐后2小时血糖 □心电图 □肿瘤标志物 □胸、腹部影像学检查 □胰腺原发病灶或者转移灶细胞学及病理学检查 □其他检查	长期医嘱： □肿瘤科常规护理 □分级护理 □普食 □辨证选择口服中药汤剂 临时医嘱： □对症处理	长期医嘱： □肿瘤科常规护理 □分级护理 □普食 □辨证选择口服中药汤剂 □辨证选择中药注射剂 □外治法 □针灸疗法 □热疗 □中药介入、灌注 □其他疗法 临时医嘱： □血常规 □心电图 □对症处理	长期医嘱： □肿瘤科常规护理 □分级护理 □普食 □中药内服 □中药注射剂 □中药穴位贴敷治疗 □中药泡洗 □针灸 临时医嘱： □血常规 □肝功能、肾功能 □肿瘤标志物 □心电图 □其他检查	长期医嘱： □停用长期医嘱 临时医嘱： □出院带药 □门诊随访
主要护理工作	□入院介绍 □指导患者进行相关辅助检查 □按照医嘱执行诊疗护理措施	□观察患者病情变化 □指导陪护工作 □定时巡视病房	□观察患者病情变化 □指导陪护工作 □定时巡视病房	□观察患者病情变化 □指导陪护工作 □定时巡视病房	□协助患者办理出院手续 □出院指导，指导出院带药的煎法服法

续表

时间	__年__月__日（第1天）	__年__月__日（第2天）	__年__月__日（第3～14天，第1周期）	__年__月__日（第15～20天，第1周期）	__年__月__日（第21天，出院日）
病情变异记录	□无 □有，原因： 1. 2.	□无 □有，原因： 1. 2.	□无 □有，原因： 1. 2.	□无 □有，原因： 1. 2.	□无 □有，原因： 1. 2.
责任护士签名					
医师签名					

第十一节　食管癌中医诊疗方案（试行）

一、诊断

（一）疾病诊断

参照中华人民共和国卫生部医政司《中国常见恶性肿瘤诊治规范（第一分册）·食管癌和贲门癌》

1. 症状

吞咽食物时有哽咽感、异物感、胸骨后疼痛，或有明显的吞咽困难等，考虑有食管癌的可能，应进一步检查。

临床诊断为食管癌的病人出现胸痛、咳嗽、发热等，应考虑有食管穿孔的可能。

临床诊断为食管癌的病人近期出现头痛、恶心、骨痛等症状提示有远处转移的可能。

2. 体征

（1）大多数食管癌病人无明显相关阳性体征。

（2）临床诊断为食管癌的病人近期出现神经系统定位体征，肝肿大，皮下结节，颈部淋巴结肿大等提示远处转移的可能。

3. 辅助检查

（1）内镜检查：是食管癌诊断中重要的手段之一，对于食管癌的定性定位诊断和手术方案的选择有重要的作用。

（2）血液生化检查：对于食管癌，目前无特异性血液生化检查。肿瘤标志物 CEA、SCC、CYFRA21－1、CA199、CA125 可能对食管癌、贲门癌的诊断有意义。

（3）影像学检查

食管造影检查：是可疑食管癌患者影像学诊断的首选，应尽可能采用低张双对比方法。

CT 检查：胸部 CT 检查目前主要用于食管癌临床分期、确定治疗方案和治疗后随访，增强扫描有利于提高诊断准确率。

超声检查：主要用于发现腹部脏器、腹部及颈部淋巴结有无转移。

MRI 和 PET－CT：MRI 和 PET－CT 有助于鉴别放化疗后肿瘤未控、复发和瘢痕组织；PET 检查还能发现胸部以外更多的远处转移。

4. 病理诊断

（1）诊断方式

根据临床症状、体征及影像学检查，经细胞学或组织病理学检查可诊断为食管癌：

①经纤维食管镜检查刷片细胞学或活检阳性者。

②临床诊断为食管癌，食管外病变（锁骨上淋巴结、皮肤结节）经活检或细胞学检查明确诊断者。

如上两种可诊断为食管癌。

（2）组织学分型

鳞状细胞癌：最多，约占 90%。

腺癌：较少见，又可分为单纯腺癌、腺鳞癌、黏液表皮样癌和腺样囊性癌等 4 个亚型；

其他：未分化癌和癌肉瘤，少见，但恶性程度高。

小细胞癌：为肺外最常见的小细胞癌，易早期转移，治疗后复发率高，预后差。食管上、中段绝大多数为鳞癌，而下段则多为腺癌。

5. 分期

食管癌的临床病理分期对治疗方案的选择及疗效评定有重要意义。

食管癌国际TNM分期标准（UICC，2009版）

①T分级：

Tx 原发肿瘤不能确定

T0 无原发肿瘤证据

Tis 高度不典型增生（腺癌无法确定原位癌）

T1a 肿瘤侵及黏膜固有层

T1b 肿瘤侵及黏膜下层

T2 肿瘤侵及固有肌层

T3 肿瘤侵及纤维膜

T4a 肿瘤侵及胸膜、心包、膈肌

T4b 肿瘤侵及其他邻近器官

②N分级：

Nx 区域淋巴结无法确定

N0 无区域淋巴结转移

N1a 1～2个区域淋巴结转移

N1b 3～5个区域淋巴结转移

N2 6～9个区域淋巴结转移

N3 ≥10个区域淋巴结转移

备注：AJCC建议清扫淋巴结总数不少于12个，并应记录清扫的区域淋巴结总数。

③M分级：

Mx 远处转移无法确定

M0 无远处转移

M1 有远处转移

备注：锁骨上淋巴结和腹腔动脉干淋巴结不属于区域淋巴结，而为远处转移。

④分期标准：

0期：Tis N0 M0

Ⅰ期：T1 N0 M0

Ⅱ期：T2 N0 M0

Ⅲ期：T3 N0 M0；T1 N1 M0；T2 N1 M0；T3 N1 M0；

Ⅳ期：T4，任何N，M0；任何T，任何N，M1诊断。

（二）中医证候诊断

参考中华人民共和国中医药行业标准《中医病证诊断疗效标准》（1994－

06-28 发布)。

1. 痰气阻膈证

吞咽哽噎，胸膈痞满，泛吐痰涎，病情可随情绪变化而增减。苔薄腻，脉弦滑。

2. 瘀血阻膈证

饮食难下，食入即吐，吐出物如赤豆汁，胸膈疼痛，肌肤枯燥，形体消瘦。尚可见面色暗黑，形体消瘦，大便坚如羊屎，或便血。舌质紫暗，或舌质红少津，脉细涩。

3. 阴虚热结证

食入格拒不下，入而复出，形体消瘦，口干咽燥，大便干结，五心烦热。舌质干红少津，脉细弦数。

4. 气虚阳微证

水饮不下，泛吐多量黏液白沫，形瘦神衰，畏寒肢冷，面浮足肿。舌质淡紫，苔白滑，脉弱。

二、治疗方案

(一) 辨证选择口服汤剂

1. 痰气阻膈证

治法：开郁化痰，润燥降气。

推荐方药：启膈散加减。沙参、丹参、茯苓、川贝母、郁金、砂仁、荷叶、

猫爪草、石见穿、预知子、急性子、全瓜蒌、薤白、石菖蒲等。

2. 瘀血阻膈证

治法：理气散结、活血化瘀。

推荐方药：通幽汤加减。生地黄、熟地黄、甘草、红花、升麻、桃仁、当归、槟榔、五灵脂、海藻、昆布、贝母、瓜蒌、黄药子等。

3. 阴虚热结证

治法：滋养津液，泻热散结。

推荐方药：增液汤合沙参麦冬汤加减。玄参、麦冬、细生地、沙参、玉竹、甘草、桑叶、天花粉、生扁豆等。

4. 气虚阳微证

治法：益气养血、健脾补肾。

推荐方药：补气运脾方合右归丸加减。人参、白术、茯苓、当归、黄芪、熟地黄、山茱萸、肉桂、制附子、杜仲、砂仁、陈皮、威灵仙、白芍、急性子等。

5. 对症治疗

（1）噎：人工牛黄12克，蜂房30克，山慈菇60克，水红花子30克，共为细末，每日服两次，每次服3克。21天为1疗程。

（2）吐：代赭石30克，生半夏9克，苍术15克。水煎服，每日服一剂。21天为1疗程。

（3）痛：五灵脂60克，没药40克，蒲黄炭40克，沉香20克，白芷15克，细辛60克，当归15克，川楝子20克，白芍20克，延胡索20克，共研极细末，每日服三次。每次服3~5克。21天为1疗程。

（4）梗：壁虎30条，天葵子90克，焙干研末，温开水冲服，每日两次，每次3克。21天为1疗程。

（二）辨证选择抗癌中成药

1. 辨证选择口服中成药

鸦胆子乳口服液、华蟾素片、消癌平片、安替可胶囊、增生平片（胶囊）等。可根据病情结合当地药物选用合适的中药。

2. 辨证选择中药静脉注射剂

复方苦参注射液、华蟾素注射液等。可根据病情结合当地药物选用合适的中药注射剂。

（三）针灸治疗

根据患者出现的疼痛及呕吐等不适症状，辨证选用。

主穴：天突、截根、双侧咽弓、双侧舌下。

配穴：食管上段配璇玑、肺俞透心俞，食管中段配膻中、脾俞透膈俞，食管下段配巨阙、肝俞。

（四）中医局部治疗

经胃镜发现放射性食管炎或出现溃疡者，给予溃疡油治疗（黄芪、当归、紫草、植物油）。

（五）对症和营养支持治疗

对于只能进食流食的患者，应该给予静脉营养，以维持基本能量和电解质平衡。

三、疗效评价

（一）评价标准

1. 中医证候疗效

评价患者症状改善情况。参考《中药新药临床研究指导原则》。

临床痊愈：症状消失或基本消失，证候积分减少≥95%。

显效：症状明显改善，证候积分减少≥70%，但<95%。

有效：症状有好转，证候积分减少≥30%，但<70%。

无效：症状无明显好转，甚或加重，证候积分减少<30%。

2. 病灶评价标准

参照 RECIST 标准。

总体疗效评定标准

目标病变	非目标病变	新发病变	总疗效
CR	CR	无	CR
CR	IR/SD	无	PR
PR	非 PD	无	PR
SD	非 PD	无	SD
SD	任一类别	有或无	PD
任一类别	PD	有或无	PD
任一类别	任一类别	有	PD

（二）评价方法

1. 证候疗效标准方法

所有症状分为无、轻、中、重 4 级，主症分别记 0、2、4、6 分，次症分别记 0、1、2、3 分。主证：进食哽噎、呕吐痰涎；兼证：反酸、胸背疼痛、乏力、大便干结。

症状	轻	中	重
进食哽噎	进食有哽噎感，但是能进食普食	进食哽噎感明显，只能进食半流食	进食哽噎严重，只能进食流食
呕吐痰涎	偶有呕吐涎沫	时吐涎沫，但数量不多	经常呕吐涎沫，质稀量多
泛酸	偶有吐酸	饮食不慎即吐酸	频频吐酸
胸背疼痛	NRS：1～3	NRS：4～6	NRS：7～10
大便干结	大便偏硬，1 次/日	大便硬结，便难，2～3 日 1 次	大便硬结，伴腹胀，难解异常，3 日以上大便 1 次
乏力	精神不振，不喜多言；稍倦，不耐劳力，可坚持轻体力劳动	精神疲乏，思睡，懒于言语，多问少答；倦怠较甚，勉强支持日常活动	精神极度疲乏，偶尔言语；四肢无力，不能坚持日常活动

2. 病灶评价方法

对目标病变的评定：根据各目标病变最大直径测量值之和的变化情况，将疗效分为 CR（完全缓解）、PR（部分缓解）、SD（稳定）和 PD（进展）4 类：①CR 为目标病变全部消失；②PR 为目标病变最大直径总和至少减少 30%；③SD 为病情无明显变化，既未达 PR，也未达 PD；④PD 为目标病变最大直径总和至少增加 20%。

对非目标病变的评定：根据非目标病变、肿瘤标记物的变化情况或有无新发病变，将疗效分为 CR（完全缓解）、IR/SD（不完全缓解/稳定）和 PD（进展）3 类：①CR 为非目标病变全部消失和肿瘤标记水平恢复正常；②IR/SD 为 1 个或 1 个以上非目标病变无变化和（或）肿瘤标记水平超出正常上限；③PD 为出现 1 个或 1 个以上新病变和（或）现有非目标病变有明确的发展迹象。

第十二节　食管癌中医临床路径

路径说明：本路径适合于西医诊断为食管癌（包括贲门癌），有进食哽噎症状的患者。

一、食管癌中医临床路径标准住院流程

（一）适用对象

中医诊断：第一诊断为噎膈病（TCD 编码：BNP080）

西医诊断：第一诊断为食管癌（ICD－10 编码：C15.901）贲门癌（ICD－10 编码：C16.001），有进食哽噎症状者。

（二）诊断依据

1. 疾病诊断

中医诊断标准：噎膈（参照中华人民共和国中医药行业标准——中医病证诊疗疗效标准）。

西医诊断标准：参照中华人民共和国卫生部（现为国家卫生计生委）医政司编《中国常见恶性肿瘤诊治规范·第一分册·食管癌和贲门癌》。

2. 证候诊断

参照国家十一五重点专科食管癌诊疗方案进行。

噎膈病临床常见证候：痰气阻膈、瘀血阻膈、津亏热结、气虚阳微。

（三）治疗方案的选择

参照国家十一五重点专科协作组食管癌的中医诊疗方案。

1. 诊断明确，第一诊断为食管癌（包括贲门癌），有进食哽噎症状者。

2. 患者适合并接受中医治疗。

（四）标准治疗时间

标准住院日≤21 天。

（五）进入路径标准

1. 第一诊断必须符合食管恶性肿瘤疾病（ICD－10 编码：C15.901）的患者（包括贲门癌），有进食哽噎症状者。

2. 患者同时患有其他疾病，若在治疗期间无须特殊处理，也不影响第一诊断的临床路径流程实施时，可以进入本路径。

（六）中医证候学观察

四诊合参，收集噎膈不同证候的主症、次症、舌、脉特点。注意证候的动态变化。

（七）入院检查项目

1. 必需的检查项目

（1）血常规、尿常规、便常规。

（2）肝功能、肾功能、电解质、血糖、血脂。

（3）心电图。

（4）肿瘤标志物（CEA、SCC、CYFRA21-1、CA199、CA125）。

（5）胸部CT。

（6）上消化道造影。

（7）腹部影像学检查（肝、胆、胰、脾、肾、腹腔淋巴结）。

2. 可选择的检查项目

根据患者病情需要，行免疫功能检测、脑部影像学检查、全身骨扫描及PET/CT等。

（八）治疗方案

1. 辨证用药。
2. 对症用药。
3. 使用抗癌中成药。
4. 针灸治疗。
5. 中医外治：具体参考食管癌的中医诊疗方案。

（九）出院标准

1. 噎膈的相关症状减轻或消失。
2. 肿瘤病灶稳定。

（十）有无变异及原因分析

1. 治疗期间出现严重的并发症或并发症，导致住院时间延长，住院费用增加。
2. 治疗期间出现病情进展，需行手术切除、放疗或化疗者。
3. 因患者及家属意愿而影响本路径执行，退出本路径。

二、食管癌中医临床路径住院表单

适用对象：第一诊断为食管癌（包括贲门癌），有进食哽噎症状者

患者姓名：______性别：____年龄：____岁　　　职业：______

门诊号：____________　　　　住院号：____________

住院日期：____年____月____日　　　　出院日期：____年____月____日

标准住院日≤21 天　　　　实际住院日：______天

时间	____年____月____日 （第 1 天）	____年____月____日 （第 2 ~ 3 天）	____年____月____日 （第 4 ~ 10 天） （第 1 周期）
主要诊疗工作	□询问病史及体格检查 □中医四诊信息采集 □进行中医证候判断 □书写病历 □开具常规检查、化验单 □与患者或家属沟通，交代病情及注意事项	□上级医师查房确定中医药综合治疗方案（参照食管癌中医诊疗方案） □完成病程和查房记录 □根据辅助检查结果，确定治疗方案及日期 □向患者及家属交代治疗期间注意事项	□中医四诊信息采集 □进行中医证候判断 □根据治疗方案采用相应治疗措施 □调整中药方剂 1 ~ 2 次 □注意观察不良反应并及时采取相应的治疗措施 □完成病程及查房记录
重点医嘱	长期医嘱： □肿瘤科护理常规 □分级护理 □相应饮食 临时医嘱： □入院检查 □血常规、尿常规、便常规 □肝功能、肾功能、电解质 □血糖、血脂 □肿瘤标志物 □心电图 □胸部 CT □上消化道造影 □其他检查	长期医嘱： □肿瘤科护理常规 □分级护理 □相应饮食 □辨证选择口服中药汤剂 □选择适合的口服中成药及注射液 临时医嘱： □对症处理	长期医嘱： □肿瘤科护理常规 □分级护理 □相应饮食 □继续口服中药汤剂 □继续口服相应的中成药 □继续应用所选择的中药注射剂 □其他疗法 临时医嘱： □血常规、肝功能、肾功能 □对症处理
主要护理工作	□入院介绍 □指导患者进行相关辅助检查 □按照医嘱执行诊疗护理措施	□观察患者病情变化 □指导陪护工作 □定时巡视病房	□观察患者病情变化 □指导陪护工作 □定时巡视病房
病情变异记录	□无 □有，原因： 1. 2.	□无 □有，原因： 1. 2.	□无 □有，原因： 1. 2.

续表

时间	____年____月____日 （第1天）	____年____月____日 （第2~3天）	____年____月____日 （第4~10天） （第1周期）
责任护士签名			
医师签名			

时间	____年____月____日 （第11~17天） （第2周期）	____年____月____日 （第18~20天）	____年____月____日 （第21天）
主要诊疗工作	□中医四诊信息采集 □进行中医证候判断 □调整中药处方1~2次 □继续口服相应的中成药 □继续应用所选择的中药注射剂 □其他疗法 □注意观察不良反应并及时采取相应的治疗措施 □完成病程及查房记录	□疗效、预后及出院评估 □全面复查 □上级医师查房，根据复查（血常规、肝肾功能等）结果，确定患者是否可以出院	□住院医师完成出院记录、病案首页等 □向患者交代出院后的注意事项，如及时复查、门诊随诊、下一周期治疗时间
重点医嘱	长期医嘱： □肿瘤科护理常规 □分级护理 □相应饮食 □继续口服中药汤剂 □继续口服相应的中成药 □继续应用所选择的中药注射剂 □其他疗法 临时医嘱： □血常规、肝功能、肾功能 □对症处理	长期医嘱： □肿瘤科护理常规 □分级护理 □相应饮食 □中药汤剂口服 □中药注射剂 □中成药口服 □其他疗法 临时医嘱： □对症处理 □血常规、肝功能、肾功能 □肿瘤标志物 □胸部CT	长期医嘱： □停用长期医嘱 临时医嘱： □出院带药 □门诊随访

主要护理工作	□观察患者病情变化 □指导陪护工作 □定时巡视病房	□观察患者病情变化 □指导陪护工作 □定时巡视病房	□协助患者办理出院手续 □出院指导，指导出院带药的煎服方法
病情变异记录	□无 □有，原因： 1. 2.	□无 □有，原因： 1. 2.	□无 □有，原因： 1. 2.
责任护士签名			
医师签名			

第十三节　肺癌中医诊疗方案

一、诊断

（一）疾病诊断

诊断标准：

参照中华人民共和国卫生部医政司编《中国常见恶性肿瘤诊治规范（第六分册）·原发性支气管肺癌》。

1. 病理学诊断标准

无明显可确认之肺外原发癌灶，必须符合下列各项之一者，方能确立病理学诊断：

（1）肺手术标本经病理、组织学证实者。

（2）行开胸探查、肺针穿刺或经纤维支气管镜检采得肺或支气管活检组织标本，经组织学诊断为原发支气管肺癌者。

（3）颈和腋下淋巴结、胸壁、胸膜或皮下结节等转移灶活检，组织学表现符合原发支气管肺癌，且肺或支气管壁内疑有肺癌存在，临床上又能排除其他器官原发癌者。

2. 细胞学诊断标准

痰液、纤维支气管镜毛刷、抽吸、冲洗等细胞学标本，镜下所见符合肺癌细胞学标准者，诊断可以确立。需注意除外上呼吸道甚至食管癌肿。

3. 临床诊断标准

符合下列各项之一者，可以确立临床诊断。

（1）X线胸片见肺部有孤立性结节或肿块阴影，其边缘呈脑回状、分叶和细毛刺状，并在短期内（2~3个月）逐渐增大者，尤以经过短期积极药物治疗后可排除结核或其他炎性病变者。

（2）节段性肺炎在短期内（一般为2~3个月）发展为肺不张，或肺叶不张在短期内发展为全肺不张者，或在其相应部位的肺根部出现肿块，特别是生长性肿块者。

（3）上述肺部病灶伴远处转移，邻近器官受侵或压迫症状表现者，如：邻近骨破坏、肺门或/和纵隔淋巴结明显增大，短期内发展的上腔静脉压迫综合征、同侧喉返神经麻痹（排除结核和主动脉病变后）和颈部交感神经节（排除手术创伤后）、臂丛神经、膈神经侵犯症等。

肺癌的诊断多依据临床表现、影像学检查、病理学和细胞学检查以及血清学检查进行综合判断，其中病理学、细胞学检查结果是诊断肺癌的金标准。

（二）证候诊断

1. 肺脾气虚证

久嗽痰稀、胸闷气短、神疲乏力、腹胀纳呆、浮肿便溏、舌质淡苔薄、边有齿痕、脉沉细。

2. 肺阴虚证

咳嗽气短、干咳痰少、潮热盗汗、五心烦热、口干口渴、声音嘶哑、舌赤少苔或舌体瘦小、苔薄、脉细数。

3. 气滞血瘀证

咳嗽气短而不爽、气促胸闷、心胸刺痛或胀痛、痞块疼痛拒按、唇暗，舌紫暗或有瘀血斑、苔薄、脉弦或涩。

4. 痰热阻肺证

痰多嗽重、痰黄黏稠、气憋胸闷、发热、纳呆、舌质红、苔厚腻或黄、脉弦滑或兼数。

5. 气阴两虚证

咳嗽有痰或无痰、神疲乏力、汗出气短、口干发热、午后潮热、手足心热、有时心悸、舌质红苔薄或舌质胖有齿痕、脉细。

二、治疗方案

（一）辨证选择口服中药汤剂

1. 肺脾气虚证

治法：健脾补肺，益气化痰。

推荐方药：六君子汤加减。生黄芪、党参、白术、茯苓、清半夏、陈皮、桔梗、生薏苡仁、川贝、杏仁等。

2. 肺阴虚证

治法：滋阴润肺，止咳化痰。

推荐方药：麦味地黄汤加减。麦冬、生地黄、牡丹皮、山茱萸、五味子、盐知母、浙贝母、全瓜蒌、夏枯草等。

3. 气滞血瘀证

治法：行气活血，化瘀解毒。

推荐方药：四物汤加减。当归尾、赤芍、仙鹤草、薏苡仁、夏枯草、延胡索、贝母、莪术等。

4. 痰热阻肺证

治法：清热化痰，祛湿散结。

推荐方药：二陈汤加减。陈皮、半夏、茯苓、白术、党参、生薏苡仁、杏仁、瓜蒌、黄芩、苇茎、金荞麦、鱼腥草、半枝莲、白花蛇舌草等。

5. 气阴两虚证

治法：益气养阴。

推荐方药：沙参麦门冬汤加减。生黄芪、沙参、麦门冬、百合、玄参、浙贝母、杏仁、半枝莲、白花蛇舌草等。

6. 对症加减

咳嗽：加杏仁、桔梗、贝母、紫菀、甘草等。

咳血：加仙鹤草、茜草、白茅根、大小蓟、藕节炭等。

胸痛：加延胡索、威灵仙、白芍、白屈菜、白芷、徐长卿等。

胸水：加葶苈子、茯苓、猪苓、龙葵、车前草、椒目等。

发热：加银柴胡、牡丹皮、地骨皮、青蒿、知母等。

7. 辨病用药

在辨证论治的基础上，可以加用2～3味具有明确抗癌作用的中草药，如白花蛇舌草、白石英、半枝莲、半边莲、鱼腥草、金荞麦等。

（二）辨证选择口服中成药

根据病情选择应用益肺清化膏/颗粒、金复康口服液、鹤蟾片、威麦宁胶囊、康莱特软胶囊、紫龙金片、消癌平片、金水宝胶囊、百令胶囊、养正消积胶囊等。

（三）辨证选择静脉滴注中药注射液

根据病情选择应用康莱特注射液、艾迪注射液、复方苦参注射液、榄香烯乳注射液、消癌平注射液等。

（四）外治法

根据病情选择贴敷疗法、中药泡洗、中药熏药治疗等外治法。

（五）针灸治疗

根据病情及临床实际可选择应用体针、头针、电针、耳针、腕踝针、眼针、灸法、穴位埋线和拔罐等方法。

（六）其他疗法

根据病情需要选择，如用足浴法治疗肢体麻木，耳穴埋豆法治疗恶心呕吐等，也可根据病情酌情选用适当的中医诊疗设备以提高疗效，如射频肿瘤治疗仪等。

（七）内科基础治疗

内科基础治疗主要包括对疼痛、合并感染及发热等并发症的预防和治疗。参考《临床诊疗指南——肿瘤分册》（中华医学会编著，人民卫生出版社）。

（八）护理

护理包括体位选择、饮食、口腔护理、呼吸道护理、中医辨证护理、并发症的预防与护理等。

三、疗效评价

（一）评价标准

1. 中医证候

观察中医药治疗对患者临床症状，如咳嗽、咯痰、胸闷、气短、疲乏无力、食欲不振等中医证候的改善情况。

评定指标：中医症状根据临床观察分为4级：（0）无症状、（1）轻度、（2）中度、（3）重度，治疗情况根据症状出现的情况记录。详见附件1。

评价方法：治疗前后症状总积分情况比较（疗前/疗后）。

显效：症状消失，或症状积分减少≥2/3。

有效：症状减轻，积分减少≥1/3，≤2/3。

无效：症状无减轻或减轻<1/3。

2. 生存质量

观察中医药对患者生活质量的影响，治疗前后行生活质量判定。

评定指标：卡氏评分，详见附件2。

评价方法：治疗前后症状评分情况比较。

显效：治疗后比治疗前提高20分以上。

有效：治疗后比治疗前提高10分以上。

稳定：治疗后比治疗前提高不足10分或没有变化。

无效：治疗后比治疗前下降。

3. 客观疗效

观察中医药治疗对患者的瘤体变化。

评定标准如下：

（1）对目标病灶的评价

完全缓解（CR）：所有目标病灶消失，至少维持4周。

部分缓解（PR）：基线病灶最大径之和至少减少30%，至少维持4周。

病变进展（PD）：基线病灶最大径之和至少增加20%或出现新病灶。

病变稳定（SD）：基线病灶最大径之和有减少但未达PR或有增加但未达PD。

（2）对非目标病灶的评价

完全缓解（CR）：所有非目标病灶消失和肿瘤标志物恢复正常。

未完全缓解/病变稳定（IR/SD）：一个或多个非目标病灶持续存在和/或肿瘤标志物高于正常。

病变进展（PD）：出现新病灶和/或非目标病灶明确进展。

（二）评价方法

对照患者入院前后的病情变化情况，采用以下方法进行评价：

1. 中医证候

对中医证候的评价参照《中药新药临床研究指导原则》中的肺癌中医证候标准进行，详见附件1。

2. 生存质量

主要采用KPS评分评价，也可以通过观察美国肺癌生存质量量表（FACT－L4.0版）、ECOG评分等作为参考。详见附件2、3、4。

3. 客观疗效

对瘤体变化采用国际通用RECIST评价标准进行评价，详见附件5。

4. 化验指标

对血象、肝肾功能、肿瘤标记物、免疫功能的检测方法参照化验室的相关要求执行。

附件1. 症状分级量化表

症状	轻（1分）	中（2分）	重（3分）
咳嗽	白天间断咳嗽，不影响正常生活	介于轻度和重度之间	昼夜咳嗽频繁或阵咳影响工作和睡眠
痰血	痰中带血丝	痰中有血块，占1/2，或每日痰血在10次以下	痰血在10次以上或咯血
气急	活动后即气急，呼吸困难（轻度发作）	休息时亦感呼吸困难（中度发作）	静息时喘息明显，不能平卧，影响睡眠和活动
胸痛	偶有发作，隐隐作痛，不影响正常工作	发作频繁，疼痛重，影响工作	反复发作，疼痛剧烈，难以忍受
胸闷	轻微胸憋	胸闷明显，时见叹息	胸闷如窒
发热	37.2℃～37.5℃	37.6℃～38℃	38.1℃以上
咯痰	昼夜咯痰10～60mL	昼夜痰量60～100mL	昼夜痰量100mL以上
神疲乏力	稍感倦怠乏力	容易乏力，四肢乏力	四肢乏力，瞌睡懒言

续表

症状	轻（1分）	中（2分）	重（3分）
食欲不振	食量不减，但觉乏味	食量减少1/3	食量减少1/2
口干咽燥	稍觉口干，少饮水	口干较明显，饮水量较平常增加0.5至1倍	口干明显，饮水量较平常增加1倍以上
心悸	偶感心悸	常有心悸，1日3次以上	严重心悸，需药物治疗
自汗盗汗	偶有自汗盗汗	动则出汗，有盗汗	不活动亦自汗，盗汗量较多
心烦失眠	偶有情绪不宁及失眠	有时情绪不稳定，易烦躁发愁，夜眠易醒	易烦躁发怒，易失眠
恶心呕吐	偶有恶心、呕吐	常有恶心，每天呕吐1~2次	每天呕吐3次以上
腹泻	便软或稍烂，成堆不成形，2~3次/日	烂便，便溏，4~5次/日或稀便1~2次/日	稀便，3次/日以上
便秘	大便干结，每日一行	大便秘结，两日一行	大便艰难，数日一行
舌苔	舌偏红、偏淡，苔薄黄	舌红、体胖边有齿印，苔腻	舌红绛、舌边有齿印，苔黄，少津
脉象	弦细、濡	弦细数、濡滑	细弱、濡细、细数

附件2. KPS评分标准

Karnofsky（KPS）评分标准

评分	体力状况
100	正常，无症状及体征
90	能进行正常活动，有轻微症状及体征
80	勉强可进行正常活动，有一些症状或体征
70	生活可自理，但不能维持正常生活或工作
60	生活能大部分自理，但偶尔需要别人帮助
50	常需人照料
40	生活不能自理，需要特别照顾和帮助
30	生活严重不能自理
20	病重，需要住院和积极的支持治疗
10	垂危，临近死亡
0	死亡

附件3. 美国肺癌生存质量量表（FACT－L4.0版）

【生理状况】

		一点也不	有一点	有些	相当	非常
GP1	我精力不济	□0	□1	□2	□3	□4
GP2	我感到恶心	□0	□1	□2	□3	□4
GP3	因为我身体不好，我成了家庭的负担	□0	□1	□2	□3	□4
GP4	我感到疼痛	□0	□1	□2	□3	□4
GP5	治疗的副作用让我觉得不舒服	□0	□1	□2	□3	□4
GP6	我觉得病了	□0	□1	□2	□3	□4
GP7	我不得不卧床	□0	□1	□2	□3	□4

【社会/家庭状况】

		一点也不	有一点	有些	相当	非常
GS1	我觉得和朋友们疏远了	□0	□1	□2	□3	□4
GS2	我在感情上得到家人的支持	□0	□1	□2	□3	□4
GS3	我得到朋友和邻居的支持	□0	□1	□2	□3	□4
GS4	我的家人已能正视我患病这一事实	□0	□1	□2	□3	□4
GS5	家里不大谈论我的病情	□0	□1	□2	□3	□4
GS6	我与自己的配偶（或给我主要支持的人）很亲近	□0	□1	□2	□3	□4
Q1	不管你最近的性生活怎样，请回答以下一个问题，如果你不愿意回答，请在框中打钩选择□，并跳问下一部分。					
GS7	我对自己的性生活感到满意	□0	□1	□2	□3	□4

【情感状况】

		一点也不	有一点	有些	相当	非常
GE1	我感到悲伤	□0	□1	□2	□3	□4
GE2	我为自己这样对待疾病感到自豪	□0	□1	□2	□3	□4
GE3	在与疾病的抗争中，我越来越感到失望	□0	□1	□2	□3	□4
GE4	我感到紧张	□0	□1	□2	□3	□4
GE5	我担心我可能会死	□0	□1	□2	□3	□4
GE6	我担心自己的疾病会更糟	□0	□1	□2	□3	□4

【功能状况】

		一点也不	有一点	有些	相当	非常
GF1	我能够工作（包括在家里工作）	□0	□1	□2	□3	□4
GF2	我的工作（包括在家的工作）令我有成就感	□0	□1	□2	□3	□4
GF3	我能够享受生活	□0	□1	□2	□3	□4
GF4	我已能面对自己的疾病	□0	□1	□2	□3	□4
GF5	我睡得很好	□0	□1	□2	□3	□4
GF6	我在享受我通常做的娱乐活动	□0	□1	□2	□3	□4
GF7	我对现在的生存质量感到满意	□0	□1	□2	□3	□4

【附加的关注情况】

		一点也不	有一点	有些	相当	非常
B1	我呼吸短促	□0	□1	□2	□3	□4
C2	我体重在下降	□0	□1	□2	□3	□4
L1	我的思维清晰	□0	□1	□2	□3	□4
L2	我一直在咳嗽	□0	□1	□2	□3	□4
B5	我受脱发困扰	□0	□1	□2	□3	□4
C6	我的食欲好	□0	□1	□2	□3	□4
L3	我感到胸闷	□0	□1	□2	□3	□4
L4	我呼吸顺畅	□0	□1	□2	□3	□4
Q3	您曾抽过烟吗？		没有□0	有□1	如果有：	
L5	我对此后悔	□0	□1	□2	□3	□4

附件 4. ECOG 评分标准

ECOG 评分标准	
级别	体力状况
0	正常活动
1	有症状，但几乎完全可自由活动
2	有时卧床，但白天卧床时间不超过 50%
3	需要卧床，卧床时间白天超过 50%
4	卧床不起
5	死亡

附件 5. RECIST 评价标准

（1）肿瘤病灶的测量

①肿瘤病灶的定义：

a. 可测量病灶：至少有一条可以精确测量的径线（记录为最大径），常规检测条件下病灶最大径≥20mm 或螺旋 CT 检测最大径≥10mm。

b. 不可测量病灶：小病灶（常规检测条件下直径＜20mm 或螺旋 CT 检测最大径＜10mm）和其他真正不可测量的病灶，包括骨病变、脑膜病变、腹水、胸水、心包积液、炎性乳癌、皮肤/肺的癌性淋巴管炎、影像学不能确诊和随诊的腹部肿块、囊性病变等。

注：不再沿用“可评价病灶”概念。所有数据使用标尺或卡尺测量并记录，并以公制米制表示。所有基线测量应该尽可能在接近治疗开始前完成，至少要在治疗开始前 4 周内。

②测量方法：基线状态和随诊应用同样的技术和方法进行病灶评估。如果影像学方法和临床查体检查同时用来评价疗效时，应以前者为主。

临床查体：可触及的表浅病灶如浅表淋巴结或皮肤结节，皮肤病灶应用标尺标记大小制成彩色照片存档。

a. X 片胸片：肺实质内清晰明确的病灶可作为可测量病灶，但仍推荐 CT 扫描的方法。

b. CT 和 MRI：是目前最可靠、重复性最好的疗效评价方法。对于胸、腹和盆腔，常规 CT 和 MRI 用 10mm 或更薄的层厚连续扫描，螺旋 CT 用 5mm 层厚连续重建模式完成，而头颈部及特殊部位的扫描方案应个体化制定。

注：CT 扫描原则上要求最小的病灶不应该小于 2 倍的扫描层厚。没有禁忌证的一般应给予静脉对比增强，以区别血管和软组织与邻近肿瘤组织。每次必须在相同的窗位进行病灶测量。建议使用螺旋 CT 扫描。

c. 超声检查：当试验研究的终点目标为客观肿瘤疗效时，超声波不能用来作为评价手段。仅可用于测量表浅可扪及的淋巴结、皮下结节和甲状腺结节，亦可用于确认临床查体后浅表病灶的完全消失。

d. 内窥镜和腹腔镜：作为客观肿瘤疗效评价至今尚未广泛应用。但这种方法取得的活检标本可证实病理组织上的 CR。

e. 肿瘤标志物：不能单独用来评价疗效。但治疗前肿瘤标志物高于正常水平时，治疗后评价 CR 时，所有的标志物需恢复正常。

（2）肿瘤治疗疗效评价

①基线状态评价：为了评价客观疗效，对基线状态的肿瘤总负荷进行评

估，以便与治疗后的结果进行比较。对于临床药物研究来说，只有在基线状态有可测量病灶的患者才能进入研究。如果可测量病灶为孤立性病灶需要组织/细胞病理学证实。

a. 目标病灶：应代表所有累及的器官，每个脏器最多选择5个可测量的病灶，全身病灶数最多10个，作为目标病灶在基线状态评价时测量并记录。目标病灶应根据可测量病灶最大径和可准确重复测量性来选择。所有目标病灶的长度总和称为基线状态的最大径之和。

b. 非目标病灶：所有其他病灶（或病变部位）作为非目标病灶并在基线状态时记录，不需测量的病灶在随诊期间要注意其存在或消失。

②疗效评价标准

a. 目标病灶的评价：

完全缓解（CR）：所有目标病灶消失，至少维持4周。

部分缓解（PR）：基线病灶最大径之和至少减少30%，至少维持4周。

病变稳定（SD）：基线病灶最大径之和有减少但未达PR或有增加但未达PD。

病变进展（PD）：基线病灶最大径之和至少增加20%或出现新病灶。

b. 非目标病灶的评价：

完全缓解（CR）：所有非目标病灶消失和肿瘤标志物恢复正常。

未完全缓解/病变稳定（IR/SD）：一个或多个非目标病灶持续存在和/或肿瘤标志物高于正常。

病变进展（PD）：出现新病灶和/或非目标病灶明确进展。

第十四节　肺癌中医临床路径

路径说明：本路径适合于西医诊断为非小细胞肺癌，临床分期为ⅢA期和ⅢB期的患者。

一、肺癌中医临床路径标准住院流程

（一）适用对象

第一诊断为肺恶性肿瘤（ICD-10编码：C34.901）。

（二）诊断依据

1. 疾病诊断

诊断标准：参照中华人民共和国卫生部（现为国家卫生计生委）医政司编《中国常见恶性肿瘤诊治规范·第六分册·原发性支气管肺癌》。

2. 证候诊断

肺癌临床常见证候：肺脾气虚证、肺阴虚证、气滞血瘀证、痰热阻肺证、气阴两虚证。

（三）治疗方案的选择

参照“国家中医药管理局‘十一五’重点专科协作组肺癌诊疗方案”。

1. 诊断明确，第一诊断为非小细胞肺癌，临床分期为ⅢA 期和ⅢB 期。

2. 患者适合并接受中医治疗。

（四）标准住院日

标准住院日≤28 天。

（五）进入路径标准

1. 第一诊断必须符合肺癌恶性肿瘤疾病（ICD－10 编码：C34.901）的患者。

2. 临床分期为ⅢA 期和ⅢB 期。

3. 患者同时具有其他疾病，若在治疗期间无须特殊处理，也不影响第一诊断的临床路径流程实施时，可以进入本路径。

（六）中医证候学观察

四诊合参，收集该病种不同证候的主症、次症、舌、脉特点。注意证候的动态变化。

（七）入院检查项目

1. 必需的检查项目

（1）血常规、尿常规、便常规。

（2）肝功能、肾功能、电解质、血糖、血脂、蛋白电泳。

（3）心电图。

（4）肿瘤标志物。

（5）胸、腹部影像学检查。

（6）支气管镜及病理学检查。

2. 可选择的检查项目

根据病情需要而定，如免疫功能检测、脑部影像学检查、骨扫描等。

（八）治疗方案

1. 辨证选择口服中药汤剂、中成药

（1）肺脾气虚证：健脾补肺，益气化痰。

（2）肺阴虚证：滋阴润肺，止咳化痰。

（3）气滞血瘀证：行气活血，化瘀解毒。

（4）痰热阻肺证：清热化痰，祛湿散结。

（5）气阴两虚证：益气养阴。

2. 其他疗法

（1）辨证选择中药注射液静脉滴注。

（2）外治法：根据病情选择贴敷疗法、中药泡洗、中药熏药治疗等外治法。

（3）针灸治疗：可根据不同病情选用不同的治疗方法。

（4）根据病情需要选择泡洗、耳针等。

（5）内科基础治疗。

（6）护理：辨证施护。

（九）出院标准

1. 咳嗽、咯痰或咯血、胸闷、胸痛、乏力等症状缓解。

2. 病情稳定。

3. 初步形成个体化的治疗方案。

（十）有无变异及原因分析

1. 治疗期间出现严重的并发症或并发症，导致住院时间延长，住院费用增加。

2. 合并有脏器转移者，退出本路径。

3. 因患者及其家属意愿而影响本路径执行，退出本路径。

二、肺癌中医临床路径住院表单

适用对象：第一诊断为肺癌（TCD 编码：BNA000 内科癌病，ICD－10 编码：

C34.901）

患者姓名：______性别：____年龄：____岁　　　　职业：______

门诊号：____________　　　　　　　　　　住院号：____________

住院日期：____年____月____日　　　　　出院日期：____年____月____日

标准住院日≤28天　　　　　　　　　　　　实际住院日：______天

时间	____年____月____日 （第1天）	____年____月____日 （第2天）	____年____月____日 第3～14天（第1周期）
主要诊疗工作	□询问病史及体格检查 □中医四诊信息采集 □进行中医证候判断 □书写病历 □开具常规检查、化验单 □与患者或家属沟通，交代病情及注意事项	□上级医师查房确定中医药综合治疗方案（参照肺癌中医诊疗方案） □完成病程和查房记录 □根据辅助检查结果，确定治疗方案及日期 □向患者及家属交代治疗期间注意事项	□中医四诊信息采集 □进行中医证候判断 □调整中药处方1～2次 □注意观察不良反应并及时采取相应的治疗措施 □上级医生查房，根据病情调整治疗方案 □完成病程和查房记录
重点医嘱	长期医嘱： □肿瘤科常规护理 □分级护理 □普食 □中药治疗 临时医嘱： □入院检查 □血常规、尿常规、便常规 □肝功能、肾功能、电解质 □血糖、血脂、蛋白电泳 □心电图 □肿瘤标志物 □胸、腹部影像学检查 □支气管镜及病理学检查 □其他检查	长期医嘱： □肿瘤科常规护理 □分级护理 □普食 □辨证选择口服中药汤剂 临时医嘱： □对症处理	长期医嘱： □肿瘤科常规护理 □分级护理 □普食 □辨证选择口服中药汤剂 □辨证选择中药注射剂 □外治法 □针灸疗法 □其他疗法 临时医嘱： □血常规 □心电图 □对症处理
主要护理工作	□入院介绍 □指导患者进行相关辅助检查 □按照医嘱执行诊疗护理措施	□观察患者病情变化 □指导陪护工作 □定时巡视病房	□观察患者病情变化 □指导陪护工作 □定时巡视病房

续表

时间	____年____月____日 （第 1 天）	____年____月____日 （第 2 天）	____年____月____日 第 3 ~ 14 天（第 1 周期）
病情变异记录	□无 □有，原因： 1. 2.	□无 □有，原因： 1. 2.	□无 □有，原因： 1. 2.
责任护士签名			
医师签名			

时间	____年____月____日 第 15 ~ 27 天（第 2 周期）	____年____月____日 （第 28 天，出院日）
主要诊疗工作	□中医四诊信息采集 □进行中医证候判断 □调整中药处方 1 ~ 2 次 □疗效、预后与出院评估 □上级医师查房，根据复查（血常规、肝肾功能、心电图等）结果，确定患者是否可以出院	□住院医师完成出院记录、病案首页等 □向患者交代出院后的注意事项，如复查时间、门诊随诊、下一周期治疗时间
重点医嘱	长期医嘱： □肿瘤科常规护理 □分级护理 □普食 □中药内服 □中药注射剂 □中药穴位贴敷治疗 □中药泡洗 □针灸 临时医嘱： □血常规 □肝功能、肾功能 □肿瘤标志物 □心电图 □对症处理	长期医嘱： □停用长期医嘱 临时医嘱： □出院带药 □门诊随访

主要护理工作	□观察患者病情变化 □指导陪护工作 □定时巡视病房	□协助患者办理出院手续 □出院指导，指导出院带药的煎法服法
病情变异记录	□无 □有，原因： 1. 2.	□无 □有，原因： 1. 2.
责任护士签名		
医师签名		

第十五节 急性非淋巴（髓）细胞白血病中医诊疗方案

一、诊断

（一）疾病诊断

参照《血液病诊断及疗效标准》第3版（张之南、沈悌主编，科学出版社，2007年，国内诊断标准）。

1. 急性粒细胞白血病未分化型（M1）

骨髓原粒细胞≥90%；早幼粒细胞很少，中性粒细胞以下阶段不见或罕见。

2. 急性粒细胞白血病部分分化型（M2）

此型又分两个亚型：

（1）M2a：骨髓中原粒细胞30%～90%，单核细胞<20%，早幼粒细胞以下阶段>10%。

（2）M2b：骨髓中原始及早幼粒细胞明显增多，以异常的中性粒细胞增生为主，其胞核常有核仁，有明显的核浆发育不平衡，此类细胞>30%。

3. 急性颗粒增多的早幼粒细胞白血病（M3）

骨髓中以颗粒增多的异常早幼粒细胞增生为主，>30%，其胞核大小不一，胞浆中有大小不等的颗粒。又分两个亚型：

（1）M3a：嗜苯胺蓝颗粒粗大，密集或融合。

（2）M3b：嗜苯胺蓝颗粒密集而细小。

4. 急性粒－单核细胞型白血病（M4）

此型又分四个亚型：

（1）M4a：以原始和早幼粒细胞增生为主，原、幼单和单核细胞≥20%。

（2）M4b：以原、幼单核细胞增生为主，原始和早幼粒细胞＞20%。

（3）M4c：原始细胞既具有粒细胞系，又具有单核细胞系形态特征者＞30%。

（4）M4EO：除上述特点外，还具有粗大而圆的嗜酸颗粒及着色较深的嗜碱颗粒，占5%～30%。

5. 急性单核细胞白血病（M5）

此型又分两个亚型：

（1）M5a：骨髓中原单核细胞Ⅰ型＋Ⅱ型≥80%。

（2）M5b：骨髓中原始和幼单细胞＞30%，原单核细胞Ⅰ型＋Ⅱ型＜80%。

6. 急性红白血病（M6）

骨髓中红细胞系＞50%，且带有形态学异常，骨髓非红细胞系原粒细胞（或原始＋幼稚单核细胞）Ⅰ型＋Ⅱ型＞30%；若血片中原粒细胞或原单细胞＞5%，骨髓非红系细胞中原粒细胞或原始＋幼稚单核细胞＞20%。

7. 急性巨核细胞白血病（M7）

外周血中有原巨核（小巨核）细胞；骨髓中原巨核细胞≥30%；原巨核细胞有电镜或单克隆抗体证实；骨髓细胞少，常干抽，活检有原始和巨核细胞增多，网状纤维增加。

（二）证候诊断

参照《中药新药临床研究指导原则》（2002版）的“中医证候临床研究指导原则”。

1. 邪盛正虚证

面色苍白，头晕，疲乏无力，活动后心慌气短，或发热、出血骨痛，舌质淡，苔薄白，脉虚大无力或脉沉细。

2. 邪热炽盛证

壮热口渴，皮现紫癜，齿鼻渗血、血色鲜红，舌质红，苔黄，脉数。

3. 痰瘀互结证

瘰疬痰核，胁下有包块，按之坚硬，时有胀痛，或伴有低热、盗汗，面色不华，舌质暗，苔腻，脉弦细或涩。

二、治疗方案

（一）辨证选择口服中药汤剂

1. 邪盛正虚证

治法：祛邪解毒，扶正固本。

推荐方药：黄连解毒汤合当归补血汤加减。黄连、黄芩、金银花、连翘、栀子、黄芪、当归、麦冬、玄参等。

2. 邪热炽盛证

治法：清热解毒，凉血止血。

推荐方药：清瘟败毒饮加减。石膏、知母、黄芩、栀子、水牛角、紫草、生地黄、牡丹皮、玄参等。

3. 痰瘀互结证

治法：化痰散结，祛瘀解毒。

推荐方药：消瘰丸合膈下逐瘀汤加减。浙贝母、玄参、牡蛎、半夏、丹参、赤芍、桃仁、三棱、莪术、半枝莲、龙葵等。

（二）辨证选择静脉滴注中药注射液、口服中成药

根据病情选亚砷酸注射液、三尖杉注射液等中药注射液，口服复方黄黛片等。

（三）对症治疗

合并口腔黏膜溃疡者，可用冰硼散、锡类散等含漱；合并肛周感染者，可用九华膏、马应龙痔疮膏等外敷；亦可采用中药熏洗疗法，选择智能肛周熏洗仪等进行治疗。

（四）基础治疗

对合并严重贫血者，予以输注红细胞；对合并感染者，予以抗感染治疗；

对血小板减少合并出血者，予以输注血小板和止血治疗；对粒细胞缺乏者，可适当选用粒细胞集落刺激因子。

（五）护理

1. 饮食护理

宜清洁软质饮食。

2. 生活护理

避风寒，慎起居，适劳逸。必要时保护性隔离。

3. 情志护理

保持心情舒畅，避免烦躁、焦虑等不良情绪。

4. 专科护理

保持口腔、肛周、皮肤清洁。

三、疗效评价

（一）评价标准

参照《血液病诊断及疗效标准》（第3版）（张之南、沈悌主编，科学出版社，2007年）。

1. 缓解标准

（1）完全缓解（CR）标准

①临床无白血病细胞浸润所致的症状和体征，生活正常或接近正常。

②血象：Hb≥100g/L，或≥90g/L（女性及儿童），中性粒细胞绝对值≥1.5×10^9/L，血小板≥100×10^9/L。外周血白细胞分类中无白血病细胞。

③骨髓象：原粒细胞Ⅰ型+Ⅱ型（原始单核+幼稚单核细胞）≤5%，红细胞及巨核细胞系正常。

M2b型：原粒细胞Ⅰ型+Ⅱ型≤5%，中性中幼粒细胞比例在正常范围。

M3型：原粒细胞+早幼粒细胞≤5%。

M4型：原粒细胞Ⅰ、Ⅱ型+原始单核及幼稚单核细胞≤5%。

M5型：原始单核细胞Ⅰ型+Ⅱ型及幼稚单核细胞≤5%。

M6型：原粒细胞Ⅰ型+Ⅱ型≤5%，原始红细胞及幼红细胞比例基本正常。

M7型：粒细胞、红细胞二系比例正常，原始巨核细胞+幼稚巨核细胞基本消失。

（2）部分缓解（PR）标准

骨髓原粒细胞Ⅰ型+Ⅱ型（原始单核+幼稚单核细胞）>5%而≤20%；或临床、血象中有一项未达完全缓解标准者。

2. 中医证候评价标准

临床痊愈：中医临床症状、体征完全消失，证候积分减少≥95%。

显效：中医临床症状、体征明显改善，证候积分减少≥70%。

有效：中医临床症状、体征均有好转，证候积分减少≥30%。

无效：中医临床症状、体征均无明显改善，甚或加重，证候积分减少<30%。

（二）评价方法

对中医证候的评价采用尼莫地平法。

计算公式：

积分=［（治疗前积分－治疗后积分）/治疗前积分］×100%

症状与体征分级记分表

症状		分级记分			
		无	轻　度	中　度	重　度
主要症状	痰核	0分：无体征	2分：局限性，触诊发现	4分：介于轻、重之间	6分：多部位，望诊即见
	骨痛	0分：无症状	2分：触诊时有压痛，程度轻	4分：介于轻、重之间	6分：自发性骨痛，疼痛剧烈
	癥块	0分：无体征	2分：B超发现，轻度疼痛	4分：介于轻、重之间	6分：触诊即见，疼痛明显
	瘀斑	0分：无体征	2分：少量瘀点、瘀斑	4分：介于轻、重之间	6分：广泛瘀斑，颜色紫暗
次要症状	头晕	0分：无症状	1分：偶有头晕	2分：介于轻、重之间	3分：严重头晕，卧床
	乏力	0分：无症状	1分：轻度乏力	2分：介于轻、重之间	3分：严重乏力，卧床
	纳差	0分：正常	1分：食量减少1/3	2分：介于轻、重之间	3分：不思饮食或不饮食
	发热	0分：正常	1分：自觉发热，体温正常	2分：介于轻、重之间	3分：高热，体温>38.5℃

第十六节　慢性髓劳病（慢性再生障碍性贫血）中医诊疗方案

一、诊断

（一）疾病诊断

诊断标准：参照《血液病诊断及疗效标准》（第 3 版）（张之南、沈悌主编，科学出版社，2007 年）。

1. 临床表现

发病较急性再障缓慢，贫血、感染、出血相对较轻。

2. 血常规检查

血红蛋白下降速度较慢，网织红细胞、中性粒细胞及血小板减低，但达不到急性再障程度。

3. 多部位骨髓穿刺

三系或两系减少，至少一个部位增生不良，如增生活跃，则淋巴细胞相对增多，巨核细胞明显减少。骨髓小粒中非造血细胞（如脂肪细胞等）增加。

（二）证候诊断

1. 肾阴虚证

面色苍白、心悸气短、头晕乏力。手足心热，潮热盗汗，口渴思饮，尿黄，舌边尖红，苔薄少津或少苔，脉细数。

2. 肾阳虚证

面色苍白、心悸气短、头晕乏力。形寒肢冷，面色㿠白，食少便溏，舌体胖大边有齿痕，苔白滑，脉沉弱。

3. 肾阴阳两虚证

面色苍白、心悸气短、头晕乏力。兼有肾阴虚、肾阳虚两型特点。

二、治疗方案

（一）辨证选择口服中药汤剂、中成药

1. 肾阴虚证

治法：滋阴益肾，填精益髓。

推荐方药：左归丸加减。熟地黄、生地黄、山茱萸、怀山药、制首乌、女贞子、旱莲草、菟丝子、补骨脂、仙鹤草、阿胶（烊化）等。

中成药：左归丸、六味地黄丸等。

2. 肾阳虚证

治法：温肾壮阳，填精益髓。

推荐方药：右归丸加减。熟地黄、山茱萸、怀山药、制首乌、茯苓、黄精、菟丝子、补骨脂、仙灵脾、巴戟天、锁阳、肉桂、黄芪、鹿角胶等。

中成药：右归丸、桂附地黄丸等。

3. 肾阴阳两虚证

治法：滋阴壮阳，填精益髓。

推荐方药：左归丸合右归丸加减。熟地黄、山茱萸、制首乌、女贞子、旱莲草、补骨脂、鹿角胶、肉苁蓉、仙灵脾、怀山药、茯苓、仙鹤草、茜草、当归、鸡血藤、黄芪。

中成药：河车大造丸、益血生胶囊等。

（二）辨证选用静脉滴注中药注射液

根据病情选用生脉注射液、参麦注射液等。

（三）对症治疗

合并口腔黏膜溃疡者，可用冰硼散、锡类散等含漱；合并肛周感染者，可用九华膏、马应龙痔疮膏等外敷；亦可采用中药熏洗疗法，选择智能肛周熏洗仪等进行治疗。合并出血者，可用三七粉、云南白药等局部压迫止血。

（四）基础治疗

维持原有雄激素、免疫抑制剂等药物的治疗。

（五）护理

1. 饮食护理

宜清洁软质饮食。

2. 生活护理

避风寒，慎起居，适劳逸。

3. 情志护理

保持心情舒畅，避免烦躁、焦虑等不良情绪。

4. 专科护理

保持口腔、肛周、皮肤清洁。

三、疗效评价

（一）评价标准

1. 中医疗效评价标准

痊愈：治疗后证候积分值减少，疗效指数≥95%。

显效：治疗后中医各症状明显减轻，证候积分值减少，75%≤疗效指数<95%。

有效：治疗后中医各症状减轻，证候积分值减少，30%≤疗效指数<75%。

无效：治疗后各症状无明显减轻，疗效指数<30%。

2. 疾病综合疗效评价标准

基本治愈：贫血和出血症状消失。血红蛋白男性达120g/L，女性达100g/L，白细胞达4×10^9/L，血小板达80×10^9/L，随访一年未复发。

缓解：贫血和出血症状消失，血红蛋白男性达120g/L，女性达100g/L，白细胞达3.5×10^9/L，血小板也有一定程度的增加，随访3个月病情稳定或继续进步。

明显进步：贫血和出血症状明显好转，不输血，血红蛋白较治疗前1个月内常见值增长30g/L以上，并能维持3个月。

（判定以上三项疗效标准者，均应3个月内不输血）

无效：经充分治疗后，症状、血象未达明显进步。

（二）评价方法

参照《中药新药临床研究指导原则》，将髓劳病证候要素进行分类计分。症状和体征积分见髓劳病证候评分表。

计算公式如下：

积分 = [（治疗前积分 - 治疗后积分）/治疗前积分] ×100%

症状		分级记分			
		无 (0)	轻度 (主症2分，次症1分)	中度 (主症4分，次症2分)	重度 (主症6分，次症3分)
主要症状	面色苍白		淡白	淡白无华	苍白如白纸
	头晕		偶尔发生	经常发生	整日发生，不易缓解
	乏力		精神不振，可坚持日常生活	精神疲乏，勉强坚持日常生活	精神极度疲乏，卧床
	心悸气短		偶尔发生	经常发生	反复发生不易缓解
次要症状	手足心热		晚间手足心微热	心烦，手足心灼热	灼热，不欲衣被
	潮热盗汗		头部汗出为主，偶尔出现	胸、背潮湿，反复出现	周身潮湿如水洗，经常出现
	口渴欲饮		偶有感觉	可以忍受	不能忍受
	尿黄		小便微黄	小便黄	小便黄赤
	形寒肢冷		手足发冷	四肢发冷	全身发冷，得温不减
	食少		食欲差，饭量减少1/3~2/3	无食欲，饭量减少2/3以上	厌食，食量甚少，或不食
	便溏		日1次	日2~3次	日3次以上

第十七节　髓毒劳（骨髓增生异常综合征）中医诊疗方案（试行）

一、诊断

（一）疾病诊断

按照《血液病诊断及疗效标准》第3版（张之南、沈悌主编，科学出版社，2007年版）中骨髓增生异常综合征诊断标准。分型标准按照WHO分型标准（2001）。

（二）证候诊断

1. 气阴两虚，毒瘀阻滞证

面色无华，气短乏力，自汗或盗汗，五心烦热，重者衄血或便血，或皮肤紫斑，舌淡嫩苔少，脉虚大无力。

2. 脾肾两虚，毒瘀阻滞证

面色苍白或虚浮，纳呆便溏，腰膝酸软，畏寒怕冷，重者衄血或便血，或皮肤紫斑，舌淡胖、苔水滑，脉沉细。

3. 热毒炽盛，毒瘀阻滞证

发热，汗多，常见衄血或便血，或皮肤紫斑，口干口苦，喜饮，大便干结，小便黄赤，舌红苔黄，脉洪数。

二、治疗方案

（一）辨证选择口服中药汤剂或中成药

1. 气阴两虚，毒瘀阻滞证

治法：益气养阴，解毒化瘀。

推荐方药：生脉饮合大补元煎加减。太子参、麦门冬、五味子、生地黄、山茱萸、女贞子、枸杞子、白芍、天冬、黄芪、当归等。可加用青黛及雄黄。

中成药：未加用雄黄的患者，选用复方黄黛片等。

2. 脾肾两虚，毒瘀阻滞证

治法：健脾补肾，解毒化瘀。

推荐方药：六味地黄丸合香砂六君子汤加减。熟地黄、山茱萸、山药、泽泻、牡丹皮、茯苓、木香、砂仁、太子参、炒白术、炙甘草等。阳虚甚者加仙茅、淫羊藿、巴戟天等；脾虚明显者加炒薏苡仁、莲子肉、炒扁豆等。可加用青黛及雄黄。

中成药：未加用雄黄的患者，选用复方黄黛片等。

3. 热毒炽盛，毒瘀阻滞证

治法：清热解毒，解毒化瘀。

推荐方药：人参白虎汤合化斑汤加减。生石膏、知母、人参、玄参、生地黄、蒲公英、栀子、白花蛇舌草、半枝莲、苦参、生甘草等。可加用青黛及雄黄。

中成药：未加用雄黄的患者，选用复方黄黛片等。

气血虚弱者，口服归脾丸或当归补血丸等。

肾虚明显者，口服六味地黄丸或金匮肾气丸等。

伴有癥积（脾大）者，口服西黄丸或大黄䗪虫丸等。

（二）静脉滴注中成药注射剂

未加用雄黄及复方黄黛片的患者，可选用亚砷酸注射液。

用法：0.1%亚砷酸注射液10mL（10mg）+5%葡萄糖注射液500mL，静脉滴注，每日1次，连续4周为一疗程，或直到完全缓解为止。

（三）其他疗法

1. 口疮或齿衄者（口腔溃疡或出血），中药含漱或局部贴敷。

2. 肾虚明显者，穴位热灸，或中药足浴。

3. 正气不足者（免疫力低下，中性粒细胞 $<0.5\times10^9/L$），可住层流床，或使用白细胞回升系统。

4. 肛周湿毒者（肛周感染），用中药局部熏洗湿敷，或应用肛周熏洗仪。

（四）内科基础治疗

对合并严重贫血者，予以输注红细胞；对合并感染者，选用适当抗菌药物；对血小板减少并有出血者，予以血小板输注。

（五）护理

1. 饮食护理

宜清洁、软质饮食。

2. 生活护理

避风寒，慎起居，适劳逸。

3. 情志护理

保持心情舒畅，避免烦躁、焦虑等不良情绪。

4. 专科护理

保持口腔、肛周、皮肤清洁，必要时保护性隔离。

三、疗效评价

（一）评价标准

参照2001年国际工作组疗效标准血液学进步的修订建议。

（二）评价方法

按照国际工作组疗效标准血液学进步的修订建议，采取如下方法：

血液学进步＊	疗效标准（疗效须维持≥8 周）
红系反应	·血红蛋白升高≥15g/L
（治疗前＜110g/L）	·红细胞输注单位减少，与治疗前 8 周输注单位数相比，每 8 周输注单位数至少减少 4 个。只有那些治疗前血红蛋白≤90g/L 而需红细胞输注者才纳入红细胞输注疗效评估。
血小板反应	·治疗前血小板计数＞20×10^9/L 的患者，血小板
（治疗前＜100×10^9/L）	计数净增值≥30×10^9/L ·从＜20×10^9/L 增高至＞20×10^9/L 且至少增高 100%
中性粒细胞反应 （治疗前＜1.0×10^9/L）	·＞100%增高和绝对值增高＞0.5×10^9/L
HI 后进展或复发＊＊	·≥以下 1 项： —中性粒细胞或血小板数较最佳疗效时下降≥50% —血红蛋白下降≥15g/L —输血依赖

＊治疗前值为间隔≥1 周的至少两次测定（不受输血影响）的平均值。＊＊在没有如感染、重复化疗疗程、胃肠道出血、溶血等另外解释的情况下。

建议同时有红系和血小板两种疗效的情况下，在报告个别疗效的同时，也作为总体疗效加以报告。

第十八节　髓毒劳（骨髓增生异常综合征）中医临床路径（试行）

路径说明：本路径适用于西医诊断为骨髓增生异常综合征的住院患者。

一、髓毒劳（骨髓增生异常综合征）中医临床路径标准住院流程

（一）适用对象

中医诊断：第一诊断为髓毒劳。

西医诊断：第一诊断为骨髓增生异常综合征（ICD－10：D46.901）。

（二）诊断依据

1. 疾病诊断及分型标准

（1）疾病诊断：参照《血液病诊断及疗效标准》第三版（张之南、沈悌主编，科学出版社，2007 年版）。

（2）分型标准：按 WHO 于 2001 年颁布 MDS 分型标准。

2. 证候诊断

参照国家中医药管理局重点专科协作组制定的《髓毒劳（骨髓增生异常综合征）中医诊疗方案（试行）》。

髓毒劳（骨髓增生异常综合征）临床常见证候：气阴两虚、毒瘀阻滞证，脾肾两虚、毒瘀阻滞证，邪热炽盛、毒瘀阻滞证。

（三）治疗方案选择

参照国家中医药管理局重点专科协作组制定的《髓毒劳（骨髓增生异常综合征）中医诊疗方案（试行）》。

1. 诊断明确，第一诊断为髓毒劳（骨髓增生异常综合征）。

2. 患者适合并接受中医药治疗。

（四）标准住院日

标准住院日≤28 天。

（五）进入路径标准

1. 第一诊断必须符合髓毒劳（骨髓增生异常综合征）的患者。

2. 患者同时具有其他疾病，若在治疗期间无须特殊处理也不影响第一诊断的临床路径流程实施时，可以进入本路径。

（六）中医证候学观察

四诊合参，收集该病种不同证候的主症、次症、体征、舌、脉特点。注意证候的动态变化。

（七）入院检查项目

1. 必需的检查项目

（1）血常规、网织红细胞计数、外周血白细胞分类。

（2）骨髓细胞形态学，骨髓活组织病理学，染色体核型分析。

（3）尿常规、便常规。

（4）心脏彩超、心电图、肝功能、肾功能。

2. 可选择的检查项目

根据病情需要而定，如凝血功能、CD55、CD59、免疫表型分析、融合基因、FISH、胸片或肺螺旋 CT、腹部超声等。

（八）治疗方法

1. 辨证选择口服中药汤剂或中成药

（1）气阴两虚、毒瘀阻滞证：益气养阴，解毒化瘀。

（2）脾肾两虚、毒瘀阻滞证：健脾益肾，解毒化瘀。

（3）邪热炽盛、毒瘀阻滞证：清热解毒，解毒化瘀。

中成药：复方黄黛片等。

2. 其他疗法

（1）静脉滴注亚砷酸注射剂。

（2）使用层流床、白细胞回升系统、肛周熏洗仪等进行治疗。

（3）基础治疗：伴有严重贫血、出血、感染者，予以成分输血、抗感染等支持

疗法。

（4）中医辨证护理。

（九）完成路径标准

1. 乏力、心悸等主要症状明显改善。
2. 出血及发热消失。
3. 血常规稳定或改善。

（十）有无变异及其原因分析

1. 病情进展，需要延长住院时间，增加住院费用者退出本路径。
2. 治疗期间合并其他系统疾病，需要特殊处理，导致住院时间延长，费用增加者退出本路径。
3. 治疗过程中出现严重并发症时，需要特殊处理，退出本路径。
4. 因患者及家属意愿而影响本路径的执行，退出本路径。

二、髓毒劳（骨髓增生异常综合征）中医临床路径住院表单

适用对象：第一诊断为髓毒劳（骨髓增生异常综合征），（ICD－10：D46.901）

患者姓名：______性别：____年龄：____岁　　　　职业：______

门诊号：____________　　　　住院号：____________

住院日期：____年____月____日　　　　出院日期：____年____月____日

标准住院日≤28 天　　　　实际住院日：______天

时间	____年____月____日 （第 1 天）	____年____月____日 （第 2～14 天）
主要诊疗工作	□询问病史、体格检查、□中医四诊信息采集 □下达医嘱、开出各项检查单 □书写病历 □开具常规检查、化验单 □完成初步诊断和病情评估 □确定初步治疗方案	□上级医师查房，明确诊断，根据病情调整治疗方案 □完成当日病程和查房记录 □据检查结果进行讨论，并予相应处理 □完善必要检查 □完成必要的相关科室会诊 □注意防治并发症
重点医嘱	长期医嘱： □血液病常规护理 □分级护理 □普食 □口服青黄散或复方黄黛片或静脉滴注亚砷酸注射液 □口服中药汤剂 □中医特色诊疗技术 □基础治疗 □对症处理 临时医嘱： 必需检查项目 □血常规＋网织红细胞＋血型、尿常规、便常规＋潜血。 □骨髓穿刺常规检查、骨髓活检、骨髓细胞染色体。 □（RBC、WBC）CD55＋、CD59＋ □肝功能、肾功能 □感染性疾病筛查 □心电图 □腹部超声 □其他检查项目	长期医嘱： □血液病常规护理 □分级护理 □普食 □口服青黄散或静脉滴注亚砷酸注射液 □口服中药汤剂 □中医特色诊疗技术 □基础治疗 □对症处理 临时医嘱： □复查必要的检查项目

续表

主要护理工作	□按入院流程做入院介绍 □介绍入院检查前注意事项 □按照医嘱执行诊疗护理措施 □进行入院健康教育	□执行诊疗护理措施 □饮食指导 □安抚疏导、健康教育 □叮嘱和协助做好日常卫生 □夜间巡视
病情变异记录	□无 □有，原因： 1. 2.	□无 □有，原因： 1. 2.
责任护士签名		
医师签名		

时间	____年____月____日 （第15～29天）	____年____月____日 （第30天）
主要诊疗工作	□上级医师查房，明确诊断，根据病情调整治疗方案 □完成当日病程和查房记录 □据检查结果进行讨论，并予相应处理 □完善必要检查 □完成必要的相关科室会诊 □注意防治并发症	若患者可出院： □上级医师查房，同意其出院 □完成出院记录 □出院宣教 □开具出院带药 若患者不能出院： □请在“病程记录”中说明原因和继续治疗方案 □记录变异，填写变异表，出路径
重点医嘱	长期医嘱： □血液科常规护理 □分级护理 □普食 □口服青黄散或静脉滴注亚砷酸注射液 □口服中药汤剂 □中医特色诊疗技术 □基础治疗 □对症处理 临时医嘱： □复查必要的检查项目	长期医嘱： □停止所有长期医嘱 临时医嘱： □开具出院医嘱 □出院带药 □门诊随诊

续表

主要护理工作	□执行诊疗护理措施 □饮食指导 □安抚疏导、健康教育 □叮嘱和协助做好日常卫生 □夜间巡视	□指导患者病后康复 □交代出院后注意事项 □指导出院带药的煎、服法 □协助办理出院手续
病情变异记录	□无 □有，原因： 1. 2.	□无 □有，原因： 1. 2.
责任护士签名		
医师签名		

附：最新临床常用实验检查正常值

一、血液学检查

组　分	标本类型	参考区间
红细胞（RBC）：男	全血	（4.0～5.5）$\times10^{12}$/L
女	全血	（3.5～5.5）$\times10^{12}$/L
血红蛋白（Hb）		
初生儿	全血	180～190g/L
成人：男	全血	120～160g/L
女	全血	110～150g/L
红细胞平均体积（MCV）	全血	80～94fl
平均细胞血红蛋白含量（MCH）		26～32pg
平均血红蛋白浓度（MCHC）		316～354g/L
红细胞压积（Hct）：男	全血	0.4～0.5
女	全血	0.37～0.43
血沉（ESR）		
魏氏法：男	全血	0～15mm/h
女	全血	0～20mm/h
网织红细胞计数百分比（RET%）		
初生儿	全血	3%～6%
儿童及成人	全血	0.5%～1.5%
白细胞计数（WBC）		
初生儿	全血	20×10^{9}/L
2岁时	全血	11×10^{9}/L

续表

组　　分	标本类型	参考区间
成人	全血	（4～10）×10^9/L
白细胞分类计数		
中性粒细胞计数（NEUT）	全血	50%～70%
嗜酸粒细胞计数（EOS）	全血	0.5%～5.0%
嗜碱性粒细胞计数（BASO）	全血	0～1%
淋巴细胞计数（LYMPH）	全血	20%～40%
单核细胞计数（MONO）	全血	3%～10%
血小板计数（PLT）	全血	（100～300）×10^9/L

二、电解质

组　　分	标本类型	参考区间
钾（K）		
成人	血清	3.5～5.3mmol/L
钠（Na）		
成人	血清	136～145mmol/L
氯（Cl）	血清	96～108mmol/L
钙（Ca）		
成人	血清	2.25～2.75mmol/L
磷（P）		
成人	血清	0.96～1.62mmol/L

三、血脂血糖

组　　分	标本类型	参考区间
总胆固醇		
成人	血清	<5.17mmol/L
低密度脂蛋白胆固醇（LDL－C）		
成人	血清	<3.3mmol/L
甘油三酯（TG）	血清	<2.3mmol/L

续表

组　　分	标本类型	参考区间
高密度脂蛋白胆固醇（HDL－C）		
男	血清	1.16～1.42mmol/L
女	血清	1.29～1.55mmol/L
血清磷脂	血清	41.98～71.04mmol/L
脂蛋白电泳		
β－脂蛋白	血清	<7g/L
α－脂蛋白	血清	0.30～0.40 mmol/L
β－脂蛋白（含前β）	血清	0.60～0.70 mmol/L
总脂	血清	4～7g/L
葡萄糖（GLU）（空腹）	血清	3.89～6.11 mmol/L
餐后两小时血糖	血清	<7.8 mmol/L

四、肝功能检查

组　　分	标本类型	参考区间
总脂酸	血清	1.9～4.2g/L
胆碱酯酶测定（CHE）	血清	5000～12000U/L
铜蓝蛋白（CP）（成人）	血清	180～440mg/L
丙酮酸（成人）	血清	0.06～0.1mmol/L
酸性磷酸酶（ACP）	血清	2.4～5.0U/L
γ－谷氨酰转肽酶（γ－GT）	血清	4～50U/L
蛋白质类		
蛋白组分		
白蛋白（ALB）	血清	35～55g/L
球蛋白（GLB）	血清	20～30g/L
A/G 比值	血清	（1.5～2.5）：1

续表

组　　分	标本类型	参考区间
蛋白总量（TP）		
早产儿	血清	36.0～60.0g/L
新生儿	血清	46.0～70.0g/L
≥3岁	血清	60.0～80.0g/L
成人：活动	血清	64.0～83.0g/L
卧床	血清	60.0～78.0g/L
蛋白电泳（含量）		
丽春红S染色		
α_1 球蛋白	血清	1.0～4.0g/L
α_2 球蛋白	血清	4.0～8.0g/L
β球蛋白	血清	5.0～10.0g/L
γ球蛋白	血清	6.0～13.0g/L
蛋白纸上电泳		
白蛋白	血清	0.54～0.61
α_1 球蛋白（α_1－MG）	血清	0.04～0.06
α_2 球蛋白（α_2－MG）	血清	0.07～0.09
β球蛋白（β－MG）	全血	0.10～0.13
γ球蛋白（γ－MG）	血清	0.17～0.22
乳酸脱氢酶同工酶		
琼脂糖电泳法		
LDH_1	血清	0.284～0.053
LDH_2	血清	0.41±0.05
LDH_3	血清	0.19±0.04
LDH_4	血清	0.066±0.035
LDH_5	血清	0.046±0.03
肌酸激酶（CK）		
男	血清	38～174 U/L
女	血清	26～140 U/L

续表

组　分	标本类型	参考区间
肌酸激酶同工酶		
CK－BB	血清	0
CK－MB	血清	0～3%
CK－MM	血清	97%～100%
CK－Mt	血清	0
CK－MM_1	血清	(57.7±4.7)%
CK－MM_2	血清	(26.5±5.3)%
CK－MM_3	血清	(15.8±2.5)%

五、血清学检查

组　分	标本类型	参考区间
甲胎球蛋白（AFP）	血清	<20 ng/mL
妊娠0～2月	血清	25～1000ng/mL
妊娠2～6月	血清	25～100ng/mL
妊娠3个月	血清	18～113ng/mL
妊娠4～6个月	血清	160～550ng/mL
妊娠7～9个月	血清	100～400ng/mL
包囊虫病补体结合试验	血清	阴性
嗜异性凝集反应	血清	0～1:7
布鲁斯凝集试验	血清	0～1:40
冷凝集素试验	血清	0～1:10
梅毒补体结合反应	血清	阴性
补体		
总补体溶血活性试验（CH50）	血浆	75～160 kU/L或血浆CH50部分>0.033
总补体衰变率（功能性）	血浆	部分衰变率0.10～0.20 缺少>0.50

续表

组　　分	标本类型	参考区间
经典途径成分		
C1q	血清	65 ± 7 mg/L
C1r	血清	25 ~ 38 mg/L
C1s（C1 酯酶）	血清	25 ~ 38 mg/L
C2	血清	28 ± 6 mg/L
C3（β1C－球蛋白）	血清	800 ~ 1550 mg/L
C4（β1E－球蛋白）	血清	130 ~ 370 mg/L
C5（β1F－球蛋白）	血清	64 ± 13 mg/L
C6	血清	58 ± 8 mg/L
C7	血清	49 ~ 70 mg/L
C8	血清	43 ~ 63 mg/L
C9	血清	47 ~ 69 mg/L
旁路途径成分		
C4 结合蛋白	血清	180 ~ 320 mg/L
因子 B（C3 前活化剂）	血清	200 ~ 450 mg/L
裂解素（ST2）	血清	28 ± 4 mg/L
调节蛋白类		
$β_1$H－球蛋白（C3b 灭活剂加速剂）	血清	561 ± 78 mg/L
C1 抑制剂（酯酶抑制剂）	血浆	174 ~ 240 mg/L
C1 抑制剂，测补体衰变率法（功能法）	血浆	部分衰变率 0.10 ~ 0.02 缺少：> 0.50
C3b 灭活剂（KAF）	血清	40 ± 7 mg/L
免疫球蛋白（Ig）IgA		
脐带	血清	0 ~ 50 mg/L
新生儿	血清	0 ~ 22 mg/L
0.5 ~ 6 个月	血清	30 ~ 820 mg/L
6 个月 ~ 2 岁	血清	140 ~ 1080 mg/L

续表

组　分	标本类型	参考区间
2~6岁	血清	230~1900 mg/L
6~12岁	血清	290~2700 mg/L
12~16岁	血清	810~2320 mg/L
成人	血清	760~3900 mg/L
IgD		
新生儿	血清	阴性
成人	血清	1~4 mg/L
IgE	血清	0.1~0.9 mg/L
IgG		
脐带	血清	7.6~17g/L
新生儿	血清	7~14.8g/L
0.5~6个月	血清	3~10g/L
6个月~2岁	血清	5~12 g/L
2~6岁	血清	5~13g/L
6~12岁	血清	7~16.5g/L
12~16岁	血清	7~15.5g/L
成人	血清	6~16g/L
IgG/白蛋白比值	血清	0.3~0.7
IgG/合成率	血清	-9.9~+3.3 mg/24h
IgM		
脐带	血清	40~240 mg/L
新生儿	血清	50~300 mg/L
0.5~6个月	血清	150~1090 mg/L
6个月~2岁	血清	430~2390 mg/L
2~6岁	血清	500~1990 mg/L
6~12岁	血清	500~2600 mg/L

续表

组　　分	标本类型	参考区间
12～16岁	血清	450～2400 mg/L
成人	血清	400～3450 mg/L
		因标准品制备而变化
E－玫瑰环形成率	淋巴细胞	0.40～0.70
EAC－玫瑰花环形生成率	淋巴细胞	0.15～0.03
红斑狼疮细胞（LEC）	全血	阴性
类风湿因子（RF）	血清	<20U/mL
类风湿因子胶乳凝集试验	血清	阴性
外－斐氏反应		
OX_{19}	血清	0～1∶40
肥达氏反应		
O	血清	0～1∶80
H	血清	0～1∶160
A	血清	0～1∶80
B	血清	0～1∶80
C	血清	0～1∶80
结核抗体（TB－G）	血清	阴性
抗Sm和RNP抗体	血清	阴性
抗SS－A（RO）和SS－B（La）抗体	血清	阴性
甲状腺胶体和微粒体抗原自身抗体	血清	阴性
骨骼肌自身抗体（ASA）	血清	阴性
乙型肝炎表面抗体（HbsAg）	血清	阴性
乙型肝炎表面抗原（HbsAb）	血清	阴性
乙型肝炎核心抗体（HbcAg）	血清	阴性

续表

组　分	标本类型	参考区间
乙型肝炎 e 抗原（HbeAg）	血清	阴性
乙型肝炎 e 抗体免疫（HbeAb）	血清	阴性
免疫扩散法	血清	阴性
植物血凝素皮内试验（PHA）		阴性
平滑肌自身抗体（SMA）	血清	阴性
结核菌素皮内试验（PPD）		95% 的成人阳性

六、骨髓细胞的正常值

组　分	标本类型	参考区间
增生度	骨髓	有核细胞占成熟红细胞的 1% ~20%
粒细胞系统		
原血细胞	骨髓	0 ~0. 7%
原粒细胞	骨髓	0. 03% ~1. 6%
早幼粒细胞	骨髓	0. 18% ~3. 22%
中性粒细胞		
中幼	骨髓	2. 59% ~13. 95%
晚幼	骨髓	5. 93% ~19. 59%
杆状核	骨髓	10. 04% ~18. 32%
分叶核	骨髓	5. 69% ~28. 56%
嗜酸粒细胞		
中幼	骨髓	0 ~1. 4%
晚幼	骨髓	0 ~1. 8%
杆状核	骨髓	0. 2% ~3. 9%
分叶核	骨髓	0 ~4. 2%
嗜碱粒细胞		
中幼	骨髓	0 ~0. 2%
晚幼	骨髓	0 ~0. 3%

续表

组　分	标本类型	参考区间
杆状核	骨髓	0~0.4%
分叶核	骨髓	0~0.2%
红细胞系统		
原红	骨髓	0~1.2%
早幼红	骨髓	0~4.1%
中幼红	骨髓	3.81%~18.77%
晚幼红	骨髓	3.0%~19.0%
淋巴细胞系统		
原淋巴细胞	骨髓	0~0.4%
幼淋巴细胞	骨髓	0~2.1%
成熟淋巴细胞	骨髓	10.7%~43.1%
单核细胞系统		
原单核细胞	骨髓	0~0.1%
幼单核细胞	骨髓	0~0.4%
成熟单核细胞	骨髓	0~2.1%
巨核细胞	骨髓	7~35个/(1.5cm×3cm)
其他细胞		
网状细胞	骨髓	0~1.0%
内皮细胞	骨髓	0~1.4%
吞噬细胞	骨髓	0~0.4%
组织嗜碱	骨髓	0~0.5%
组织嗜酸	骨髓	0~0.2%
脂肪细胞	骨髓	0~0.1%
分类不明细胞	骨髓	0~0.1%
浆细胞系统		
原浆细胞	骨髓	0~0.1%
幼浆细胞	骨髓	0~0.7%
浆细胞	骨髓	0~2.1%

续表

组　　分	标本类型	参考区间
粒细胞:有核红细胞	骨髓	(2~4):1

七、血小板功能检查

组　　分	标本类型	参考区间
血小板聚集实验（PAgT）		
连续稀释法	血浆	第五管及以上凝聚
简易法	血浆	10~15s 内出现大聚集颗粒
血小板黏附实验（ PAdT）		
转动法	全血	58%~75%
玻璃珠法	全血	53.9%~71.1%
血小板因子3	血浆	33~57s

八、凝血机制检查

组　　分	标本类型	参考区间
凝血活酶生成试验	全血	9~14s
简易凝血活酶生成试验（STGT）	全血	10~14s
凝血酶时间延长的纠正试验	血浆	加甲苯胺蓝后，延长的凝血时间恢复正常或缩短5s以上
凝血酶原时间 Quick 一步法	全血	一般：11~15s 新生儿延长3s
凝血酶原时间（PT）Ware 和Seegers修改的二步法	全血	18~22s
凝血酶原消耗时间（PCT）		
儿童	全血	>35s
成人	全血	>20s
出血时间（BT）		

续表

组　　分	标本类型	参考区间
Duke	刺皮血	1～3min
lvy	刺皮血	2～7min
TBt		2.3～9.5min
凝血时间（CT）		
毛细管法（室温）	全血	3～7min
玻璃试管法（室温）	全血	4～12 min
玻璃试管法（37℃）	全血	5～8 min
硅试管法（37℃）	全血	约延长 30min
纤维蛋白原（FIB）	血浆	2～4g/L
纤维蛋白原降解产物（PDP）		
乳胶凝聚法	血浆	＜5mg/L
活化部分凝血活酶时间（APTT）	血浆	35～45s

九、弥漫性血管内凝血（DIC）检查

组　　分	标本类型	参考区间
血浆鱼精蛋白副凝试验（PPP）	血浆	阴性
乙醇凝胶试验（EGT）	血浆	阴性
优球蛋白溶解时间（ELT）	全血	＞90min
纤维蛋白原（FIB）	血浆	2～4g/L
纤维蛋白降解物（FDP）	血浆	＜0.25mg/L
凝血酶时间	血浆	8～14s

十、溶血性贫血的检查

组　　分	标本类型	参考区间
酸溶血试验	全血	阴性
蔗糖水试验	全血	阴性
抗人球蛋白试验	血清	阴性

续表

组　　分	标本类型	参考区间
直接法	血清	阴性
间接法		
游离血红蛋白	血清	<40mg/L
红细胞脆性试验		
开始溶血	全血	0.0042~0.0046
完全溶血	全血	0.0032~0.0034
热变性试验（HIT）	Hb 液	<0.005
异丙醇沉淀试验	全血	30min 内不沉淀
自身溶血试验	全血	阴性
高铁血红蛋白（MetHb）	全血	0.3~1.3g/L
血红蛋白溶解度试验	全血	0.88~1.02

十一、其他检查

组　　分	标本类型	参考区间
溶菌酶	血清	5~15mg/L
铁（Fe）		
成人：男	血清	11~31.3μmol/L
女	血清	9~30.4 μmol/L
铁蛋白（FER）		
成人：男	血清	15~200μg/L
女	血清	12~150μg/L
淀粉酶（AMY）		
（碘-淀粉酶比色法）	血清	80~180U
	尿	100~1200U
尿卟啉	24h 尿	0~36nmol/24h
维生素 B_{12}（$VitB_{12}$）	血清	103~517pmol/L
叶酸（FOL）	血清	>7.5nmol/L

十二、尿液检查

组　　分	标本类型	参考区间
比重（SG）	尿	1.002~1.030
蛋白定性		
磺基水杨酸	尿	阴性
加热乙酸法	尿	阴性
尿蛋白定量（PRO）		
儿童	24h 尿	<40mg/24h
成人	24h 尿	0~120 mg/24h
尿沉渣检查		
白细胞（LEU）	尿	<5 个/HP
红细胞（RBC）	尿	0－偶见/HP
上皮细胞（EC）	尿	0－少量/HP
管型（CAST）	尿	0－偶见透明管型/HP
尿沉渣 3 小时计数		
白细胞（WBC）：男	3h 尿	<7 万/h
女	3h 尿	<14 万/h
红细胞（RBC）：男	3h 尿	<3 万/h
女	3h 尿	<4 万/h
管型	3h 尿	0/h
尿沉渣 12 小时计数		
白细胞及上皮细胞	12h 尿	<100 万个/12h
红细胞（RBC）	12h 尿	<50 万个/12h
管型（CAST）	12h 尿	<5000 个/12h
酸度（pH）	12h 尿	4.5~8.0
中段尿细菌培养计数	尿	$<1\times10^6$ 个菌落/L
尿胆红素定性	尿	阴性
尿胆素定性	尿	阴性

续表

组　分	标本类型	参考区间
尿胆原定性（UBG）	尿	阴性或弱阳性
尿胆原定量	24h 尿	0～5.9μmol/L
肌酐（CREA）		
儿童	24h 尿	44～352μmol·kg^{-1}/24h
成人：男	24h 尿	7～18mmol/24h
女	24h 尿	5.3～16mmol/24h
肌酸		
儿童	24h 尿	0～456μmol·kg^{-1}/24h
成人：男	24h 尿	0～304μmol·kg^{-1}/24h
女	24h 尿	0～456μmol·kg^{-1}/24h
尿素氮（BUN）	24h 尿	357～535mmol/24h
尿酸（UA）	24h 尿	2.4～5.9 mmol/24h
氯化物		
儿童	24h 尿	<4mmol·kg^{-1}/24h
成人：以 Cl^- 计	24h 尿	170～255 mmol/24h
以 NaCl 计	24h 尿	170～255 mmol/24h
钾（K）：儿童	24h 尿	1.03±0.7mmol·kg^{-1}/24h
成人	24h 尿	51～102 mmol/24h
钠（Na）：儿童	24h 尿	<5mmol·kg^{-1}/24h
成人	24h 尿	130～261 mmol/24h
钙（Ca）：儿童	24h 尿	<0.2mmol·kg^{-1}/24h
成人	24h 尿	2.5～7.5 mmol/24h
磷（P）：儿童	24h 尿	16～48 mmol/24h
成人	24h 尿	22～48mmol·kg^{-1}/24h
氨氮	24h 尿	20～70mmol/24h
氨基酸氮	24h 尿	3.6～14.2mmol/24h
淀粉酶（AMY）	尿	0～640U/L

十三、肾功能检查

组　　分	标本类型	参考区间
尿素（UREA）	血清	1.7～8.3mol/L
尿酸（UA）	血清	
儿童		119～327μmol/L
成人（男）		208～428 μmol/L
（女）		115～357 μmol/L
肌酐（CREA）	血清	
成人（男）		59～104 μmol/L
（女）		45～84 μmol/L
浓缩试验		
成人	尿	禁止饮水 12h 内每次尿量 20～25mL，尿比重迅速增至 1.026～1.030～1.035
儿童	尿	至少有 1 次比重在 1.018 或以上
稀释试验	尿	4h 排出饮水量的 0.8～1.0，而尿的比重降至 1.003 或以下
尿比重 3 小时试验	尿	最高尿比重应达 1.025 或以上，最低比重达 1.003，白天尿量占 24 小时总尿量的 2/3～3/4
昼夜尿比重试验	尿	最高比重＞1.018，最高与最低比重差≥0.009，夜尿量＜750mL，日尿量与夜尿量之比为（3～4）:1
酚磺肽（酚红）	尿	15min 排出量＞0.25
试验（FH 试验）		120min 排出量＞0.55
静脉注射法	尿	15min 排出量＞0.25

续表

组　　分	标本类型	参考区间
肌肉注射法	尿	120min 排出量 >0.05
内生肌酐清除率（Ccr）	24h 尿	成人：80～120mL/min
		新生儿：40～65mL/min

十四、妇产科妊娠检查

组　　分	标本类型	参考区间
绒毛膜促性腺激素（HCG）	尿或血清	阴性
男（成人）	血清，血浆	无发现
女：妊娠 7～10 天	血清，血浆	<5.0IU/L
妊娠 30 天	血清，血浆	>100IU/L
妊娠 40 天	血清，血浆	>2000IU/L
妊娠 10 周	血清，血浆	50～100kIU/L
妊娠 14 周	血清，血浆	10～20kIU/L
滋养细胞层病	血清，血浆	>100kIU/L

十五、粪便检查

组　　分	标本类型	参考区间
胆红素（IBL）	粪便	阴性
胆汁酸总量（BA）	粪便	294～511μmol/24h
氮总量	粪便	<1.7g/24h
蛋白质定量（PRO）	粪便	极少
粪胆素	粪便	阳性
粪胆原定量	粪便	68～473μmol/24h
粪卟啉	粪便	600～1800nmol/24h
粪重量	粪便	100～300g/24h
干量	粪便	23～32g/24h

续表

组　分	标本类型	参考区间
水含量	粪便	0.65
脂肪总量	粪便	0.175
结合脂酸	粪便	0.046
游离脂酸	粪便	0.056
中性脂酸	粪便	0.073
钙（Ca）	粪便	平均16mmol/24h
尿卟啉	粪便	12～48nmol/24h
食物残渣	粪便	少量植物纤维、淀粉颗粒、肌纤维等
细胞	粪便	上皮细胞或白细胞0－偶见/HP
原卟啉	粪便	<2.67μmol/24h或≤107μmol/kg
胰蛋白酶活性	粪便	阳性（++～++++）
潜血	粪便	阴性

十六、胃液分析

组　分	标本类型	参考区间
胃液总量（空腹）	胃液	0.01～0.1L
胃液酸度（pH）	胃液	0.9～1.8
胃液游离酸		
空腹时	胃液	0～30U
餐后	胃液	25～50U
注组胺后	胃液	30～120U
无管胃液分析		
亚甲蓝树脂法	胃液	2h排出100～850μg
天青蓝甲树脂法	胃液	2h排出>0.6mg
五肽胃泌素胃液分析		

续表

组　　分	标本类型	参考区间
空腹胃液总量	胃液	0.01~0.1L
空腹排酸量	胃液	0~5mmol/h
最大排酸量		
男	胃液	<45 mol/h
女	胃液	<30 mol/h
细胞	胃液	白细胞和上皮细胞少量
细菌	胃液	阴性
性状	胃液	清晰无色，有轻度酸味含少量黏液
潜血	胃液	阴性
乳酸（LACT）	胃液	阴性
维生素 B_{12} 内因子	胃液	$^{57}Co-B_{12}$ 增加 0.5~4.0
胃液总酸度		
空腹时	胃液	10~50U
餐后	胃液	50~75U
注组胺后	胃液	40~140U

十七、胰腺外分泌功能

尿 N－苯甲酰－L 酪氨酸对氨基苯甲酸试验（PABA）：

正常值：60% 以上

胰液总量 2~4mg/kg。

十八、小肠吸收功能

组　　分	标本类型	参考区间
木糖吸收试验		
儿童	5h 尿	摄取量的 0.16~0.33
成人：摄取 5g	5h 尿	>8.0mmol/5h
摄取 25g	5h 尿	>26.8 mmol/5h
脂肪化测定	粪	<6g/24h

十九、脑脊液检查

组　　分	标本类型	参考区间
压力	脑脊液	0.69~1.76kPa
外观	脑脊液	无色透明
细胞数	脑脊液	$0 \sim 8 \times 10^6$/L
葡萄糖（GLU）	脑脊液	2.5~4.5mmol/L
蛋白定性（PRO）	脑脊液	阴性
蛋白定量	脑脊液	0.15~0.25g/L
氯化物	脑脊液	119~129mmol/L
细菌	脑脊液	阴性

二十、神经生化检查

组　　分	标本类型	参考区间
丙酮定量	24h 尿	0.34~0.85mmol/24h
胶体金	脑脊液	0001111000

二十一、内分泌腺体功能检查

组　　分	标本类型	参考区间
促甲状腺激素（TSH）	血清	0.4~7.0mU/L
促甲状腺激素释放激素（TRH）	血清	30~300ng/L
TRH 兴奋试验（成人 500UTRHi 后 30 分钟内促甲状腺激素升值）		
<40 岁男	血清	升值 6mU/L
>40 岁男	血清	升值 2 mU/L
促卵泡成熟激素（FSH）		
男	血清	5~25IU/24h
女：卵泡期	24h 尿	5~20 IU/24h
排卵期	24h 尿	15~16 IU/24h

续表

组　分	标本类型	参考区间
黄体期	24h 尿	5～15 IU/24h
月经期	24h 尿	50～100 IU/24h
女：卵泡期	血清	0.66～2.20μg/mL
排卵期	血清	1.38～3.8μg/mL
黄体期	血清	0.41～2.10μg/mL
月经期	血清	0.50～2.50μg/mL
促甲状腺激素对 TRH 的应答（刺激 30 分钟后）		
儿童	血清	11～35mU/L
成人：男	血清	15～30mU/L
女	血清	20～40mU/L
促肾上腺皮质激素（ACTH）		
上午 8：00	血浆	2.19～17.52pmol/L
下午 16：00	血浆	1.1～8.76 pmol/L
午夜 24：00	血浆	0～2.19pmol/L
促肾上腺皮质激素试验静脉滴注法	24h 尿	17－羟类固醇较对照日增多 8～16mg
	24h 尿	17－酮类固醇较对照日增多 4～8mg
	全血	嗜酸粒细胞减少 0.80～0.90
肌肉注射法	全血	4 小时后嗜酸性粒细胞减少 0.50 以上
催乳激素（PRL）		
男	血清	54～340ng/mL
女：卵泡期	血清	66～490 ng/mL
黄体期	血清	66～490 ng/mL

续表

组　分	标本类型	参考区间
催乳素-胰岛素兴奋试验	血清	1.4~19*基值
催产素	血清	<3.2mU/L
黄体生成素（LH）		
男	血清	1.1~1.2IU/L
女：卵泡期	血清	1.2~12.52 IU/L
排卵期	血清	12~82 IU/L
黄体期	血清	0.4~19 IU/L
绝经期	血清	14~48 IU/L
禁饮结合抗利尿激素试验（测清晨6：00血清和每小时尿的渗透量，禁饮后尿呈平高峰时再测血清渗透量，给ADH）	血清/尿液	给药前尿最高渗量>血清渗透量，试验结束时尿渗透量>500mmol/L，血清渗透量<300mmol/L，给药1小时后，尿渗透量比给药前上浮度不超过0.05
抗利尿激素（ADH）（放免）	血浆	1.0~1.5ng/L
生长激素（GH）（放免）		
男	血清	0.34±0.30μg/L
女	血清	0.83±0.98μg/L
生长激素-L-多巴胺兴奋试验	空腹血清	峰值>7μg/L，或较兴奋前上升5μg/L以上
生长激素-高血糖素兴奋试验	空腹血清	兴奋后上升7μg/L以上，或较兴奋前上升5μg/L以上
生长激素介质C		
青春前期	血浆	0.08~2.80kU/L
青春期	血浆	0.9~5.9 kU/L
成人：		
男	血浆	0.34~1.90 kU/L
女	血浆	0.45~2.20 kU/L

续表

组　　分	标本类型	参考区间
生长激素－精氨酸兴奋试验	血清	空腹值5μg/L，试验30～60min，上升7μg/L以上（峰值8～35μg/L）
长效促甲状腺激素	血清	无发现
蛋白结合碘	血清	0.32～0.63μmol/L
^{125}碘－T_3血浆结合比值（与正常值比）	血浆	0.99±0.10
^{125}碘－T_3红细胞摄取率	血清	0.1305±0.0459
丁醇提取碘	血清	0.28～0.51μmol/L
反三碘甲状腺原氨酸（rT_3）	血清	2.77～10.25pmol/L
基础代谢率		－0.01～＋0.10
甲状旁腺激素（PTH）	血浆	氨基酸＜25ng/L
甲状腺^{99m}锝吸收率24小时后		0.004～0.030
甲状腺I^{131}吸收率		
2h　I^{131}吸收率		10%～30%
4h　I^{131}吸收率		15%～40%
24h　I^{131}吸收率		25%～60%
甲状腺球蛋白Tg	血清	＜50μg/L
甲状腺结合球蛋白（TBG）	血清	0～40IU/L
甲状腺素总量		
新生儿	血清	130～273nmol/L
婴儿	血清	91～195 nmol/L
1～5岁	血清	95～195 nmol/L
5～10岁	血清	83～173 nmol/L
10岁以后	血清	65～165 nmol/L
妊娠5个月	血清	79～229 nmol/L
＞60岁　男	血清	65～130 nmol/L
女	血清	72～136 nmol/L

续表

组　分	标本类型	参考区间
降钙素（CT）　成人	血清	5～30pmol/L
髓样癌	血清	>100ng/L
降钙素－钙－缓慢兴奋试验		
男	血清	<265 ng/mL
女	血清	<120 ng/mL
三碘甲状腺原氨酸（T_3）	血清	0.23～0.35nmol/L
总三碘甲状腺原氨酸（TT_3）	血清	1.2～3.2 nmol/L
总甲状腺素（TT_4）	血清	78.4～157.4nmol/L
游离甲状腺素（FT_4）	血清	8.9～17.2pg/mL
游离甲状腺指数（T_3U）核素法		
树脂摄取法	血清	23%～34%
化学发光免疫法	血清	30%～45%
游离三碘甲状腺原氨酸（FT_3）	血清	2.77～10.25pmol/L
游离三碘甲状腺原氨酸指数	血清	130～165
油酸^{131}碘摄取试验（服含50μCi油酸^{131}碘的乳汁）		
4～6岁	血清	>服药量的0.017
2小时	72h粪	<0.05的服药量
有效甲状腺素比值		0.93～1.12
地塞米松抑制试验		
小剂量法（每6小时 服0.5mg，共4次）	24h尿	甲亢患者服药后，尿17－羟皮质类固醇降低不如正常人显著 肾上腺素皮质功能亢进者，不论是增生性或肿瘤，其抑制一般>EA对照50%

续表

组　分	标本类型	参考区间
大剂量法（每 6 小时 服 2mg，共 4 次）	24h 尿	肾上腺增生所致的库欣患者，服药后尿 17 - 羟皮质类固醇比用药前下降 50%，肾上腺肿瘤者无明显变化
儿茶酚胺及其他代谢（儿茶酚胺苯二酚胺）组分多巴胺		
去甲肾上腺素（NE）	24h 尿	10 ~ 70μg/24h
肾上腺素（AD）	24h 尿	0 ~ 82nmol/24h
儿茶酚胺总量		
高效液相色谱法	24h 尿	<650nmol/L
荧光光分析法	24h 尿	<1655nmol/L
高香草酸		
儿童	24h 尿	1. 9 ~ 9. 9nmol/mol 肌酐
成人	24h 尿	<82μmol/24h
游离儿茶酚胺		
多巴胺	血浆	<888pmol/L
去甲肾上腺素（NE）	血浆	125 ~ 310ng/L
肾上腺素（AD）	血浆	<480pmol/L
甲吡酮兴奋试验分次法（每 4h 500 ~ 750mg，共 6 次）	24h 尿	1 ~ 2 天后 17 - 羟类固醇为对照日的 3 ~ 5 倍，17 - 酮类固醇为 2 倍
午夜一次法	血清	次晨 8：00 测脱氧皮质醇 >200nmol/L
立卧式水式法	尿	
磷清除率	血清、尿	0. 11 ~ 0. 26mL/s
皮质醇总量		
上午 8：00 ~ 9：00	血浆	442 ± 276nmol/L
下午 3：00 ~ 4：00	血浆	221 ~ 166nmol/L

续表

组　分	标本类型	参考区间
可的松水试验	尿	>0. 17mL/s
皮质酮（COR）		
早上8：00	血清	25. 5 ±8. 4nmol/L
下午16：00	血清	17 ±4. 6nmol/L
17 - 羟类固醇（17 - OHCS）		
成人：男	24h 尿	8. 2 ~17. 8μg/24h
女	24h 尿	6. 0 ~15μg/24h
成人：男	血浆	193 ~524nmol/L
女	血浆	248 ~580nmol/L
5 - 羟吲哚乙酸（5 - HT）：定性	新鲜尿	阴性
定量	24h 尿	10. 5 ~42μmol/24h
醛固酮（ALD）（每日饮食 10mEq 钠，60 ~100mEq 钾）	24h 尿	普食 1. 5 ~10. 5μg/24h 低钠 8 ~31μg/24h
立位	血浆	151. 3 ±88. 3μg/L
卧位	血浆	86 ±27. 5μg/L
肾小管磷重吸收率	血清、尿	0. 84 ~0. 96
肾素活性	血浆	0. 82 ~2. 0nmol · L^{-1}/h
17 生酮类固醇		
成人：男	24h 尿	17 ~80μmol/24h
女	24h 尿	10 ~52μmol/24h
四氢皮质醇（THF）	24h 尿	1. 4 ~4. 1μmol/24h
四氢脱氧皮质醇	24h 尿	2. 9μmol/24h
17 - 类固醇分数		
Beta/Alpha	24h 尿	<0. 2
Alpha /Beta	24h 尿	>5
17 - 酮固醇总量（17 - KS）		
成人　男	24h 尿	8. 2 ~17. 8mg/24h
女	24h 尿	6. 0 ~15mg/24h

续表

组　　分	标本类型	参考区间
11－脱氧皮质醇		
不用甲吡丙酮	血浆	<29nmol/L
用甲吡丙酮后	血浆	>200 nmol/L
11－去氧皮质酮（饮食不限，晨8时）	血清/血浆	0.13～0.37 nmol/L
血管紧张素Ⅱ（立位）（Ang－Ⅱ）	血浆	50～120pg/mL
血管紧张素Ⅱ（Ang－Ⅱ）（卧位）	血浆	25～60pg/mL
血清素（5－羟色胺）（5－HT）	血清	0.22～2.06μmol/L
游离皮质醇	尿	28～276 nmol/24h
皮质醇结合球蛋白（CBC，CBG）		
男	血浆	15～20mg/L
女：卵泡期	血浆	17～20mg/L
黄体期	血浆	16～21mg/L
妊娠期（21～28周）	血浆	47～54mg/L
（33～40周）	血浆	55～70mg/L
绝经期	血浆	17～25mg/L
（肠）促胰液素	血清、血浆	37±8mg/L
高血糖素	血浆	99.2±42.3pmol/mL
甲苯磺丁脲试验（D860）		
静脉法		
空腹	血清	3.9～5.9nmol/L
20min	血清	2.4～3.4nmol/L
90～120min	血清	3.9～5.9nmol/L
口服法		
空腹	血清	3.9～5.9nmol/L
30min	血清	2.4～3.4nmol/L

续表

组　分	标本类型	参考区间
100～130min	血清	3.9～5.9nmol/L
葡萄糖耐量试验（OGTT）		
静脉法		
空腹	血清	<5.9mmol/L
30min	血清	<14mmol/L
90min	血清	<5.9mmol/L
口服法		
空腹	血清	4.09～5.90mmol/L
60min	血清	8.8～10.2mmol/L
120min	血清	≤7.8mmol/L
180min	血清	4.3～6.0mmol/L
C肽（C－P）		
空腹	血清	0.32±0.14nmol/L
餐后1h（达峰值）	血清	2.37±0.88nmol/L
餐后2h（渐降）	血清	1.95±0.65nmol/L
餐后3h（渐降，但仍高于基础值）	血清	1.06±0.41 nmol/L
0～3h总和	血清	5.70±1.58 nmol/L
胃泌素		
空腹	血浆	15～105ng/mL
胃泌素（肠）促胰液素兴奋试验	血清	无反应或少抑制
胃泌素钙缓慢兴奋试验	血清	胃泌素稍增多或不增多
肠血管活性多肽	血浆	20～53ng/L
胰岛素加口服葡萄糖耐量试验		
正常人		
空腹	血清	5～10 μU/L
口服葡萄糖30～60min	血清	50～100μU/L

续表

组　分	标本类型	参考区间
1 型糖尿病人		
空腹	血清	0 ~ 4μU/L
口服葡萄糖高峰不明显	血清	10 ~ 30μU/L
2 型肥胖型糖尿病		
空腹	血清	30 ~ 40μU/L
口服葡萄糖 120min	血清	220μU/L
2 型非肥胖型糖尿病		
空腹	血清	5 ~ 20μU/L
口服葡萄糖 120min	血清	50μU/L

二十二、前列腺液及前列腺素

组　分	标本类型	参考区间
淀粉样体	前列腺液	可见，老人易见到
卵磷脂小体量	前列腺液	量多，或可布满视野
		数滴 ~ 1mL
前列腺素（PG）		
放射免疫法		
PGA 男		13. 3 ± 2. 8 nmol/L
女		11. 5 ± 2. 1 nmol/L
PGE 男		4. 0 ± 0. 77 nmol/L
女		3. 3 ± 0. 38 nmol/L
PGF 男		0. 8 ± 0. 16 nmol/L
女		1. 6 ± 0. 36 nmol/L
外观		淡乳白色的清稀液体
细胞		
白细胞（WBC）		<10 个/HP
红细胞（RBC）		<5 个/HP
上皮细胞		少量

二十三、精液

组　　分	标本类型	参考区间
白细胞	精液	<5/HP
活动精子百分率	精液	射精后 30~60min >70%
精子数	精液	$>20\times10^9$/L
精子形态	精液	畸形者不超过 20%
量	精液	2.5~5.0mL
黏稠度	精液	离体 1 个小时完全液化
颜色	精液	灰白色，久未排者可呈淡黄色
酸度（pH）	精液	7.2~8.2